Unseren Eltern

in Dankbarkeit gewidmet

Vorwort der zweiten Auflage

Liebe Leser,

so rasch hätte ich nicht damit gerechnet, dass die 2. Auflage nachgedruckt werden muss. Das zeigt doch ein großes Interesse von Boericke und Dewey in der Leserschaft naturheilkundlicher Literatur.

Gerade der gebildete Laie findet hier außergewöhnliche Fallverläufe, die Ihn zum Staunen bringen und der Fachmann wundert sich, weshalb er so etwas nicht an der Universität gelehrt bekommt. So hat dieses Werk auch nach all den Jahrzehnten nichts an Attraktivität verloren. Der Mensch besteht halt nun mal nicht aus Computerchip-Teilchen, sondern aus etwas Lebendigem, welches von alten Ärzten in Körper, Geist und Seele eingeteilt wurde. Wie lange es gedauert hat, dass sich die Psychosomatik an den deutschen Universitäten manifestieren konnte brauche ich hier wohl nicht groß zu erwähnen. Um so mehr ist es ein großer Wunsch von mir, dass der Homöopathie weiterhin der nötige Stellenwert zugeschrieben wird, welcher ihr gebührt.

Gerade junge Medizinstudenten besuchen meine Vorlesungen und nehmen fasziniert den Unterrichtsstoff auf. Ihnen gebührt die nötige Zuwendung, denn sie sind unsere Zukunft!

Möge auch die 2. Auflage so rasch als möglich vergriffen sein und noch viele weitere Auflagen folgen. Das wünsche ich mir von Herzen.

Peter Emmrich
Pforzheim, Frühling 2015

„Des Arztes höchster und einziger Beruf ist,
kranke Menschen gesund zu machen,
was man Heilen nennt."
Samuel Hahnemann, ORGANON, 6. und letzte Auflage, § 1

Vorwort der ersten Auflage

Liebe Leser,

als ich die ersten positiven Erfahrungen mit den Schüßler-Salzen vor nahezu 20 Jahren bei banalen Befindlichkeitsstörungen im Familien- und Bekanntenkreis, später auch an meinen Patienten gemacht hatte, lag es auf der Hand tiefer in die Materie einzudringen. Nach Sichten der historischen Schriften des deutschen Arztes Dr. med. Wilhelm Heinrich Schüßler (1821–1898) war ich überzeugt, dass uns hier ein unheimlicher Arzneimittelschatz zur Verfügung steht, welcher von vielen, auch von homöopathischen Kollegen, nicht genutzt wird, weil sie ihn offenkundig gar nicht kennen.

Man muss sich auch in der heutigen Zeit, in der weltweit multirestistente Keime sich in Windeseile ausbreiten bewusst machen, dass Schüßler über 1000 an Diphtherie erkrankte Kinder kurierte, welche von seinen damaligen Kollegen aufgegeben waren. Auch heute ist die Diphtherie mitunter eine lebensbedrohliche Erkrankung. Schüßler besiegte diese bakterielle Infektionskrankheit mit Kalium phosphoricum D6, dem heutigen Salz Nr. 5, dem später vornehmlich aus Laienkreisen die Zusatzbezeichnung „das biochemische Antibiotikum" verliehen wurde.

Bei der Suche nach internationalen Erfolgsberichten für die Schüßler-Salze stieß ich auf das Lehrbuch zweier amerikanischer Homöopathie-Professoren namens William Boericke und Willis A. Dewey. Ich war überwältigt von dem was dort zu lesen stand. In Deutschland schien mir dieses Vermächtnis anscheinend völlig unbekannt.

Neben einer vollen Praxis, einem sehr angefüllten Terminkalender durch Vortragstätigkeiten und Vorstandsarbeit war mir klar, dass zum Realisieren meinesVorhabens dieses Werk von Boericke und Dewey in deutscher Spracheherauszugeben, ich Hilfe brauchte. Diese fand ich in Melanie Kalcher. Uns verbindet eine langjährige Freundschaft und mit ihr stand ich schon auf den Brettern, die die Welt bedeuten. Dank ihrer großen Geschicklichkeit an Texterfassung und Bearbeitung mit modernster Computertechnik und als Basis ihre Kenntnisse als Fremdsprachenkorrespondentin war sie ein Ideal für dieses Unterfangen. Ich möchte ihr an dieser Stelle für ihre Mammutarbeit, welche sie geleistet hat, als auch für die wunderbare Zusammenarbeit meinen herzlichsten Dank aussprechen. Ebenso bin ich froh in Peter Irl einen erfahrenen Verleger gefunden zu haben, der mit einem Homöopathie-Verlag von Anfang an der richtige Ansprechpartner für mich war.

Nun liegt es vor uns: Das Vermächtnis von William Boericke und Willis Alonso Dewey. Möge es eine Hilfe sein für alle deutschsprachigen Therapeuten zum Wohle ihrer Kranken, und für alle Heilsuchenden eine unermessliche Fundgrube an Erkenntnissen.

Peter Emmrich
Pforzheim, Sommer 2012

Vorwort zur ersten Ausgabe

Die folgende Abhandlung über die Zwölf Schüßler-Salze beinhaltet alles, was Schüßler selbst zu dem Thema geschrieben hat, und umfasst außerdem die gesamte veröffentliche Erfahrung der homöopathischen Schule aus ihrer Praxis, ferner viel erstmalig veröffentlichtes Originalmaterial einiger unserer praktizierenden homöopathischen Ärzte. Unser Ziel war es, diesem Berufsstand ein lückenloses Werk zu diesem Thema an die Hand zu geben, da wir den großen Wert und die immense Wichtigkeit der Schüßler-Salze anerkennen. Unsere Arbeit bestand letztlich zwangsläufig in der Hauptsache darin alle Daten zusammenzustellen, zu ordnen und zu gliedern. Jede verfügbare Quelle aus der Gesamtheit unserer journalistischen Literatur sowie Protokolle von Verbänden und Gesellschaften wurden uns zur Verfügung gestellt, um uns Anerkennung zu zollen; und wie unvollkommen, fragmentarisch und unausgereift dieses Werk auch sein mag, wir wissen, dass es vollständig ist, soweit es die aktuellen Umstände erlauben.

Wir glauben, dass die einzige Hoffnung für eine künftige Weiterentwicklung dieser großartigen Heilmittel in ihrem Studium liegt, hauptsächlich in Übereinstimmung mit der Methode der Homöopathie; dass sie so sorgfältig geprüft werden sollten, wie es bei Natrium chlor. und Silicea bereits der Fall ist, und dass allein die Ergebnisse solcher Tests die präzisesten Hinweise und Indikationen für ihre therapeutische Anwendung liefern. Nur durch gewissenhafte Arzneimittelprüfungen wird die Permanenz dieser Heilmittel sichergestellt, und sie selbst werden vor dem möglichen Schicksal so vieler neu eingeführter Arzneien bewahrt.

Gründliches und systematisches Erproben von Heilmitteln am gesunden Menschen ist die einzig richtige Methode für die Entwicklung unserer Materia Medica; aber dies ist mit all der damit verbundenen Vortrefflichkeit eine Sache, die nur langsam wachsen kann, und es war kaum möglich der Versuchung zu widerstehen, andere und schnellere Methoden zu suchen, die immer mehr oder weniger fragwürdig waren, dafür aber bewunderungswürdige Ergebnisse abwarfen. Eine der bedeutendsten Abweichungen von der strikt klassischen Methode der Tests am Gesunden war die Akzeptanz klinischer Symptome; wenn man sie mit Bedacht anwendet, kann diese Quelle von unschätzbarem Wert sein, wie vieles aus unserer klinischen Erfahrung beweist.

Warum sollten sich nicht die gleichen Resultate ergeben, wenn man probeweise und bis auf weiteres Schüßlers Theorien zu den entsprechenden Wirkungsbereichen seiner Heilmittel und die darauf basierenden Indikationen akzeptiert, welche gelinde gesagt mutige und häufig brillante Empfehlungen zu ihrem Einsatz bei Krankheiten darstellen?

In Ermangelung regulärer Arzneimittelprüfungen für diese Mittel können wir uns hier diese Quelle zunutze machen und unsere Materia Medica um einige Arzneien bereichern, die im Vergleich mit vielen Polychresten sehr positiv abschneiden.

Was für Widerstände gegen Schüßlers Methoden es auch immer in unseren Reihen geben mag, da sie nicht der reinen homöopathischen Vorgehensweise entsprechen, glauben wir, dass diese rasch aufgegeben würden, wenn sich alle Kritiker beteiligen und diese wertvollen Heilmittel prüfen und bestätigen würden, die in der Amerikanischen Homöopathie zum ersten Mal eingeführt wurden durch unseren eigenen Mann Hering, dem man sicher nicht vorwerfen kann, er würde etwas fordern und fördern, das sich regelrecht verwässernd und schädlich auswirken und den besten Interessen unserer Schule entgegen stehen würde.

Wir sympathisieren keinesfalls mit dem Ansatz von Schüßler und einigen anderen, die die Schüßler-Salze als für alle Zwecke ausreichend erachten – allein Arzneimittelprüfungen können dies belegen. Vorläufig denken wir wie Dr. J. C. Morgan, dass Schüßler damit die Chance einer bedeutsamen und notwendigen Ergänzung zu seiner Materia Medica vergibt, indem er alle organischen Mittel wie Bellad., Hyos., Acon. etc. verwirft, obwohl diese die Schüßler-Salze tatsächlich noch wertvoller machen, da sie als Gegenstück wie die zweite Schneide einer Schere fungieren; ohne diese würde ihre heilende Wirkung häufig unvollständig bleiben, und man würde ihnen die Schuld für das dann Unausweichliche geben. Wir haben daher in unserer Studie zur Materia Medica die homöopathischen Zuordnungen und Verwandtschaften mit einbezogen, die für den Augenblick lediglich als Anregung verstanden werden sollen, wobei dies jedoch ein Sachgebiet ist, wie wir hoffen, welches zu einem zukünftigen Zeitpunkt stark erweitert werden wird.

Wir möchten denen, die uns mittels ihres freundlichen Einsatzes und ihrer Beiträge in Form klinischer Fälle und Beobachtungen eine wertvolle Unterstützung bei der Erarbeitung des vorliegenden Buches gegeben haben, unsere Dankbarkeit aussprechen und vermitteln, dass wir in ihrer Schuld stehen. Unter ihnen sind so prominente Persönlichkeiten wie Prof. Samuel Lilienthal, der uns freundlicherweise seine wertvolle Bibliothek zur Verfügung gestellt hat, die Professoren J. C. Morgan, S. Powell Burdick, C. B. Currier, Henry C. Houghton, Wm. E. Leonard sowie die Doktoren Horace F. Ivins, C. E. Fisher, A. P. Davis, I. E. Nicholson, G. H. Martin und viele andere, deren Namen überall in diesem Werk erwähnt wurden.

Dr. William Boericke / Dr. W. A. Dewey
San Francisco, 2. Januar 1888

Vorwort zur zweiten Ausgabe

Die vorliegende Ausgabe ist gründlich überarbeitet und um all die Fakten in Bezug auf die Schüßler-Salze erweitert worden, die sich in den vergangenen zwei Jahren angesammelt haben. Der aktuelle Stand des Buches repräsentiert eine vollständige Darstellung der Biochemischen Behandlungsmethoden von Krankheiten mittels der Zwölf Schüßler-Salze. Um den Umfang des Buches nicht unnötig zu vergrößern, wurde eine Reihe von klinischen Fällen aus der vorigen Ausgabe ausgespart, um für neues Material und aktuelle klinische Beispiele aus der Praxis der besten Autoritäten Platz zu machen. Der Abschnitt zur Materia Medica in diesem Buch wurde durch die Einbindung der Ergebnisse aktueller Arzneimittelprüfungen auf den neuesten Stand gebracht, und wir sind insbesondere Dr. H. C. Allen zu tiefem Dank verpflichtet für Medical Advance, Hering für seine Guiding Symptoms, und Prof. T. F. Allen für sein ausgezeichnetes Werk, das Handbook of Materia Medica, die alle vieles beinhalten, was im Hinblick auf diese Heilmittel von Interesse ist. Diese Zellsalze sind zu kostbar, als dass sie nur im Sinne der pathologischen Indikationen verwendet werden sollten, die Schüßler festgelegt hat; sie alle sind es wert, dass man sie gewissenhaft prüft, um noch charakteristischere Besonderheiten und genauere Feinheiten in Bezug auf ihre therapeutische Anwendung herauszuarbeiten; dies ist bei einigen gemacht worden und wird zweifelsohne sorgfältig mit allen gemacht werden. Erst dann werden die Zwölf Schüßler-Salze dauerhaft ihre rechtmäßige Stellung in unserer Materia Medica einnehmen und sich als Polychreste höchsten Ranges erweisen.

Wir vertrauen darauf, dass dieses Buch in seiner vorliegenden überarbeiteten Form den gleichen positiven Zuspruch finden wird, wie er der ersten Ausgabe schon gewährt wurde.

Dr. William Boericke / Dr. W. A. Dewey
San Francisco, 2. Januar 1890

Vorwort zur dritten Ausgabe

Der großzügige Zuspruch und die wohlwollende Behandlung, die unser Berufszweig den vorangegangenen Ausgaben dieses Werkes entgegen gebracht hat, machten die Vorbereitung der neuen Ausgabe zu einer äußerst angenehmen Aufgabe. Es ist praktisch das gesamte Buch neu geschrieben und beträchtlich erweitert worden. Alles, was Dr. Schüßler selbst bei der Publikation seiner letzten, der achtzehnten, Ausgabe seiner „Abgekürzten Therapie" hinzugesetzt hat, ist mit aufgenommen worden ebenso wie viele Erfahrungen aus der Praxis der homöopathischen Ärzteschaft, die sich überall verstreut finden in unseren Fachzeitschriften und Verbandsmitteilungen. Das Werk ist folglich so vollständig, wie es zum gegenwärtigen Zeitpunkt im Hinblick aufalles, was mit der Biochemischen Behandlung von Krankheiten und ihrer Beziehung zur Homöopathie zu tun hat, sein kann. Wir haben uns mit jeder neuen Ausgabe weiter von der Auffassung des Mannes entfernt, der die Zellsalze eingeführt hat, was die wahre Stellung der Schüßler-Salze betrifft.

Während wir uns an sein erstes Konzept gehalten haben und uns nach Kräften bemüht haben, ihre Entwicklung in Übereinstimmung mit den Grundsätzen der Homöopathie zu fördern, zieht es Schüßler vor, die Biochemische Methode lieber als gänzlich getrennt von der Homöopathie und sie als eine vollkommen ausreichende und alleinständige therapeutische Verfahrensweise und Gesundheitspflege zu betrachten. Demzufolge ist es so, dass wir, während er ausschließlich auf die chemisch-physiologischen Fakten und Theorien als Leitlinien für den therapeutischen Einsatz seiner Heilmittel baut, zu diesen, die wir ebenso akzeptieren und anwenden, die Indikationen hinzufügen, die sich aus Arzneimittelprüfungen ableiten lassen – der einzigen zulässigen und beständigen Basis für die Arzneimittelwahl bei einer Krankheit. Aus diesem Grund glauben wir, unabhängig von Dr. Schüßler, dass unsere Schule sorgfältige Prüfungen dieser Heilmittel in allen Potenzen durchführen sollte. Zum Teil ist dies seit Veröffentlichung unserer zweiten Ausgabe bereits gemacht worden, insbesondere für Kalium phos., worüber ein ausgezeichneter Bericht von Prof. Dr. H. C. Allen in Medical Advance publiziert worden ist. Die wesentlichen Punkte daraus haben wir in unsere Darstellung dieses Mittels mit einbezogen.

Abschließend möchten wir nochmals all den Freunden danken, die uns so gütig und selbstlos bei der Vorbereitung des vorliegenden Buchbandes geholfen haben, indem sie uns mit neuen Informationen in Form ihrer Beobachtungen und ihrem Material aus der klinischen Praxis versorgt haben.

Dr. William Boericke / Dr. Willis A. Dewey
San Francisco, 1. September 1892

Vorwort zur vierten Ausgabe

Die stetig wachsende Nachfrage nach diesem Buch führte dazu, dass drei umfangreiche Ausgaben erschöpft sind, und machte die Erarbeitung einer vierten Ausgabe notwendig. Was ursprünglich gedacht war als eher vorschlagender Leitfaden zum Gebrauch einer Reihe wertvoller Heilmittel, hat sich durch die Ansprüche und Nachfragen unseres Berufsstands zu einem Buchband entwickelt, der unser gesamtes aktuelles therapeutisches Wissen der so genannten Schüßler-Salze umfasst.

Die Sammlung von Informationen aus nahezu jeder nur verfügbaren Quelle ergänzt die persönlichen Erfahrungen und Fachkenntnisse der Autoren bezüglich dieser Heilmittel. Wir haben uns alle veröffentlichten Materialien zu Nutzen gemacht, jedoch nachdem sie zuvor gründlich gesichtet und kritisch untersucht worden waren. So glauben wir, dass diese dementsprechend vorgelegte vierte Ausgabe sich als verlässlicher Ratgeber für die Anwendung der Schüßler-Salze bei Krankheiten erweisen wird, und dies nach Möglichkeit nicht nur in Übereinstimmung mit Schüßlers charakteristischer Theorie, wie er sie bis zu seinem Tode immer weiter korrigiert und modifiziert hat, sondern insbesondere auch unter Beachtung der etwas detaillierteren und anspruchsvolleren Methode von Hahnemann. Seit Herausgabe der letzten Ausgabe dieses Buches sind sieben deutsche Ausgaben zu Schüßlers „Abgekürzte Therapie" veröffentlicht worden. Die therapeutische Weiterentwicklung dieser Heilmittel hat wundervolle Fortschritte gemacht, und bei unserer regelmäßigen Lektüre in den Fachzeitschriften fanden sich im Laufe der vergangenen Jahre viele Aufzeichnungen von Heilerfolgen, die sie bewirkt haben. All dies ist mit einbezogen worden, und so ist dieses in seiner vollständigen und überarbeiteten Form vorliegende Werk die einzige adäquate Darstellung der therapeutischen Möglichkeiten der Schüßler-Salze in unserer Schule.

Wir vertrauen darauf, dass unser geschätzter Berufsstand auch dieser Ausgabe die gleiche Beachtung und Nachsicht schenken mag wie den vorherigen.

Dr. William Boericke, San Francisco, Cal. / Dr. W. A. Dewey, Ann Arbor, Mich.
1. Januar 1899

Vorwort zur fünften Ausgabe

Die stetig wachsende Nachfrage nach diesem Buch führte dazu, dass vier umfangreiche Ausgaben erschöpft sind, und machte die Erarbeitung einer fünften Ausgabe notwendig. Was ursprünglich gedacht war als eher vorschlagender Leitfaden zum Gebrauch einer Reihe wertvoller Heilmittel, hat sich durch die Ansprüche und Nachfragen unseres Berufsstands zu einem Buchband entwickelt, der unser gesamtes aktuelles therapeutisches Wissen der so genannten Schüßler-Salze umfasst.

Die Sammlung von Informationen aus nahezu jeder nur verfügbaren Quelle ergänzt die persönlichen Erfahrungen und Fachkenntnisse der Autoren bezüglich dieser Heilmittel. Wir haben uns alle veröffentlichten Materialien zu Nutzen gemacht, jedoch nachdem sie zuvor gründlich gesichtet und kritisch untersucht worden waren. So glauben wir, dass diese dementsprechend vorgelegte vierte Ausgabe sich als verlässlicher Ratgeber für die Anwendung der Schüßler-Salze bei Krankheiten erweisen wird, und dies nach Möglichkeit nicht nur in Übereinstimmung mit Schüßlers charakteristischer Theorie, wie er sie bis zu seinem Tode immer weiter korrigiert und modifiziert hat, sondern insbesondere auch unter Beachtung der etwas detaillierteren und anspruchsvolleren Methode von Hahnemann.

Die klinischen Belege, die den Wahrheitsgehalt von Schüßlers Indikationen nachweisen, sind überwältigend, und seit seiner Zeit sind sie von homöopathischen und eklektischen Medizinern weitgehend bestätigt worden, aber es besteht nach wie vor ein dringender und unerlässlicher Bedarf, gründliche systematische Arzneimittelprüfungen gemäß der Methode der Homöopathie durchzuführen, um unsere Fachkenntnisse in Bezug auf diese großartigen Medikamenten auszubauen und noch präziser werden zu lassen. Viele deutsche Ausgaben von Schüßlers „Abgekürzte Theorie" sind seit der letzten Herausgabe dieses Buches veröffentlicht worden. Die therapeutische Weiterentwicklung dieser Heilmittel hat wundervolle Fortschritte gemacht, und bei unserer regelmäßigen Lektüre in den Fachzeitschriften fanden sich im Laufe der vergangenen Jahre viele Aufzeichnungen von Heilerfolgen, die sie bewirkt haben. All dies ist mit einbezogen worden, und so ist dieses in seiner vollständigen und überarbeiteten Form vorliegende Werk die einzige adäquate Darstellung der therapeutischen Möglichkeiten der Schüßler-Salze in unserer Schule.

Wir vertrauen darauf, dass unser geschätzter Berufsstand auch dieser Ausgabe die gleiche Beachtung und Nachsicht schenken mag wie den vorherigen.

Dr. William Boericke, San Francisco, Cal. / Dr. W. A. Dewey, Ann Arbor, Mich.
1. Juli 1914

Die Zwölf Schüßler-Salze

Die Zwölf Schüßler-Salze sind ein Eckpfeiler zweier recht unterschiedlicher Therapien – der Homöopathie und der biochemischen Therapeutik. Eine Frage, die oft gestellt worden ist, lautet: ‚Sind es homöopathische Arzneimittel, oder sind sie die ausgleichenden Versorgungsquellen bei gewebespezifischen oder elementaren Defiziten? Oder sind sie beides?'

Für den Homöopathen sind sie alle wesentliche Heilmittel, ein Herzstück der homöopathischen Materia Medica. Für den biochemischen praktizierenden Arzt sind sie ein Hauptelement der Körperchemie, was aus einem von Schüßler 1873 geschriebenen Bericht folgt, in dem er sagt, er wollte Krankheiten zu heilen versuchen „mit jenen Substanzen, die die natürlichen d.h. die physiologischen Funktionsmittel sind". Er nannte diesen Vorgang „Ein abgekürztes System der homöopathischen Therapeutik". Bis zum Ende seines Lebens 25 Jahre später hatte er offenbar jeglichen Zusammenhang mit der Homöopathie bestritten und darauf bestanden, „dass diese Methode nicht auf dem homöopathischen Heilungsgesetz basiert, sondern auf physiologisch-chemischen Prozessen, die innerhalb des Organismus' ablaufen."

Es ist ein Beweis für die Qualität dieses Buches, dass es niemals ersetzt oder verdrängt worden ist und noch heute mehr als hundert Jahre nach seiner ersten Veröffentlichung nachgefragt wird. Die Vorworte und die Einführungskapitel derAutoren oder der Sammler und Übersetzer, wie sich selbst ganz bescheiden bezeichnen, der Dres. William Boericke und W. A. Dewey, bieten eine ausgezeichnete Einführung in diese Heilmittel und in dieses Werk. Im Vorwort zur fünften Ausgabe sagen sie, „wir glauben, dass dieses [Buch]...sich als verlässlicher Ratgeber für die Anwendung der Schüßler-Salze bei Krankheiten erweisen wird...in Übereinstimmung mit Schüßlers charakteristischer Theorie, wie er sie bis zu seinem Tode immer weiter korrigiert und modifiziert hat, und insbesondere auch unter Beachtung der etwas detaillierteren, kritischeren und anspruchsvolleren Methode von Hahnemann. Die klinischen Belege, die den Wahrheitsgehalt von Schüßlers Indikationen nachweisen, sind überwältigend,...aber es besteht wirklich und wahrhaftig ein zwingender Bedarf, gründliche systematische Arzneimittelprüfungen gemäß den Methoden der Homöopathie durchzuführen, um unsere Fachkenntnisse in Bezug auf diese großartigen Medikamente auszubauen und zu präzisieren."

Boericke und Dewey betonen fortwährend diese Notwendigkeit, ein vollumfänglichstes und möglichst detailliertes Bild all dieser Heilmittel zu entwickeln, und heben demgegenüber in ihren vorherigen Vorworten hervor, dass „Schüßler sich mehr und mehr von den homöopathischen Denkweisen entfernte und sich stattdessen einen physio-chemischen

Modus Operandi zu eigen machte" – und tatsächlich sind diese Arzneimittel auch als die biochemischen Zellsalze bekannt. Dennoch: Obwohl die Autoren abseits dieser eher materiellen Entwicklung stehen, empfehlen sie doch, dass wir einhergehend mit einer behutsamen Akzeptanz klinischer Symptome als Bereicherung des Bildes eines Heilmittels, bevor vollständige Prüfungen die tiefstsitzenden Symptome nachweisen können, aufgeschlossen bleiben sollen gegenüber Schüßlers „Theorien zu den entsprechenden Wirkungsbereichen seiner Heilmittel und die darauf basierenden Indikationen, welche gelinde gesagt mutige und häufig brillante Empfehlungen zu ihrem Einsatz bei Krankheiten darstellen."

Eines der schönsten Dinge für praktizierende Ärzte anderer Therapieformen ist, dass die Verwendung der Zwölf Schüßler-Salze so einfach zu sein scheint im Vergleich mit der Auswahl aus hunderten oder mehr „Polychresten" oder mit dem Versuch, ein Simillimum zu finden! Dennoch *kann dieser limitierte Gebrauch potenzierter Substanzen einem Homöopathen leicht als rein palliative Therapie erscheinen.*

Es ist bezeichnend, dass die Schüßler-Salze für gewöhnlich in den niedrigen Dezimalpotenzen verschrieben werden – am häufigsten in C6, aber auch in C3, C12 und manchmal C30 – und in mehrmaligen Dosen. Man begreift sie als unterstützende Nahrung für die Zellen in einer Form, die diese assimilieren können, jedoch kaum als Nahrungsergänzungsmittel, da die Mengen so gering sind! Heutzutage sind diese Mittel auch in stofflichen Dosen, einzeln oder in Kombinationen als Zellnahrung erhältlich.

Dieser Gegensatz, einerseits aufgrund von **Indikationen**, die **auf die ganze Person** fein abgestimmt sind, und andererseits aufgrund **vermeintlicher Mängel** oder **gemäß chemischer Affinitäten** Verschreibungen vorzunehmen, zeigt uns die Trennung zwischen Organopathie und Homöopathie, zwischen Linderung und Heilung, zwischen der Pathologie einer Krankheit und dem Patient in seiner Ganzheit. Dies ist eben gerade auch die Kluft zwischen den Ärzten auf der einen Seite, die Einzelmittel, und denen auf der anderen Seite, die Kombipräparate verschreiben.

Es gibt heutzutage hinreichend viele Repräsentanten der verschiedensten Arten, wie potenzierte Medizin anzuwenden ist, so dass wir in der Lage sein sollten, um die jeweils andere Herangehensweise zu verstehen und mit etwas Glück solche Variationen zu tolerieren und damit zu sympathisieren. Es ist interessant festzustellen, dass im einleitenden Kapitel ein früher Homöopath, Stapf, zitiert wird, der 1832 von der großen Bedeutung aller „essentiellen Bestandteile des menschlichen Körpers" als Heilmittel schrieb, und dass weiter ein vor über 150 Jahren (1832 um genau zu sein) verfasster Absatz von „dem bemerkenswerten Genie auf dem Gebiet der Materia Medica, Constantin

Hering", zitiert wird – „Alle Bestandteile des menschlichen Körpers wirken im Prinzip auf die Organe, in denen sie eine Funktion haben. Alle erfüllen ihre Aufgaben, wenn sie die Ursache der Symptome sind."

Vielleicht können wir diese verschiedenen Auffassungen zusammenfassen und in Einklang bringen, indem wir vorschlagen, dass wir im Hinblick auf die ständige Suche nach charakteristischen homöopathischen Symptomen dankbar für Heilmittel und Informationen aus jeglicher Quelle sein sollten. Ein Pendant in unserer heutigen Zeit ist die Erforschung neuer pflanzlicher und tierischer Heilmittel und ihrer Familien, deren hauptsächliche Besonderheiten und Eigentümlichkeiten innerhalb der Naturwelt aufgezeichnet und vermerkt werden, über die uns aber noch Informationen aus entsprechenden Prüfungen fehlen. Der Plan besteht nun darin, alle neuen Heilmittel zu prüfen, um letztlich ihre ganze Fülle erfassen zu können. Dasselbe trifft auf die älteren Mittel zu, von denen es bei vielen nur lückenhafte oder überhaupt keine Prüfungen und Tests gab und gibt. Bei den Zwölf Schüßler-Salzen spannt sich der Bogen zwischen dem wirklich wohlbekannten und geprüften Natrium chloratum sowie Silicea über die eher weniger getesteten Calcarea sulphurica und Ferrum phosphoricum bis hin zu den unzureichend geprüften Salzen Kalium chloratum und Kalium sulphuricum.

Die Autoren oder Übersetzer dieses Werks hofften, dass diese Arzneien nicht vergessen werden würden. Ihre Hoffnung war wohl begründet, denn die meisten dieser Heilmittel sind bei praktizierenden Ärzten täglich in Gebrauch, und dieses Buch sowie Boerickes Materia Medica dürften eine nicht unwesentliche Rolle in Bezug auf diese Entwicklung gespielt haben.

Dies ist immer noch ein wertvolles Buch für alle Arten von praktischen Ärzten, denn es bietet ein breites Spektrum und dennoch elementare Grundlagen in Bezug auf die Verwendung dieser Heilmittel, wobei es unterteilt ist in einführende Themen, dann eine Materia Medica, danach ihre therapeutischen Indikationen und schließlich ein kurz dargestelltes Repertorium das einen groben Überblick gibt. Es ist ein klassisches, altbewährtes Werk, und daher nehmen wir es in unsere Reihe der „Classics in Homoeopathy" auf.

Roger Bentham Savage
Saffron Walden, Essex, UK
30. September 2002

Faksimile

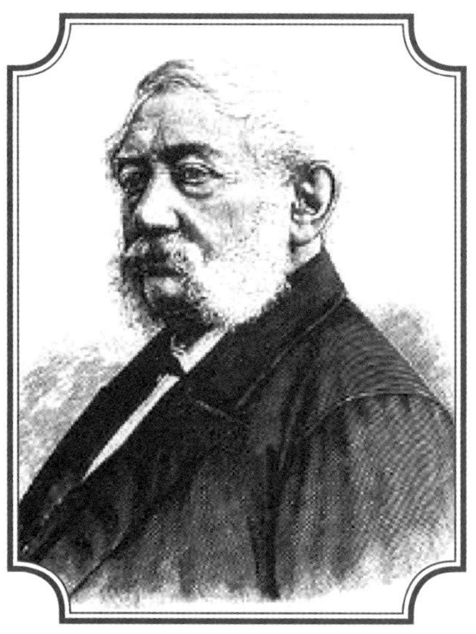

Dr. Wilhelm Heinrich Schüßler

Dr. Wilhelm Heinrich Schüßler

Ein Nachruf

Unser geehrter Meister und Lehrer, der Begründer der Biochemie, weilt nicht mehr unter den Lebenden. Der Wunsch vieler seiner Anhänger daheim und in der weiten, weiten Welt, es möge ihm beschieden sein, noch viele Jahre mit seiner gewohnten körperlichen Vitalität und geistigen Energie an der Vervollkommnung seines Lebenswerks arbeiten zu können, hat sich nicht erfüllt.

Dr. Wilhelm Heinrich Schüßler starb am 30. März 1898 an den Folgen eines Schlaganfalls. Bis zum Morgen des 14. März fühlte er sich wohl und war bei bester Gesundheit, doch dann erlitt er einen Anfall; er erholte sich jedoch sehr schnell, so dass er noch in der Lage war, am Nachmittag des folgenden Tages die letzte Korrektur der letzten Seite der fünfundzwanzigsten Ausgabe seiner Abgekürzten Therapie zu vollenden. Das Schicksal wollte es, dass dies sein letztes Buch sein sollte, denn die Besserung setzte sich nicht fort, wobei eventuell der Patient selbst schuld daran war, da er sich selbst in keinster Weise schonte. Schon bald verschlechterte sich sein Zustand derart, dass niemand mehr an seinem baldigen Ende zweifelte, dessen er sich selbst bewusst war und dessen Herannahen er mit allergrößter Gelassenheit entgegensah. Nachdem er einige Tage nicht mehr bei Bewusstsein gewesen war, verstarb er am Abend des 30. März.

Mit Dr. Schüßler haben nicht nur seine Freunde und Anhänger, sondern alle Menschen einen der besten Männer verloren. Die Nachwelt wird den Wert des Verstorbenen als Mediziner und Lehrer für die Menschheit besser zu würdigen in der Lage sein als die Jetztzeit, obgleich sich schon jetzt viele Beweise seiner Wertschätzung feststellen lassen. Dr. Schüßler war nicht nur in seiner eigenen Domäne, der Medizin, ein gelehrter und bedeutender Mann, sondern er war ebenso eminent in anderen Wissensgebieten. Er hatte eine ganz besondere Begabung bezüglich des Studiums fremder Sprachen, und er beherrschte nicht nur Latein und Griechisch, sondern auch Französisch, Italienisch, Spanisch und Englisch perfekt. Seine Liebe zur vergleichenden Philologie hat ihn sogar dazu veranlasst Sanskrit zu studieren.

Durch sein Therapieverfahren wurde Dr. Schüßler überall in der zivilisierten Welt bekannt, und aus allen Teilen der Welt kamen Patienten zu ihm, um seinen medizinischen Rat einzuholen. Doch trotz all seiner großen Erfolge, so sehr er deren Anerkennung auch genoss, wurde er nie hochmütig; er blieb immer der schlichte und einfache Mensch, der er seit seiner Jugend gewesen war. Obwohl er in seinem eigenen großen Wohnhaus in einer der feinsten Straßen von Oldenburg lebte, so war doch seine Wohnungseinrichtung nicht prächtiger als die vieler anderer Bürger in bescheidenen Verhältnissen. Für Schüßler spielte Geldverdienen immer eine eher untergeordnete Rolle; die Hauptsache war für ihn immer die Heilung seiner Patienten und die Weiterentwicklung seiner Therapie. Während seines ganzen Lebens als Mediziner waren seine Gebühren immer niedrig, und viele Familien, die er jahrelang unentgeltlich behandelt hatte, werden ihn bitterlich vermissen. Wenn er dessen ungeachtet dennoch einen vergleichsweise großen Besitz erworben hat, so ist dies seiner extensiven medizinischen Praxis und seinen äußerst beschränkten persönlichen Bedürfnissen zuzuschreiben. Die näheren Einzelheiten seines Testaments zeigen, dass er auch für die weniger Wohlhabenden seiner Mitbürger viel Mitgefühl hatte.

Ein herausragendes Merkmal von Schüßlers Charakter war seine Geradlinigkeit, die sich manchmal, insbesondere wenn ihm etwas unterstellt wurde, was er mit seinen Auffassungen nicht in Einklang bringen konnte, in eine gewisse Grobheit verwandelte, und dies geschah unabhängig davon, ob seine Gegner Herren von Rang und Namen oder einfache Leute waren. Unerschrocken ging er seinen Weg, ohne sich darum zu kümmern, ob er nun auf der einen oder anderen Seite Ärgernis erregte; und vollkommen überzeugt von seinen Prinzipien verteidigte er seine Sache gegen alle und jeden. Er war in jeder Beziehung ein Mann von Charakter. Selbst seine Kontrahenten, vorausgesetzt ihr Urteil ist unvoreingenommen, sind sich mit seinen Freunden und Anhängern einig, wenn es um die einstimmige Anerkennung seines Wertes geht. Jene, die Dr. Schüßler aufs Engste kannten und verstanden, die wenigen, die er als seines Vertrauens wahrhaft würdig erachtete, können nicht umhin, es mit Hamlet zu sagen:

„Er war ein Mann, nehmt alles nur in allem,
ich werde nimmer seinesgleichen sehn"

Aber es ist wenig bekannt hinsichtlich des Lebens und des Werdegangs des Schöpfers und Gründers der Biochemie. In den Aufzeichnungen, die er hinterlassen hat, findet sich diesbezüglich kaum etwas, und es gibt keine lebenden nahen Verwandten – er war unverheiratet – die uns irgendwelche Informationen liefern könnten. Die wiederholten Bitten seiner Freunde, eine Autobiographie zu schreiben, hatte er immer wieder mit allergrößter Entschiedenheit zurückgewiesen; denn während er einerseits völlig überzeugt war von der Bedeutung und der wissenschaftlichen Genauigkeit seiner von ihm geschaffenen Therapie, so war er auf der anderen Seite sehr zurückhaltend und bescheiden in Bezug auf alles, was ihn persönlich betraf.

Schüßler wurde am 21. August 1821 in Zwischenalm im Großherzogtum Oldenburg geboren und verlebte dort seine Kindheit. Er nutzte seine Zeit als Jugendlicher und junger Mann, um sich umfangreiche Kenntnisse in verschiedenen Bereichen der Humanwissenschaft, insbesondere der Philologie, anzueignen. Seine außergewöhnlichen Talente begünstigten sein Vorankommen, und bald war er in der Lage, erfolgreich als Privatlehrer zu arbeiten. Dadurch erlangte er die wissenschaftliche Basis für seine späteren Studien an den Universitäten. Erst im fortgeschrittenen Alter konnte Schüßler sich seinen lang gehegten Wunsch erfüllen an die Universität zu gehen. Er studierte in Paris, Berlin und Gießen. Und an letzterer erhielt er nach fünf Semestern sein Diplom. Danach studierte er weitere drei Semester in Prag.

Neben seinen Studien der allgemeinen medizinischen Sparten nahm er auch das Studium der Homöopathie auf, worin er sich später ganz besonders profilierte.

Nachdem der frisch gebackene Doktor außerdem seine Prüfung am Gymnasium in Oldenburg absolviert hatte und vor dem Collegium Medicum dort das staatlich geforderte medizinische Examen bestanden hatte, erhielt er am 14. August 1857 die -dann noch erforderliche – Lizenz, sich als Arzt in Oldenburg niederlassen zu dürfen. Von Beginn an praktizierte er nach Maßgabe der homöopathischen Kurativmethode.

Dr. Schüßler machte sich durch viele erfolgreiche Heilungen im ganzen Land einen großen Namen als homöopathischer Mediziner; doch er wurde weit über die Grenzen seines Heimatlandes hinaus bekannt als der Begründer einer neuen Heilungsmethode, der Biochemie.

Angespornt durch das Studium der Werke von Moleschott und Virchow begann er um das Jahr 1872, die im Blut und den Geweben enthaltenen anorganischen Substanzen, die dort als natürliche Funktionsmittel wirken, in seiner Praxis als medizinische Heilmittel einzusetzen.

Wie aus dem Vorwort über sein wesentliches Werk über die Biochemie, die „Abgekürzte Therapie", ersichtlich ist, haben ihn die folgenden Worte von Moleschott in seinem „Circle of Life" (Kreislauf des Lebens) dazu bewogen, die biochemische Therapie zu gründen:

„Die Bildung der Organe und ihre Fähigkeit zu leben sind abhängig von der erforderlichen Menge der anorganischen Bestandteile. Basierend darauf kann man sagen, dass die richtige Einschätzung des Verhältnisses der anorganischen Substanzen in Bezug auf die unterschiedlichen Bereiche des Körpers, eine Einschätzung, die weder abwertend andere

Ansichten ausklammert, noch voller übertriebener Hoffnungen steckt, eine ruhmreiche Zukunft sowohl für die Medizin als auch für die Landwirtschaft verspricht. Angesichts der damit in Zusammenhang stehenden Fakten steht es außer Zweifel, dass die Stoffe, die nach dem Verbrennen zurückbleiben, die so genannten aschigen Bestandteile, mindestens ebenso wesentliche Bestandteile der Form gebenden Basis für die Gewebe sind und zur Festelegung ihrer Art beitragen, wie die Substanzen, die sich bei der Verbrennung verflüchtigen. Ohne eine Grundlage, die Gelatine liefert, gibt es keine Knochen, und ebenso wenig kann ein Knochen ohne Kalziumphosphat gebildet werden, oder Knorpel ohne die Knorpelsalze, oder Blut ohne Eisen, oder Speichel ohne Kalziumchlorat."

„Der Mensch ist geschaffen aus Luft und Erde. Die Aktivität der Pflanzen erweckte ihn zum Leben. Der Leichnam zerfällt in Luft und Asche, damit er in neuer Form neue Kräfte im Pflanzenreich entfalten möge."

Diese Therapie ist weltweit bekannt geworden, und heutzutage gibt es wahrscheinlich kein Land, in dem es keine Anhänger der Biochemie sowie Mediziner gibt, die diese in die Praxis umsetzen. In Oldenburg, dem Entstehungsort dieser neuen Lehre, gibt es derzeit fünf aktiv praktizierende Ärzte, die Vertreter der Biochemie sind, und die sich in einer ihrem verstorbenen Lehrer gewidmeten Gedenkrede stolz als seine Schüler bezeichnen.

Die Abgekürzte Therapie ist breit veröffentlicht und in verschiedene Sprachen übersetzt worden. Soweit bekannt existieren zwei Übersetzungen ins Englische, zwei ins Spanische und eine ins Französische. Eine dritte englische Übersetzung war gerade in Arbeit, als der Autor noch lebte, und sie war vollkommen auf seine Wünsche abgestimmt, d.h. es kamen keinerlei Ergänzungen von Seiten des Übersetzers, und sie wird zur Zeit in Philadelphia von den Herren Böericke und Tafel publiziert.

Die 25. Ausgabe der Therapie war kurz vor dem Tod des Autors herausgebracht worden, und er hatte, als er noch lebte, das Vergnügen, einige Exemplare davon unter seine alten Kollegen und Freunden verteilen zu dürfen.

Die lang gehegte Hoffnung seiner Anhänger, dass diese neue Ausgabe eine Jubiläums-Ausgabe werden möge, ist, wie wir leider sagen müssen, nicht verwirklicht worden; denn statt Freude füllt nun Schwermut ihre Herzen, und sie betrauern ihren Lehrmeister, der für die Menschheit zu früh verstarb; und die 25. Ausgabe wird sie immer daran erinnern, wie viel sie verloren haben.

Der Körper von Dr. Schüßler wurde, begleitet von einem Trauerzug mit zahlreichen Trauernden, am Dienstag, dem 5. April, einem sonnigen, herrlichen Frühlingstag, zu Grabe getragen. Die Atome, die sich zu diesem großartigen Mann verbunden hatten, und das nicht bloß im Sinne von Freude und Kummer, sondern noch mehr im Sinne einer Erfüllung großer Aufgaben, wurden an Mutter Erde zurückgegeben. Doch die Mühen seines Geistes waren nicht vergebens, und selbst fernste künftige Generationen werden, wie wir leidenschaftlich glauben, den Namen Schüßlers und sein Werk, die Biochemie, preisen.

„Die Spuren seines irdischen Lebens werden selbst ganze Zeitalter nicht fortwischen."

M.

*Übersetzung von *„Mitts. über Biochemie"*, Mai 1898

nachgedruckt in der 25. Ausgabe von *„Abgekürzte Therapie"*, veröffentlicht von B&T

Faksimile-Brief

Dr. med. Schüßler

Oldenburg, 22.10.1897

Sehr geehrte Herren,

ich willige ein, dass Sie eine korrekte Übersetzung der 25. in Teilen abgeänderten Ausgabe meiner Therapie herausgeben.

Das Buch ist noch nicht fertig, es wird Ende diesen Jahres gedruckt werden.

Hochachtungsvoll Ihr
Dr. med. Schüßler

Sobald es gedruckt sein wird, werde ich Ihnen ein Exemplar zusenden.

Brief des Autors an die Herausgeber

Faksimile

Memorandum

F.E. Boericke + Wm.Boericke

W.A. Dewey

Memorandum / Niederschrift

Niederschrift des Vertrages zwischen den Dres. Wm. Boericke und W. A. Dewey, Autoren, und F. E. Boericke, Herausgeber, nämlich:

Die Dres. Boericke und Dewey willigen ein, die Inhalte des Buches „Eine vollständige Abhandlung über die zwölf Zellsalze von Schüßler" zu liefern und es gewissenhaft zu veröffentlichen.

F. E. Boericke willigt ein, an die Dres. Boericke und Dewey 10 Prozent des Ladenpreises des Buches je verkauften Exemplars des Buches als Copyright und Tantieme zu zahlen, jeweils zahlbar alle sechs Monate in den Monaten Januar und Juli.

Das Urheberrecht des Buches liegt bei den Herausgebern.

Philadelphia, 26. Oktober 1887 F. E. Boericke

San Francisco, 4. November 1887 Wm. Boericke
W. A. Dewey

Abkommen der Übersetzer, die Publikation zu redigieren, zu übersetzen und zu betreuen.

Dr. William Boericke
1849 – 1. April 1929

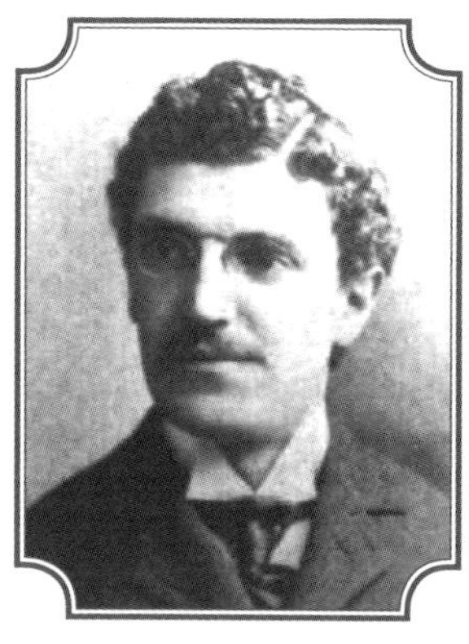

Boericke wurde in Österreich geboren, emigrierte als Kind in die USA und ließ sich in Ohio nieder. Er ging nach Kalifornien, um 1870 in San Francisco die Boericke-und-Tafel-Apotheke zu betreiben. 1880 machte er seinen Abschluss am Hahnemann Medical College in Philadelphia, zog zurück nach Kalifornien und hatte dort eine erfolgreiche Praxis in San Francisco. Er stellte 1901 Boerickes Materia Medica zusammen, die im Laufe seines Lebens in neun Ausgaben erschienen ist. Sein Bruder Oscar (Absolvent des Hahnemann Medical College im Jahre 1898) fügte dem Buch 1906 das Repertorium hinzu. Boericke war Herausgeber des California Homoeopath und war an der Fakultät des Hahnemann Medical College in San Francisco tätig. Seine Enkelin Jean Barnard erinnert sich, dass er „uns Kinder immer „Täubchen" nannte und uns immer geküsst und gedrückt hat, er war ein sehr liebevoller Mann", sagte Jean. „Unsere Familie gehörte zu jener Zeit zur High Society von San Francisco, da Großvater in der Zeit von 1880 bis 1920 der Mediziner der Wahl in der Gegend war. Die Menschen kamen aus der ganzen Welt, um von ihm homöopathisch behandelt zu werden. Meine Eltern sagten immer „Armer Papa", da er so hart arbeitete, und woran ich mich am stärksten erinnere ist, wie sie sagten „störe Papa nicht". Meine Familie war ihm immer sehr treu ergeben; was immer er sagte, war Gesetz. Obwohl er aus Österreich ausgewandert war, hatte er keinen Akzent, und in unserem Hause wurde kein Deutsch gesprochen. Er und ich gingen immer zusammen die Tamalpais Avenue entlang spazieren. Ich erinnere mich, dass er dabei so große Schritte machte, dass ich immer neben ihm her trippeln und hasten musste, da er mich in ein Gespräch verwickelte." Er starb am 1. April 1929 an einem heftigen Herzinfarkt (Angina pectoris). Jean erinnert sich: „Viele Monate zuvor hatte er schon Symptome einer Angina pectoris entwickelt, nachdem er meinen Vater die Tamalpais Avenue entlang gehetzt hatte. Er war etwa 1,75 m groß und für einen Mann mit Ende Siebzig sehr schnell auf den Beinen." Zwei Monate nach seinem Tod brannte sein Haus bis auf die Grundmauern nieder. Alles verbrannte zu Asche mit Ausnahme des steinernen Kamins und merkwürdigerweise aller homöopathischer Bücher Boerickes.

Dr. Willis A. Dewey
25. Oktober 1858 – 1. April 1938

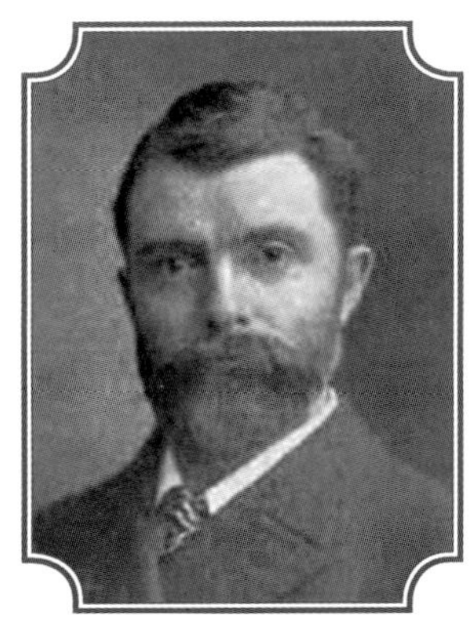

Dewey wurde in Middlebury, Vermont, geboren und machte 1880 seinen Abschluss am New York Homoeopathic Medical College. Er war Assistenzarzt am Ward's Island Homoeopathic Hospital und lebte dann zwei Jahre im Ausland. 1884 wechselte er nach Kalifornien wo er zunächst Anatomieprofessor und später Professor der Materia Medica war. Von 1888 bis 1892 war er Herausgeber des „The California Homoeopath". Er kehrte 1894 nach New York zurück um zu lehren und übernahm 1896 eine Professur für Materia Medica an der Universität von Michigan in Ann Arbor. Er verfasste „Essentials of Homoeopathic Materia Medica", „Essentials of Homoeopathic Therapeutics" und „Practical Homoeopathic Therapeutics" und arbeitete zudem mit Boericke an den „Zwölf Schüßler-Salzen".

Teil 1

Einführung in die Theorie und kurze allgemeine Darstellung der Zwölf Schüßler-Salze

Geschichte der Schüßler-Salze

SAMUEL HAHNEMANN, der dank seines Genies die große Bedeutung der anorganischen Zellsalze als heilende Wirkstoffe von hohem Stellenwert erkannte, war der erste, der gründliche Untersuchungen ihrer pathogenen Wirkungen und therapeutischen Anwendungen durchführte. Seine Tests mit Kalk und Salz und Kali und Kieselerde, die den Weg für die übrigen Schüßler-Salze ebneten, zeigten auf, welch ein riesiger Speicher an Heilkraft in diesen anorganischen Substanzen steckt, obgleich sie im Rohzustand inert sind. Er war der Erste, der aufzeigte, wie diese Kräfte zu therapeutischen Zwecken freigesetzt und gelenkt werden können. Später im Jahre 1832 lenkte eine wissenschaftliche Veröffentlichung in Stapfs Archiv die Aufmerksamkeit auf ihre große Bedeutung als Heilmittel aller „wesentlichen Bestandteile des menschlichen Körpers", und nochmals 1846 in der gleichen Fachzeitschrift: „Alle Bestandteile des menschlichen Körpers wirken im Prinzip auf die Organe, in denen sie eine Funktion haben. Alle erfüllen ihre Aufgaben, wenn sie die Ursache der Symptome sind." Und dies aus der Feder des bemerkenswerten Genies auf dem Gebiet der Materia Medica. von CONSTANTIN HERING.

Einige Zeit später nimmt GRAUVOGL in seinem *Text-Book* Notiz von diesen Aussagen und erweitert diese; doch letztlich war es Dr. Schüßler aus Oldenburg / Deutschland, der diese Vorschläge entwickelte und der aus der Idee, die sich dahinter erahnen ließ, die Basis eines „neuen Systems" machte. Im März 1873 wurde ein Artikel mit dem Titel „*Verkürzte homöopathische Therapie*" aus seiner Feder in einer deutschen homöopathischen Fachzeitschrift veröffentlicht, in dem er sagt: „Vor etwa einem Jahr bemühte ich mich, in Versuchen mit Kranken herauszufinden, ob es nicht möglich sei, vorausgesetzt ihre Krankheiten waren tatsächlich heilbar, die Patienten mit diesen Substanzen, die natürliche, d.h. physiologische Funktionsmittel sind, zu heilen." Davon schien keine besondere Notiz genommen worden zu sein, bis fünf Monate später Dr. LORBACHER aus Leipzig in der gleichen Fachzeitschrift einige kritische Bemerkungen dazu herausbrachte. Auf diese folgte eine Antwort von Schüßler, die über sieben Ausgaben ging, worin er mit mehr Einzelheiten auf dieses „Verkürzte System der homöopathischen Therapie" einging. Die wichtigsten Aussagen daraus sind in das vorliegende Werk integriert worden.

Die Originaltexte von Schüßler an die deutsche medizinische Fachzeitschrift wurden ins Englische übersetzt und im Mai 1873 zum ersten Mal in dieser Form im *Medical Investigator* veröffentlicht und kurz darauf in einer kleinen Studie von Dr. C. HERING mit dem Titel „Zwölf Gewebe-Heilmittel", „empfohlen zur Erforschung" von diesem großen Lehrmeister unserer Schule. Es wurden in schneller Folge mehrere Ausgaben veröffentlicht, aus denen dieser historische Abriss hauptsächlich abgeleitet ist, und auf diese folgend erschien die Übersetzung der zwölften deutschen Ausgabe von Dr. med. J. T. O'CONNOR sowie eine von

M. DOCETTI WALKER, die beträchtlich erweitert wurde durch die Hinzufügung eines Anhangs, der die Biochemische Methode bekannt und populär machte. Dr. Schüßler veröffentlichte, kurz bevor er Anfang des Jahres 1898 starb, die 25. deutsche Ausgabe, in der die Einsatzgebiete einiger der Heilmittel stark ausgeweitet wurden und wichtiges neues Material hinzugefügt wurde, und all dies ist in das vorliegende Werk aufgenommen worden. Diese Ausgabe wurde ins Englische übersetzt.

Ungeachtet der Tatsache, dass Dr. Schüßler in den späteren Ausgaben seines Werkes jegliche Verbindung mit der Homöopathie negiert und darauf besteht, dass seine Methode nicht auf dem homöopathischen Gesetz der Heilung, sondern auf physiologisch-chemischen Prozessen basiere, die im Organismus ablaufen, ist es dennoch zutreffend, dass die aktuelle umfangreiche Übernahme der Schüßler-Salze in die Behandlung von Krankheiten die Frucht der Saat ist, die bereits 1832 auf homöopathischem Grund gesät worden war, wenngleich diese Entwicklung nur langsam voran ging, bis zu dem Zeitpunkt, da Schüßler dem Thema einen wunderbaren Impetus gab, indem er physiologische Chemie und physiologische sowie pathologische Fakten in Bezug setzte zu seiner therapeutische Verfahrensweise.

Die Theorie von Schüßlers Biochemischer Methode

Die Idee, auf der die Biochemische Therapie beruht, ist die physiologische Tatsache, dass sowohl die Struktur als auch die Lebenskraft der Organe im Körper von bestimmten notwendigen Mengen und der richtigen Aufteilung ihrer biologischen Bestandteile abhängig sind. Diese bleiben übrig nach dem Verbrennen der Gewebe und bilden ihre Asche.

Die anorganischen Bestandteile sind im wahrsten Sinne die stoffliche Basis der Organe und Gewebe des Körpers, und sie sind absolut unerlässlich für deren intakten Aufbau und die Wirksamkeit ihrer Funktion. Laut Schüßlers Theorie erzeugt eine jegliche Beeinträchtigung der molekularen Bewegung dieser Zellsalze im lebenden Gewebe, die durch ein Defizit der erforderlichen Menge hervorgerufen wurde, eine Krankheit[1]. Durch Verabreichen derselben Mineralsalze in geringen Mengen kann diese Krankheit behoben und das notwendige Gleichgewicht wieder hergestellt werden. Dies soll bewerkstelligt werden kraft des Funktionierens der chemischen Verwandtschaft auf der Ebene der Histologie; folglich basiert diese therapeutische Vorgehensweise auf Schüßlers Biochemischer Methode,und besonders hervorgehoben wird, dass diese in mutmaßlicher Harmonie mit wohlbekannten Tatsachen und Gesetzen der physiologischen Chemie sowie verwandten Wissenschaften steht.

Die Bestandteile des menschlichen Organismus

Blut besteht aus Wasser, Zucker, Fett, Proteinen, Natriumchlorid, Kaliumchlorid, Kalziumfluorid, Kieselsäure, Eisen, Kalzium, Magnesium, Natriumkarbonat und Kalium. Letztere in Verbindung mit Phosphor-, Kohlen- und Schwefelsäure.

Die Salze des Natriums überwiegen im Blutplasma, wohingegen die des Kaliums insbesondere in den Blutkörperchen zu finden sind. Zucker, Fett und Proteine sind die so genannten organischen Bestandteile des Blutes, während die oben genannten Salze und das Wasser seine anorganischen Bestandteile darstellen. Zucker und Fett sind Verbindungen von Kohlenstoff, Wasserstoff und Sauerstoff, wohingegen die Proteine zusätzlich Schwefel und Stickstoff enthalten.

Schwefel, Kohlenstoff und Phosphor sind im Organismus nicht in ungebundenem Zustand vorhanden, sondern nur in Verbindung mit organischen Substanzen.

Schwefel und Kohlenstoff kommen im Eiweiß vor, Kohlenstoff in den Kohlehydraten wie Zucker, Stärke und in den Bestandteilen, die eine Metamorphose der organischen Substanzen initiieren. Phosphor ist in den Lecithinen und den Nukleinen enthalten. Der Schwefel im Eiweiß wird durch den eingeatmeten Sauerstoff oxidiert und bildet Schwefelsäure, die sich mit den Basen der Kohlenstoffe verbindet, wodurch sich Sulfate bilden und Kohlensäure freigesetzt wird.

1 Von Prof. LOEB durchgeführte Experimente scheinen zu belegen, dass sich die verschiedenen Zellsalze mangels eines korrekten Mengenverhältnisses zwischen Natrium-, Kalium- und Kalziumsalzen in der zirkulierenden Flüssigkeit schnell zersetzen, wobei das normale Verhältnis aus 100 Molekülen Natrium, 2,2 Molekülen Kalium und 1,5 Molekülen Kalzium besteht. Auf jede deutliche Abweichung von diesem Mengenverhältnis folgt ein mehr oder weniger schneller Abbau des Protoplasmas.
Das Aufrechterhalten eines stabilen Stoffwechsels innerhalb der Zelle beruht auf der Präsenz dieser Salze in der im richtigen Verhältnis innerhalb der Flüssigkeit, die die Zelle umgibt. Dies ist demnach ein Schutzvorgang. Sie bewahren eine Art physiologischer Balance in den Flüssigkeiten, die die lebenden Zellen umgeben, und wann immer diese proportionale Wechselbeziehung der verschiedenen Salze durcheinander gebracht wird, kann dies zu einer physiologischen Störung und somit zu einer Krankheit führen.

Gewebebildung

Das Blut, das das Material für jedes Gewebe und jede Zelle im Körper enthält, versorgt alle Organe mit Nährstoffen und gibt ihnen damit die Fähigkeit, ihre individuellen Funktionen zu erfüllen; folglich stellt es alles, was im Stoffwechselhaushalt physiologisch notwendig ist, zur Verfügung.

Dies wird bewerkstelligt durch Transsudation eines Teils seines Plasmas durch die Kapillarwände an das umgebende Gewebe, wodurch die Verluste, die die Zellen aufgrund der Gewebeumwandlung erleiden, ausgeglichen werden. Laut modernen biologischen Ansichten ist diese Grundsubstanz ein Material *sui generis*, genannt Bildesubstanz oder Protoplasma. Blut ist die einzige lebende Substanz, und sie wird überall im Organismus verbreitet, von dem etwa ein Fünftel lebendige, die übrigen vier Fünftel tote Materie darstellen. In Bezug auf seine physikalische Beschaffenheit ist es stickstoffhaltig, schwammig, strukturlos, halbflüssig, durchsichtig, homogen, ähnlich der Beschaffenheit der Gangliennerven und der grauen Nerven-Substanz. In dieser transsudierten Flüssigkeit tauchen feine Körnchen auf, die sich verbinden, um Keime zu bilden, aus denen sich wiederum Zellen entwickeln. Durch die Verbindung dieser Zellen werden alle Arten von Gewebe gebildet, die zum Aufbau des gesamten Organismus benötigt werden. Zwei Arten von Substanzen sind für diesen Prozess der Gewebebildung notwendig, und beide befinden sich im Blut, und zwar die organischen und die anorganischen Bestandteile. Unter den ehemaligen Bestandteilen sind der Zucker, Fett und die Proteine (Eiweißkörper) des Blutes, die als physische Basis der Gewebe dienen, während das Wasser und die Salze, namentlich Kalium, Kalzium, Kieselsäure, Eisen, Magnesium und Natrium, die anorganischen Substanzen sind, von denen man annimmt, dass sie entscheidend dafür sind, welche Art von Zelle gebildet wird. Hin und wieder mag man andere Salze finden, aber die obigen umfassen dennoch alle, die permanent präsent sind. Wo immer neue Zellen im lebendigen Organismus erzeugt und geformt werden sollen, müssen sowohl die organischen als auch die anorganischen Substanzen in ausreichender Menge und im richtigen Verhältnis vorhanden sein. Aufgrund ihres Vorhandenseins im Blut werden alle Organe, Eingeweide und Gewebe des Körpers geformt, fixiert und in ihren Funktionen beständig gemacht, und eine Störung an dieser Stelle verursacht eine gestörte Funktion.

Anorganische Zellbestandteile

Die wichtigsten anorganischen Substanzen der **Nervenzellen** sind Magnes. phos., Kalium phos., Natrium und Ferrum. **Muskelzellen** enthalten dieselben Salze sowie zusätzlich Kalium chloratum. **Bindegewebszellen** enthalten als spezifische Substanz Kieselsäure, während es bei den **elastischen Gewebezellen** wahrscheinlich Calcarea fluor. ist. In **Knochenzellen** haben wir Calcarea fluor. und Magnes. phos. und einen großen Anteil an Calcarea phos. Letzteres findet sich in kleinen Mengen auch in den Zellen von **Muskeln, Nerven, Gehirn** und im **Bindegewebe**. **Knorpelgewebe** und **Schleimzellen** besitzen als charakteristische anorganische Substanz Natrium chlor., das sich ebenso in allen festen sowie flüssigen Teilen des Körpers findet. **Haare** und die **Augenlinse** enthalten neben anderen anorganischen Substanzen auch Eisen. Die Karbonate *als solche* haben gemäß MOLESCHOTT keinen Einfluss auf den Prozess der Zellbildung.

Bildung der Gewebezellen

Wenn der Sauerstoff aus der Luft mittels der Atmung die Gewebe über das Blut erreicht, wirkt er auf die organischen Substanzen ein, die die Bildung neuer Zellen initiieren sollen. Die Produkte dieser Umwandlung sind die organischen Substanzen, die die physiologische Basis von Muskeln, Nerven, Bindegewebe und der Schleimhäute bilden. Keine dieser Substanzen als solche lässt sich im Blut feststellen, sondern sie werden innerhalb der Gewebe aus dem Eiweiß gebildet. Aufgrund chemischer Affinität gehen die anorganischen Salze Verbindungen mit ihnen ein, und auf diese Weise werden neue Zellen gebildet. Mit der Bildung neuer Zellen setzt gleichzeitig ein Abbau der alten ein, der auf der Wirkung des Sauerstoffs auf die organischen Stoffe beruht, die die Basis dieser Zellen bilden. Diese Oxidation bewirkt somit den Zusammenbruch der Zellen selbst.

Die letztendlichen Folgen dieser Verbrennung der organischen Substanzen sind die Bildung von Harnstoff, Harn-, Schwefel-, Phosphor-, Milch- und Kohlensäure und auch Wasser. Manche Zwischenprodukte dieser Abfolge wie zum Beispiel Hypoxanthin, Essigsäure und Buttersäure etc. müssen im Zusammenhang mit dieser therapeutischen Methode nicht erwähnt werden, da sie, soweit der Stand unser aktuelles Wissen über sie ist, nur eine sehr untergeordnete Rolle spielen. Harnstoff, Harnsäure und Schwefelsäure sind das Ergebnis der Oxidation der proteinhaltigen Stoffe, während Phosphorsäure durch die Oxidation des Lezithins, das im Nervengewebe, dem Gehirn, im Rückenmark und den Blutkörperchen enthalten ist, entsteht. Milchsäure resultiert aus der Fermentierung von Milchzucker und zerfällt schlussendlich in Kohlensäure und Wasser.

Die Endprodukte der Oxidation der organischen Substanzen sind Harnstoff, Kohlensäure und Wasser. Diese verlassen zusammen mit den freigesetzten Salzen die Gewebe und machen Platz für weniger vollständig oxidierte organische Substanzen, die schließlich wiederum dieselbe Metamorphose durchlaufen.

Die Produkte dieses retrograden Gewebeaustauschs werden durch die Lymphgefäße, das Bindegewebe und die Venen zu Gallenblase, Lungen, Nieren, Blase und Haut transportiert und werden dadurch mittels der Exkrete wie Urin, Schweiß, Kot etc. aus dem Organismus ausgeschieden.

Die Wichtigkeit und die große Bedeutung der Funktion des Bindegewebes wurden nachgewiesen, nachdem Forschungen von VIRCHOW und von VON RECKLINGHAUSEN zu einem eingehenderen Studium geführt und seine fertile Wirkung aufgezeigt hatten. Das was einstmals nur bestimmt zu sein schien als Ausfüllung oder schützende Hülle, erweist sich nun als die Matrix, innerhalb der die winzigen Kapillaren das Plasma vom Blut zu den Geweben transportieren und selbige wieder zurück zu den Blutgefäßen befördern; gleichzeitig fungiert es als eine der wichtigsten Geburtsstätten junger Zellen, die in der Lage sind, aus den embryonal latent angelegten Formen die differenziertesten Strukturen des Körpers zu entwickeln.

Gesundheit und Krankheit

Gesundheit kann als der Zustand angesehen werden, der gekennzeichnet ist durch eine normale Zellmetamorphose; wenn also auf dem Wege der Verdauung von Nahrung und Trinken die Verluste im Blut ausgeglichen werden, die dieses abfängt, indem es dem Gewebe Nährstoffe zur Verfügung stellt, werden folglich genau die erforderlichen Mengen an den richtigen Stellen ausgeglichen, und es ergibt sich keine Störung in der Bewegung der Moleküle. Allein unter diesen Bedingungen wird sich der Vorgang der Bildung neuer Zellen sowie des Abbaus der alten normal vollziehen und das Ausscheiden von nutzlosem Material wird gefördert.

Krankheit ist das Ergebnis einer Störung der molekularen Bewegung eines der anorganischen Gewebesalze. Die Heilung besteht darin, das Gleichgewicht der Molekularbewegung wieder herzustellen, indem eine minimale Dosis derselben anorganischen Substanz zugeführt wird, da die Moleküle des folglich als Abhilfe eingesetzten Stoffes die Lücke in der Molekülkette der befallenen Zelle oder des betroffenen Gewebesalzes füllen.

VIRCHOW sagt, dass Krankheit ein veränderter Zustand der Zelle ist und dass somit der Normalzustand der Zelle Gesundheit bedeutet. Die Verfassung der Zelle wird bestimmt durch die Zusammensetzung seiner Nährumgebung, genau wie eine Pflanze entsprechend der Qualität des Bodens gedeiht, der seine Wurzeln umgibt.

Bei der Agrarchemie führen wir das Element als Dünger zu, an dem es dem Boden am meisten mangelt. Aber es sind drei wesentliche als Dünger verwendete Mittel notwendig, nämlich Ammoniak, Kalziumphosphat oder Kaliumphosphat. Die anderen als Pflanzennahrung erforderlichen Substanzen befinden sich in ausreichenden Mengen im Boden. Dasselbe Gesetz einen Mangel auszugleichen gilt auch für biochemische Heilmittel; nehmen wir etwa das folgende Beispiel:

Ein Kind, das an Rachitis leidet, zeigt einen Mangel an Kalziumphosphat in den Knochen aufgrund einer gestörten Molekularbewegung der Moleküle dieses Salzes. Die Menge an Kalziumphosphat, die für die Knochen vorgesehen ist, ihr Ziel aber nicht erreicht, sammelt sich üblicherweise im Blut an, von wo es nicht mit dem Urin ausgeschieden wird, denn es ist Aufgabe der Nieren, die korrekte Zusammensetzung des Blutes aufrecht zu erhalten und jede fremde Substanz oder jeglichen Überschuss eines jeden einzelnen Bestandteils abzustoßen. Wenn nun die normale Molekularbewegung der Kalziumphosphatmoleküle innerhalb des befallenen Nährbodens durch Anwendung kleiner Dosen desselben Salzes wieder hergestellt wird, kann der Überschuss wieder in den allgemeinen Kreislauf eintreten und die Heilung der Rachitis herbeigeführt werden.

Jede normale Zelle hat die Fähigkeit, bestimmte Substanzen zu absorbieren oder abzustoßen. Diese Eigenschaft wird dann vermindert oder aufgehoben, wenn die Zelle aufgrund irgendeiner Reizung eine Einbuße eines ihrer Salze erleidet. Sobald dieser Mangel durch Bereitstellung eines homogenen Stoffes aus dem unmittelbar wirkenden Nährboden ausgeglichen wird, ist das Gleichgewicht wieder hergestellt. Wenn aber die Versorgung nicht unmittelbar gewährleistet ist, muss angenommen werden, dass es mengenmäßig an dem notwendigen Salz mangelt oder dass andererseits die erkrankten Zellen eine physikalische Veränderung erlitten haben, die das Eindringen des notwendigen Gewebesalzes verhindert. In einem solchen Fall muss das Salz in einem verdünnteren Zustand, also in einer höheren Trituration oder Verdünnung gegeben werden.

Wenn die veränderten Zellen durch den Ausgleich ihres Mangels ihre Intaktheit wiedererlangen, können sie ihre normalen Aufgaben wieder erfüllen und durch chemische Prozesse krankmachende Stoffe, Exsudationen etc. beseitigen. Die biochemische Therapie unterstützt die Natur in ihrem Bestreben zu heilen, indem sie die natürlichen Heilmittel, an denen es in bestimmten Bereichen mangelt, also die anorganischen Salze, bereitstellt und auf diese Weise abnorme Zustände der physiologischen Chemie korrigiert.

Die Zielsetzung der Biochemie ist es, einen Mangel unmittelbar auszugleichen. Alle anderen Heilungsmethoden erreichen dieses Ziel indirekt, wenn sie Heilwirkstoffe verwenden, die sich heterogen zu den Bestandteilen des menschlichen Organismus verhalten.

Erforderliche Dosis oder Menge des Schüßler-Salzes, das für die Wiederherstellung des normalen Zellgleichgewichts nötig ist

Biochemische Arzneien werden in kleinsten Dosen verabreicht, die minutiös den Zellsalzen in den Geweben entsprechen.

Die Heilkraft kleiner Dosen können aus den folgenden Tatsachen abgeleitet werden:

Überall in der Natur bilden Atome und Gruppen von Atomen oder Moleküle die Basis ihres Funktionierens. Das Wachstum von Tieren und Pflanzen ist das Hinzufügen von neuen Atomen oder Gruppen von Atomen zu der bereits existierenden Masse der Moleküle.

Angesichts der Tatsache, dass Licht, an sich keine kalkulierbare Größe, Molekülbewegungen in lebenden Pflanzen bewirkt, wobei Kohlensäure zerlegt wird in Kohlenstoff und Sauerstoff, und dass wiederum das Licht auf die Fotoplatte oder die Netzhaut des Auges spür- und sichtbar einwirkt, scheint es unbestreitbar zu sein, dass unendlich kleine nicht zu berechnende Partikel einer Materie auf den lebenden Körper einwirken können. Die Verwendung kleiner Dosen bei der biochemischen Behandlung ist eine chemisch-physiologische Notwendigkeit. Beispielsweise wünscht man, dass Glaubersalz ins Blut gelangt. Dies ist nicht möglich, indem man es in einer konzentrierten Lösung verabreicht. Dies hat nur Einfluss auf den Verdauungstrakt, wobei es wässrigen Durchfall verursacht, der das Salz wieder aus dem Körper ausscheidet. Aber eine verdünnte Lösung dieses Salzes (Natrium sulph.) wird über den Mund und die Speiseröhre ins Blut und in die Interzellularflüssigkeit übergehen; und aufgrund dieser hygrometrischen Eigenschaft wird es den Übergang eines Wasserüberschusses in den Geweben in Richtung des venösen Blutes und damit eine verstärkte Harnausscheidung herbeiführen.

Jedes biochemische Heilmittel muss ausreichend verdünnt werden, um eine Zerstörung der Funktion der gesunden Zellen zu vermeiden sowie um eine wo auch immer präsente gestörte Funktion wieder herzustellen.

In einem gesunden Organismus, sei es Tier oder Pflanze, finden sich die Salze in gelöster Form, die der dritten, vierten und fünften Dezimalverdünnung der Arzneimittel entsprechen.

Die folgende Tabelle, die die Blutzellen in Verhältnis zum menschlichen Organismus analysiert, zeigt:

In 1000 Gramm Blutzellen sind die Mengen der anorganischen Substanzen gemäß BUNGEs „Textbuch Physiologischer und Pathologischer Chemie" wie folgt:

Eisen		0,998
Kalium	sulph.	0,132
Kalium	chloratum.	3,079
Kalium	phos.	2,343
Natrium	phos.	0,633
Natrium		0,344
Calc.	phos.	0,094
Magnes.	phos.	0,060

In 1000 Gramm Intrazellulärflüssigkeit (Plasma) ist der Anteil der anorganischen Substanzen wie folgt:

Kalium	sulph.	0,281
Kalium	chloratum.	0,359
Natrium	chlor.	5,545
Natrium	phos.	0,271
Natrium		1,532
Calcar.	phos.	0,298
Magnes.	phos.	0,218
Natrium	sulph., Fluor. und Silic.	Spuren

Man vergleiche diese Auswertungen mit denen von Milch. Davon enthalten 1 Liter oder 1000 Gramm:

Kalium	0,780
Natrium	0,230
Calcarea	0,330
Magnesium	0,060
Eisen	0,004
Phosphorsäure	0,470
Chlor	0,440
Fluor. und Silic.	Spuren

Ein Liter genügt als tägliche Nahrung für ein Kleinkind, das etwa 6 Kilogramm wiegt.

Wenn nun 6 Zentigramm Magnesium ausreichen, um notwendigen Tagesbedarf an Magnesium für ein Kleinkind zu decken, wie klein und genau muss die Dosis an Magnesium sein, die bei einer Neuralgie gegeben werden muss, die durch einen unfassbar kleinen Mangel dieses Salzes in einem winzigen Abschnitt des Nervengewebes.

Der Mineralgehalt einer Zelle ist unendlich klein. Laut den Kalkulationen von C. SCHMIDT, dem Physiologen, enthält jedes Blutkörperchen etwa einem billionstel Gramm Kalium chloratum. Dies entspricht der zwölften Dezimalverreibung.

Einige der Arzneien, die die alte Schule verwendet, sind ähnlich wirksam in sehr kleinen Dosen; beispielsweise Sublimat, von dem Prof. HUGO SCHULZ sagt, dass eine Lösung von 1:600.000 bis 1:800.000 eine äußerst starke, weit über das übliche Maß hinausgehende Fermentierung in einer Traubenzuckerlösung, der Hefe beigefügt wurde, bewirkt. (Siehe *Berliner Klinische Wochenschrift*, 4. November 1889)

Die anorganischen Substanzen, die den Pflanzen als Nahrung dienen, werden von diesen nur in minimalen Mengen aufgenommen. LIEBIG berichtet in seinen chemischen Briefen von seiner Beobachtung, dass der stärkste Dünger in Form erdiger Phosphate in grobem Pulver bezüglich seiner Wirkung nicht verglichen werden kann mit viel kleineren fein zerteilten Mengen, die durch ihre Aufgliederung überall im Boden zerstreut werden können. Jedes Würzelchen bedarf dort, wo es mit dem Boden in Kontakt ist, nur einer kleinen Menge an Nährstoff, aber für seine funktionale Aktivität und seine Existenz ist es notwendig, dass das Minimum genau an dieser Stelle verfügbar ist. Die unlöslichen mineralischen Stoffe, die sich im Boden finden, müssen mittels der sauren Säfte der Wurzelfasern aufgelöst werden, bevor sie den pflanzlichen Organismus erreichen können.

Auf ein Mineral, das den menschlichen Magen erreicht, wirkt die im Magensaft enthaltene Salzsäure ein. Wenn dieses Salz aus Eisen besteht, bildet sich Chlorid. Wenn man nun Eisenphosphat zu therapeutischen Zwecken verabreichen will, muss man es vom Magen fernhalten. Hierfür ist eine möglichst geringe Dosis erforderlich – die Medizin muss so stark verdünnt werden, dass seine Moleküle das Epithel von Mund, Rachen und Speiseröhre passieren und so über die Kapillarwände ins Blut gelangen können. Diese in Wasser unlöslichen Stoffe müssen mindestens bis zur sechsten Dezimalpotenz verrieben werden; diese nun in Wasser löslichen können in niedrigeren Verdünnungen die Epithelzellen durchdringen.

In manchen Mineralwassern sind die Mineralsalze nur in *Mengen vorhanden, die der sechsten oder achten Dezimallösung entsprechen*; demnach findet sich im Rilchinger Wasser Magnesium phos. nur in der achten, Kalium chloratum nur in der fünften und Kieselsäure nur in der sechsten Verdünnung.

Dr. BEHNEKE bemerkt in seinen balneologischen Briefen ganz richtig, dass das relative Verhältnis und der Konzentrationsgrad, in denen das Salz im Mineralwasser vorkommt, von großer Bedeutung sind. Viele der bekanntesten Quellen verdanken ihre guten Erfolge der Tatsache, dass die kurativen Bestandteile nur in stark verdünntem Zustand vorhanden sind, und die besten Ergebnisse werden häufig von Dosen erzielt, die man normalerweise als sehr winzig erachtet.

Die Anwendbarkeit geringster Dosen stimmt mit Blick auf das gewünschte Ergebnis vollständig mit den physiologischen und chemischen Fakten überein, wie aus den folgenden Worten von Professor VALENTINE, dem renommierten Physiologen, ersichtlich wird:

„Die Natur arbeitet überall mit einer unendlichen Anzahl kleiner Größen, die, ob sie nun in homogenen oder heterogenen Aggregationen auftauchen, von unseren relativ stumpfen Sinnesorganen nur wahrgenommen werden, wenn sie in bestimmten Mengen vorhanden sind. Das kleinste Bild, das unsere Augen erkennen können, bildet sich aus Millionen von Lichtwellen; ein Salzkorn, das wir kaum in der Lage sind zu schmecken, enthält unzählige Gruppen von Atomen, die kein noch so empfindungsfähiges Auge je ansehen wird können."

Dieser Umstand wird ebenso durch die wohlbekannten Experimente der Professoren KIRCHOFF und BUNSEN veranschaulicht, bei denen sie 3 Milligramm normales Kochsalz nehmen und in einen Raum blasen, der 60 Kubikmeter Luft enthält. Nach wenigen Minuten erscheinen Natriumlinien in einer Flamme, die in reichlichem Abstand steht, die mit bloßem Auge zu erkennen sind.

Die moderne Wissenschaft liefert zahlreiche anschauliche Beispiele über die Kraft verschwindend kleiner Mengen. Wir werden nur auf sehr wenige Bezug nehmen: eine geht auf den großartigsten Beobachter zurück, auf DARWIN. In seinem Werk über *Insektenfressende Pflanzen* sagt er: „Es ist eine erstaunliche Tatsache ***, dass eine so unvorstellbar winzige Menge wie ein 310.000.000stel Gramm Ammoniumphosphat [eine viel kleinere Menge als die der sechsten Dezimalverreibung, der üblicherweise verschriebenen Stärke der Schüßler-Salze] würde Veränderungen in einer Drüse verursachen, die ausreichen, um über die gesamte Länge der Nervenfaser (Tentakel) einen motorischen Impuls hinab zu senden, und dieser Impuls ruft Bewegungen bis zu einem Winkel von 180° hervor."

Obwohl nun die Geschmacksnerven, selbst wenn das rohe Salz nur die peripheren Enden dieser Nerven berührt, die Präsenz von Kochsalz wahrnehmen können, ist es dennoch fraglich, ob das Salz in solch einer rohen und ungelösten Form in die Kanäle des

Neurilemms eindringen und von Ihnen aufgenommen werden kann. Hierfür scheint die Annahme angebrachter, dass der durch die Verreibungen erzielte Grad der Verminderung geeigneter ist, um den Bedarf der erforderlichen Salzmoleküle zu decken.

Atropin ruft laut REUTER selbst in einer millionenfachen Verdünnung sowohl beim Menschen als auch bei warmblütigen Tieren niederer Gattungen geweitete Pupillen hervor.

Ein Liter Milch enthält etwa vier Milligramm Eisen, und ein mit Milch ernährtes Kind nimmt damit weniger als ein Milligramm Eisen je Gabe auf. Wenn vier Milligramm die tägliche Versorgung mit Eisen ausmachen, die zur optimalen Ernährung und zum Wachstum eines Kindes beiträgt (denn es wird auf alle eisenhaltigen Zellen des Organismus verteilt), wie klein muss dann die therapeutisch in Betracht zu ziehende Dosis eines Eisensalzes sein, die verabreicht werden müsste, um eine molekulare Störung auszugleichen, die in einem kleinen Zellbereich auftritt, beispielsweise eine Reizungshyperämie (*Anm. d. Übers. / Hrsg.: Eine Reizungshyperämie ist eine verstärkte Durchblutung infolge eines Reizes, z. B. Bakterien im Hals = Halsentzündung, Sonnenstrahlen auf die Haut = Sonnenbrand, Hammerschlag aufden Daumen = Schwellung des Daumens*).

Das Quantum des in der Milch sich befindlichen Fluors ist mengenmäßig bisher noch nicht definiert worden; sein im Körper enthaltener Anteil ist wesentlich geringer als der des Eisens. Es ist davon auszugehen, dass die in der Milch enthaltene Fluormenge etwa ein Zehntel Milligramm darstellt; folglich wäre ein als Heilmittel verschriebenes Milligramm Kalziumfluorid pro dosi (je Einzelgabe) eine große Dosis.

Die Entwicklung vom kristallin-anorganischen hin zum zellulär-organischen scheint wird bewerkstelligt mittels der Verfeinerung der Partikel sowie einer erhöhten Schwingungsaktivität [HERMANN HILLE, Ph. D.]. Machen die pharmazeutischen Verfahren der Homöopathie nicht ebendies?

Gemäß der chemischen Therapeutik sollte die Dosis eines verschriebenen Mittels lieber zu klein als zu groß sein; denn wenn sie zu gering ausfällt, wird eine wiederholte Gabe das gewünschte Ergebnis bringen, ist sie jedoch zu groß, wird sie bei der Erreichung des anvisierten Ziels scheitern.

Große Gaben von Eisen, die zur Heilung von Bleichsucht verabreicht werden, rufen Magenstörungen hervor, werden ungenutzt mit dem Stuhl wieder ausgeschieden und haben in den meisten Fällen keinen Einfluss auf die Krankheit.

Wenn Salzsäure um das Tausendfache mit Wasser verdünnt wird, löst sie bei Körpertemperatur mit Leichtigkeit Fibrin und Gluten, und diese Menge dieses löslichen Pulvers steigt nicht etwa sondern sinkt, sobald der Anteil der Säure in der Lösung erhöht wird. – (*LIEBIG's Chemical Letters*)

Herstellung und Dosis

Die Schüßler-Salze werden wie alle homöopathischen Heilmittel gemäß der Dezimal- oder Centesimal-Skala durch Verreibung oder Verdünnung zu therapeutischen Zwecken hergestellt. Das rohe, chemisch reine Material wird verwendet und mindestens zwei Stunden lang mit Milchzucker zerrieben, ein Teil des Mittels zu neun Teilen Milchzucker. Dies ergibt die erste Dezimalverreibung, da jede Einheit der Verreibung ein Zehntel einer Einheit des verriebenen Zellsalzes enthält.

Ein Teil dieser ersten Dezimalverreibung wird dann verwendet, und es werden neun Teile Milchzucker hinzugefügt und erneut zwei Stunden lang zerrieben. Dies ergibt die zweite Dezimalverreibung, und sie ist gleichbedeutend mit der ersten Centesimalverreibung, da jede Einheit des Mittels ein Hundertstel des zerriebenen Zellsalzes enthält. Die Erfahrung hat jedoch gezeigt, was auch aus den obigen Veranschaulichungen ersichtlich ist, dass selbst diese winzige Unterteilung für viele Zweckbestimmungen innerhalb des Stoffwechselhaushalts zu grob ist. Daher fuhr man mit diesem verreibenden und unterteilenden Verfahren bis zum sechsten, zwölften und noch höher potenzierten Präparat fort.

Schüßlers eigenes Verfahren

Zuerst begann Schüßler mit der sechsten oder zwölften Dezimalverreibung; aber er übernahm bereits sehr früh in seiner Praxis die sechste Dezimalzubereitung als die im Allgemeinen zweckdienlichste Potenz. Später brachten niedrigere Zerreibungen wie die dritte Dezimalpotenz von Kalium- und Natriumsalzen sowie bei anderen Salzen die vierte und fünfte gleichermaßen gute Ergebnisse. In der letzten Ausgabe seiner „*Abgekürzten Therapie*" sagt er zu diesem Punkt: „In meiner Praxis setze ich hauptsächlich die sechste Dezimalverreibung ein. *Ferrum phos., Silicea und Calcarea fluor*. verabreiche ich für gewöhnlich in der zwölften Zerreibung. Bei akuten Erkrankungen sollte alle ein oder zwei Stunden eine Dosis in Form einer erbsengroßen Pulvermenge gegeben werden; bei chronischen Krankheiten drei oder vier Mal täglich. Das Pulver kann trocken auf die Zunge oder aufgelöst in einem Teelöffel Wasser verabreicht werden."

Wir selbst hatten die zufriedenstellendsten Resultate mit der sechsten Dezimalverreibung, und wir gingen selten höher, manchmal niedriger. Außerdem ziehen wir es grundsätzlich vor, das gewählte Mittel als Lösung zu geben, indem wir eine gut bemessene Pulvermenge in einem mit Wasser halb gefülltem Trinkglas auflösen und alle ein oder zwei Stunden teelöffelgroße Dosen verabreichen.

Diese Zerreibungen können zu Tabletten geformt werden, die üblicherweise jeweils etwa 65 mg (*Anm. d. Übers.: 1 grain = 64,7989 mg*) haben; diese Dosis, jeweils zwei oder drei Tabletten, kann trocken auf die Zunge gegeben oder in Wasser aufgelöst werden.

Wenn flüssige Lösungen verwendet werden, können wenige Tropfen in Wasser aufgelöst werden, oder es können Globuli oder Tabletten durchtränkt und auf diese Weise gegeben werden. Letzteres empfiehlt sich insbesondere bei Kindern.

Häufigkeit der Dosis

In akuten Fällen alle ein oder zwei Stunden eine Dosis; bei ernsten, schmerzhaften Leiden alle 10 bis 15 Minuten eine Dosis; bei chronischen Krankheiten ein bis vier Dosen täglich.

Bei geeigneten Fällen ist die äußere Anwendung der Heilmittel indiziert und hat sich als nützlich erwiesen. Zu diesem Zweck können die niedrigeren Potenzen verwendet werden.

Um die Dosis eines biochemischen Mittels festzulegen, ist die Menge des involvierten krankhaften Produkts kein wichtiger Faktor. So kann zum Beispiel ein äußerst kleiner Mangel an *Natrium chlor.* in der Epithelschicht der serösen Säcke zu einer massiven serösen Ausschwitzung führen; und eine ebenso möglichst winzige Zufuhr an *Natrium chlor.*, die dem Mangel entspricht, kann eine vollständige Resorption der Ausschwitzung erzielen.

Jeder praktizierende Arzt kann die passende Dosis des angezeigten biochemischen Mittels auswählen, wenn er sich an den relativen Mengen der Zellsalze orientiert.

Man schätzt, dass ein Milligramm einer Substanz (= bis zur zweiten Dezimalverreibung) 16 Billionen Moleküle enthält. Nach dieser Schätzung würde die sechste Dezimalverreibung davon etwa 16 Milliarden enthalten; diese Menge ist mehr als ausreichend, um gestörte molekulare Bewegungen wieder in ihren normalen Zustand zurück zu führen.

Man könnte einwenden, dass die Moleküle eines in dieser Form als Medizin verabreichten Salzes sich mit den ihnen ähnlichen im Blut enthaltenen Salzen verbinden und dass sich damit jeglicher Heilungsversuch als illusorisch erweisen muss. Diese Verbindung kann jedoch gar nicht vonstatten gehen, da die im Blut vorhandene Kohlensäure ganz einfach ein isolierendes Medium der Salze bildet.

Die Biochemische Behandlung im Vergleich zur Homöopathischen

Eine Frage wurde häufig gestellt: „Ist die Schüßler-Methode Homöopathie?" Und die Frage wurde ebenso oft bejaht wie auch verneint. Schüßler selbst sagte aus, dass sie in keinster Weise mit der Homöopathie verwandt ist, und erhob Anspruch darauf, dass es sich um eine eigenständige therapeutische Methode handelt.

Er wie auch andere sagen, dass die Schüßler-Salze wirken, indem sie das zuführen, woran es dem Organismus mangelt. Wenn man diesen Gedanken wörtlich nimmt, erscheint er abwegig; so liegt zum Beispiel bei einer Störung der Moleküle von *Natrium chlor.* nicht zwangsläufig ein **Defizit** der im Körper vorhandenen Menge an *Natrium chlor.* vor, sondern vielmehr eine mangelnde Kontinuität der Verteilung der im Körper existierenden Moleküle. Dieses als Heilmittel gegebene Salz stellt nicht etwa einen Ausgleich des Salzmangels oder -defizits dar, da die verabreichte Menge für gewöhnlich verschwindend gering und damit zu klein für diesen Zweck ist. Sollte dies jedoch der Fall sein, kann es in ausreichenden Mengen mit Nahrung und Trinken zugeführt werden, was dann den gewünschten Effekt herbeiführt. Das Defizit, das das Mittel in minimalen Dosen tatsächlich ausgleicht, ist wie oben erklärt das Herstellen des Gleichgewichts in der Kette der *Natr. chlor.*-Moleküle in den betroffenen Gewebebereichen, und dadurch veranlasst es diese, ihre Funktionen wieder ordnungsgemäß zu erfüllen; denn da das Defizit molekularer Natur ist, muss auch der Ausgleich molekular erfolgen.

Dieser Gedanke zur Wirkung von Heilmitteln ist nicht neu, wie jeder, der die Werke dieses scharfsinnigen Beobachters VON GRAUVOGEL gründlich studiert hat, bezeugen kann. Viele von Schüßlers Ideen lassen sich bereits bei GRAUVOGLund HERING erahnen.

Es war schon immer eine Streitfrage, auf welche Weise homöopathische Arzneien wirken. Diese Frage – zumal sie auch das Thema der unendlich kleinen Dosen umfasst – ist eine der interessantesten im Bereich der Homöopathie und der Therapeutik allgemein.

Soweit bisher Analysen gemacht worden sind, zeigt die folgende Tabelle auf, dass die Zwölf Schüßler-Salze Bestandteile vieler unserer wohlbekannten und erprobten Mittel aus dem Bereich der Pflanzen sind:

Ferr. phos.	China, Gelsem., Veratr., Acon., Arnica, Anis. stel., Phytol., Berb. vulg., Rhus, Asaf. (4,0), Viburn. pr., Secale (0,25), Graphites (2,74), Rumex, Ailanthus
Calc. phos.	China, Viburn. Pr., Ail., Phytol., Berb. vulg., Coloc. (27), Graphites
Natr. phos.	Rheum, Ail., Anis. stel., Hamam.
Kalium phos.	Pulsat., Bapt., Rhus, Veratr., Epiphegus, Viburn. pr., Digit., Cimicif., Cactus gr., Stramon., Xanth., Ail., Anis. stel., Hamam., Phytol., Cactus
Kalium chloratum	Phytol., Sanguin., Stilling., Pinus c., Asclep., Viburn. pr., Ail., Anis. stel., Hamam., Cimicif.
Natr. chlor.	Cedron, Arum tr., Ail., Anis stel.,Hamam., Cimicif., Secale (0,50).
Calc. fluor.	Phytol.
Silicea	Equisetum (ca. 18,2), Cimicif. (4,0), Chelidon., Graphites (13,0), Secale (15), Lycopodium
Calc. sulph.	Apocyn., Ail., Asaf. (6,2)
Natr. sulph.	Apocyn., Iris v., Chamom., Chionanthus, Lycop., Bryon., Podoph., Chelid., Nux vom., Anis stel., Hamam., Cimicif.
Kalium sulph.	Pulsat., Hydrast., Myr. cer., Cimicif.,Phytol., Viburn pr., Anis. stel., Hamam.
Magnes. phos.	Viburn. op., Bellad., Lobel., Stramon., Viburn. pr., Ail., Secale (0,50), Coloc. (3), Gelsem., Rhus, Graphites
Natrium chlor.	Arum triphyllum

Die in der obigen Tabelle genannten Zahlen bezeichnen den Prozentgehalt.

Diese Tabelle ist sehr unvollständig, da nur relativ wenige Heilmittel aus dem Pflanzen- und Tierreich, die wir verwenden, analysiert wurden; und viele dieser Analysen sind so unpräzise durchgeführt worden, dass sie nur das Vorhandensein der Salze in ihnen feststellen, nicht aber ihr Mengenverhältnis angeben. Um dies ganz exakt zu behandeln, müsste man viel Zeit und Kosten aufwenden. Natürlich hat dieses Thema für einen Allopathen keinerlei Relevanz; aber für uns als Homöopathen, die wir mit verschwindend geringen Mengen zu tun haben, werden solch beträchtliche Mengen wie 18,2 % *Silicea*, die in *Equisetum* vorkommen; 6 % Kalium- und Natriumsalz in *Hamam*; 4 % *Silicea* in *Cimicif.*; 3 % *Magnes.phos.* in *Coloc.* sowie andere anorganische Bestandteile in unterschiedlichen Mengenanteilen zu einer Angelegenheit, die von entscheidender Bedeutungist. Wenn wir eine *exakte* quantitative und proportionale Analyse eines jeden Arzneimittels aus dem Tier- und Pflanzenreich haben könnten, dann könnten wir ihre Symptome aufgliedern und genau sagen, welches zu dem einen und welches zu einem anderen Zellsalz gehört; und es ist sehr wahrscheinlich, dass wir auf diese Weise ganz leicht erklären könnten, **warum die Symptome eines Mittels häufig bei der Pathogenese eines anderen auftauchen, warum eines für ein Arzneimittel charakteristisch ist und nur generisch für ein anderes**, während es tatsächlich aber korrekterweise zu keinem von beiden gehört, sondern zu einem anorganischen Zellsalz, das Bestandteil eines jeden Mittels ist.

Vielleicht ist *Phytolacca decandra* das Medikament, von dem eine so vollständige Auswertung gemacht wurde wie von keinem anderen. Nach Verdunsten und Verbrennen, was die organischen Bestandteile beseitigt, verbleiben 8,4 % der anorganischen; von diesen sind 6,8 % löslich und bestehen hauptsächlich aus Kaliumsalzen, während der unlösliche Rest, also 1,6 % aus Kalzium, Eisen und Kieselsäure besteht. Wenn wir die Pathogenese von *Phytol.* mit der biochemischen Verwendung dieser Salze vergleichen, können wir eine frappierende undsignifikante Überseinstimmung feststellen. Da die größte darin enthaltene Menge eines anorganischen Salzes aus Kalium besteht, wird uns klar, dass viel mehr Symptome von *Phytol.* den *Kalisalzen* entsprechen, wohingegen Fiebersymptome Kalzium, Eisen und Kieselsäure entsprechen.

Die folgende Tabelle veranschaulicht dies:

Kalium chloratum	Eustachische Röhren verstopft. Wässriges Sekret aus den Nasenlöchern. Geschwüre im Mund, auf den Mandeln und im Rachen. Schleim wird schwer abgehustet. Diphtherie. Migräne. Katarrhalische Ophthalmie. Dumpfe Kälte im Kopf. Kleine Geschwüre im Mund. Entzündetes Zahnfleisch. Appetitlosigkeit. Erbricht geronnenes Blut; Diarrhö. Blutende Hämorrhoiden. Verstopfung; rote Ablagerungen im Urin, Gonorrhö und Postgonorrhoischer Katarrh (Nachtripper). Syphilis, Schanker, Geschwüre. Harte Knoten in der Brust. Entzündete Brüste. Heiserkeit; Aphonie. Auswurf dick und zäh. Fingergelenke geschwollen. Rheumatismus schlimmer bei Bewegung. Geschwüre an den Beinen. Drüsen geschwollen und entzündet. Sykose.Scharlach mit Angina.
Kalium phos.	Reizbarkeit. Furchtsamkeit. Melancholisch. Schwermütig. Dringliches Bedürfnis zu urinieren. Cancrum oris / Noma (Mundhöhlenkarzinom). Frühe und starke Menstruation. Schwindel; Facies hippocratica. Schmerzen bei Krebs. Starke Erschöpfung und Abgespanntheit. Ischialgie. Fühlt sich beim Aufwachen müde. Übel riechender, jauchiger Eiter.
Kalium sulph.	Gelber Belag auf der Zunge. Husten nachts schlimmer. Erstickungsgefühl. Rheumatische Schmerzen wandern im Körper. Syphilis. Heiserkeit schlimmer gegen Abend. Chronischer Gelenkrheumatismus.
Calc. phos.	Drüsen entzündet und geschwollen. Schmerzen nachts schlimmer. Retardierte Zahnung.
Calc. fluor.	Knoten, Körnchen und verhärtete Drüsen in der weiblichen Brust. Fissuren im Rektum, Schmerzen im Lendenbereich. Knoten an den Beinen.
Calc. sulph.	Beschleunigte Eiterung. Tinea capitis (Kopfpilz). Entzündete Brüste. Furunkel.
Ferr. phos.	Knochen entzündet. Gefühl von Sand in den Augen. Brennendes Gefühl. Erbrechen von Blut und Schleim. Schmerz im Sternum mit Husten. Brennendes Gefühl. Erbrechen von Blut und Schleim. Schmerz im Sternum mit Husten.
Silicea	Beschleunigte Eiterung. Schwitzen an den Zehen. Periost-Schmerzen. Geschwüre.

Wo die Analysen mengenmäßig korrekt sind, werden wir wahrscheinlich etwas *Natrium chlor.* finden, denn eines der markanten Symptome bei *Phytol.* ist eine beißende, wässrige Absonderung aus der Nase, genau so wie es mehr als wahrscheinlich ist, dass das wohlbekannte charakteristische Symptom für die Nase bei *Arum triphyllum* – die beißende, sich schälende Absonderung – auf die große Menge *Natrium chlor.* zurückzuführen ist, die in dieser Pflanze enthalten ist.

Dies würde erklären, warum wir für ein einzelnes homöopathisches Mittel unterschiedliche Zusammenstellungen von Symptomen haben, die sich gegenseitig zu widersprechen scheinen – jedes wird von einem anderen Zellsalz hervorgerufen.

Soviel also zu den Substanzen aus dem Pflanzen- und Tierreich, die durch Untersuchungen bis auf ihre Grundstoffe reduziert werden können. Im Bereich der Mineralstoffe ist die Wirkung eine etwas andere. Man muss nichts zu solchen Heilmitteln sagen, die z. B. aus Verbindungen von Sulfur und Phosphor bestehen, da sie ihre arzneilichen Fähigkeiten aus Verbindungen beziehen, die die Zellsalze formen. Die Karbonate werden in Phosphate umgewandelt; dies betrifft solche Arzneimittel wie *Kalium carb., Calc. carb., Magnes. carb.* etc.

Es bleiben nur die Mineralstoffe wie etwa *Aurum, Platinum, Argentum* etc. Diese sind im Rohzustand inert, und wir zerreiben sie, um ihre Fähigkeiten zu entfalten. In rohem Zustand scheinen sie durch die organischen Säuren des Körpers nicht wesentlich verändert zu werden. Wenn wir sie schließlich teilen, scheinen sie gleich zu bleiben, aber es wurde in ihnen eine neue Kraft geformt, eine *katalytische* Kraft.

Leider gibt es sehr wenige Beispiele *katalytischer* Kraft. Eine der bekannten ist folgende:

Massives Platin ruft keine Veränderung – keine Verbindung von Sauerstoff und Wasserstoff – was es, wie uns die Chemie lehrt, jedoch tut wenn es fein zerteilt wird, ohne dass der Stoff selbst verändert wird.

Das ist *Katalyse*, wobei ein Stoff bei einem anderen Veränderungen hervorruft, ohne sich selbst zu verändern. Das Warum und Weshalb dieser Wirkung ist unbekannt, aber es bleibt eine Tatsache. Katalyse ist Kontaktwirkung, und durch diese *Kontaktwirkung* verhalten sich mineralische Drogen im Rohzustand inert; durch Zerreibung wird *Kontaktwirkung* gebildet, die Veränderungen verursacht und durch Verabreichung an einen gesunden Menschen *Symptome* hervorruft.

Dies erklärt ganz rational, wie reaktionsträge Substanzen durch Unterteilung (Zerreibung) medizinische Eigenschaften erlangen. Dies war lange Zeit für viele, die die Homöopathie studiert haben, ein Stolperstein.

Wenn wir ein *Arzneimittel testen* – was bedeutet, wir verabreichen sie gesunden Menschen, um Symptome hervorzurufen – und beinahe alle unsere homöopathischen Arzneimittelprüfungen werden mehr oder weniger mit dem potenzierten Mittel durchgeführt, was natürlich auch Potenzierungen der darin enthaltenen anorganischen Salze nach sich zieht – wenn wir also ein Mittel testen, erzeugen wir dann nicht eine Störung im molekularen Gleichgewicht der in dem verabreichten Arzneimittel enthaltenen Zellsalze? Zum Beispiel: Wenn wir *Phytol.* verabreichen, um es zu testen, verursachen wir dann nicht aufgrund der 6,8 % der darin enthaltenen Kaliumsalze eine molekulare Störung dieser Salze, die nicht vorliegen würde, wenn wir sie in solch rohem Zustand geben würden, dass sie von den Kanälen des Neurilemmas der Geschmacksnerven etc. nicht aufgenommen werden könnten?

Diese Störung muss nur dann korrigiert werden, wenn sie aufgrund einer Krankheit entstanden ist, und zwar durch Verabreichen von potenziertem *Phytol.*, wobei die darin enthaltenen Kaliumsalze der Teil sind, der dem Mittel die heilende Kraft gibt.

Diese Betrachtungsweise schmälert keinesfalls die Tatsache, dass jedes Mittel eine Einheit ist, die als Ganzes getestet werden muss.

Aber genau diese in ganz bestimmten Anteilen vorliegenden Salze sind das maßgeblich Substrat, dessen Vorhandensein unerlässlich ist, um den inneren Kern des Mittels zu fixieren, zu definieren und zu verkörpern; und es ist fraglich, ob wir die selben Ergebnisse erzielen würden, wenn wir die anorganischen Zellsalzbestandteile eines Mittels verabreichen würden, als wenn wir das Mittel selbst geben. Es scheint uns, dass ersteres, wenn machbar, eine elementarere Homöopathie wäre und dass diese eine indirekte Biochemie bedeuten würde.

Die in Pflanzen enthaltenen Salze haben aber wohl lebenswichtige Eigenschaften erlangt, die die ihnen entsprechenden mineralischen Salze nicht besitzen. Sie werden durch den und im Zellaufbau gebildet und könnten demzufolge aufgrund ihrer eigentümlichen Wirkweise auf den lebendigen Zellaufbau Einfluss ausüben. Auf diesen Gedanken hat der brillante Dr. J. J. GARTH WILKINSON in einem Brief an die Autoren hingewiesen, und er erwähnte, dass er Kieselsäure, die aus großen Bambusbäumen in Indien hergestellt wurde, anwandte und dass diese eher bei akuten als bei chronischen Fällen ganz besonders hilfreich zu sein schien.

Schüßler erkennt dies in mehreren seiner Ausgaben an und sagt, dass die gestörte molekulare Bewegung der anorganischen Zellsalze, die sich in Krankheit äußert, in der Biochemie *direkt* korrigiert wird durch Verabreichung *homogener* Substanzen, wogegen sie in der Homöopathie *indirekt* durch die Gabe *heterogener* Substanzen behoben wird.

Teil 2

Materia Medica der Zwölf Schüßler-Salze

Calcium Fluoratum

Synonyme – Calcii Fluoridum. Calciumfluorid. Calcarea Fluorata. Calcium Fluoricum.

Allgemeine Bezeichnung – Flussspat. Kalziumfluorid. Fluoride von Kalk.

Chemische Eigenschaften – Formel Ca F2. Spezifisches Gewicht der Kristalle, 3.4. Es enthält 58,21 Teile Kalzium. In der Natur kommt es vor in Form von mineralischem Flussspat; es ist fein kristallin, kristallisiert aus in vielen Farben und in würfelförmigen oder oktaedrischen Formen. Es ist praktisch wasserunlöslich, aber zerfällt durch Schwefelsäure in Fluorwasserstoffsäure (Flusssäure).

Herstellung – Ausgesuchte Stücke von kristallinem Flussspat werden zubereitet durch Verreiben, gemäß den Methoden der homöopathischen Arzneimittellehre.

Physiologisch-chemische Daten – Calc. Fluor. befindet sich an der Knochenoberfläche sowie im Zahnschmelz. Es ist auch ein Bestandteil des elastischen Fasermaterials (der Fibrillen) und der Epidermis. Elastische Fibrillen sind zu finden in der Haut, im Bindegewebe und in den Gefäßwänden.
Eine Störung des Gleichgewichts der Moleküle von Calc. Fluor. verursacht eine andauernde Ausdehnung oder einen chronisch erschlafften Zustand der einbezogenen Fasern. Wenn die elastischen Fasern irgendeines Teils der Gefäße des Bindegewebes oder des lymphatischen Systems diesen Zustand der Erschlaffung erreicht haben, ist eine Absorption von festen Absonderungen nicht mehr möglich. In der Folge beginnt die Verhärtung der betroffenen Teile. Wenn die elastischen Fasern der Blutgefäße eine Störung der Moleküle von Calc. Fluor. erleiden,ergeben sich derartige pathologische Vergrößerungen der Blutgefäße, die sie erscheinen lassen als Hämorrhoidalknoten, krampfadrige und vergrößerte Venen und Gefäßtumore, verhärtete Drüsen, postnatale Blutungen, Gebärmuttersenkung und Erschlaffen der Bauchwände.

Der Rückgang von Calcarea fluorica in einem System hat demnach folgende Auswirkungen:

1. Ein hartes knotiges Exsudat an der Knochenoberfläche.
2. Eine Erschlaffung der elastischen Fasern, infolgedessen eine Erweiterung der Gefäße, Erschlaffung und Senkung der Gebärmutter, Erschlaffung der Bauchdecken, demzufolge „Hängebauch“, Gebärmutterblutungen; mangelnde Nachwehen.
3. Austritt von Keratin aus den Zellen der Epidermis. (Keratin ist enthalten in Haut, Haaren und Nägeln.) Das Exsudat trocknet leicht und schnell und bildet eine fest haftende Kruste. Häufig zu finden auf Handflächen, die durch Arbeit Risse und Schrunden ausbilden.

Im Hinblick auf die Resorption der Verhärtung sind zwei Möglichkeiten denkbar:

a) Die elastischen Fasern in der Nähe der Verhärtung haben ihre Funktionsfähigkeit verloren aufgrund des ausgeübten Drucks. Moleküle des eingenommenen *Calcarea fluor.* stellen ihre funktionale Unversehrtheit wieder her und befähigen sie dadurch, das Exsudat abzustoßen, das dann von den Lymphgefäßen absorbiert wird.
b) Durch die volumetrische Kraft von der im Blut enthaltenen Kohlensäure wird ein Teil des Fluors vom Kalziumfluorid abgespalten, dies verbindet sich mit dem entstehenden Wasserstoff und bildet so Fluorwasserstoffsäure, die schrittweise die Moleküle des krankhaften Exsudats auflöst, und diese werden von den Lymphbahnen aufgenommen. Die Rolle der Kohlensäure kann ebenso von Schwefelsäure übernommen werden. Letztere wird gebildet während der Oxidation von Eiweißkörperchen.

Auf ähnliche Weise, wie unter b) beschrieben, kann *Calcarea fluor.* Kehlkopfkrupp(Kehl kopfdiphterie) oder eine Diphtherie-Absonderung lösen.

Allgemeine biochemische Wirkung – Krankheiten, die ihren Ursprung in der Substanz haben, die die Knochenoberfläche, den Zahnschmelz und Teile aller elastischen Fasern bilden, sei es der Haut, des Bindegewebes oder der Wände von Blutgefäßen etc. Folglich: alle Beschwerden, die zurückzuführen sind auf einen entspannten Zustand jedweder elastischen Fasern, einschließlich der Erweiterung von Blutgefäßen, arterielle und venöse Bluttumore und Hämorrhoiden, krampfadrige und erweiterte Venen, verhärtete Drüsen mit steinerner Härte. Mangelernährung der Knochen, insbesondere der Knochen. Exostose (Auswüchse) nach Verletzungen. Hängender Unterleib. Verlagerungen der Gebärmutter etc. Verhärtungen.

Leitsymptome, charakteristische Anwendungen und bewährte Indikationen

Psychische Symptome – Große Depression, grundlose Ängste vor finanziellem Ruin. Unentschlossenheit. Neigung, dem Geld größere Bedeutung beizumessen als er es gewöhnlich tut.

Kopf und Kopfhaut – Bluttumore am Scheitelbein von Neugeborenen, auf einer rauen, knochigen Basis. Unebenheiten der Knochen unterhalb der Kopfhaut mit harten, rauen, unebenen Beulen. Harte Wucherungen an der Kopfhaut. Kephalhämatome. Geschwüre der Kopfhaut mit gefühllosen, harten Kanten. Kopfschmerz mit leichter Übelkeit am Nachmittag, Besserung am Abend. In einem Versuch von Dr. SARAH N. SMITH waren folgende Symptome recht konstant: „Eine Art Knarren, Zerren und Ziehen im Kopf, ähnlich dem Geräusch einer Fiedel, und mit starker Beeinträchtigung des Schlafes."

Augen – Flimmern und Funken vor den Augen, Punkte auf der Hornhaut, Bindehautentzündung, Gerstenkörner. Verschwommene Sicht nach Nutzung der Augen, schmerzender Augapfel, Besserung bei Schließen der Augen und leichtem Zudrücken. Grauer Star. Vergrößerte Meibom-Drüsen. Fälle von partiellerBlindheit. Verdunkelung der Sicht nach Überanstrengung der Augen. Tumore der Augenlider. Geschwürbildung an der Hornhaut, wenn die Ränder hart sind.

Ohren – Kalkablagerungen auf dem Trommelfell, Tinnitus. Entzündung des Warzenfortsatzes des Schläfenbeins, wenn die Knochenhaut betroffen ist.

Nase – Kälte im Kopf, wirkungsloses Bedürfnis zu Niesen, stickige Kälte, trocken, Schnupfen, Ozaena (Stinknase). Ausgiebiges, widerwärtiges, dickes, grünliches, klumpiges, gelbes Nasensekret. Knöcherne Auswüchse. Erkrankungen der Nasenknochen; Geruch von totem Knochen verschwindet nach Anwendung des Heilmittels. Drüsenförmige Auswüchse in Retronasalraum und Rachen. Hypertrophie der Rachenmandeln („Luschkas Mandeln") und begleitendHypertrophien der Schleimhaut im hinteren Bereich der Nasenlöcher, oft zu finden im Säuglingsalter und in der Kindheit.

Gesicht – Harte Schwellung an der Wange mit Schmerzen oder Zahnschmerzen, harte Schwellung am Kiefer, relativ kleine Fieberbläschen, Herpesbläschen auf den Lippen von Kälte, nicht diffus wie bei Natr. chlor. Knochenfraß (Karies) am Wangenbein und an den Eckzähnen, dunkle, widerwärtige, blutige Flüssigkeitsabsonderung, Knochenschwellung an äußerer Oberfläche.

Mund – Zahnfleischabszess mit harter Schwellung des Kiefers, steinharte Schwellung am Kieferknochen. Herpesbläschen an den Mundwinkeln. Große Trockenheit des Mundes. Geschwürbildung in Mund und Rachen, die auf eine erblich bedingte angeborene Syphilis hindeutet.

Zunge – Die Zunge erscheint rissig, mit oder ohne Schmerzen. Induration der Zunge, Verhärtung nach Entzündung.

Zähne – Verspäteter Zahndurchbruch. Zahnschmelz rau und angegriffen. Unnatürliche Lockerheit der Zähne mit oder ohne Schmerzen, Zähne werden locker an den Zahnalveolen. Mangelernährung der Zähne. Zahnschmerzen mit Schmerz bei Berührung des Zahns durch jedwede Nahrung. Zahnschmerzen mit Lockerheit der Zähne.

Rachen – Diphtherie, wenn die Krankheit auf die Luftröhre übergegangen ist. Schlaffer Rachen mit Kitzeln im Kehlkopf, wenn hervorgerufen durch Verlängerung des Gaumenzäpfchens. Entspanntes Gaumenzäpfchen, das Reizung, Kitzeln und Husten auslöst. Abhusten von Schleim am Morgen. Brennen im Rachen, Besserung durch warme Getränke. Große Trockenheit des Rachens. Große verhärtete Mandeln nach *Barium carb*.

Gastrische Symptome – Erbrechen von unverdautem Essen. Schluckauf durch Abhusten von Schleim, schwächer werdend und wiederkehrend im Laufe des Tages. Blähungen. Schneidender Schmerz in der Leber, Bewegung bessert.

Abdomen und Stuhl – Eingeschränkter Stuhlgang, Unfähigkeit Stuhl abzugeben. Analfissur und stark wundes Geschwür nahe dem Enddarm. Blutende Hämorrhoiden. Juckender Anus wie von Madenwürmern. Innere oder blinde Hämorrhoiden, häufig mit Schmerzen im Rücken, in der Regel weit unten am Kreuzbein, sowie Verstopfung. Blutende Hämorrhoiden. Schmerzen im rechten Oberbauch, Verschlimmerung beim Liegen auf der schmerzenden Seite. Starke Winde im geblähten Abdomen. Durchfall bei Gichtkranken.

Blase und Harnwege – Reichlich Urin, häufiges Urinieren. Urin spärlich und sehr farbig, strömt beißenden Geruch aus.

Sexualorgane – Ständiges Tröpfeln von Samen- und Prostataflüssigkeit mit Schrumpfen der Hoden. Verhärtete und knotige Hoden. Hodenwasserbruch (Hydrozele). Verlagerungen der Gebärmutter. Ziehender Schmerz im Bereich der Gebärmutter und der Schenkel, Zusammenziehen der Gebärmutter. Krampfadern der Vulva.

Stärkung der Kontraktionskraft der Gebärmutter im Falle von übermäßiger Blutung. Extreme Blutung mit zerrendem Schmerz. Gebärmutterfibrom. Harte Knötchen in den Brüsten. Syphilis. Hunter'sche Induration bezüglich der Verhärtung.

Schwangerschaft – Nachwehen, wenn aufgrund von schwachen, kraftlosen Kontraktionen. Harte Knoten in der Brust. Wird es während einer Schwangerschaft verabreicht, fördert es eine leichte Entbindung.

Atemwege – Kitzeln im Kehlkopf. Trockenheit und Heiserkeit. Trockener Husten von Kitzeln im Kehlkopf wie von einem Fremdkörper. Heiserkeit nach lautem Lesen. *Hauptmittel bei echtem Krupp.* Bei Asthma, wenn Körnchen oder kleine Klümpchen von gelbem Schleim hochgebracht werden nach großer Anstrengung; Husten mit Auswurf von kleinen gelben Klümpchen, zäher Schleim; mit Gefühl des Kitzelns und Reizung beim Hinlegen, durch Verlängerung des Gaumenzäpfchens oder tief hinten im Rachen. Atmung behindert, Kehldeckel fühlt sich verschlossen an oder als ob man durch eine dicke Substanz atmet.

Herz-Kreislauf-System – Aneurysma kann im frühen Stadium reduziert oder in Schach gehalten werden durch dieses Mittel und *Ferr. phos.*, vorausgesetzt *Kalium jodatum* wurde nicht eingenommen. Erweiterung, Vergrößerung der Blutgefäße; da es das Hauptmittel ist, um die Kontraktilität von elastischen Fasern wieder herzustellen. Herzdilatation mit Herzklopfen. Hauptmittel für Gefäßtumore mit erweiterten Blutgefäßen. Variköse Geschwürbildung der Venen. Vergrößerung, Hypertrophie des Herzens.

Nacken und Rücken – Verhärtete Halsdrüsen von steinerner Härte. Kleine Kröpfe. Rückenschmerzen wie bei einer Rückenmarkreizung, mit schwachem, ziehendem Schmerz wie Wehen. Müdes Gefühl und Schmerz im unteren Teil des Rückens (Kreuzbein), mit einem Gefühl der Völle oder brennendem Schmerz und eingeschränktem Stuhlgang. Chronische Fälle von Hexenschuss; Verschlimmerung bei Beginn von Bewegung und Besserung bei anhaltender Bewegung. Glenard'sche Krankheit / Enteroptose.

Gliedmaßen – Ganglientumore oder eingekapselte Tumore an der Rückseite des Handgelenks. *Nagelumlauf (Panaritium)* (C3 trit.). Gichtige Vergrößerungen der Fingergelenke, Spina ventosa (winddornartige Auftreibung der Mittelhand-, Mittelfuß, Finger- und Zehenknochen durch tuberkulöse Entzündung). Hexenschuss durch Anstrengung. Entzündung des Kniegelenks, chronische Synovitis. Knacken in den Gelenken. Finger- und Zehenknochen leicht auszurenken. Eiterung der Knochen. Knochentumor an der Spitze des Schulterblatts. Schwellung des Ellbogengelenks, Knirschen, das Mangel an Gelenksflüssigkeit aufzeigt. Exostose an den Fingern. Knochenwachstum und Vergrößerung der

Knochen mit oder ohne Karies, insbesondere traumatischen Ursprungs. Knochenspat. Chronische Synovitis.

Symptome der Nerven – Schwäche und Müdigkeit den ganzen Tag, besonders morgens.

Schlaf – Lebhafte Träume, mit dem Gefühl drohender Gefahr, von neuen Dingen, Plätzen etc.

Fiebersymptome – Fieberattacken, eine Woche oder länger andauernd, mit Durst; trockene, braune Zunge.

Haut – Läsionen. Schuppige Arten mit der Neigung zu Rissebildung, und die Haut ist hart und verdickt. Vesikel-postulare Läsionen können ebenso festgestellt werden mit dazugehörigen Krusten. [Ralph Bernstein.] Risse in der Haut. Fissuren oder *Risse in den Handballen* oder harte Haut mit Krustenbildung. Analfissur. Vereiterung mit schwieligen, harten Rändern. Panaritium (Nagelumlauf), entzündeter, steifer Finger. Gelegentliche Wundrose. Schmerzunempfindliche, fistelartige Geschwüre, die dicken, gelben Eiter absondern. Alte Geschwüre im Bereich von Krampfadern sind mit diesem Mittel geheilt worden. Karbunkel. Verhärtungen. Fibrome. Ichthyose. Keratose. Xanthom.

Ekzeme aufgrund von venöser Hyperämie; Verschlimmerung durch feuchtkaltes Wetter, Besserung in der Nacht. Schuppenartige Ekzeme mit Verdickung und Einreißen der Haut. Ekzeme des Anus in Folge von Hämorrhoiden.

Gewebe – Verhärtungen des Gewebes; dadurch *verhärtete Drüsen von steinerner Härte*. Knochengeschwulste, insbesondere in den Fußwurzel- und Handwurzel-Gelenken. *Mehr oder weniger größere und kleinere Knoten und Tumore in der weiblichen Brust.* Auswüchse (Exostosen) an der Oberfläche des Knochens, mit harten, rauen und unebenen Klumpen, z. B. wie am Schienbein. Ödeme aufgrund von Herzkrankheit. Anämie. Ganglion, zystische Tumore aufgrund einer Belastung der elastischen Fasern. Elastische Fasern entspannt. **Schwellungen oder verhärtete Vergrößerungen**, die ihren Sitz in den Faszien und den kapsulären Bändern der Gelenke haben oder in den Sehnen. Spina ventosa (winddornartige Auftreibung der Mittelhand-, Mittelfuß, Finger- und Zehenknochen durch tuberkulöse Entzündung). Schmerzunempfindliche Geschwüre. Geschwulstbildung an Knochen oder Zahnschmelz, Knochen infiltriert. Nagelumlauf / Panaritium. Absonderungen von der Oberfläche der Knochen, die sich schnell verhärten und eine knötchenartige oder schartige Form annehmen. Eiterung der Knochen. Karies und Nekrose, mit brennenden, bohrenden Schmerzen und Hitze in Teilen; Absonderung von dünnem, beißendem, jauchigem Schleim.

Modalitäten – Verschlechterung bei nasskaltem Wetter und bei Ruhe; Besserung bei kalten Umschlägen, Reiben und Hitze.

Homöopathische Daten – *Calc. fluor.* wurde getestet von J. B. Bell, und dieser Test wurde vollständig abgedruckt in *Allen's Encyclopedia*, Band X, Seite 398. Die vollständigsten Informationen findet man in *Guiding Symptoms*, Band III. Das Mittel wurde sehr selten, wenn überhaupt, homöopathisch genutzt, bis Schüßler es berühmt machte.

Anwendung – Die höheren Potenzen dieses Mittels bringen die besten Ergebnisse, insbesondere bei Erkrankungen der Knochen. Es kann auch äußerlich angewandt werden bei Leiden wie Analfissuren, Knochengeschwüren, Hämorrhoiden, Krampfadern und Nagelbettentzündung. Man wendet es an, indem man ca. 20 Tabletten der gewünschten Potenz in einem halben Glas Wasser auflöst und die Lösung auf Baumwolle, Mull oder anderen Materialien aufbringt. Schüßler empfahl die C12, jedoch erwiesen sich die C3 und die C6 als sehr effizient.

Verwandte Mittel – *Calcarea fluorata* sollte betrachtet werden in Bezug auf die Symptome von Psyche und Kehlkopf im Vergleich zu seinem verwandten Mittel *Calc. carb.*; in Bezug auf die Schlafsymptome mit *Hydr. fluor.* Bei fibrösen Verhärtungen vergleiche *Calc. jod., Kal. jod., Mag. mur.* Es entspricht vielen Symptomen von *Phosphor., Mercur., Ruta, Aurum, Silicea* etc. Oftmals nützlich nach *Rhus* bei Hexenschuss / Lumbago, da sie die gleichen Modalitäten haben; nach *Silicea* bei Vereiterungen; nach *Bryonia* und *Calcarea* bei Arthritis; nach *Sticta* und *Ferrum phos.* bei Synovitis; nach *Natrium chlor.* bei Fieberbläschen. Vergleiche: Schwellung des Schädels bei Säuglingen, *Silicea*; bei Vereiterung der Knochen, *Calc. phos., Asa foet., Silicea*; bei Knochenspat, *Acid. phos.* und *Silicea*. Bei Anämie ist es nützlich nach *Calcarea phos.*; bei Arteriosklerose vergleiche die Jodide, insbesondere die von *Barium, Calc.* und *Plumbum*, auch *Barium mur.*

Vergleichsmittel – Zu Verhärtungen: *Calc. fluor., Barium jod., Calc. jod., Hekla lava, Asterias, Conium, Phytolacca, Carbo anim., Mercur. prot. jod., Silicea.* Bei Ozaena (Stinknase): *Cadmium, Calc. phos., Nitric. acid., Kali bich., Aurum, Hepar, Antimon. sulph. aur., Aurum mur. natron., Arsenic jod., Natrium carb., Syphilin.*

Calcium Phosphoricum

Synonyme – Calciumphosphat. Tricalciumphosphat. Tribasisches Calciumphosphat. Calciumorthophosphat. Tricalciummonophosphat.

Allgemeine Bezeichnung – Kalziumphosphat

Chemische Eigenschaften – Formel $Ca_3\ (PO_4)_2$.
Dr.HERING fertigte das Mittel an, indem er verdünnte Phosphorsäure in Kalkwasser tropfte solange wie eine weiße Ausfällung bildete. Dieses wurde mit destilliertem Wasser gewaschen und getrocknet auf einem Wasserbad. Unlöslich in Wasser oder Alkohol, löslich in verdünnter Salpetersäure und anderen Säuren, und bis zu einem gewissen Grad im Kohlensäurebad.

Herstellung – Das Kalziumphosphat wird gewonnen aus Zerreibung (Trituration), wie in unseren Pharmakopöen angegeben.

Physiologisch-chemische Daten – *Calc. phos.* ist absolut unerlässlich für ein einwandfreies Wachstum und die richtige Nährstoffversorgung des Körpers. Dieses Salz kommt vor im Blutplasma und in den Blutkörperchen, im Speichel, im Magensaft, in den Knochen, im Bindegewebe, in den Zähnen, in der Milch etc. Es gibt den Knochen Festigkeit. *Calc. phos.* ist in gewisser Weise chemisch verwandt mit den Proteinen, die die organische Basis für dieses Salz in den Gewebezellen bilden, und es wird benötigt, wo immer sich Proteine oder andere Eiweißsubstanzen in den Sekreten befinden. Es liefert außerdem neuen Blutzellen und ist somit das erste Mittel bei Anämie und Bleichsucht. Es ist von größter Wichtigkeit für Weichgewebe und wachsendes Gewebe, das das Zellwachstum fördert und so die erste Basis für neues Gewebe liefert, demzufolge ist es notwendig, um Wachstum **zu initiieren**. Es ist das Nährsalz für das Periosteum und durch dieses für die Knochen. Es ist wichtig für das Blut, denn ohne dies gibt es keine Gerinnung.

Allgemeine biochemische Wirkung – *Calc. phos.* hat eine heilende Wirkung bei Krankheiten, die auf einer gestörten Funktion der Kalziummoleküle im Körper beruhen, wie zu beobachten bei der Bildung von langsamem Knochenkallus um die Enden von gebrochenen Knochen zu beobachten ist, beim unnatürlichen Wachstum und einer gestörten Nährstoffversorgung der Knochen und anderen Geweben, wie bei Rachitis oder ähnlichen Krankheitsbildern; folglich umfasst der Wirkungsbereich dieses Mittels **alle Knochenkrankheiten**, die auf einer krankhaften Beschaffenheit des Blutes beruhen mit einem Anschein von Dyskrasie, die auch das Dermoidgewebe mit den Knochen betrifft. Wenn aus irgendeinem Grund eine unzureichende Menge an Kalziumphosphat aufgenommen wird und dem triebhaften System nicht ausreichend zur Verfügung steht, dann leidet in erster Linie das vegetative System und zieht eine **mangelnde Nährstoffversorgung**, fehlerhaftes Zellwachstum und in der Folge den Zerfall und die Zerstörung des Gewebes nach sich, insbesondere im Bereich der Knochen und Drüsen. Es ist nützlich **während des Zahnens**, bei Krämpfen und Spasmen bei schwachen, skrofulösen Personen, um die Zellerneuerung anzuregen etc. Ein anderes wichtiges Merkmal ist die **stärkende Wirkung** nach heftigen Erkrankungen, sei es direkt oder als Wegbereiter für andere Mittel, indem es das System einstimmt auf ihre Wirkung und dadurch ein wichtiges **Zusatz- oder Zwischen**-Heilmittel darstellt. Schüßler, der erkannte, dass der Ursprung der roten Vorläuferzellen in denen der weißen oder der embryonalen liegt, und der diesem Mittel die Unterstützung der Stimulierung der Zellernährung zuschreibt, sagt aus, dass es indirekt die Entstehung der roten Vorläuferzellen unterstützt, indem es auch die der weißen fördert. In der Praxis erweist sich dieses Mittel als ein echtes Stärkungsmittel in vielen Fällen; bei chronisch zehrenden Krankheiten und Hektik, wenn man das Phosphat im Übermaß im Urin findet, was somit einer fehlerhaften Sekundärassimilierung entspricht sowie einer fehlerhaften Funktionsweise der Ausscheidungsorgane. Bei Anämie von schnell wachsenden jungen Leuten; bei Frauen, die durch eine Sturzgeburt geschwächt sind; durch lange Stillphase oder übermäßige Menstruation oder Weißfluss (Leukorrhö); bei begleitenden Leiden mit ausgiebigen Absonderungen wie bei chronischer Bronchitis, tuberkulöser Diarrhöe und Nachtschweiß, Abszessen und skrofulösen Geschwüren wirkt es durch seine große Stärke in Bezug aus Sekrete heilend.

Im Alter, wenn die wiederaufbauende Funktion im Nervengewebe nachlässt, ist *Calc. phos.* sehr angebracht, und es ist nützlich bei altersbedingtem Jucken von Haut und Vagina sowie während der Rekonvaleszenz nach ernsthaften akuten Krankheiten. Bei Lungenschwindsucht, begleitet von Auszehrung, Nachtschweiß, Hämoptysis oder anderen ausgeprägten physischen Symptomen, ist *Calc. phos.* in niedrigen Potenzen viel versprechend in Bezug auf eine deutliche Verbesserung der Schwere des Krankheitsverlaufs; ähnlich groß ist sein Nutzen im Hinblick auf Pollutionen von jungen verheirateten Männern (und sexuelle Erregung von Frauen) sowie Menschen, die onanieren. Bei Knochenausdehnungen von Kindern mit Rachitis wendet TRAEGER Most innerlich und äußerlich an und gibt gleichzeitig *Calc. phos.* oder *Calc. fluor.* Dies ist auch seine bevorzugte Behandlung bei Bleichsucht (Mostwasser und dreimal täglich ungefähr 10 Tabletten der zweiten Potenz von *Calc. phos.*), und er wendet dies bei weitem lieber an als die Behandlung mit Eisen. Bei Chorea während der Pubertät besänftigen die Kalziumsalze unsere Patienten weitaus besser als die üblicherweise empfohlenen Heilmittel.

Schmerzen, wenn Knochen Faserknorpel oder Nähte bilden und taube, kriechende Schmerzen mit Kälte aufgrund von anämischen Symptomen, verschlimmert durch Feuchtigkeit, Neigung zum Schwitzen und Vergrößerung der Drüsen. Empfindungen meist an kleinen Punkten. Phosphatische Diathese. Allgemeiner Mangel an Lebenswärme und Verschlimmerung durch Feuchtigkeit.

Wenn die molekulare Bewegung von *Calc. phos.* innerhalb der Epithelzellen seröser Membrane gestört ist, findet eine Resorption seröser Ergüsse in die sackförmigen Ausstülpungen dieser Gelenkhäute statt. Auf diese Art entstehen der Hydrops genu, das Hygroma patellae etc. Durch Gabe kleiner Dosen von *Calc. phos.* werden diese Absonderungen absorbiert.

Wenn die Epidermiszellen *Calc. phos.* verloren haben, tritt Eiweiß an die Oberfläche und bildet durch Vertrocknen eine Kruste, deren Abfallen herbeigeführt werden kann durch Anwendung von *Calc. phos.* Ähnliche Absonderungen von Eiweiß entstehen an Schleimhäuten, wenn ihr Epithel erkrankt ist aufgrund von Verlust an *Calc. phos.*

Durch Anämie hervorgerufene Krämpfe und Schmerzen werden geheilt durch dieses Mittel. Diese Schmerzen werden begleitet von Kribbeln sowie von Kälte- und Taubheitsgefühl.

Oft dienlich, wo die Symptome nach Kalzium oder Phosphor verlangen, da es die umstimmenden und nährenden Eigenschaften des Kalziums mit den ernährenden und anregenden Eigenschaften des *Phosphors* kombiniert. [Dr. T. M. STRONG]

Leitsymptome, charakteristische Anwendungen und bewährte Indikationen

Psychische Symptome – Gedächtnisstörungen, seelisches Angstgefühl bei jedwedem Problem. Unfähig zu anhaltender geistiger Anstrengung. Geistesschwache Kinder. Mürrische, quengelige, dumme Kinder mit langsamer Auffassungsgabe. Nach Trauer, Ärger, Enttäuschung.

Kopf und Kopfhaut – Schwindelgefühl im hohen Alter; Kopfschmerz verbessert durch plötzliches Niesen, gefolgt von einem Gefühl von Wundsein in den Nasenlöchern; kaltes Gefühl im Kopf; der Kopf fühlt sich kalt an bei Berührung. Kopfschmerzen vor und während des zweiten Zahndurchbruchs; **schlechter im Bereich der Suturen**, nach geistiger Anstrengung und bei Feuchte und **bei Wetterwechsel**. Kopfschmerz in Verbindung mit Flatulenz. Rheumatische Kopfschmerzen mit Ziehen im Schädelknochen. Kriechendes Gefühl **als wenn Eiswasser auf dem oberen Teil des Hinterkopfs wäre**. Kopfschmerzen bei Schülerinnen in der Pubertät, die nervös und unruhig sind und unter Durchfall leiden aufgrund von Gummibärchen und saure Drops. Gefühl als wenn Eis auf dem oberen Teil des Hinterkopfs liegt. **Die Fontanellen bleiben zu lange offen, Schädel ist weich und dünn.** Chronischer Wasserkopf; sehr großer Kopf, Knochen getrennt. Schädelerweichung. Kopfhaut wund, angespannt, kriechendes, taubes Gefühl; Jucken der Kopfhaut am Abend. Skrofulöse Geschwüre am Oberkopf. Wasserkopfähnliche Befunde, akut oder chronisch; auch um diesen Beschwerden vorzubeugen. Kahle Stellen am Kopf.

Augen – Krampfartiger Zustand der Augenlider (Lidzucken), wenn *Magnes. Phos.* nicht wirkt. Amaurose und Katarakt (grauer Star). Entzündung der Augen und übermäßige Trockenheit während des Zahnens. Photophobie (Lichtscheue). Kann die Augen nicht nutzen bei Gaslicht. Geschwüre auf der Hornhaut. Trübungen des Auges nach Entzündung. Skrofulöse Hornhautentzündung. Entzündung einer oder aller Schichten des Auges (Ophthalmie) bei skrofulösen Personen. Angeborene Sehschwäche bei Kindern mit rachitischer Konstitution und skrofulöser Diathese.

Ohren – Ohrmuschel und Gehörgang fühlen sich kalt an. Alle Knochen rund ums Ohr schmerzen. Ohrschmerzen mit rheumatischen Beschwerden in Verbindung mit geschwollenen Drüsen bei skrofulösen Kindern. Chronischer Katarrh des Ohrs und gleichzeitig Schwierigkeiten mit dem Rachen.

Dermatitis des Gehörgangs mit serösem Exsudat, fast geruchlos, weißliche epidemische Schuppen und talgige Masse, feucht, weich und breiig im Gehörgang; Gehörgang, rot, geschwollen, gereizt, juckend, heiß; Ohr reagiert empfindlich auf Kälte und Patient hat generell Probleme mit Schleim und Drüsen. Gefühl von verstopften Ohren mit deutlicher Schwerhörigkeit, aber selten Tinnitus; Aufblasen geht leicht und verursacht sprudelnde Rasselgeräusche und sofortige Besserung des Hörvermögens. Quälende ziehende Schmerzen um die Ohren herum mit Ulzeration um die Ohrmuscheln. Schwerhörigkeit, Singen und Geräusche in den Ohren. Für Katarrhe des Gehörgangs und des Mittelohrs bei Kindern und skrofulösen Jugendlichen.

Wenn ein Patient an einer zehrenden Krankheit leidet, fortschreitend Gewicht verliert, mit dünner, übel riechender Absonderung von ausgiebigen Granulationen in der Paukenhöhle, so habe ich noch nie gehört, dass *Kalziumphosphat* gescheitertwäre, positive Veränderungen hervorzurufen. *Calcarea hypophos.* Wird bevorzugt und insbesondere angewandt zur Behandlung einer eitrigen Entzündung des Mittelohrs bei tuberkulösen Patienten [ROUNDS]

Nase – Nasenspitze eiskalt. Geschwollene, eitrige Nase bei skrofulösen Kindern. Kälte im Kopf, mit eiweißhaltiger Absonderung aus der Nase, läuft in kalten Räumen, stoppt in warmer Luft und im Freien. Niesen und wunde Nasenlöcher. Chronische Erkältungen bei anämischen und skrofulösen Patienten. Große gestielte Nasenpolypen. Ozaena (Stinknase), mit *Calc. fluor.* Nasenbluten am Nachmittag. Druck an der Nasenwurzel mit Kopfschmerzen an der Stirn oder über den Augenhöhlen ein- oder beidseitig, insbesondere wenn eine Beteiligung der Stirn- oder Siebbeinhöhle befürchtet wird. Schleimhaut farblos, jedoch gesund erscheinend oder schwammig. Wabblig und vereitert. Leichte Schleimabsonderung gemischt mit Krusten und gelegentlich mit Blut.

Gesicht – Gesicht voller Pickel, insbesondere bei Mädchen. Haut teigig, schmutzig, speckig aussehend. Kalter Schweiß auf dem Gesicht. Gesichtsschmerzen; Schmerzen im Oberkieferknochen, Verschlimmerung nachts. Schwellung der Ohrspeicheldrüsen und der Unterkieferspeicheldrüsen, mit Ohrschmerzen. Lupus. Sommersprossen.

Mund – Ekelhafter Geschmack im Mund am Morgen. Bitter, mit Kopfschmerzen. Unwillen den Mund zu öffnen auf Grund von Schmerzen durch geschwollene Mandeln. Oberlippe geschwollen und schmerzend.

Zunge – Zunge geschwollen, taub, steif, mit Pickeln, weiß, pelzig. Bitterer Geschmack am Morgen mit Kopfschmerzen.

Zähne – Zähne entwickeln sich langsam: **Beschwerden beim Zahnen**; zu schneller Verfall der Zähne. Krämpfe beim Zahnen nach *Magnes. phos.* Zahnschmerzen mit ziehendem, bohrendem Schmerz, verschlimmert in der Nacht. Zahnfleisch schmerzend und entzündet, oder blasses Zahnfleisch.

Rachen – Äußere Drüsen schmerzen. Heiserkeit tags und nachts. Brennen im Kehlkopf und hinter der Zunge. **Wundschmerz im Rachen, mit großen Schmerzen in alle Richtungen ausstrahlend beim Schlucken.** Ständiges Räuspern beim Sprechen. **Chronisch vergrößerte Mandeln.** Stimmlosigkeit durch zu langes Reden. **Entzündeter Hals mit erschlaffter Muskulatur.**

Nasenrachenraum – Rauer Hals mit Schwierigkeiten beim Schluckreflex. Wund, Schmerzen beim Schlucken; Brennen der umgebenden Bereiche Richtung Rachen. Verdickte Schleimhaut. Trockenheit und Brennen bei leerem Schlucken, und beim Schlucken eines ersten Bissens Verschlimmerung, wenn vorher für kurze Zeit nicht gesprochen oder geschluckt wurde (*Canth.*, Brennen beim Schlucken, das sich nach unten hin ausweitet; *Actaea rac.*, leeres Schlucken, schmerzhaft). Halsschmerzen, mit kitzelndem Husten am

Abend; verschlimmert nach dem Zubettgehen. Eine Art Enge im Rachen wie nach vielem Weinen oder nach dem Rennen. Halsschmerzen am Morgen beim Erwachen, Verschlimmerung rechtsseitig, bis tief hinunter in den Schlund, verbessert durch Schlucken, verschwinden während des Frühstücks. Wenn der Patient sich erkältet, wird dies begleitet von trockenem Gefühl und Wundsein im Rachen, während Gaumenmandeln, Rachen, Kehlkopf oder Bronchien die Hauptlast des Befalls erleiden (bei *Calc. carb.* sind es die katarrhalischen Beschwerden, die verschlimmert werden); Stiche in Rachen und Brust; Hitze im oberen Teil der Brust und den Armen. Bei leerem Schlucken das Gefühl, das Gaumenzäpfchen verschluckt zu haben, und es haftete an der Rückwand und verursacht dadurch Würgen, das nur gebessert wird durch nochmaliges Schlucken; Gaumen entspannt. Völlegefühl im Rachen, sei es sensorisch oder aufgrund von blutigem Schleim. Das nasopharyngeale Sekret ist eher zäh als wässrig; Patient macht ständig den Rachen frei, um den Kehlkopf von zähflüssigem Sekret zu befreien. Absonderung von gelblich-weißem, dickem Schleim; Schorf wandert den Rachen hinab.

Blasse, schlaffe Hypertrophie der Mandeln, ggf. eitrig oder chronisch entzündet und mit Hypertrophie der pharyngealen Follikel, begleitet von anderen Drüsenvergrößerungen bei jungen Leuten mit skrofulöser oder lymphatischer Konstitution. Chronische Mandelentzündung, mit Mittelohrentzündung; Rachen schmerzt mehr beim Schlucken von Speichel als beim Herunterschlucken von Essen oder warmen Getränken (*Merc. sol.*). Wenn die Mandeln vergrößert sind, sind sie immer noch kleiner als bei anderen *Calcarea*, und sie bieten mehr Widerstand beim Tasten; ähnlich Luschka's Mandeln, da beide eine natürlichere Farbe haben als *Calc. carb.* [Dr. T. M. STRONG]

Gastrische Symptome – Sodbrennen und Blähungen. Ungewöhnlicher Hunger. Unangenehmes Gefühl in der Magengegend. Schmerz nach dem Essen mit Schmerz auf Druck. Die Magenschmerzen werden verschlimmert, wenn auch nur die kleinste Menge an Nahrung zu geführt wird. Dyspepsie mit Magenschmerzen, vorübergehend gelindert durch Essen und durch Abgang von Darmwinden. Beim Fasten wandert der Schmerz zur Wirbelsäule. Säugling zeigt die ganze Zeit Saugreflex und erbricht oft und leicht. Schmerz im Magen mit Erschöpfung. Erbrechen nach kaltem Wasser und Eiscreme. Kopfschmerzen und Durchfall, verschlimmert durch Essen. **Starkes Verlangen nach Speck, Schinken, gesalzenem oder geräuchertem Fleisch. Starke Blähungen. Unterleib eingefallen und schlaff.** Mesenterialdrüsen vergrößert. Kolik bei jedem Versuch etwas zu essen. Marasmus.

Abdomen und Stuhl – Schmerz und Brennen, mit unangenehmem Gefühl um den Nabel. Kolik mit grünem, schleimigem unverdautem Durchfall **mit übel riechenden Blähungen. Cholera infantum**, großes Verlangen nach unverdaulichen Dingen – Schinken, geräuchertes Fleisch etc.; Unterleib eingefallen und schlaff. Tuberkulöse Diarrhö. **Stuhl ist heiß, wässrig, üppig, übel riechend, geräuschvollund spritzend.** Nützlich bei Beschwerden im Sommer und Marasmus und bei zahnenden Kindern. Durchfall verschlimmert durch Obst. Weinanfälle, ausgelöst durch Schmerzen und Beschwerden um den Nabel, jedes Mal wenn das Kind gesäugt wird. Beseitigt die Neigung zu Darmwürmern bei anämischen und kränklichen Patienten (*Natr. Phos.*). Gallensteine, verhindert die Neubildung. Bauchwandbruch (Abdominalhernie). Chronisch nässende Hämorrhoiden bei anämischen oder kränklichen Patienten. Anusfissuren. **Anusfisteln, wechselnd mit Symptomen der Brust, oder bei Personen, die Schmerzen in allen Gelenken haben bei jedwedem Wetterumschwung.** Schmerzlose Fisteln. Verstopfung, harter Stuhl mit Blut, insbesondere bei alten Leuten, begleitet von Depression, Schwindel, Kopfschmerz und chronischem Husten. Hernien bei anämischen Patienten. Tabes mesenterica. Übelriechender Eiter im Stuhl. Neuralgie um den Anus. Starke Schmerzen im unteren Teil des Kreuzbeins, die nach dem Stuhlgang auftreten und den ganzen Tag anhalten bis man sich zur Ruhe begibt.

Blase und Harnwege – Phosphaturie. Bettnässen und allgemeiner Schwächezustand. Häufiger Harndrang. SchneidenderSchmerz in der Harnröhre und am Blasenausgang. Einnässen bei alten Leuten und kleinen Kindern, mit großer Schwäche. Diabetes mellitus, wenn die Lungen mit betroffen sind. Ausgiebiger Urin, mit Schlappheit. Brightsche Krankheit, gegen das Eiweiß (abwechselnd mit *Kali phos.*). Grieß, Steine, phosphatische Ablagerungen, vermehrter Urin, mit flockigem Sediment. Blasenstein, um Neubildung vorzubeugen. Hodenwasserbruch (Hydrozele).

Sexualorgane – Erhöhtes sexuelles Verlangen. Schmerzhafte Erektionen. Tripperrheuma tismus verschlimmert bei jedem kalten Wetterwechsel. [*Medorrhin.*] Chronischer Tripper (Gonorrhö) bei anämischen Personen, mit scharfen Schmerzen in der Harnröhre und der Prostata, Juckreiz und Wundsein. Schwellung der Hoden und der Hodensäcke.

Weibliche Organe – Schwäche und Leiden im Bereich der Gebärmutter. **Senkung der Gebärmutter mit rheumatischen Schmerzen.** Prolapsus der Gebärmutter mit schwachen, unangenehmen Empfindungen, schlimmer nach Stuhlentleerung. Pochen in den Genitalien, mit wollüstigen Gefühlen, angebracht auch bei Neigung zu Masturbation bei skrofulösen Kindern. Nymphomanie verschlimmert vor der Menstruation. Eierstockentzündung. Heftige Rückenschmerzen mit Schmerzen der Gebärmutter. Wundschmerzen in den Kreuzdarmbeingelenken (Iliosakrale Synchondrose). Weißfluss (Leukorrhö), als konstitutionelles Tonikum, Ausfluss wie Eiklar, rahmig, schlimmer am Morgen, mit sexueller Erregung, während der Patient eine Abneigung gegen Bewegung hat. Amenorrhö. Zu frühe Menstruation bei jungen Mädchen. Ausfluss hellrot, alle zwei Wochen wiederkehrend, weniger schmerzhaft als sonst. Blutung während des Stillens. Bei Erwachsenen Menstruation zu spät und dunkel, insbesondere bei Rheumapatienten, bei vorangegangener sexueller Erregung, begleitet und gefolgt von großer Schwäche, Verzweiflung und Rheumaschmerzen. Wehenähnliche Schmerzen vor und während der Menstruation; manchmal nach Stuhlgang oder Urinieren (Miktion); schlimmer bei Wetterwechsel. Brennen in der Vagina. Verhärtung der Brüste (Mammae).

Schwangerschaft – Beschwerden, Brennen und Schmerzhaftigkeit in den Mammae; sie fühlen sich vergrößert an. Verdorbene Muttermilch; sie ist salzig und bläulich, und das Kind verweigert sie. Rückgang nach dem Kindbett und während Schwangerschaft. Prolaps bei geschwächten Personen (mit *Kali. Phos.*). **Nach verlängerter Stillzeit**, mit schwacher Stimme, Husten und Schwäche sowie Schmerz zwischen den Schultern. Schlappheit in allen Gliedmaßen nach Schwangerschaft.

Atemwege – Heiserkeit und Husten Tag und Nacht. **Unbeabsichtigtes Seufzen.** Husten mit Auswurf von gelbem eiweißhaltigem Schleim, nicht wässrig, schlimmer am Morgen, mit wundem trockenem Rachen. Berührungsschmerz der Brust. Wundschmerz am Brustbein und Schlüsselbein, mit Zusammenziehen der Brust und Atembeschwerden. Häufiges Räuspern, um die Stimme zu klären. **Beschwerden der Brust einhergehend mit Analfisteln.** Chronischer Husten Schwindsüchtiger, die an Kälte in den Extremitäten leiden. Beginnende Lungentuberkulose bei anämischen Patienten. Übermäßiges Schwitzen, insbesondere an Kopf und Nacken. Keuchhusten bei hartnäckigen Fällen oder bei zahnenden Kindern und bei schwächlichen Konstitutionen. Erstickender Husten bei Kindern; Besserung beim Hinlegen, Verschlimmerung beim Sitzen. Erstickungsanfälle bei Kindern nach dem Stillen, verschlimmert nach Weinen, Gesicht blau, Anfälle werden gefolgt von Entspannung, häufigem, kurzem, Schwerem Atmen. Katarrhe bei skrofulösen oder gichtigen Konstitutionen mit Anämie. Spasmen der Stimmritze durch verspätetes Zahnen.

Herz-Kreislauf-System – Herzklopfen mit Beklommenheit, gefolgt von zitternder Schwäche, besonders in den Waden. Nichtgeschlossensein des Foramen ovale. Mangelhafter Kreislauf. Verzögerter Kreislauf, Teile fühlen sich taub an. Scharfer Schmerz rund ums Herz während des Atmens.

Nacken und Rücken – Schmaler Nacken bei Kindern. Rheumaschmerzen und Nackensteife vom leichtesten Zug. Rückenschmerzen in der Lendengegend am Morgen beim Erwachen. Krampfähnlicher Schmerz im Nacken und um die Schulterblätter, im unteren Teil des Rückens, in der Nierengegend beim Heben oder beim Naseputzen. Wundschmerz rund um die Kreuzdarmbeingelenke (Iliosakralen Synchondrosen). Schmerzen im Steißbein. Pott'sche Krankheit. Rückgratverkrümmung bei jungen Mädchen insbesondere während der Pubertät. Spina bifida. Gesäß und Rücken „eingeschlafen".

Gliedmaßen – Schmerzhaftigkeit in Schultern und Schulterblättern und entlang der Arme; kann den Arm nicht heben. Schießende Schmerzen in den Ellbogen. Krampfähnliche Schmerzen in den Unterarmen, Handgelenken, Fingern und insbesondere im Daumen. Ulzeröser Schmerz in den Nagelwurzeln der Finger. Gichtknoten. **Gelenkrheumatismus mit Gefühl von Kälte oder Taubheit.** Rheumatismus schlimmer bei Wetterwechsel, Erholung im Frühling und zurückkehrend im Herbst. Taubheit der Gliedmaßen und Kälte oder Gefühl von Ameisenlaufen auf den betroffenen Körperteilen. *Gefühl als wenn Körperteileeingeschlafen wären.* Rheumatische Gicht, schlimmer in der Nacht und bei schlechtem Wetter. Schmerzen in allen Gliedmaßen, mit großer Schwäche. Wandernde rheumatische Schmerzen. Schmerzen in den Oberschenkeln. Schmerzen in Knien, schlimmer beim Laufen. Untere Extremitäten fühlen sich taub an. Füße eiskalt. Schmerzen in den Schienbeinen. Wadenkrämpfe. Sprunggelenk fühlt sich wie ausgerenkt an. Gichtiger Schmerz in Zehen und Sprunggelenken; sie beginnen zu schmerzen bei kaltem Wetter. Hüftgelenksarthrose, drittes Stadium. Schleimbeutel. Chronische Synovitis. Schwellung der Wachstumsbereiche an den Knochenenden (Epiphysen). O-Beine bei Kindern. Langsam beim Laufen lernen. Fistelartiges Geschwür an den Fußgelenken und an den Fußknöcheln. Pott'sche Krankheit. Wirbelsäulenverkrümmung. Lumbarabszess. Syphilitische Knochenhautentzündung und Geschwüre.

Symptome der Nerven – Neuralgien, nachts beginnend, die sich periodische wiederholen; tief sitzend, als wenn sie im Knochen stecken; ziehende Schmerzen, schlimmer bei jedwedem Wetterwechsel, mit Gefühl von **Kriechen**, **Taubheit** und **Kälte**, oder wie Elektroschocks. Schmerz an kleinen Punkten. Rheumatische Paralysis. **Mattigkeit**, Schlappheit, insbesondere beim Treppensteigen. Indisposition zu arbeiten. Zittern der Gliedmaßen. Große Schwäche nach schwächenden, akuten Krankheiten. Krämpfe aufgrund von Zahnen. Krämpfe aller Art, wenn Magnes. phos. nicht wirkt. Epilepsie.

Schlaf – Schläfrigkeit, insbesondere bei älteren Menschen, in Verbindung mit schwermütigen Gedanken. Schwer zu wecken am Morgen. Kinder schreien nachts auf. Ständiges Strecken und Gähnen.

Fiebersymptome – Kriechender Schüttelfrost. Ausgiebiger **Nachtschweiß bei tuberkulöser Schwäche.** Kalter Schweiß erscheint auf dem Gesicht und Kälte des Körpers. Chronisches Fieber mit Unterbrechungen bei skrofulösen Kindern. Kälte durchströmt den ganzen Körper.

Haut – Haut trocken und kalt, faltig. Wird rot und juckt nach dem Bad. Kupferfarben, voller Pickel. Pickel im oberen Bereich des Körpers. Geschwürbildung bei Narben. Abgeriebene Haut, Hautabschürfungen. Hautjucken. *Seniles Hautjucken.* Ekzeme mit gelbem, weißem Schorf oder Vesikeln bei anämischen, skrofulösen oder gichtigen Konstitutionen. Sommersprossen werden vermindert bei Anwendung dieses Mittels. Herpes, akut und chronisch, mit Juckreiz. Lupus. Prurigo, Pruritus; Hautjucken. Vaginaler Pruritus bei alten Frauen. Eiweißhaltige Absonderungen in oder auf der Haut. Tuberkel auf der Haut. Skrofulöse Geschwürbildung auch an den Knochen. Furunkel bilden Geschwüre. Akne rosazea.

Gewebe – **Anämie** und **Bleichsucht**, um für neue Blutkörperchen zu sorgen. **Schlappe, eingefallene, abgemagerte Kinder.** Gesicht wächsern, grünlich, weiß. Exostosen, Knochenauswüchse, Knochenkrankheiten. Geschwollene Kondylen. **Rachitis. Nichtvereinigung gebrochener Knochen.** Spina bifida. **Polypen**, nasal, rektal und uterin. Tabes. Phosphatische Diathese. Mangelhafte Nährstoffversorgung. Knochen dünn und spröde. Neigung zu Ödemen. Unregelmäßigkeiten in der Entwicklung. Krankheiten begleitende Abmagerung. Leukämie. Überschuss an weißen Blutkörperchen. Bronchozele, Kropf, Zysten. Gelenktuberkulose. Erkrankungen der Bauchspeicheldrüse. Bursae. Schmerzen in Sehnen und Gelenken.

Modalitäten – Die Symptome verschlimmern sich generell durch Kälte,Bewegung, **Wetterwechsel**, *kälteempfindlich*, durch Nasswerden und generell durch Feuchtigkeit. Viele Symptome bessern sich durch Hinlegen, Ruhe.

Homöopathische Daten – Belegt durch C. HERING, zusammengetragen in *Guiding Symptoms*, Ausgabe III, und *Allen's Encyclopedia*. Eine Chronik verschiedener Versuche findet sich in *Hahnemannian Monthly*, März 1871, von C. HERING; ebenso ein Resumé von ihm im *North American Journal of Homeopathy*, Ausgabe XX.

Anwendung – Die niederen Verreibungen, C3 bis C6, sind die üblicherweise angewandten Potenzen, die wahrscheinlich auch die befriedigendsten Ergebnisse erreichen, wenngleich die höheren Potenzen, 30 bis 200, großartige Ergebnisse hervorgebracht haben. Schüßler verschreibt die C6 Verreibung. Große Dosen sind nutzlos und sogar schädlich. Eine länger andauernde Anwendung hat Nierenkoliken und den Abgang von Nierengrieß oder kleinerer Steine zur Folge gehabt. Bei älteren Leuten sollte dieses Heilmittel nicht in niedrigeren Potenzen gegeben werden.

Verwandte Mittel – *Calc. carb.* sehr ähnlich, aber bei *Calc. phos.* ist der Patient, dessen Gesichtsfarbe schmutzig-weiß oder braun ist, üblicherweise ausgemergelt; es entspricht eher den **akuten** Erkrankungen der Lunge. Im Allgemeinen bevorzugt **Phosphat** eine dunkle Gesichtfarbe, dunkle Augen und Haare, wohingegen Karbonat am besten wirkt bei hellhaarigen und blauäugigen Personen. Es belegt einen Platz zwischen *Calc. carb.* und *Phosphor*, wobei es letzteres häufig äußerst vorteilhaft ergänzt. *Calc. phos.* und *Berberis* haben sich beide als sehr nützlich erwiesen bei Anusfisteln; beide haben große Gemeinsamkeiten bei Symptomen der Brust, insbesondere solche, die nach chirurgischen Eingriffen auftreten. Bei anämischen Kopfschmerzen von Schülerinnen, Magnes. phos. nachfolgend. Bei Zahnkaries, ähnlich wie *Fluor. ac.*, *Magnes. phos.* und *Silicea*; bei Epilepsie, *Ferr. phos.*, *Kali. chlor.*, *Kali. phos.* und *Silicea*; bei Diabetes, *Kali. phos.*, *Natr. phos.*; letzteres ist ebenfalls ähnlich bei Wurmerkrankungen. Folgt auf *China* bei Wasserkopfähnlichen und Anämie. Komplementär zu *Carb.* an. und *Ruta.* Bei Neurasthenie könnte *Calc. hypophos.* vorzugsweise vonnöten sein bei ähnlichen Symptomen. Bei ausgiebigem Schwitzen nach dem Aufwachen vergleiche *Psorin* bei akuten Erkrankungen. Bei akutem Gelenkrheumatismus, wenn nach Gabe von *Natr. chlor.* und *Kali. phos.* die Krankheit nicht vollständig ausheilt. Bei Lupus, vergleiche mit *Kali. chlor.* Buttermilch und Kumiss sind unschätzbare Nahrungsmittel für ältere Menschen, da die in ihnen enthaltene Milchsäure das Kalziumphosphat auflöst und damit die Verknöcherung (Ossifikation) von Sehnen, Arterien und in anderen Bereichen verhindert. Als Heilmittel für ältere Menschen vergleichen *Baryt.* Bei **Anämie** und Bleichsucht vergleiche auch *Natr. chlor.*,das eine große Ähnlichkeit mit *Calc. phos.* hat, insbesondere bei Verstopfung, Herzklopfen beim Hinlegen, erdiger Gesichtsfarbe. Bei Akne ist *Calc. pic.* nützlicher bei Jungs, *Calc. phos.* eher bei Mädchen. Verdauungsstörungen, die vorübergehend gelindert werden durch Essen, begegnet man mit *Calc. phos.*, aber das Mittel, für das dieses Symptom charakteristisch ist, ist *Anacardium*. *Cheldion*. hat ähnliche Bedingungen. Vergleiche Helonias bei seelischer Depression, Debilität und phosphatischem Urin. *Silicea*, Anämie von Säuglingen, dünn und schwächlich, mit Neigung zu Rachitis, aber mit viel fettiger Schweißabsonderung am Kopf; auch *Ferr.*, *Cupr.*, *Arsenic* etc. *Zinc* ist ergänzend bei wasserkopfähnlichen Zuständen, und Ruta bei Gelenkkrankheiten. Bei Nichtzusammenwachsen von Brüchen vergleiche *Symphytum*. Bei Schwindsucht kann nach *Calc. phos.* gut *Silicea*, *Sulph.*, *Tuberc.* Gegeben werden; und häufig angezeigt nach *Phos.*, *Merc.*, *Iod.*, *Ars. iod.*

Calcium Sulfuricum[1]

Synonyme – Calcii Sulphas. Calcium Sulphate. Calciumsulfat.

Allgemeine Bezeichnung – Gips. Kalziumsulfat.

Chemische Eigenschaften – Formel Ca SO. Es findet sich in der Natur als Anhydrit, Gips, Alabaster und Selenit; ebenso in diversen Wassern, womit es eine Quelle ständiger Härte darstellt. Molekular wt. 172. Es tritt auf als verflachte Prismen (Selenit) und in erdigen Massen (Gips). Es ist ein feines, weißes, kristallines Puder, löslich in 400 Teilen kalten Wassers, unlöslich in Alkohol und in verdünnter Salpeter- und Salzsäure. Es kann gewonnen werden durch Ausfällung eine Lösung aus mit verdünnter Schwefelsäure.

Herstellung – Durch Verreibung, wie in unserer Arzneimittellehre (Pharmakopöen) angegeben.

Physiologisch-chemische Daten – Gemäß Bunge nur in der Galle vorkommend, und selbst dort nicht konstant. Das in der Galle vorkommende *Calcarea sulph.* Kommt von der Leber, wo es die Funktion erfüllt hat, ausgediente rote Blutkörperchen zu zerstören, indem es Ihnen Wasser entzieht.

Durch Defizienz von *Calcar. sulph.* in der Leber wird diese Zerstörung der untauglichen Blutkörperchen verzögert, und demzufolge enthält das Blut sehr bald ein Überangebot an nutzlosen Zellen. Unter normalen Bedingungen bauen sich alle unbrauchbaren Blutkörperchen mit Hilfe des *Calc. sulph.* in der Leber ab; ihre Überreste werden durch Gallentätigkeit auf dem kürzesten Wege über den Kreislauf ausgeschieden. Aber wenn ein Teil dieser nutzlosen Blutkörperchen durch Oxidation innerhalb des Kreislaufs zerstört werden müssen, wird ihre Eliminierung dadurch erst verspätet geleistet werden.

Da diese Überreste weder auf dem Wege der Leber aus dem Kreislauf abgesondert werden, noch von den Lymphgefäßen aufgenommen werden, erreichen sie die Schleimhäute und die Haut und verursachen dort Katarrhe und Ausschläge.

1 In den letzten Lebensjahren von Dr. Schüßler wurde dieses Mittel von seiner Liste gestrichen, womit nur noch elf der Zwölf Schüßlersalze übrig blieben. Es wurde als am besten erachtet, die ursprüngliche Nummer beizubehalten, wie sie in den vorangegangen Ausgaben dieses Werks enthalten war, da viele klinische Indizien zu Gunsten dieses Mittels gesammelt worden sind. In den späteren Ausgaben von Schüßlers Therapeutikas treten Natrium phos. und Silicea an die Stelle dieses Heilmittels.

Allgemeine biochemische Wirkung – *Calc. sulph.* steht in engem Zusammenhang mit Vereiterungen. Es heilt eiternde Absonderungen der Schleimhäute und eiternde Exsudationen der serösen Säcke, knotige Geschwüre und Abszesse der Gedärme sowie Geschwüre der Hornhaut etc. Es heilt bei Vereiterungen in einem Stadium, in dem Eiter ausgeschieden wird oder weiterhin abgesondert wird, nachdem die infiltrierten Stellen ihren eitrigen Inhalt bereits abgegeben haben. Alle Erkrankungen, bei denen der Prozess der Absonderung zu lange anhält und die Vereiterung das Epithelgewebe in Mitleidenschaft zieht. Es wirkt auf das Bindegewebe ein. Wenn in einem kleinen Teil seines Bereiches ein Mangel besteht, ist Vereiterung die Folge. Die Präsenz von **Eiter mit Winden** ist eine generelle Indikation.

Leitsymptome, charakteristische Anwendungen und bewährte Indikationen

Psychische Symptome – Wechselhafte Stimmung. Plötzlicher Gedächtnisschwund; plötzliches Bewusstloswerden. Geistesabwesend und reizbar. Unruhig, Besserung an frischer Luft. Missmutig, voller Ängste.

Kopf und Kopfhaut – Seborrhoisches Ekzem („Grindkopf") bei Kindern, wenn mit eiternden Absonderungen oder gelben, eitrigen Krusten. Vereiterungen etc. um die Kopfhaut. Kopfschmerz mit Brechreiz und mit dem Gefühl, als wenn die Augen tief liegen würden. Kopfschmerz werden stärker, wenn einem kalt wird, bessern sich aber an frischer Luft. Schmerz im ganzen Kopf, schlimmer an der Stirn. Schädelerweichung. Schwindel, mit tödlicher Übelkeit, bei schneller Kopfbewegung. Viele Kopfschuppen. Haare fallen aus.

Augen – Hartnäckige Abszesse der Hornhaut. Entzündung der Augen mit Absonderung von dickem, gelbem Eiter. Hypopyon; um den Erguss von Eiter in Auge zu absorbieren, nach *Silicea*. Netzhautentzündung (Retinitis). Tiefe Geschwüre der Hornhaut. Entzündung einer oder aller Schichten des Auges (Ophthalmie), Eiter dick und gelb. Hornhaut beschlagen, Eiter in der Vorderkammer; Gefühl wie von einem Fremdkörper; muss das Augenlid hochklappen; nach Verletzung des Auges durch einen Splitter. Phlyktänuläre Keratitis und phlyktänuläre Konjunktivitis, wenn einhergehend mit Schwellung der Halsdrüsen. Halbsichtigkeit. Zucken der Augenlider. Entzündete Augenlidwinkel.

Ohren – Schwerhörigkeit mit Absonderung von Eiter aus dem Mittelohr, manchmal vermischt mit Blut, nach *Silicea*. Pickel rund ums Ohr. Empfindliche Schwellungen hinter dem Ohr mit Neigung zu Eiterung.

Nase – Kalt im Kopf, mit dickem, gelblichem, eiterndem Sekret, häufig versetzt mit Blut. Nasenbluten. Einseitige Absonderung aus der Nase. Ränder der Nasenlöcher wund. Gelbliche Absonderung aus den hinteren Nasenöffnungen. Trockenheit der Nase, Krustenbildung, juckend, verstopft.

Gesicht – Schwellung der Wange, wenn Eiterung droht. Schmerzempfindliche Pickel unter dem Bart. Herpetische Ausschläge im Gesicht. **Pickel und Pusteln im Gesicht.**

Mund – Innenseite der Lippen wund. Raue wunde Stellen auf den Lippen. Trockener, heißer Mund. *Zahnabszesse*.

Zunge – Zunge schlaff, ähnelt getrocknetem Lehm. Saurer, seifiger, bitterer Geschmack. Gelber Belag am Zungengrund. Entzündung der Zunge beim Eitern. Lehmfarbener Belag.

Zähne – Rheumatische Zahnschmerzen. Zahnschmerzen und inneres Zahnfleisch geschwollen und wund; geschwollene Wange. Zahnfleisch blutet beim Zähnebürsten. Abszesse am Zahnfleisch, vereiterte Zähne.

Rachen – Eiternde Halsentzündung. Letztes Stadium einer eiternden Halsentzündung mit Auswurf von gelbem Eiter. Eiterndes Stadium bei Tonsillitis mit absonderndem Abszess. Diphtheritis des weichen Gaumens; Rachen ist stark geschwollen. Eiternde Mandelentzündung. Würgen [*Hepar*].

Gastrische Symptome – Verlangen nach Obst, Tee, Rotwein und grünem, saurem Gemüse. Großer Durst und Hunger. Übelkeit mit Schwindelgefühl. Beim Essen Gaumen wund. Brennender Schmerz im Magen. Verlangt nach Stimulanzien, um die zitternde Schwäche zu überwinden.

Abdomen und Stuhl – Purulente Diarrhö, vermischt mit Blut. Dysenterie, eitriger Stuhl, wässriger Eiter. Darmgeschwüre mit Typhus. **Schmerzlose Abszesse um den Anus** im Falle von Fisteln. Schmerz im Bereich der Leber, an der rechten Seite des Beckenbereichs, gefolgt von Schwäche, Übelkeit und Schmerzen im Magen. Diarrhö nach Ahornzucker und bei Wetterwechsel, bei Kindern schlimmer nach dem Essen, schmerzlos, unfreiwillig. Juckreiz am Rektum, Feuchtigkeit um den Anus. Analprolaps. Verstopfung mit hektischem Fieber und beschwerliche Atmung.

Eiterähnliche, schleimige Absonderung aus den Därmen.

Harn- und Sexualorgane – Roter Urin mit hektischem Fieber. Blasenentzündung, chronisches Stadium, Eiter bildend. Nierenentzündung. Um die Eiterung zu regulieren in Fällen von Leistenbeulen wechselweise mit *Silicea*. Tripper (Gonorrhö) mit eiternder, jauchiger (wässrig-eiternder) Absonderung. Abszess der Prostata. Chronisch eiterndes Stadium der Syphilis. Geschwürbildung mit oder ohne Eiterung der Drüsen etc. Spermatorrhö. Späte, lang andauernde Menstruation mit Kopfschmerz, Zuckungen, große Schwäche. Paravasation von Eiter innerhalb der Beckengewebe, nicht eingeschränkt durch pyogene Membrane. Juckreiz in der Vagina nach der Menstruation, Schwellung der Labien.

Atemwege – Husten mit purulentem, wässrig-eitrigem Sputum und hektischem Fieber. Asthma mit hektischem Fieber. Empyem, Eiter bildend in den Lungen oder den Pleurahöhlen. Eitriger, jauchiger Auswurf. Schmerz quer über den Brustkorb. Lungenentzündung, drittes Stadium. Hartnäckige Heiserkeit. Drittes Stadium der Bronchitis, Empyem nach Pleurapunktion. Tuberkulose. Druck und Schmerz auf der Brust. Brennen und Kraftlosigkeit in der Brust. Eitriges Sputum. Katarrh mit dicken, klumpigen, weiß-gelben oder eiterähnlichen Absonderungen. Krupp nach *Kalium chlor.* Bei Kindern heftiger Husten mit Unwohlsein in der Brust, grüner Stuhl, herpetische Ausschläge.

Schwangerschaft – Mastitis, wenn Eiter austritt, nach *Silicea*.

Herz-Kreislauf-System – Perikarditis, eiterndes Stadium. Nächtliches Herzklopfen.

Rücken und Gliedmaßen – Schmerz in Rücken und Steiß. Steife Finger. Geschwüre am Rücken. Letztes Stadium eines entzündeten, steifen Fingers, wenn die Eiterung anhält und nur oberflächlich ist. Gichtige Gelenke. Wadenkrämpfe. Ischias. Akutes und chronisches Rheuma. Hüftgelenkskrankheit, bei Absonderung von Eiter; dieses Mittel zusammen genommen mit *Ferr. phos.* und absolute Schonung wird diese Krankheit heilen. Eiternde Wunden. **Brennen und Jucken der Fußsohlen.**

Symptome der Nerven – Zuckungen. Schwäche und Mattigkeit. Neuralgie bei älteren Menschen. Verlangt nach Stimulanzien, um die zitternde Schwäche zu überwinden.

Schlaf – Tagsüber schläfrig, nachts schlaflos. Traum von Erschrecken mit Konvulsion. Schlaflos vor Gedanken.

Fiebersymptome – Chronisches Wechselfieber mit abendlichem Schüttelfrost (Kälteschauer); Kälte beginnt in den Füßen. Abendliches Fieber mit Kälte. Typhus, wenn Diarrhö einsetzt. Hektisches Fieber hervorgerufen durch Eiterbildung, mit Brennen in den Sohlen.

Haut – Herpetische Ausschläge überall. Eiterbeulen; um Eiterung zu reduzieren und zu regulieren. Schnitte, Wunden, Blutergüsse etc., ungesund, Eiter absondernd; heilen nicht ohne weiteres. Verbrennungen und Verbrühungen, zweites Heilmittel für eiterndes Stadium. Eiternde Geschwüre. Frostbeulen, eiterndes Stadium. Milchschorf. Gelbe, eitrige Krusten oder Absonderungen. Purulente Exsudation in oder auf der Haut. Eiternde Wunden, Furunkel, Pickel, Pusteln, Schorf. Hauterkrankungen mit gelblichem Schorf. Eiter absondernde Pockenbläschen. Eiternde Wunden und Vereiterungen. Geschwüre der unteren Gliedmaßen. Viele kleine eiterlose Pickel unter dem Haar, bluten beim Kratzen.

Gewebe – Krankheiten des Bindegewebes. Abszesse; um den Eiterungsprozess abzukürzen und die Absonderung von Eiter zu begrenzen. Wenn es nach Silicea gegeben wird, wird es den Abszess zum Heilen bringen. Seröse Schwellungen. Beschwerden beim Anspannen der Muskeln und der Sehnen; lahmer Rücken. Zusammengebrochene Konstitution durch Trunkenheit. Zystische Tumore. Drittes Stadium der Entzündung, mit klumpigen oder blutigen Absonderungen. **Schleimige Absonderung** beim Husten, Weißfluss (Leukorrhö), Tripper (Gonorrhö) etc., **gelb dick** und **klumpig**. Eiterabsonderungen oder wässriger Eiter der Haut oder der Schleimhäute. Ergüsse, wenn sich Eiter bildet. Lymphdrüsen sondern Eiter ab. Geschwürbildung der Drüsen. Vereiterungen, artikular oder irgendwo am Körper. Übermäßige Granulation, schmerzhaft, etc. Bösartiges Wachstum, nachdem Geschwürbildung eingesetzt hat.

Modalitäten – Verschlimmerung und Erneuerung der Symptome nach Arbeiten und Waschen im Wasser; nach dem Erwachen; schnell Laufen; überhitzt; Wärme.

Homöopathische Daten – *Calc. sulph.* wurde erprobt durch Dr. Clarence Conant. Der Test erschien in *Transactions of the American Institute of Homeopathy,* 1873. Er ist auch zu finden in Allen's Encyclopedia, Ausgabe II, Seite 410. In diesem Bericht taucht nichts besonders Charakteristisches auf. In den *Guiding Symptoms*, Ausgabe III, Seite 227, findet man eine vollständige Auflistung der Symptome für dieses Heilmittel.

Anwendung – Dieses Mittel ist auch äußerlich anwendbar bei Erkrankungen wie Nagelbettentzündungen, Geschwüren und Abszessen. Die gebräuchlichsten Potenzen für die innere Anwendung sind die C6 und C12. Niedrige Potenzen sind am nützlichsten bei eiternden Augenbeschwerden.

Verwandte Mittel – *Calcium sulph.* ähnelt *Hepar sulph.*, wirkt aber tiefer und intensiver und ist oft nützlich, nachdem *Hepar sulph.* aufgehört hat zu wirken. Es ist ebenso dienlich, wenn *Kalium chlor.* nicht mehr wirkt. *Apocynum* enthält *Calc. sulph.* Vergleiche *Calend.* bei Vereiterungen; *Kalium chlor.* bei Milchschorf und anderen Hauterkrankungen, geschwollener Wange, Krupp, Dysenterie; *Natr. sulph.* bei Ödemen nach Scharlach; *Silicea* bei harten oder eiternden Drüsen, Hornhautgeschwüren, Tonsillitis, Mastitis, Frostbeulen; *Pyrogen* hat ebenso die Neigung zu Abszessbildung.

Bei Neuralgie belegt es seine Position zwischen den sehr akuten Schmerzen von *Magnes. phos.* und den lähmenden von *Kali phos.* (eher bei älteren Personen, wenn Bedarf besteht an regenerativer Kraft des Nervengewebes).

Im dritten Stadium von Entzündungen (Auflösung) nach *Kalium chlor.*, wenn die Absonderungen klumpig und blutig sind; aber wenn gelb oder schleimig, *Kali sulph.*; wenn eiterähnlich oder blutiger Eiter, *Silicea*. Bei Geschwüren ist Anthracine besser. *Calc. sulph.* ist oft nützlich nach *Kalium chlor.*, wenn letzteres nur teilweise Erleichterung verschafft hat, ebenso nach Bellad. Und anderen akuten Mitteln. Wenn sorgfältig ausgewählte Mittel nur kurze Zeit wirken, kommt *Calcar. sulph.* besondere Bedeutung zu zusammen mit *Sulphur*, *Tuberculin* und *Psorinum*.

Ferrum Phosphoricum

Synonyme – Eisen (III) -phosphat. Eisenoxydphosphat. Ferriphosphat. Phosphorsaures Eisen.

Allgemeine Bezeichnung – Eisenphosphat

Chemische Eigenschaften – Formel $Fe_3\ (PO_4)_2$. Es wird hergestellt, indem Sodiumphosphat mit Eisensulfat in einem bestimmten Verhältnis gemischt wird. Der daraus resultierende Niederschlag wird gefiltert, gewaschen und getrocknet und in ein Puder eingerieben, das bläulich-grau durch Kontakt mit der Luft wird, ohne Geruch oder Geschmack. Löslich in Säuren, aber unlöslich in Alkohol oder Wasser. Es ist vermutlich das Phosphat, das in der Lage ist, sich blau zu färben, was sich z. B. bei Lungentuberkulose mit bläulichem Eiter und Auswurf zeigt.

Herstellung – Das pure Eisenphosphat wird gewonnen durch Zerreibung, wie in unserer *Arzneimittellehre (Pharmakopöen)* angegeben.

Physiologisch-chemische Daten – Eisen findet man im Hämoglobin oder der färbenden Substanz in den roten Blutkörperchen. Gemäß Dalton ist es in keinem der anderen Körpergewebe in diesen umfangreichen Mengen zu finden außer im Haar. Wenn ein Mann 65 kg (165 Pfund) wiegt, wären 2,82 Gramm (*Anm. d. Übers.: 44 grains: 1 grain = 64,7989 mg*) Eisen im gesamten Blut des Körpers enthalten. Die organische Basis jeder Zelle ist Eiweiß. Da Eiweiß Eisen enthält, muss jede Zelle gleichermaßen Eisen enthalten. Eisen und seine Salze haben die Eigenschaft, Sauerstoff anzuziehen. Das Eisen der Blutkörperchen nimmt den Sauerstoff aus der eingeatmeten Luft auf. Dieser wird zu jeder Zelle im Organismus transportiert mittels der wechselseitigen Reaktion von *Eisen* und *Kali sulph.* Eine Störung des Gleichgewichts der Eisenmoleküle in den Muskelfasern verursacht eine Erschlaffung. Wenn dies in den Muskelschichten der Gefäße geschieht, verursacht dies eine Erweiterung und Ansammlung von Blut in den Blutgefäßen – Blutandrang (Kongestion) –, wobei sich der Blutdruck erhöht, die Wände reißen, und das Ergebnis ist eine Hämorrhagie (Blutung). Wenn wiederum die Muskelwände der Darmzotten durch das gestörte Gleichgewicht der Eisenmoleküle erschlaffen, ist die Folge Diarrhö; wenn dies in den Muskelwänden des Darms selbst geschieht, ist die peristaltische Funktion der Gedärme geschwächt und wird weniger aktiv. Dies hat eine Neigung zu Verstopfung zur Folge. Alles was eine Erschlaffung der Muskelwände eines Gefäßes verursacht und daraus folgend eine Hyperämie, wie beispielsweise eine Verletzung, findet sein Heilmittel in *Ferr. phos.*, da dieses Mittel in winzigen Dosen das Gleichgewicht der Eisenmoleküle wieder herstellt und somit die Muskelfasern stärkt. Durch seine Fähigkeit

Sauerstoff anzuziehen wird Eisen zu einem nützlichen Mittel bei Erkrankungen der Blutkörperchen wie Anämie, Bleichsucht und Leukämie.

Allgemeine biochemische Wirkung – Aus obigem ist leicht erkennbar, dass *Ferr. phos.* das erste Mittel ist in allen Fällen, die die Folge eines erschlafften Zustands des Muskelgewebes sind, wo auch immer; ebenso bei einem krankhaften Zustand der Blutkörperchen selbst.

Wenn durch Eisenmangel erschlaffte Muskelzellen neu mit Eisenmolekülen versorgt werden, wird Ihre normale Tonizität wiederhergestellt, die zirkulären Fasern der Gefäße ziehen sich auf ein normales Maß zusammen, womit der Kreislauf wieder ausgeglichen und das Fieber gesenkt wird.

Sein Wirkungsbereich erstreckt sich folglich auf alle Leiden hyperämischer oder zum Blutdrang führender Natur, mit den üblichen Begleiterscheinungen dieser Gegebenheiten wie Schmerz, Hitze, Schwellung, Rötung, erhöhter Puls und erhöhter Blutzirkulation; mit einem Wort alle **fiebrigen Beeinträchtigungen und Entzündungen an ihrem Anfang, insbesondere bevor die Exsudation beginnt.**

Anämie, Mangel an rotem Blut etc. Insbesondere hilfreich bei Schwächezuständen von Kindern mit mangelndem Appetit, die träge und lustlos werden und an Gewicht und Kraft verlieren. *Ferr. phos.* gibt nicht nur wieder Kraft, sondern hilft auch, die körperliche Entwicklung zu fördern, und reguliert die Darmtätigkeit.

Diese Arznei ist gemäß Schüßler nicht mehr anzuwenden, wenn Exsudation oder gar eine Vereiterung einsetzt; aber wenn es für einen speziellen Patienten geeignet ist, mag es auch dann weiterhin angebracht sein. Lediglich wenn es keine positive Wirkung mehr zeigt, sollte man darauf verzichten.

Bei vielen Entzündungen und einige Fällen von Fieber mit Exanthem, insbesondere bei jungen und empfindsamen Menschen, scheint es zwischen der Intensität von Acon. und Bellad. und der Trägheit von Gelsem. zu stehen.

Eisen ist das biochemische Mittel für:

1. das erste Stadium aller Entzündungen
2. Schmerzen, die sich verschlimmern bei Bewegung und sich bessern bei Kälte
3. Blutungen (Hämorrhagien) in Folge von Hyperämie
4. frischen Wunden in Folge von mechanischer Verletzung

Leitsymptome, charakteristische Anwendungen und bewährte Indikationen

Psychische Symptome – Gleichgültigkeit gegenüber alltäglichen Angelegenheiten. Mut- und Hoffnungslosigkeit, besser nach dem Schlafen. Kleinigkeiten scheinen wie Berge, Verärgerung über Bagatellen. Hyperämie des Gehirns, in der Folge Delirium, Wahnsinn, vorübergehende Manie. Delirium tremens, sehr redselig. Schwindelgefühl durch Blutandrang, Folge von Zorn. Unfähig die richtigen Worte zu beherrschen oder sich auszudrücken.

Kopf und Kopfhaut – Blutsturz im Kopf. Kopfschmerz durch Veranlagung zu Gicht (*Natr. sulph.*). Dumpfer, starker Schmerz am Oberkopf, während starker Menstruation, von Kälte. Quetschender, drückender oder stechender Schmerz und **berührungsempfindlich**. Schmerz, als wenn ein Nagel in eine Seite getrieben wird, über dem Auge. Kongestive Kopfschmerzen, hämmernder Schmerz, schlimmer auf der rechten Seite; es scheint den Schmerz zu lindern, wenn ein kalter Gegenstand gegen den Punkt gedrückt wird; Linderung bei Nasenbluten. Kopfschmerz mit Erbrechen von unverdauter Nahrung, Oberkopf empfindlich gegen kalte Luft, Lärm, Erschütterung; erträgt Berührung der Haare nicht. Dumpfer rechtsseitiger Kopfschmerz vom Scheitel bis zur rechten Supraorbital-Region. Gesundheitliche Beeinträchtigungen durch Sonnenhitze (*Calc. phos.* in der Folge). Es ist das Hauptmittel für Kopfschmerzen bei Kindern, Gefühl von Pochen im Kopf, **roter Kopf** und blutunterlaufene Augen; schlimmer bei Kopfschütteln, Bücken und Bewegung. Kopfschmerz mit Blindsein, Migräne, Kopfschmerz mit Erbrechen von unverdauter Nahrung; Schwindel, mit Blutandrang im Kopf. Symptome von Hirnhautentzündung (Meningitis), mit Schläfrigkeit und Schwerfälligkeit. Erstes Stadium von Ausschlägen auf der Kopfhaut.; wunde Kopfhaut; empfindlich gegen Kälte und Berührung.

Augen – Blutunterlaufene Augen. Akute Hyperämie der Bindehaut. Entzündung der Augen, mit akutem Schmerz, ohne Absonderung von Schleim oder Eiter. Akute Konjunktivitis, mit Erschlaffung der Bindehaut und Lichtscheue. Schmerz im Augapfel, verschlimmert durch Bewegen der Augen. Netzhautentzündung (Retinitis). **Augen entzündet, rot, mit Gefühl des Brennens, wund und rot aussehend, sowie Retinalkongestion. Gefühl als ob Sandkörner unter den Augenlidern wären.** Eingekapselter Tumor an den Augenlidern. Gerstenkorn am unteren Lid des rechten Auges. Neuralgie entlang der inneren Augenhöhle und der Nase.

Ohren – Geräuschempfindlich. Ohrenschmerzen nach Einwirkung von Kälte oder Nässe. Entzündliche Ohrenschmerzen, mit brennendem oder pochendem Schmerz oder scharfem, stechenden Schmerz. Spannung, Pochen und Hitze in den Ohren. Geräusche in den Ohren durch Blutdruck, aufgrund eines erschlafften Zustands der Venen, die das Blut nicht richtig zurücktransportieren. **Erste Phase von Mittelohrentzündung**; strahlende

Schmerzen, Pulsieren im Ohr; jeder Herzschlag ist dort zu spüren. Schneller Puls, sollte schwach und komprimierbar sein, weist auf einen ausgeprägten Schwächezustand hin. Rötung des Meatus und Hyperämie des Trommelfells. Starke Kongestion der Membran. Begrenztes, dunkles, entzündliches Aussehen. Schwerhörigkeit durch entzündlichen Prozess, oder Vereiterung, wenn gleichzeitig ein schneidender Schmerz, Spannung oder Pochen besteht. Tinnitus aurium (Ohrenklingen). Eine starke Tendenz, dass sich der entzündliche Prozess ausbreitet statt begrenzt zu bleiben; in Teilen dunkle, fleischige Röte, schleimigeitrige Absonderung, sofern vorhanden, sowie eine Neigung zu Hämorrhagie; die vollständige Bildung dieser Absonderung hat keine Linderung des Schmerzes zur Folge; Schmerz typischerweise paroxysmale und ausstrahlend. Entzündung des Außenohrs. Warzenfortsatz geschwollen und wund. Chronischer nicht eitriger Mittelohrkatarrh, mit Verdickung des Trommelfells und wahrscheinliche Ankylose der Gehörknöchelchen.

Nase – Erstes Stadium aller Katarrhe am Kopf, Veranlagung sich leicht zu erkälten. Brennen, insbesondere im rechten Nasengang, schlimmer beim Einatmen. Schnupfen mit dem Gefühl, dass etwas rinnt, blutige Absonderung. Krustenbildung, Absonderung schält sich ab. Geschwollene Nasenschleimhäute. Katarrhalfieber. Nasenbluten, insbesondere bei Kindern, mit anderen begleitenden Beschwerden. Nasenbluten mit hellrotem Blut. „Seine Indikation zu Beginn von Erkältungen oder bei Kongestion jedweder Art von Schleimhäuten ist ähnlich wie bei **Aconitum**, aber seine Wirkungsdauer ist viel länger. Sofern *Aconitum* nicht unmittelbar nach Feststellung der Symptome gegeben wird, ist es nach meiner Erfahrung wirkungslos, aber der abhelfende Nutzen von *Ferrum phos.* bewährt sich auch noch mehrere Stunden später." [R. S. Copeland]

Gesicht – Ein rotgesichtiges Aussehen, mit weniger nervlicher Anspannung als bei *Bellad.* Pochender Schmerz mit Schweiß am Kopf und im Gesicht. Gesichtsschmerzen, mit Rötung, Hitze und beschleunigtem Puls; schlimmer bei Bewegung; mit pochendem oder drückendem Schmerz, gerötetem Gesicht, als Begleiterscheinung Gefühl von Kälte im Nacken; gerötetes Gesicht, wenn es ein Vorbote wiederkehrender Kopfschmerzen ist. Anämisches, bleichsüchtiges Gesicht; schlammig, blass, teigig. Dunkle Ringe unter den Augen. Wange schmerzend und heiß, wenn kalte Auflagen wohltuend sind. Kongestive oder entzündliche Trigeminusneuralgie.

Mund – Gaumen heiß und entzündet; Rötung der Mundschleimhaut.

Zunge – Pelzige Zunge, oder sauber und rot, mit Kopfschmerz. Entzündung der Zunge mit dunkelroter Schwellung.

Zähne – Zahnschmerzen mit heißer Wange, schlimmer durch heiße, besser durch kalte Flüssigkeiten oder Nahrung; Beschwerden beim Zahnen mit Fiebrigkeit; große Schmerzen der Zähne bei Berührung oder Druck. Zähne fühlen sich verlängert an. Kann die Kiefer nicht ohne Schmerzen schließen.

Rachen – Entzündung des Rachens. Rötung und Schmerz ohne Exsudation. **Vereiterter Rachen**, um Kongestion, Hitze, Fieber, Schmerz und Pochen zu lindern. **Wunder Rachen, trocken, rot, entzündet, mit starken Schmerzen.** Abszess im Rachen. Rote und entzündete Mandeln und geschwollene Drüsen. **Erstes Stadium von Diphtherie**, um das Fieber zu senken. Hämorrhagie des Rachen, des Kehlkopfs, der Luftröhre und eventuell der Bronchien. Akute katarrhalische Erkrankungen der Eustachischen Röhren. Halsentzündungen bei Sängern und Menschen, die Ihre Stimme täglich gebrauchen. Unterkieferspeicheldrüsen vergrößert.

Gastrische Symptome – Aversion gegen Milch und Fleisch. Durst nach kaltem Wasser. Wunsch nach Stimulanzien, Branntwein, Bier. Öliges Aufstoßen. Erstes Stadium einer Gastritis, mit Schmerzen, Schwellung und Druckschmerzhaftigkeit in der Magengrube. Dyspepsie mit gerötetem, heißem Gesicht, Oberbauch empfindlich bei Berührung. Pelzige Zunge, pulsierender und klopfender Schmerz, gerötetes Gesicht, **Erbrechen von unverdauter Nahrung**. Verdauungsstörung durch erschlafften Zustand der Blutgefäße des Magens, Schmerz nach Nahrungsaufnahme und auf Druck. Tödliche Übelkeit im Magen. Entzündliche Magenschmerzen bei Kindern durch Kältegefühl, mit dünnem, weichem Stuhlgang. **Erbrechen von hellrotem Blut**. Blähungen bringen den Geruch der gegessenen Nahrung wieder hervor, Appetitlosigkeit, Abneigung gegen Milch. Nach dem Essen Übelkeit und Erbrechen der Nahrung; erbrochene Masse ist manchmal sehr sauer; kann keine Säuren und Heringe, kein Fleisch, keinen Kaffee und Kuchen zu sich nehmen. Permanentes Erbrechen der Nahrung. Erbrechen manchmal vor dem Frühstück.

Abdomen und Stuhl – Erstes Stadium aller gastrischen und enterischen Fieberarten; die fröstelnde Phase, auch die erste Phase bei Cholera und Bauchfellentzündung (Peritonitis). Verstopfung mit Hitze im unteren Bereich des Darms, einhergehend mit Prolapsus und Hämorrhoiden sowie einer Aversion gegen fleischliche Kost. Diarrhö. Cholera infantum, mit rotem Gesicht, vollem, weichem Puls; wässriger Stuhl, sogar blutig, nach festgestellter Schweißabsonderung. Stuhl wässrig, enthält Schleim und Blut; Drang, aber kein Tenesmus. Diarrhö aufgrund des erschlafften Zustands der Darmzotten, die nicht die übliche Menge an Feuchtigkeit aufnehmen können. **Stuhl unverdaut.** Diarrhö aufgrund einer Erkältung. Dysenterie (abwechselnd mit *Kalium chlor.*). **Hämorrhoiden**, entzündet oder blutend, hellrotes Blut mit der Tendenz zu gerinnen, bevor irgendeine Verhärtung eintritt. Veranlagung zu Prolaps des Rektums. Entzündete und eingeklemmte Hernie. Darm- und Fadenwürmer.

Harnorgane – Häufiges Bedürfnis zu urinieren; Urin schießt heraus bei jedem Husten. Hämaturie. Erstes Stadium einer Blasenentzündung mit Hitze, Schmerz oder Fiebrigkeit. Diabetes, wenn sie einhergeht mit beschleunigtem Puls oder mit Schmerz, Spannung, Pochen oder Hitze oder Kongestion in jedwedem Teilbereich des Harnsystems. **Urininkontinenz durch Schwäche des Schließmuskels.** Enuresis diurna bedingt durch eine Reizung des Blasenhalses. Harnverhaltung; Unterdrückung des Urins durch Wärme, insbesondere bei kleinen Kindern. Alle entzündlichen Schmerzen der Nieren. Brightsche Krankheit mit fiebriger Unruhe. Reizung von Blasenhals und Prostata. Symptome verschlimmern sich, je länger der Patient steht, und bessern sich nach dem Urinieren. Polyuria simplex, übermäßiger Abgang von Urin.

Sexualorgane – Varikozele mit Schmerzen in den Hoden. Lymphknotenschwellung mit Hitze, Pochen und Fiebrigkeit. Erstes Stadium einer Hodenentzündung (Orchitis) oder einer Nebenhodenentzündung (Epididymitis) oder von Tripper (Gonorrhö). Samenergüsse. *Ferrum phos.* steht in engem Zusammenhang mit einer Reizbarkeit des Unterleibs, begleitet von Beschwerden mit der Blase und auch mit dem Bauchfell (Peritoneum) und der Gebärmutter (Uterus). Menstruationskoliken mit rotem Gesicht und erhöhtem Puls, Erbrechen von unverdautem Essen, manchmal sauer schmeckend. Erstes Stadium von Gebärmutterentzündung(Metritis), um Fieber, Schmerzen und Hitze weg zu bekommen. Übermäßige Kongestion bei der monatlichen Periode, Blut hellrot. Menstruation alle drei Wochen; stark, mit Druck im Abdomen und im unteren Rücken sowie Schmerz am Oberkopf. Gefühl von Wehen, zerrender und ständiger dumpfer Schmerz in den Eierstöcken. Regelschmerzen (Dysmenorrhö) mit häufigem Harndrang. Kongestive Regelschmerzen vor und während der ersten Tage der Regel. Scheidenkrampf (Vaginismus); Vaginitis, Vagina trocken und heiß, Schmerzen in der Vagina nach Geschlechtsverkehr oder Untersuchungen. Vaginakrämpfe aufgrund von erhöhter Empfindlichkeit und Trockenheit.

Schwangerschaft und Wehen – Erstes Stadium von Brustdrüsenentzündung(Mastitis). Morgendliche Übelkeit bei Schwangerschaft, mit Erbrechen der Nahrung, wie sie aufgenommen wurde, mit oder ohne sauren Geschmack. Bei Nachwehen und präventiv gegen Fieber beim Einschießen der Milch.

Atemwege – Akutes, fiebriges oder einleitendes Stadium aller entzündlichenErkrankungen der Atemwege. Schnupfen (Rhinitis), Kehlkopfentzündung (Laryngitis), Entzündung der Luftröhre (Tracheitis), Bronchitis, Lungenentzündung, Brustfellentzündung (Pleuritis) und Pleuropneumonie. **Bronchitis bei kleinen Kindern.** Galoppierende Schwindsucht / Lungentuberkulose. Spärlicher Auswurf, blutdurchsetzt, schmerzender Brustkorb, wie gequetscht. Es ist das erste und das Hauptmittel für Seitenstechen, Atemanhalten,

Atemnot (Dyspnoe) und Husten und sollte beibehalten werden, bis eine freie Atmung wieder hergestellt ist. Kongestion der Lungenflügel mit Schwäche und Beengung. Bluthusten (Hämoptyse) nach Erschütterung oder Sturz, mit kurzer, flacher Atmung sowie hohem Fieber. Bei Erkrankungen der Bronchien mit Hitze und brennendem Schmerz, kein Auswurf. Bei chronischer Bronchitis, sobald eine neue Verschlimmerung einsetzt. Kurzer, schmerzhafter, kitzelnder Husten durch eine Reizung oder ein Kitzeln in der Luftröhre.Spasmischer Husten mit ungewolltem Abgang von Urin. Harter, trockener Husten mitschmerzender Lunge. Husten mit rasselndem Schleim in der Brust, nachts schlimmer. Krupp, gegen die fiebrigen Symptome. Keuchhusten mit Erbrechen von Nahrung; **Verlust der Stimme**, Heiserkeit, Heiserkeit nach dem Singen oder Überanstrengungdurch vieles Sprechen, Wundsein, Reizung und Schmerz im Kehlkopf.

Herz-Kreislauf-System – Erstes oder kongestives Stadium von Karditis,Perikarditis, Endokarditis und Arteritis. Bei Aneurysma, um einen normalen Blutkreislauf herzustellen und Komplikationen aufgrund einer exzessiven Aktivität des Herzens zu beheben. Eine Dilatation des Herzens oder der Blutgefäße, Teleangiektasien (bleibende Erweiterung kleiner oberflächlicher Hautgefäße) und Nävi (Male, Pigmentflecken). Herzklopfen Puls jagend und schnell. Krampfadern. Venenentzündung (Phlebitis) und Lymphgefäßentzündung (Lymphangitis), erstes Stadium. Puls voll, kräftig, nicht in Wellen.

Rücken und Gliedmaßen – Steifer Nacken durch Kälte. Schmerzen im Rücken, im Lendenbereich und über den Nieren. Auch in den Knien und den Knöcheln, schießende Schmerzen. Rheumatische Schmerzen schlimmer bei Bewegung; Bewegung löst den Schmerz aus und verschlimmert ihn. Rheuma wird nur bei Bewegung gespürt und bessert sich durch Wärme. **Gelenkrheumatismus**, insbesondere der Schulter; Schmerzen breiten sich aus bis auf den oberen Brustbereich, greifen ein Gelenk nach dem anderen an; muskulärer oder weniger akuter Rheumatismus. Lähmung, Steifheit durch Kälte. Rheumaschmerzen in rechtem Handgelenk und rechter Schulter. Entzündete Finger, erstes Stadium von Nagelumlauf. Hüftgelenkentzündung für den Schmerz, pochend, Entzündung und Hitze der Weichteile. Belastung der Bänder und Sehnen, Tenalgia crepitans, Knarren der Sehnen am Handrücken. Steifer Rücken (*Calc. sulph.*). Hände sind geschwollen und schmerzen. Handflächen sind heiß.

Symptome der Nerven – Unwohlsein, Abgespanntheit, große Erschöpfung, geistige Schwäche bei Kindern, ohne organische Läsion. Gefühl der Trägheit. Hat Verlangen nach Stimulanzien. Rheumatische Paralyse. Nächtliche Nervosität. Konvulsionen mit Fieber bei zahnenden Kindern. Epilepsie mit Blutandrang im Kopf. Kongestive und entzündliche Neuralgien aufgrund von Kälte.

Schlaf – Schlaflosigkeit durch Blutandrang im Gehirn. Ruhelos in der Nacht. Angstvolle Träume; Schläfrigkeit am Nachmittag.

Fiebersymptome – Alle katarrhalischen und entzündlichen Fieberarten während der fröstelnden oder einleitenden Phase, Schüttelfrost, Hitze, beschleunigter Puls und Schmerz. Rheumatische, gastrische, enterische und typhöse Fieberarten während der fröstelnden Phase, Hitze und Fiebrigkeit am Beginn einer jeden Krankheit. Wechselfieber mit Erbrechen von Nahrung. Leichte Fälle von Scharlachfieber. Erstes Stadium von Typhus. Frösteln jeden Tag gegen 13 Uhr. Hohes Fieber, schneller Puls und erhöhte Temperatur; ausgiebiger Nachtschweiß; trockene Hitze an Handflächen, im Gesicht, im Rachen und in der Brust.

Haut – Hyperämie; von mechanischen Verletzungen, frischen Wunden, noch nicht eiternd. Kapillare Kongestion, mit Brennen der Haut, vermehrte Durchblutung mit Wärme. Abszesse, Furunkel, Karbunkeln und **Nagelbettentzündungen**; am Beginn dieser Beschwerden reduziert dieses Heilmittel die Hitze, den Blutstau, den Schmerz und das Pochen. Windpocken, **Wundrose** und wundrosenartige Entzündungen der Haut, gegen das Fieber und den Schmerz. Eitrige Prozesse auf der Haut, begleitet von Fieber. Masern, **Scharlach** und Pocken. Pickel, Akne, gegen den Schmerz, die Hitze und die Kongestion. Geschwüre mit fiebrigen Begleitumständen. Nävus.

Gewebe – *Anämie, Blutarmut,* **Mangel an roten Blutkörperchen**. Leukämie. **Hyperämie**, durch das Erschlaffen der Muskelfasern der Blutgefäße. **Vorexsudatives Stadium von Entzündungen.** Hämorrhagie bei jedwedem Körperteil; Blut hellrot, mit der Tendenz schnell zu gerinnen. **Nasenbluten**, insbesondere bei Kindern. Mechanische Verletzungen, Folgen von Stößen, Schlägen, Stürzen und Schnitten, gegen die entzündlichen Symptome. Knochenkrankheiten, wenn die Weichteile rot und entzündet sind und schmerzen. Ödeme aufgrund von Blutverlust und durch Austrocknung des Systems. Krampfadern bei jungen Menschen. Brüche, insbesondere wenn Weichteile verwundet sind. Erstes Stadium von Knochenentzündung (Ostits). Verstauchungen äußerlich wie innerlich. Geschwürbildung der Drüsen. Wunden der Weichteile, mit entzündlichen Symptomen. Zu verabreichen bei echter Bleichsucht nach *Calc. phos.*

Modalitäten – Alle Schmerzen bei diesem Mittel werden verschlimmert durch Bewegung, Aufregung, Wärme, und werden gelindert durch Kälte und langsame Bewegung. Wirkt hervorragend bei alten Leuten.

Homöopathische Daten – *Ferr. phos.* wurde 1876 getestet von Dr. J. C. MORGAN. Die Symptomatologie findet man in *Allen's Encyclopaedia*, Ausgabe X., und in der *Cyclopaedia of Drug Pathogenesy*, Ausgabe II. Der breit gefächerte und umfangreiche Nutzen dieses Medikaments verdanken wir gänzlich der Einführung durch Schüßler. Alle bis heute durchgeführten Tests reichen als Basis nicht aus für die umfassenden klinischen Anwendungen, die gemäß den Indikationen von Schüßler gemacht wurden, obwohl die Nachweise, soweit sie gemacht wurden, diese unterstützen.

Anwendung – Verreibungen und Verdünnungen von C6 bis C12 werden von Schüßler empfohlen, obgleich bei Anämie sehr viel niedrigere Potenzen angewendet wurden, wie C1 oder C2. Kompetente und vertrauenswürdige Beobachter hielten es für ratsam, dieses Mittel nachts nicht niedriger als C12 zu verwenden, da es in hohem Maße verantwortlich für Schlaflosigkeit ist. Seine äußerliche Anwendung wird von Schüßler auch empfohlen bei Krankheiten wie Verstauchungen, Wunden, Blutungen, Hämorrhoiden etc. Heilungen mit der zweihundertsten Potenz sind protokolliert bei Katarrh, Sommerkrankheit (Diarrhö), Tripper (Gonorrhö) etc. Dr. MORGAN (der Tester) verwendet bei Scharlach die 30ste Potenz in Wasser.

Verwandte Mittel – Da es dem ersten Stadium einer Entzündung ohne Exsudation entspricht, ist sein nächstes verwandtes Mittel *Acon.*
Rumex enthält eine große Menge an organischem Eisen und ist ähnlich in Bezug auf Symptome der Atemwege und des Verdauungstrakts. Es befindet sich in der Mitte zwischen *Acon.* und *Gels.* Schüßler äußert sich hinsichtlich der Anwendung von *Acon.* bei ähnlichen Indikationen wie folgt: „In Fällen, in denen das pflanzliche Heilmittel *Acon.* angewendet wird bei Reizung – Hyperämie – die Basis des ersten Stadiums aller Entzündungen-, ist die Anwendung indirekt biochemisch. Bezüglich der Art und Weise, wie Acon. eine Heilung herbeiführen kann, gibt es zwei **Möglichkeiten**. Entweder dienen die Moleküle von *Acon.*, die den Herd der Krankheit erreicht haben, als ein temporärer Ersatz für Eisenmoleküle, die aufgehört haben ihre Funktion zu erfüllen, aber nur solange bis die funktionale Störung wieder mit Hilfe des lebenserhaltenden Kreislaufs behoben worden ist. Oder die Moleküle von *Acon.* bewirken unmittelbar die Einleitung neuer Eisenmoleküle in das erkrankte Gewebe und werden selbst als Fremdkörper abgestoßen, sobald die Unversehrtheit des letzteren wieder hergestellt ist – ein Los, das naturgemäß auch von den Molekülen des *Acon.* geteilt würde, die als Ersatzstoffe gedient hätten. Jede dieser Möglichkeiten würde auf **indirekter** Biochemie beruhen. Die Heilung der Reizung – Hyperämie – was auch immer, mittels *Ferr. phos.* ist ein **direkter** biochemischer Vorgang." *(WALKER's Ed. Of Schüßler's Diphth.)*

Aconitum hat einen eher springenden Puls und die charakteristische Ruhelosigkeit und Ängstlichkeit; *Gelsem.* einen eher weichen, fließenden Puls und mehr Schläfrigkeit und Stumpfsinnigkeit.

Bei anämischen Zuständen vergleiche auch *China*, mit dem es viele Symptome gemein hat. Es ist interessant festzustellen, dass der Baum, aus dem *China* gewonnen wird, immer an eisenhaltigen Orten zu finden ist.

In Bezug auf seine Wirkung auf die Atemwege steht es klar zwischen **Eisen** und **Phosphor**. Wie *Ferr.* ist es angezeigt bei Kongestion der Atmungsorgane, selbst wenn beträchtliches Fieber vorliegt. Beachten Sie besonders, dass Beklemmung und Atemnot (Dyspnoe), die beide äußerst ausgeprägt sind bei *Ferr.* und *Phosphor.*, in dieser Verbindung dupliziert sind und somit gute Hinweise liefern auf seine Verwendung; daher sollten ganz allgemein betrachtet Symptome von Beklemmung wie *Phosphor.* mit diesem Heilmittel behandelt werden. (ALLEN, *Handbook*)

Ferr. phos. entspricht in vielen Punkten auch *Bryon.*, *Bellad.* und *Arnica*, sowie *Hepar* und *Mercur.*, insbesondere in Bezug auf akute Mittelohrentzündung. Bei Schwäche, Verlust von Stärke und Vitalität bei Kindern ist es das Heilmittel, wenn das Fleisch fest ist, der Teint zart, das Haar hell und lockig ist; aber Sulphurnimmt seinen Platz ein bei Kindern mit dunklem Teint, schlaffen Muskeln, langem, strähnigem Haar und feuchter Haut. Bei rheumatischen Erkrankungen älterer Menschen, wenn die Muskeln steif und geschwächt sind, mit einer Neigung zu schmerzhaften Krämpfen, vergleiche *Strych. Phos.* Kalifornischer Zinfandel-Wein, ein unverfälschter Rotwein, das Produkt einer Rebe, die auf vulkanischem Gestein wächst, unberührtem Erdreich, stark angereichert mit Eisen, besitzt Heilkräfte in Fällen von anämischen Dispositionen, wahrscheinlich aufgrund des eisenhaltigen Bodens, auf dem er wächst. Nach *Ferr. phos.* ist häufig *Kali. chlor.* angezeigt.Insbesondere bei Diphtherie, Lungenentzündung, Krupp etc., etc., häufig auch *Kali. sulph.*

bei Bleichsucht (Chlorose) gebe vor oder nach *Calc. phos.*
bei Hämorrhoiden *Calc. fluor.*
bei Diabetes *Natr. sulph.*
bei Bronchopneumonie *Tart. Emet.*
bei Erkrankungen der Ohren, katarrhalischer Schwerhörigkeit *Calendula* und *Hydrastis.*
bei Kopfschmerzen folgt *Natrium phos.* häufig gut.

Kalium Chloratum

Synonyme – Kaliumchlorid.

Allgemeine Bezeichnung – Sylvin. Kaliumsalz der Salzsäure. (NB: **Dieses Mittel darf nicht mit Kalium chloricum verwechselt werden, dessen Synonyme Kaliumchlorat und chlorsaures Kalium sind und dessen Formel $KClO_3$ ist.** Dies wurde nachgewiesen, und die Autoren von *„Guiding Symptoms"* habenhinreichende Ähnlichkeiten mit SchüßlerS *Kalium chloratum* festgestellt, sodass sie es in ihr Werk mit aufgenommen haben. Siehe Ausgabe VI., *„GuidingSymptoms"*.)

Chemische Eigenschaften – Formel K Cl. Kommt in der Natur in mineralischem Karnallit vor. Es kann hergestellt werden, indem reine wässrige Salzsäure mit reinem Kaliumkarbonat oder Kaliumhydrat neutralisiert wird. Es kristallisiert in würfelförmig, gelegentlich auch oktaederförmig. Die Kristalle sind farblos oder weiß, schmelzen bei niedriger Gluthitze und verflüchtigen sich bei hohen Temperaturen ohne einen Zersetzungsprozess. Es ist löslich in drei Teilen kaltem und zwei Teilen kochendem Wasser, und es ist unlöslich in starkem Alkohol.

Herstellung – Das reine Chlorid wird gewonnen durch Verreiben, gemäß den Methoden der homöopathischen Arzneimittellehre.

Physiologisch-chemische Daten – Dieses Salz ist gemäß Schüßler verwandt mit Fibrin; Störungen in seiner molekularen Wirkung verursachen fibrinöse Absonderungen. Ohne dieses Salz könnte keine Neubildung von Hirnzellen stattfinden. Dieses Salz findet sich in den Blutkörperchen, **den Muskeln**, den Nerven- und Hirnzellen sowie in den Interzellularflüssigkeiten. Bezüglich seines physiologischen Charakters ist es eng verwandt mit Natriumchlorid, mit dem es viele Eigenschaft gemeinsam hat. Man findet es in größeren Mengen im Blut als jedes andere anorganische Salz mit Ausnahme seines nahen Verwandten Natriumchlorid. Das Verhältnis ist wie folgt: *Kalium chloratum*, 4 Teile in 1.000; *Natrium chlor.*, 5 ½ Teile in 1.000. Wenn die Zellen der Epidermis in Folge irgendeiner Reizung *Kalium chloratum*-Moleküle verlieren, wird Fibrin in Form einer weißen oder grau-weißen Absonderung ausgeworfen. Durch Trocknung entsteht ein mehliger Ausschlag. Wenn die Reizung sich ausdehnt bis auf die Gewebsschichten unterhalb der Epidermis, werden sowohl Fibrin als auch Serum abgesondert, und der betroffene Bereich der Haut wird aufgetrieben in Form von Blasen. Genau das ist es, was geschieht bei Pocken, Kuhpocken, Impfkrankheiten. Ähnliche Prozesse können stattfinden innerhalb von und zwischen den Epithelzellen. Wenn die Intaktheit des betroffenen Gewebes wiederhergestellt ist durch die Verabreichung von *Kalium chloratum*-Molekülen, werden die Absonderungen wieder resorbiert oder abgeworfen. Beide Resultate erzielt man wahrscheinlich durch die Produktion von Salzsäure (H Cl), die sich mit einem Teil Chlor aus dem K Cl in Verbindung mit Wasserstoff bildet. Die Wirkung dieser Salzsäure besteht darin, dass sie das Fibrin auflöst und somit wieder in seinen formgebenden, also ursprünglichen Zustand, den „Status naszendi" (*Anm. d. Übers. / Hrsg.: besonders reaktiver Zustand zum Zeitpunkt des Entstehens oder des Freiwerdens eines Elements bzw. einer Verbindung im Verlauf einer chemischen Reaktion, z. B. naszierender Wasserstoff*) bringt.

Allgemeine Wirkung – *Kalium chloratum* entspricht dem zweiten Stadium von Entzündungen der serösen Häute, wenn das Exsudat plastisch oder fibrinös ist. Wenn die Leukozyten nach der Absorption des Fibrins der plastischen Absonderung bleiben, dann ist *Natrium phosph.* hilfreich. *Kalium chloratum* passt zu kruppösen oder diphtherischen Belägen und ist demzufolge nützlich bei Krankheiten wie Diphtherie, Ruhr, Krupp, kruppöser Lungenentzündung, **fibrinösen Absonderungen im interstitiellen Bindegewebe**, Schwellungender Lymphgefäße, infiltrierte Entzündungen, Hautausschläge durch schlechte Impfviren etc. Die allgemeinen charakteristischen Hauptsymptome sind **ein weißer oder grauer Belag am Zungengrund, weiße oder graue Absonderungen, geschwollene Drüsen, Absonderungen oder Auswürfe mit dickem, weißem, fibrinösem Schleim** von jedweder schleimigen Oberfläche, oder mehlartige Schuppenbildung der Haut, Trägheit der Leber etc.

Kalium chlor. ist eines der nützlichsten und positivsten unserer Heilmittel in den Händen eines Ohrenarztes – hauptsächlich geeignet für das zweite Stadium oder spätere Phasen von katarrhalischen Zuständen.

Leitsymptome, charakteristische Anwendungen und bewährte Indikationen

Psychische Symptome – Patient meint, er müsse verhungern.

Kopf und Kopfhaut – Kopfschmerz mit Erbrechen, Aushusten von weißem, milchähnlichem Schleim. Migräne mit weißem Zungenbelag, oder Erbrechen von weißem Schleim, herrührend von einer geschwächten Leber, Appetitmangel etc. Bei Hirnhautentzündung (Meningitis) als zweites Heilmittel. Milchschorf. Schuppen.

Augen – Abfluss von weißem Schleim aus den Augen, oder gelber, grünlicher Eiter und gelber, eitriger Schorf. Körnchen auf den Augenlidern. Oberflächliches, flaches Geschwür, das von einem Vesikel herrührt. Bläschen auf der Hornhaut. Gefühl, als ob Sand im Auge ist. Regenbogenhautentzündung (Iritis). Grauer Star (Katarakt), nach *Calc. fluor.*

Geschwüren bei asthenischen Personen, langwierige Fälle, Rötung nicht übermäßig, schmutzig-weiß, gelb, Absonderung moderat. Onyx und Hypopyon. Bindehautentzündung. Keratitis parenchymatosa. Netzhautentzündung, wenn Exsudation einsetzt.

Ohren – Chronische katarrhalische Zustände des Mittelohrs. Schwerhörigkeitoder Ohrenschmerzen aufgrund von Kongestion und Schwellung des Mittelohrs oder der Eustachischen Röhren, mit Schwellung der Drüsen, oder knackendes Geräusch beim Naseschnäuzen oder Schlucken. Taubheit aufgrund von Halsschmerzen, weiße Zunge etc. Schwerhörigkeit durch Schwellung von Ohrmuschel und Gehörgang. Feuchte Abschilferung der Epithelschicht des Trommelfells. Granuläre Symptome des äußeren Gehörgangs und des Trommelfells. Überschießende Granulation. Wuchernde Form von Mittelohrentzündung, dumpfes Gefühl, wie verstopft, Schwerhörigkeit und nasopharyngeale Verstopfung. **Verschluss der Eustachischen Röhre.** „Wenn es mit dem Politzerball nicht gelingt die Röhren zu öffnen, können sie nach wenigen Dosen *Kalium chloratum* leicht aufgeblasen werden." (R. S. COPELAND) Kontrahiertes Trommelfell. Die Wände des äußeren Gehörgangs sind atrophiert. Schient besser bei der rechten Eustachischen Röhre zu wirken. Drüsen um das Ohr geschwollen. **Schnappen und Geräusche im Ohr.**

Nase – Katarrh, weißer, dicker Schleim. Dumpfe Kälte im Kopf, weißlich-graue Zunge. Trockener Schnupfen. Rachenraum bedeckt mit adhärenten Krusten. Nasenbluten am Nachmittag. (HOLBROOK)

Gesicht – Wangen geschwollen und schmerzend. Gesichtsschmerz durch Schwellung des Gesichts oder der Kiefer.

Mund – Aphthen, Soor, weiße Geschwüre im Mund kleiner Kinder oder deren stillender Mütter. Mundgeschwür, Hautabschürfung und rohe, wunde Haut im Mund. Geschwollene Drüsen an Kiefer und Nacken.

Zunge – Für die Schwellung bei Entzündung der Zunge. Zungenbelag **gräulichweiß, trocken oder schleimig**. Landkartenzunge.

Zähne – Zahnabszess vor Bildung von Eiter. Zahnschmerzen mit Schwellung des Zahnfleisches und der Wangen.

Rachen – Das alleinige Heilmittel **in den meisten Fällen von Diphtherie**, mit *Ferr. phos.* Auch damit zu gurgeln. Mumps, Schwellung der Ohrspeicheldrüsen. Pharyngitis (Rachenkatarrh), Rachen geschwollen, Flecken oder Pusteln erscheinen mit grauer oder weißlicher Absonderung (follikulär). Nasenpolypen werden häufig dadurch geheilt. Hustet übel riechende, käsige, kleine Klumpen aus. Schmerz beim Schlucken. Syphilitische Halsentzündung. Zweites Mittel bei Tonsillitis, sobald eine Schwellung eintritt. Mandeln entzündet, so sehr vergrößert, dass man kaum atmen kann. Graue Stellen oder Punkte im Rachen. Weiße Ablagerungen. Mandeln mit grauen oder weißen Punkten. Adhärente Krusten im Rachenraum.

Im *„Homoeopathic Recorder"* von 1900 wird von einer Erprobung der sechsfachen Verreibung berichtet. Das Mittel verursachte eine schlimme Halsentzündung, Schmerz selbst bei Schlucken von Wasser, Mandeln entzündet, Rachen voll zähem, klebrigem Schleim, Gelenke geschwollen. Der Tester war absolut gesund, bis er begann *Kalium chloratum* einzunehmen.

Gastrische Symptome – Appetitlosigkeit. Verdauungsstörung mit grauer oder weißer Zunge. Dyspepsie und Magenverstimmung, mit einer weißlich-grauen Zunge, Übelkeit nach Fett, Schmerz und Schweregefühl rechtsseitig unter der Schulter. Fette oder schwere Speisen verursachen Verdauungsstörung. Magenverstimmung mit Erbrechen von weißem, trübem Schleim; Wasser sammelt sich im Mund. Gastritis, wenn sie verursacht wird durch zu heiße Getränke. Magenschmerzen mit Verstopfung, Erbrechen von dickem, weißem Schleim oder dunklem, geronnenem, zähflüssigem Blut. Bitterer Geschmack mit hartnäckiger Verstopfung. Gelbsucht im Zusammenhang mit diesen Symptomen. (HOLBROOK)

Abdomen und Stuhl – Gelbsucht, wenn sie auf einer Erkältung beruht, die eine Katarrh des Zwölffingerdarms zur Folge hat, Stuhl hell in der Farbe. Abgeschwächte Tätigkeit oder völliger Torpor der Leber, Schmerz rechtsseitig, blasser gelber Stuhl, Verstopfung und pelzige Zunge. Unterleibstyphus, sehr dünnflüssiger Stuhl, flockiger Stuhl. Druckempfindlichkeit und Schwellung des Abdomen. Typhus, mit Verstopfung. Kleine weiße Fadenwürmer, die ein Juckendes Anus verursachen (*Natr. phos.*). Blähungen, Schwellung des Abdomens etc. Zweites Stadium einer Peritonitis (Bauchfellentzündung), Typhlitis (Blinddarmentzündung) und Perityphlitis (siehe klinischer Fall unter Typhlitis). **Verstopfung**, hellfarbener Stuhl, der auf einen Mangel an Gallenflüssigkeit hinweist, träge Tätigkeit der Leber, oder wenn diese Folge einer primären Störung ist, insbesondere wenn Fett und fettiges Gebäck nicht bekommen. **Diarrhö**, nach fettem Essen, oder bei Typhus, mit blassem gelbem, ockerfarbenem oder lehmfarbenem Stuhl, weißer oder schleimiger Stuhlgang. **Dysenterie (Ruhr)**, abführend, mit schleimigem Stuhl. **Hämorrhoiden**, blutend, Blut dunkel und dick, fibrinös, klumpig.

Blase, Harnwege und Sexualorgane – Akute Fälle von Blasenentzündung, im zweiten Stadium, wenn eine Schwellung eingesetzt hat und die Absonderung dicker, weißer Schleim ist. Hauptmittel bei chronischer Zystitis. Entzündliche Erkrankungen der Nieren. Urin dunkel gefärbt, Ablagerung von Harnsäure. Das wichtigste Mittel bei Tripper (Gonorrhö) und Hodenentzündung (Orchitis) resultierend aus einer Unterdrückung derselben. Bei Bubo im Falle einer weichen Schwellung und bei weichem Schanker ist es ebenfalls das Hauptmittel (C3). Chronisches Stadium der Syphilis mit charakteristischen pathologischen Zuständen. Postgonorrhoischer Katarrh (Nachtripper) in Kombination mit einem Ekzem, sichtbar oder latent. Menstruation zu spät oder unterdrückt, unterbrochen oder zu früh, übermäßiger Fluss, dunkel klumpig oder zähes, schwarzes Blut,wie Teer. Amenorrhö (Ausbleiben der Regel), Blutung unterdrückt. Perioden zu häufig. Weißfluss (Leukorrhö), Absonderung von milchig-weißem Schleim, dick, ohne Reizung, weich. Ulzeration von Gebärmuttermund und Gebärmutterhals, mit der charakteristischen Absonderung von dicken, weißen, weichen Sekreten. Chronische Kongestion des Uterus, Hypertrophie, zweites Stadium (siehe *Calc. fluor.*).

Schwangerschaft – Morgendliche Übelkeit mit Erbrechen von weißem Schleim. Kindbettfieber, Hauptmittel. Mastitis, entzündete Brust, um die Schwellung zu bekämpfen.

Atmungsorgane – Verlust der Stimme, Heiserkeit durch Kälte, Zunge weiß. Asthma mit Magenstörung, Schleim weiß und schwer abzuhusten. Bronchialasthma, zweites Stadium einer Bronchitis, wenn dicker, weißer Schleim gebildet wird. Husten bei Lungentuberkulose, dickes, weißes, milchiges Sputum. Lauter, geräuschvoller Bauchhusten; Husten kurz, heftig und spasmisch, wie Keuchhusten, Auswurf dick und weiß. Eindruck, als wenn die Augen hervortreten, weiße Zunge, Husten hart, wie Krupp, rau und bellend. Bei Krupp ist es das Hauptmittel für die Absonderung. Lungenentzündung, zweites Stadium, weißer, visköser Auswurf. Pleuritis (Rippen-/Brustfellentzündung), zweites Stadium, mitplastischen Absonderungen und Adhäsionen. Pfeifendes Rasseln oder rasselnde Geräusche von Luft, die durch dicken, hartnäckigen Schleim in den Bronchien dringt, schwer abzuhusten; heftiger Husten. Kind greift sich an den Hals während eines Hustenanfalls.

Herz-Kreislauf-System – Embolie, Blut ist in einem Zustand, der Klumpenbildung begünstigt, die Pfropfen bilden. Zweites Stadium einer Perikarditis (Herzbeutelentzündung), plastische Absonderung, Adhäsionen etc. Herzklopfen aufgrund von übermäßigem Blutfluss zum Herzen hin, hypertropher Zustand.

Rücken und Gliedmaßen – Drüsen am Nacken geschwollen. Rheumatisches Fieber, Absonderung und **Schwellung um die Gelenke**. Akuter Gelenkrheumatismus. Rheumatische gichtige Schmerzen, wenn sie sich durch Bewegung verschlimmern und die Zunge weiß belegt ist. Rheumaschmerzen, die nur bei Bewegung auftreten oder dadurch verschlimmert werden (*Ferr. phos.*). Nächtliche Rheumaschmerzen verschlimmert durch die Bettwärme; blitzartig vom unteren Rücken bis zu den Füßen; muss aus dem Bett aufstehen und sich aufrichten. Hände werden steif beim Schreiben. Chronisches Rheuma und Schwellung, wenn alle Bewegungen Schmerzen verursachen. Chronische Schwellung der Beine und Füße, schmerzlos, heftig juckend. Zweites Stadium einer Hüftgelenkentzündung. Geschwüre an den Gliedmaßen, fibrinöse Ausschwitzungen, entzündete Fußballen. Tenalgia crepitans, Knarren der Sehnen am Handrücken. Frostbeulen an Händen oder Füßen oder anderen Körperteilen.

Symptome der Nerven – Das spezifische oder hautsächliche Mittel bei Epilepsie, insbesondere wenn sie auftritt bei oder nach Unterdrückung von Ekzemen oder anderen Ausschlägen. Sollte bereits seit einiger Zeit andauern. Rückenmarkschwindsucht.

Schlaf – Schreckt auf bei dem geringsten Geräusch. Somnolenz. Ruheloser Schlaf.

Fiebersymptome – Kongestionen und Entzündungen, **zweites Stadium bei jedwedem Organ** oder Körperteil. Das zweite Mittel bei gastrischem, enterischem oder typhusartigem Fieber. Bei Kindbettfieber das Hauptmittel für die Ausschwitzungen; auch bei rheumatischem Fieber. Bei Scharlachfieber, mit *Ferr. phos.*, reicht es aus, um fast alle Fälle zu heilen. Typhus / Fleckfieber, gegen die Verstopfung. Wechselfieber, mit den charakteristischen Begleiterscheinungen dieses Heilmittels. Scharlachfieber, als Vorbeugungsmittel. Katarrhalisches Fieber, starke Kälte, der geringste kühle Luftzug lässt ihn durch und durch frieren, muss nahe an der Heizung sitzen und fröstelt. Besser, wenn er zugedeckt im Bett liegt. (HOLBROOK)

Haut – Abszess, Eiterbeulen, Karbunkel etc., im zweiten Stadium, wenn interstitielle Ausschwitzungen vorhanden sind, und es bringt die Schwellung dazu zu verschwinden, bevor sich Eiter bildet. Akne, Erythem, Ekzeme und andere Hautausschläge, mit Bläschen, die dicken, weißen Inhalt haben. Eiweißartige Ekzem oder andere Hautkrankheiten, die nach Impfung mit schlechtem Immunimpfstoff auftreten. Ekzem aufgrund von unterdrückten oder gestörten Uterusfunktionen. Trockene, mehlartige Schuppen auf der Haut. Hartnäckige Ekzeme, Milchschorf, schorfiger Ausschlag am Kopf und im Gesicht kleiner Kinder. Sein Nutzen bei hartnäckigen Ekzemen ist immer wieder bestätigt worden. Verbrennungen aller Grade (auch äußerlich), Bläschen etc. C3 in Wasser aufgelöst wird häufig eine sofortige Linderung des Schmerzes bei ernsten Verbrennungen bewirken. Entzündete Fußballen, Frostbeulen, Ausschläge in Verbindung mit Magenproblemen und Störungen bei der Menstruation. Erysipel vesiculosa, das Hauptmittel. Herpes, Gürtelrose, Lupus, Masern, heisere Husten und Schwellungen der Drüsen, auch bei Spätfolgen. Pickel im Gesicht, am Nacken etc. Pocken, Hauptmittel; reduziert die Pustelbildung. Geschwüre mit weißem, mehlartigem Belag, oder fibrinöses, weißes Sekret. Sykosis (Feigwarzenkrankheit), Hauptmittel. Eingewachsene Zehennägel. Warzen an den Händen.

Gewebe – Anämie, als interkurrente Erkrankung, wenn Hautkrankheiten bestehen. Hämorrhagie, dunkles, schwarzes, klumpiges oder zähes Blut. Auswirkungen von Stößen, Schnitten und Prellungen, gegen die Schwellung. Ödeme in Folge von Krankheiten des Herzens, der Leber oder der Nieren, von Verstopfungen der Gallengänge, von Herzschwäche mit Herzklopfen. Weiße Flüssigkeitwird abgezapft; weißes schleimartiges Sediment im Urin und weiße Zunge. Fibrinöse und lymphatische Absonderungen im interstitiellen Bindegewebe, die nicht absorbiert werden. **Hauptmittel bei Drüsenschwellungen, follikuläre Einlagerungen.** Wildes, überstehendes Fleisch, überbordende Granulationen. Skrofulöse Vergrößerung der Drüsen. Skorbut, harte Einlagerungen. Zweites Mittel bei Verstauchungen, strumöser Zustand. Schädliche Auswirkungen von Impfungen. Syphilis.

Modalitäten – Alle Symptome von Magen und Abdomen verschlimmern sich bei diesem Mittel nach der Aufnahme von **fettem Essen, fettigem Gebäck oder anderen schweren Speisen.** Rheumatische oder andere Schmerzen werden stärker und schlimmer durch **Bewegung**. „Es ist ein *träges* Mittel für *träge* Symptome und *träge* Konstitutionen, und es ist anti-skrofulös, anti-sykotisch und anti-syphilitisch." (SAUNDERS)

Homöopathische Daten – HERINGs Guiding Symptoms, Ausgabe VI enthält eine komplette Zusammenfassung der Symptome für dieses Mittel, aber bedauerlicherweise werden sie durcheinander gebracht mit Symptomen von *Kalium chloricum*, ohne dass ein Hinweis zur Unterscheidung gegeben wird, was die Sammlung der Symptome weniger wertvoll für Studienzwecke macht, als sie in dem Fall gewesen wäre, wenn man sie getrennt hätte.

Anwendung – Verreibungen und Verdünnungen. Schüßler bevorzugt C6 und C12, obwohl er später niedrigere Potenzen verabreicht hat. Bei Diphtherie empfiehlt er das Gurgeln mit 10 oder 15 Tabletten in C3 in einem Glas Wasser. Seine äußere Anwendung durch Aufbringen auf Mullverbände wird ebenfalls empfohlen bei Verbrennungen, Eiterbeulen, Karbunkeln, Hautkrankheiten, Warzen etc.

Verwandte Mittel – Da es dem zweiten Stadium aller entzündlichen Probleme unmittelbar nach Auftreten von Absonderungen entspricht, sind die nächsten verwandten Mittel *Bryon., Mercur., Apis, Thuja, Spongia, Jod, Pulsat., Rhus* und *Sulfur*.

Analysen der folgenden Mittel weisen nach, dass sie *Kalium chloratum* in recht beachtlichen Mengen (homöopathisch betrachtet) enthalten: *Phytol., Sanguin.,Stilling., Pinus Can., Asclep., Ailanth., Anis stell., Hamam. virg., Cimicif., Berber*. Die meisten dieser Mittel haben viele Symptome mit *Kalium chloratum* gemeinsam. Wenn eine vollständige chemische Analyse dieser verschiedenen Mittel, pflanzlich und tierisch, gemacht ist, werden wir in der Lage sein, die Symptome jedes Heilmittels mit denen seiner Bestandteile zu vergleichen. Vergleiche bei Problemen mit der Eustachischen Röhre *Merc. dulc.* Bei Syphilis lasse *Kali sulph.* und *Silicea* folgen. Bei Lupus *Calc. phos.*

In Schüßlers Therapeutika nimmt *Kalium chloratum* eine ganz ähnliche Rolle ein wie *Sulfur* in der reinen Homöopathie, und zwar als tief wirkendes Heilmittel mit der Tendenz, die Krankheiten in ihrer Ursache zu bekämpfen, sehr nützlich als interkurrentes Mittel und um den Weg zu bereiten für andere angezeigte Mittel. *Kalium chloratum* wird häufig gefolgt von *Calc. sulph.*, das hernach die Wirkung des vorigen vollendet. *Kalium chloratum* folgt auf *Ferr. phos.*, wenn einen tatsächliche Lymph-Absonderung aufgrund einer reifenden interstitiellen Entzündung einsetzt. Es tritt auch an die Stelle von *Natr. chlor.*, wenn die tieferen Schichten des Epithels, angrenzend an die Basalmembran des Bindegewebes, betroffen sind und sogar eine Exfoliation eingesetzt hat, was einen weißen Zungenbelag und eine trübe-weißliche Sekretion zur Folge hat. (MORGAN)

Kalium chloratum kann verglichen werden mit dem Chlorat, *Kalium chloricum*, dem giftigsten aller Kaliumsalze, ein heftiges Reizmittel für die gesamte Magen- und Darmschleimhaut, das gangränöse Geschwüre verursacht. Vergleiche mit Aphthen, Dysenterie, Epitheliom und Nephritis. (siehe ALLENs *Handbook*)

Kalium Phosphoricum

Synonyme – Kaliumphosphat. Kaliumsalz der Phosphorsäure. Phosphorsaures Kalium.

Allgemeine Bezeichnung – Kaliumphosphat.

Chemische Eigenschaften – Formel $K_2 H P O_4$. Wird hergestellt, indem wässrige Phosphorsäure mit einer ausreichenden Menge Kali, Hydrat oder Karbonat, gemischt wird, bis die Reaktion leicht alkalisch und verflüchtigend ist. Es kristallisiert nur schwer. Es ist sehr hygroskopisch; es ist frei löslich in Wasser und unlöslich in Alkohol.

Herstellung – Es wird gewonnen durch Verreiben, gemäß den Methoden der homöopathischen Arzneimittellehre.

Physiologisch-chemische Daten – *Kali phos.* ist ein Bestandteil aller körperlichen Flüssigkeiten und Gewebe, insbesondere des Gehirns, der Nerven, der Muskeln und der Blutkörperchen. Alle Gewebe bildenden Substanzen binden es hartnäckig an sich, es ist in allen Nährflüssigkeiten enthalten, und daraus können wir leicht folgern, dass es unerlässlich ist für die Bildung des Gewebes. Wir wissen auch, dass die Oxidationsvorgänge, die Umwandlung der Gase in der Atmung und andere chemische Umwandlungen im Blut sowie die Verseifung des Fettes und seine weitere Oxidation herbeigeführt werden durch die Präsenz von Basen, und hauptsächlich durch die Präsenz von *Kali phos*. Diese alkalische Reaktion ist maßgeblich für eine große Anzahl lebenswichtiger innerlich ablaufender Prozesse, und sie kommt in allen körperlichen Flüssigkeiten vor, die tatsächlich im Kreislaufsystem enthalten sind, oder in den geschlossenen Hohlräumen des Körpers. (DALTON) Man fand heraus, dass die wesentlichen Eigenschaften der Nerven nachhaltig und sehr vollständig in einer Lösung dieses Salzes gebunden sind. **Durch eine Verminderung** der Ausscheidung von *Kali phos.* in den Urin werden im Organismus Voraussetzungen geschaffen, die eine Stärkung der Abwehr gegen den typhuszersetzenden Prozess als auch gegen die Ausbreitung der Erkrankung bieten können. (GRAUVOGL) *Kali phos.* ist ein Antiseptikum und verhindert den Abbau oder Zerfall von Gewebe. Adynamie und Verfall sind die **charakteristischen** Zustände von *Kali phos.*

Die wichtigste Entdeckung von LIEBIG, dass Kaliumphosphat vorwiegend im Muskelserum vorkommt und Natriumchlorid im zirkulierenden Blut, war uns oft nützlich, insbesondere im Hinblick darauf, die eine oder die andere Verbindung gezielt auszuwählen. (HERING) Eine Störung der *Kali phos.*-Moleküle hat zur Folge:

1. im mentalen Bereich Zustände wie Zaghaftigkeit, Ängstlichkeit, Schreckhaftigkeit, Weinerlichkeit, Argwohn, Heimweh, Gedächtnisschwäche,Depression etc.
2. in den vasomotorischen Nerven: Puls zuerst klein und frequent, späterVerlangsamung desselben.
3. in den sensorischen Nerven: Schmerzen mit Lähmungsgefühl.
4. in den motorischen Nerven: Muskel- und Nervenschwäche bis zur Lähmung.
5. Trophische Fasern des Nervus sympathicus: Verlangsamung der Nährstoffversorgung bis zu vollständigem Stillstand innerhalb einesbegrenzten Zellbereichs, demzufolge Erweichung und Degenerationder betroffenen Nerven.

Allgemeine Wirkung – Zustände, die sich ergeben aufgrund eines **Mangels an Nervenstärke**, wie Erschöpfung, Anspannung, Minderung der mentalen Vitalität, Depression. Gemäß den Beobachtungen der Tests durch Dr. ROYL war das hervorstechendste und beständigste Gefühl die Erschöpfung. Diese bezog sich auf die Psyche, die Nerven und die Muskeln. *Kali phos.* wirkt auf die Gehirn- und Nervenzellen und auf die Blutkörperchen und beeinflusst die Nährstoffversorgung, verursacht Reizungen, leichte Entzündungen und einen gewissen Grad an Degeneration. Ganz allgemein mentale Trägheit, die in Aktivität übergeht, wenn die Person aufgerüttelt wird; ebenso psychische Erschöpfung nach mentaler Anstrengung oder großem Stress. Es entspricht den vielen Beschwerden bekannt als **Neurasthenie**, und auf diesem Feld hat es seine größten Lorbeeren geerntet. Ein intensiver Geruch aller Körperausdünstungen ist eine häufige Begleiterscheinung. Es ist ein Stärkungsmittel bei Muskelschwäche in Folge akuter Erkrankungen, Myalgie und Schwund von Muskelgewebe, alle beruhend auf einer beeinträchtigten Innervation. Atrophischer Zustand bei alten Leuten. In Fällen eines rapiden Abbaus der Blutkörperchen und der Muskelflüssigkeit wie bei Hämorrhagien septischer Natur, Skorbut, Stomatitis (Entzündung der Mundschleimhaut), gangränöse Angina, phagedänischer Schanker, übel faulig riechende Diarrhö, kraftlose oder typhöse Zustände etc.

Leitsymptome, charakteristische Anwendungen und bewährte Indikationen

Psychische Symptome – Beklemmung, **nervöse große Angst** ohne besonderen Grund, düstere Gedanken, Phantasierereien, sieht bei allem die dunkle Seite, düstere Vorahnungen. Große Verzagtheit in Bezug auf Arbeitsleben und Geldangelegenheiten. Widerwille dagegen sich unter Leute zu mischen. Abneigung sich zu unterhalten. **Geistige Erschöpfung durch Überarbeitung. Deprimierte Stimmung, allgemeine Reizbarkeit** oder große Ungeduld. **Gedächtnisschwund**, lässt Buchstaben oder Wörter beim Schreiben aus, verwendet falsche Wörter, Begriffsverwirrung. Schreckhaftigkeit durch und Überempfindlichkeit gegen Lärm. Stumpfsinnigkeit, mangelnde Energie, die geringste Arbeit scheint eine schwere Aufgabe zu sein. Unentschlossen, nörgelnd, unstet. Unzusammenhängendes Reden im hellwachen Zustand (*Natr. chlor.*). Auswirkungen von Angstzuständen. Nachwirkungen von Trauer. Halluzinationen und Sinnestäuschungen. Heimweh, verfolgt von Bildern der Vergangenheit mit gleichzeitigem Sehnen danach. **Hysterie** durch plötzliche Emotionen, Lach- und Weinanfälle, falsche Eindrücke. Geisteskrankheit, Manie und andere psychische Störungen. Tiefgreifende Hypochondrie und Melancholie. Kindbettpsychose. Depression, seufzend. Schüchternheit, übermäßiges Erröten durch emotionale Empfindsamkeit. Stupor (*Anm. d. Übers. / Hrsg.: Zustand der Reglosigkeit ohne äußerlich erkennbare psychische oder körperliche Aktivität*) und erschöpfter Zustand des Delirs. Neigung zum Jammern, Quengeln und gereizter Stimmung. Hysterisches Gähnen. Alkoholdelirium, Furcht, Schlaflosigkeit, Unruhe und Argwohn, ausschweifendes Reden. Greifen nach imaginären Gegenständen. Geistige Verwirrung. Gehirnerweichung, frühes Stadium, zuckt zusammen bei Berührung. Psychische Symptome bei Kindern: Böse und schlecht gelaunt, quengelig, ängstlich, schreiend, wimmernd. Nachtangst. Schüchternheit und übermäßiges Erröten. Somnambulismus. Sehr nervös, zuckt beim kleinsten Geräusch zusammen. Spricht im Schlaf. Will im wachen Zustand von Raum zu Raum gebracht werden. Erwacht leicht. (HOLBROOK) Dr. GEORGE ROYAL stößt bei seinen Tests auf Reizbarkeit, Nervosität, Depression, Trägheit, Unfähigkeit sich zu erinnern und Unruhe als markante psychische Symptome.

Kopf und Kopfhaut – Schwindel beim Aufstehen vom Liegen und vom Sitzen sowie beim nach oben Schauen. Schwindel und Schwindelgefühl durch nervöse Erschöpfung und Schwäche. Dumpfer Schmerz im Stirnbereich, schlimmer in geschlossenen Räumen. Kopf fühlt sich dumpf und müde an. **Zerebrale Anämie.** Gehirnerschütterung. Asthenische Verfassung. Kopfschmerzen, nervös, geräuschempfindlich, Verwirrtheit. Kopfschmerz bei Studenten und bei Menschen, die völlig ausgelaugt sind. Kopfschmerzen werden gelindert durch leichte Bewegung. Schmerzen und Druck im **Hinterkopf** und auf den Augen, besser **beim Essen**, mit Gefühl von Abgespanntheit und Erschöpfung, Unfähigkeit zu Denken und zu den üblicherweise charakteristischen psychischen Symptomen. Kopfschmerz mit Gefühl von Erschöpfung, Leere und Schwäche im Magen. Menstruationskopfschmerz mit Hunger. Neuralgischer Kopfschmerz, Brummen in den Ohren, mit dem Gefühl der Unfähigkeit aufrecht zu bleiben, jedoch gebessert bei heiterer Erregung; weinerliche Stimmung, besser beim Essen. Jucken der Kopfhaut. Hinterkopf schmerzt, als ob am Haar gezogen würde. Heftiger Schmerz im linken Warzenfortsatz (Mastoid); schlimmer bei Bewegung und im Freien.

Augen – Geschwächtes Sehvermögen, Verlust der Sehkraft, nach Diphtherie, durch Erschöpfung. Augen scheinen erregt und starrend. Schielen oder Verlust der Akkomodation nach Diphtherie. Hängende Augenlider. Mangelndes Zusammenspiel der Augenmuskeln und Verlust der Akkomodation für nahe Objekte. Gefühl von Sand oder Splitter in den Augen. Schmerzen der Augäpfel – Schmerz an den Rändern der Lider und Brennen, als wenn alles voller Rauch wäre. Augenlider zucken, Sicht verschwommen. Schwarze Punkte vor den Augen.

Ohren – Schwerhörigkeit oder Taubheit aufgrund von mangelnder Umsetzung in Nervenimpulse, mit Schwäche und Erschöpfung der Nerven. Geräusche in den Ohren beim Einschlafen durch nervöse Erschöpfung. Absonderung von fauligem, übel riechendem, jauchigem Eiter aus den Ohren. Geschwürbildung des Trommelfells und Mittelohrvereiterung; wenn Absonderungen faulig, blutwasserartig, **übel riechend**, stinkend und jauchig sind. Atrophische Verfassung bei alten Menschen, Neigung, dass die Gewebe einschrumpfen und schuppig werden. Brummen und Sausen in den Ohren (*Magnes. phos.*). Jucken des Gehörgangs. Überempfindliches Gehör, erträgt keinen Lärm.

Nase – Nasenbluten bei schwacher, zarter Konstitution, Veranlagung dazu. Ozaena (Stinknase), übel riechende gelbe Krusten, Geschwüre. Dicke **gelbe Absonderung**. Niesen bei der geringsten Kälteeinwirkung. Gelbe Krusten werden aus der Nase ausgestoßen gefolgt von Nasenbluten. Dicker Schleim, der aus den Choanae ausgeworfen wird.

Gesicht – Bleich, aschfahl und eingefallen, mit hohlen Augen. Rotes, heißes, brennendes Gesicht, ebenso die Stirn; sonst blass und gelb. Neuralgische Gesichtsschmerzen, mit großer Erschöpfung nach einem Anfall. Rechtsseitige Neuralgie, gelindert durch kalte Umschläge. Neuralgische Stiche von den oberen Zähnen zum linken Ohr. Schmerz in den Kieferknochen, besser beim Essen, Sprechen und bei Berührung. Kraftverlust der Gesichtsmuskeln, was Verzerrungen zur Folge hat. Jucken des Gesichts unter dem Bart; Pickel. Gesichtslähmung nach Arbeit im Wasser.

Mund – Schwitzbläschen auf den Lippen. Pickel und Wundkrusten auf den Lippen. Schälen der Haut. Stomatitis (Mundhöhlenentzündung); Atem widerwärtig und übel riechend. Zahnfleisch ist schwammig und geht zurück. Noma (Wangenbrand), Cancrum oris (Mundfäule); aschgraue Geschwüre. Widerwärtiger Geruch aus dem Mund. Speichel profus, dick und salzig.

Zunge – **Übermäßig trocken** am Morgen. Fühlt sich an, als ob sie am Gaumen kleben würde. Zunge weiß, schleimig, bräunlich wie französischer Senf. Entzündung der Zunge, wenn sie extrem trocken wird oder Erschöpfung einsetzt. Ränder der Zunge rot und wund.

Zähne – Neigung zu Zahnfleischbluten; roter Rand am Zahnfleisch. Heftige Schmerzen an kariösen oder gefüllten Zähnen. Zahnschmerz wechselt sich ab mit Stirnkopfschmerz.

Zahnschmerz bei äußerst nervösen, zierlichen oder blassen, emotionalen Menschen mit leicht blutendem Zahnfleisch; sie haben einen hellroten Rand oder eine Linie daran. Nervöses Zähneklappern. Sprache langsam und undeutlich. Zahnfleisch schwammig und zurückgehend. Zähne empfindlich, schmerzhaft. Zähneknirschen.

Rachen – Mandeln groß und wund, mit weißen, festen Ablagerungen wie eine diphtherische Pseudomembran. Hals sehr trocken; ständiges Bedürfnis zu schlucken. Heiserkeit und Stimmverlust. Salziger Schleim, der vom Rachen aufsteigt. Gangränöse Halsentzündung. Krupp, letztes Stadium, Synkope und Nervenschwäche. Spätfolgen von Diphtherie. Schwäche beim Sehen, nasale Sprache und Lähmung irgendeines Teils. Maligne gangränöse Leiden, Erschöpfungszustände etc. Lähmung der Stimmbänder.

Gastrische Symptome – Magengeschwür, da dies eine Störung der trophischen Nerven ist. Übermäßiges Hungergefühl zeitnah nach der Essensaufnahme. Ein nervöses „Schwächegefühl" in der Magengrube. Gasartiges Aufstoßen. Gastritis, wenn die Behandlung hinausgeschoben wurde bei asthenischen Konstitutionen. Verdauungsstörung mit nervöser Depression. Magenschmerzen durch Angst oder Aufregung. Sehr durstig. Brechreiz und Erbrechen von saurer, bitterer Nahrung und Blut. Leeres, nagendes Gefühl, gelindert durch Essen. Aufstoßen von bitteren und sauren Gasen. Permanenter Schmerz im Oberbauch an einem kleinen Punkt. Dunkelgrünes oder blaues Erbrochenes aufgrund von Hirnstörungen.

Abdomen – Schwäche linksseitig unter dem Herzen, Milzbeschwerden, **Flatulenz** mit Schmerz rund ums Herz, von der linken Seite des Magens aus. Abdomen schwillt an, trockene Zunge, etc. Typhus, Debilität und andere charakteristische Symptome dieses Mittels. Abdomen aufgebläht mit Gas. Zerrender Schmerz wie Presswehen. Kolik im Hypogastrium mit vergeblichem Stuhldrang; besser beim Zusammenkrümmen. Kollaps, fahles, bläuliches Antlitz und niedriger Puls.

Stuhl und Anus – Diarrhö; schmerzlos, wässrig, aufgrund von Furcht oder anderer bedrückender Ursachen, mit großer Niedergeschlagenheit; faulig riechender Stuhlgang, wie Reiswasser, blutig, aasähnlicher Geruch. Faulig riechende und typhoide Dysentery. Wässriger Stuhl mit zwingendem Drang, gefolgt von Tenesmus (Afterschmerz). Symptome von Cholera. **Geräuschvolle, übel riechende Blähungen.** Übermäßiger, schmerzloser, übel riechender und dringender Stuhl beim Essen, gefolgt von unbefriedigtem Drang. Rektum brennt und fühlt sich wund an nach Bewegung, prolabiert. Darm verstopft. Stuhl dunkelbraun, durchzogen von gelblichgrünem Schleim. Paretischer Zustand von End- und Dickdarm. Hämorrhoiden, wund, schmerzhaft und juckend.

Sexualorgane – Starker Sexualtrieb; Priapismus am Morgen. Impotenz und schmerzhafter Samenerguss in der Nacht, ohne Erektion. Geschlechtstrieb geschwächt, die meiste Zeit völlig ruhend. Äußerste Erschöpfung und schwaches Sehvermögen nach dem Koitus. Phagedänischer Schanker. Balanitis (Entzündung der Eichel). **Bei Frauen:** Menstruation verfrüht und stark bei nervösen Personen.

Unregelmäßig, spärlich, fast schwarz, übel riechend. **Amenorrhö (Ausbleiben der Regel) mit seelischer Depression, Abgeschlagenheit und allgemeiner nervöser Schwäche.** Dumpfer Kopfschmerz während der Regel, sehr müde und schläfrig, Beine schmerzen, heftig stechende Schmerzen durch und durch in Becken und Gebärmutter. Schmerz in der linken Seite und in den Eierstöcken. Starker Schmerz am Kreuzbein. Weißfluss (Leukorrhö), gelblich, Blasen bildend, orange farbig, brennend, beißend. **Starker Sexualtrieb** nach der Menstruation. Dysmenorrhö (Regelschmerzen) bei blassen, weinerlichen, nervösen Frauen. **Hysterie**, Gefühl einer im Hals aufsteigenden Kugel. **Nervosität**.

Harnorgane – Enurese (Bettnässen) bei **größeren** Kindern. Paretische Zustände der Blase. Urininkontinenz bei nervöser Schwäche. Häufiges Urinieren oder Abgang von viel Wasser, häufig brennend. Blutung der Harnröhre. Inkontinenz aufgrund einer Lähmung des Blasenschließmuskels. Cystitis (Blasenentzündung) bei asthenischer Kondition mit Erschöpfung. Brightsche Krankheit der Nieren. Diabetes mit nervöser Schwäche, unersättlichem Appetit etc. Tripper (Gonorrhö) mit Austritt von Blut. Urin ganz **gelb** wie Safran. Jucken in der Harnröhre. Schneidender Schmerz in Blase und Harnröhre.

Schwangerschaft – Drohende Fehlgeburt bei nervösen Personen. **Kindbettpsychose, Kindbettfieber**. Schwache und ineffektive Wehen, Scheinwehen, mühsame Wehen aufgrund konstitutioneller Schwäche. Mastitis, wenn der Eiter bräunlich ist, schmutzig wirkt, übel riecht, kraftlos-schwache Konstitution.

Symptome der Atemwege – Asthma bei der geringsten Nahrungsaufnahme. Asthma (große Dosen und häufig wiederholt, C3), geschwächter Zustand des Nervensystems. Stimmverlust durch Lähmung der Stimmbänder. Heuschnupfen. Heiserkeit mit Erschöpfungsgefühl durch Überbeanspruchung der Stimme,ob rheumatisch oder nervös. Husten durch Reizung in der Luftröhre, die sich wund anfühlt. Auswurf dick, gelb, salzig, übel riechend. Brust schmerzt sehr. Keuchhusten bei extrem nervösen Personen, mit großer Erschöpfung. Akutes Lungenödem, spasmischer Husten mit schäumenden, serösen Massen, die im Übermaß hervorgebracht werden, und mit drohender Erstickungsgefahr. Atemnot beim Treppensteigen oder bei jeglicher Kraftanstrengung. Krupp, letztes Stadium, extreme Schwäche, blasses oder fahles Antlitz.

Herz-Kreislauf-System – Plötzliche Schwäche bei nervösen Personen oder Schwindelgefühl durch schwache Herztätigkeit. Schwächegefühl durch Furcht, Müdigkeit etc. Unregelmäßiger Herzschlag, mit nervöser Empfindlichkeit aufgrund von Emotionen, Kummer oder Sorge, mit **Herzklopfen**. Funktionale Störungen des Herzens bei schwacher, ängstlicher, nervöser Verfassung. Herzklopfen bei der geringsten seelischen Gefühlsregung oder beim Treppensteigen. Puls unterbrochen, unregelmäßig oder niedriger als normal. Herzklopfen nach rheumatischem Fieber, mit Erschöpfung. Anämie, Blut mangelhaft, Herzklopfen mit Schlaflosigkeit und Unruhe. Träger Kreislauf.

Rücken und Gliedmaßen – Rückenmarksanämie. Idiopathische Erweichung des Rückenmarks, Patient hat Schwierigkeiten mit der eigenen Bewegungskoordination; Verlust des Bewegungsvermögens, er strauchelt und stolpert leicht. Paralytische oder rheumatische Lahmheit, mit Steifigkeit nach Ruhepause, bessert sich dennoch bei leichter Bewegung. Schmerzen im Rücken und in den Gliedmaßen, gelindert durch Bewegung, Schmerz zwischen den Schulterblättern. Fingerspitzen wie eingeschlafen. Jucken der Handflächen und Fußsohlen. Nächtliches Jucken der Beine mit Taubheit und Kraftlosigkeit. Brennen der Füße – kribbeliges Gefühl in den Füßen. Schmerzen verschlimmern sich beim Aufstehen von sitzender Position und durch heftige Kraftanstrengung. Gefühl von Quetschung und Schmerz in den betroffenen Teilen, auch Verfärbung. Akutes und chronisches Rheuma, Schmerzen verschwinden bei Bewegung, starke Schmerzen morgens nach dem Liegen und beim ersten Aufstehen aus einer sitzenden Position, Körperteile fühlen sich steif an. Anstrengung und Übermüdung verschlimmern. Steifigkeit, paralytische Neigung. Schmerz in den Hüften. Lähmungsartiger, ziehender Schmerz in der Fußsohle. Frostbeulen auf den Zehen. Muskelschwäche nach schwerer Erkrankung.

Nervöse Symptome – Das große Nerven-Salz.
Neuralgische Schmerzen in jeglichem Organ, mit Depression, Versagen der Kraft, Empfindlichkeit gegenüber Lärm und Licht, verbessert durch positive, angenehme Erregung und durch leichte Bewegung, aber am stärksten empfunden bei Ruhe oder Einsamkeit. Ischialgie. Abwärtszerrender Schmerz hinten am Oberschenkel zum Knie, Torpor, Steifigkeit, große Unruhe und starker Schmerz, nervöse Erschöpfung etc. **Nervosität** ohne nachvollziehbaren Grund; Patient vergießt Tränen und macht „aus einer Mücke einen Elefanten". **Lähmung eines jeglichen Körperteils**, teilweise, Querschnittslähmung, Halbseitenlähmung, Gesichtslähmung, Lähmung der Blase, des Oberlids etc. Lähmung taucht gewöhnlich ganz plötzlich auf. Atrophische Paralyse. Lokomotorische Paralyse, Verlust der motorischen oder der stimulierenden Kraft. Schleichende Lähmung, bei der der Prozess langsam voranschreitet, und Neigung zur Auszehrung des Körpers, mit Verlust des Tastsinns, Gesichtslähmung. Epilepsie, eingefallenes Gesicht, Gefühllosigkeit und Herzklopfen nach einem Anfall. Anfälle ergeben sich aufgrund von Furcht und Erschre-

cken. Hysterie, Anfälle nach plötzlicher Gemütsbewegung, Gefühl als ob eine Kugel im Hals aufsteigt, nervös, ruhelos, kribbeliges Gefühl. Zittriges Gefühl. Allgemeiner Schwächezustand, mit Nervosität und Reizbarkeit. Körperlich werden die Schmerzen als allzu intensiv empfunden.

Sehr schreckhaft. Angst vor Einbrechern. Neurasthenie, insbesondere durch sexuelle Ausschweifungen, geprägt von spinalem Reizzustand. Nervosität aufgrund sexueller Erregung mit Schmerzen im Kreuzbein, Schlaflosigkeit, Schmerz in Hinterkopf und Rücken, häufiger Harndrang, Niedergeschlagenheit. [Dr. J. C. NOTTINGHAM] **Schmerzanfälle mit darauf folgender Abgeschlagenheit.** Lähmung bei Kindern. Verminderte Durchblutung der Rückenmarkshäute durch auszehrende Krankheiten, mit lähmendem Schmerz, schlimmer bei Ruhe, aber augenscheinlich bei beginnender Bewegung.

Schlaf – Schlaflosigkeit, nach Sorge oder Aufregung aus nervöser Ursache. Somnambulismus, Schlafwandeln bei Kindern. Gähnen, sich Strecken und Abgespanntheit, mit Leeregefühl in der Magengrube. Hysterisches Gähnen. Anhaltendes Träumen von Feuer, Räubern, vom Fallen, von Geistern etc. Nachtangst bei Kindern. Erwachen aus tiefem Schlaf, vor Furcht schreiend. Wollüstige Träume. Keine Lust am Morgen aufzustehen. Muskelzucken beim Einschlafen.

Fiebersymptome – Wechselfieber; übel riechende, zehrende, übermäßigeSchweißabsonderung. Typhus, bösartiges Fieber, Faulfieber, Fleckfieber, nervöses Fieber oder Gehirnfieber. Das Hauptmittel bei typhoiden, gastrischen oder enterischen Fieberarten mit brauner, trockener Zunge, Petechien, Schlaflosigkeit, Stupor, Delirium etc. Alle typhoiden und bösartigen Symptome entsprechen diesem Heilmittel. Hohe Temperatur. Scharlach, fauliger Geruch aus dem Rachen, Erschöpfung, Stupor etc. Exzessive und zehrende Schweißabsonderung mit fauligem Geruch. Schwitzen beim Essen, mit flauem Gefühl im Magen. Heuschnupfen; mit nervöser Reizbarkeit.

Haut – Ekzeme, wenn sie einhergehen mit Überempfindlichkeit und Nervosität. Nagelbettentzündung, Abszesse und Karbunkeln, wenn der Eiter beginnt übel zu riechen. Pemphigus malignus (Blasensucht), Blasen und Bläschen überall am Körper, wässriger Inhalt, Haut runzelig und welk wirkend. Fettiger Schorf mit widerlichem Geruch. **Alopecia areata (kreisrunder Haarausfall).** Reizende Sekretionen auf der Haut. **Jucken der Handinnenflächen und Füße**, wo die Haut am dicksten ist. **Jucken der Haut** mit kribbelnden Gefühl; leichtes Reiben angenehm, ein Übermaß führt zu Schmerzhaftigkeit und Wundscheuern. Pocken, fauliger Natur. Frostbeulen an den Zehen, Händen oder Ohren, kribbelnder oder juckender Schmerz. Bösartige Pusteln.

Gewebe – Anämische Konstitutionen. Magert ständig ab. **Atrophie, zehrende Krankheiten mit fauligem Stuhl.** Hämorrhagie. Blut dunkel, dünn und nicht gerinnend, faulig. Allgemeine Schwäche und Erschöpfung. Personen, die unter unterdrücktem Sexualtrieb oder zu großer Genusssucht leiden. Seröse, blutwässrige, jauchige, faulige und übel riechende Exsudationen, zersetzende, scheuernde Absonderungen. **Gangränöse Konstitutionen.** Nekrose im frühen Stadium. Krebs; gegen die Schmerzen, die übel riechenden Absonderungen und Verfärbungen. Rachitis mit fauligen Absonderungen aus dem Darm. Skorbut mit gangränosem Zustand. **Septische Hämorrhagie.** Vereiterungen mit schmutziger, fauliger, jauchiger, übel riechender Absonderung von Eiter. Milzleukämie, Typhus, faulendes Stadium. Atrophische Konstitution bei alten Menschen, Gewebe trocken, schuppig, mangelnde Vitalität. Absonderungen haben einen aasähnlichen Geruch.

Modalitäten – Gemäß Dr. ROYAL's sorgfältiger Tests sind die allgemeinen Modalitäten eine **Verbesserung** bei Ruhe, Ernährung und Wärme; **Verschlechterung** durch Aufregung, Sorge und sowohl mentaler als auch physischer Anstrengung. Viele Symptome dieses Mittels werden verschlimmert durch Lärm, durch Aufstehen aus sitzender Position, durch Anstrengung und andauernde körperliche Betätigung und nach Ruhe. **Kalte Luft verschlimmert alle Schmerzen.** Die charakteristischen Besserungen sind leichte Bewegung, **Essen**, Aufgeregtheit und Gesellschaft; schlimmer wenn allein. Schmerzen und Jucken schlimmer zwischen 2.00 Uhr und 5.00 Uhr morgens.

Homöopathische Daten – Das Mittel wurde getestet durch die PROVER'S UNION OF CHICAGO unter der Leitung von Dr. H. C. ALLEN, und die daraus resultierenden hervorstechenden Merkmale sind in der obigen Symptomatologie enthalten. Später machte PROF. ROYAL an der UNIVERSITÄT IOWA Tests, die festgehalten und veröffentlicht wurden in den TRANSACTIONS OF THE INSTITUTE (Institutsberichte) von 1907. Die herausragenden Punkte wurden in die oben beschriebene Symptomatologie aufgenommen. Ein weiterer so genannter Nachweis wurde laut Dr.B. FINCKE erbracht in Person einer sehr empfindsamen jungen Frau, die die CM-Potenz zwischen den Fingern hielt! Wir müssen zugeben, dass wir die Schilderung dieses heroischen Tests nicht gelesen haben, da wir ihn nicht guten Gewissens in unser Traktat einbinden konnten. Wenn sich jedoch jemand für diese Kuriosität interessiert, der findet den Bericht in den PROCEEDINGS OF I. H. A. TRANSACTIONS und ebenso in The Medical Advance, März 1892, in deren Ausgabe auch die Gestaltung des Nachweises durch Dr. ALLEN zu finden ist. Eine sorgfältig vorbereitete Differenzialdiagnose der Phosphate aus der unvollkommenen Arzneimittelprüfung, damals in der Hand des inzwischen verstorbenen Dr. SAMUEL LILIENTHAL, findet man in den TRANSACTIONS OF THE AMERICAN INSTITUTE OF HOMOEOPATHY von 1890. Das Heilmittel ist es wert, dass man erweiterte und sorgfältige Tests mit allen Potenzen damit durchführt.

Anwendung – Die niedrigeren Potenzen scheinen am besten zu wirken;entsprechend empfiehlt Schüßler C2 oder C3 bei Asthma. Jedoch wurden die höheren C6 und C12 und hohe Potenzen alle mit Erfolg angewandt.

Verwandte Mittel – Wahrscheinlich sind die nächsten Entsprechungen *Rhus tox.* und *Phosph.*, mit dem es viele Symptome gemeinsam hat. Die nervösen Symptome von *Pulsat.* scheinen abhängig zu sein von der vorhandenen Menge an *Kali phos.* Der eigentümliche psychische Zustand von Pulsat. ist auch bei diesem Mittel zu finden. *Phytol.* hat ebenfalls viele Symptome mit *Kali phos.* gemein. Vergleiche Ischias. *Ignat.* enthält wahrscheinlich auch *Kali phos.*, da die hysterischen Symptome beinahe identisch sind. *Kali phos.* ist aufgrund seiner Wirkung als Nervensedativum verwandt mit *Ignat.*, *Coffea*, *Hyoscy.*, *Chamom.* Bei Menstruationskopfschmerzen vergleiche *Zinc.*, *Cimicif.*, *Gelsem.*, *Cyclamen* etc. In Bezug auf Blasenbeschwerden findet *Kali phos.* sein komplementäres Mittel in *Magnes. phos.*, wobei letzteres mehr den spasmodischen Neigungen entspricht, *Kali phos.* dagegen eher den paralytischen Symptomen. Bei einsetzender Lähmung des Gehirns, sofern sie von einer Nierenreizung begleitet wird, vergleiche *Zinc. phos.* Bei Hämorrhagien, hell- oder dunkelrot, dünn, wässrig, nicht geronnen, sollten auf *Kali phos. Natr. chlor.* oder auch *Nitr. ac.* folgen. Nach schwächenden Krankheiten baut die Vielfalt Französischer Pilze, die große Mengen an *Kali phos.* enthalten, die Muskeln schneller wieder auf als alles andere. Bezüglich des verwirrten geistigen Zustands vergleiche *Cyclam.*, das häufig den abnormalen, traumähnlichen psychischen Zustand des Geisteskranken korrigiert. Vergleiche *Kalium chloratum* bei Kindbettfieber. Bei postdiphtheritischen Beschwerden vergleiche *Lachesis*, *Caust.* Bei gangränösen Konstitutionen vergleiche *Kalium chloratum*.

Versuchsreihen mit *Kalium phos.*:

1. Nervensystem *Cimicif., Hyos., Stramon., Zinc., Silicea, Ignat., Anacard., Conium, Staphisag.*
2. Degeneration des Blutes *Baptis., Mur. acid, Laches., Crotalus, Kreosote, Arsenic, Carbo, China.*

Kalium Sulfuricum

Synonyme – Kaliumsulfat.

Allgemeine Bezeichnung – Schwefelsaures Kalium

Chemische Eigenschaften – Formel K SO4. Kommt ursprünglich vor in Lava etc. Kristallisiert in kurzen, dauerhaften, farblosen vier- und sechsseitigen Prismen. Es ist löslich in zehn Teilen kaltem und drei Teilen kochendem Wasser. Es ist unlöslich in Alkohol. Es hat einen säuerlichen, herben, salzähnlichen Geschmack.

Herstellung – Reines schwefelsaures Kalium wird gewonnen durch Verreiben, gemäß den Methoden der homöopathischen Arzneimittellehre.

Physiologisch-chemische Daten – Dieses Heilmittel ist laut Schüßler das Funktionsmittel der Epidermis und des Epithels. Ein Mangel dieses Zellsalzes verursacht einen gelben, schleimigen Belag auf der Zunge, schleimige, dünne oder deutliche gelbe oder grüne Absonderungen und Sekrete wässrigen Eiters von irgendeiner der Schleimhäute sowie eine Schuppung des Epithels oder der Epidermis. Die gelbe Farbe ist wahrscheinlich zurückzuführen auf eine retrograde Metamorphose – fettige Degeneration von entzündlichen Ausflüssen und von einem entkräfteten Epithel etc.

Die natürlichen Sulfate und das Eisenoxid dienen als Sauerstoffträger. Wenn Sulfat und Eisenoxid gleichzeitig in Kontakt kommen mit einer organischen Substanz, die sich in einem Stadium des Verfalls befindet, geben sie ihren Sauerstoff ab, und dabei wird Eisensulfat gebildet; dies kann wiederum gespalten werden durch den Sauerstoff aus der Luft, und so bildet sich Schwefelsäure und Eisenoxid, die unter günstigen Bedingungen wieder Sauerstoffträger werden. Ähnliche Prozesse können im menschlichen Organismus stattfinden. Demzufolge spielt *Kalium sulph.* wahrscheinlich eine wichtige Rolle unter den Sulfaten, denn es findet sich in den Zellen und den interzellulären Flüssigkeiten, in Muskeln, Nerven, Epithel und in den Blutkörperchen. Es ist der Trägerstoff für Sauerstoff. Der Sauerstoff, der durch das in den Blutkörperchen enthaltene Eisen aufgenommen wird, wird durch die wechselseitige Wirkung zwischen *Kali sulph.* und Eisen zu jeder Zelle des Organismus transportiert. Jede Zelle benötigt für ihr Wachstum und Ihre Entwicklung den belebenden Einfluss des Sauerstoffs. Aber seine anhaltende Wirkung lässt die Basis der Zellen oxidieren. Folglich zerfallen sie in ihre einzelnen Bestandteile. Ein Mangel an *Kali sulph.* kann je nach Ort und Ausmaß folgende Symptome hervorrufen: Gefühl von Schwere oder Abgespanntheit, Schwindel, Frösteln, Herzklopfen, Furcht, Melancholie, Zahnschmerzen, Kopfschmerz, Gliederschmerzen, die auch mal nachlassen und den Ort wechseln. Diese Schmerzen verschlimmern sich in geschlossenen Räumen, bei Wärme und gegen Abend und bessern sich im Freien an frischer Luft, die reich an Sauerstoff ist.

Epidermis- und Epithelzellen, die mangelhaft mit Sauerstoff versorgt sind, lösen sich und schilfern sich leicht und in großen Mengen ab. Wenn Sauerstoff mit Hilfe von *Kali sulph.* zu den erkrankten Körperteilen gebracht wird, wird die Bildung neuer Zellen dadurch vorangebracht, und diese begünstigen durch ihre Aktivität eine schnelle Abschuppung der alten Zellen.

Allgemeine Wirkung – Es ist anwendbar im dritten Stadium von Entzündungen oder im Stadium ihres Rückgangs, da Sulfate charakteristische Produkte der Oxidation von Gewebe sind und da Kalium einen ganz besonderen Wirkungsbereich bei Feststoffen hat, und das daraus resultierende Salz wird zu einem hervorstechenden Bestandteil ihrer Asche, weshalb wir daraus schlussfolgern können, dass sich sein homöopathischer Wirkbereich auf das gleiche Stadium bezieht. Erkrankungen, die einhergehen mit einer profusen Schuppung der Epidermis. Gelbe **schleimige Absonderungen**. Temperaturanstieg bei Nacht, was eine **Verschlimmerung am Abend** hervorruft. Eine andere charakteristische Indikation ist **eine Verbesserung im Freien mit kühler Luft**. Krankheiten verursacht durch eine Unterdrückung von Hautausschlägen. Um Schweißabsonderung hervorzurufen, wenn *Ferr. phos.* nicht wirkt.

Leitsymptome, charakteristische Anwendungen und bewährte Indikationen

Psychische Symptome – Angst vorm Fallen. *Sehr nervös*. Innere Unruhe am Abend. Mentale Strapazen verschlimmern. Immer in Eile. *Schüchtern*.

Kopf und Kopfhaut – Schwindel, insbesondere beim Schauen und Aufstehen. Kopfschmerz, der schlimmer wird in warmen Räumen und am Abend und bessert sich im Freien oder in kühler Luft. Haarausfall, kahle Flecken. Rheumatische Kopfschmerzen, beginnend am Abend und mit heißem Klima; schlimmer beim Bewegen des Kopfes von einer Seite zur anderen oder nach hinten. Starke Abschuppung der Kopfhaut, feucht und klebrig. Kopfschuppen und seborrhoisches Ekzem („Grindkopf").

Augen – Grauer Star, Eintrübung der Augenlinse. Gelbe Krusten auf den Augenlidern, **gelbliche** oder grünliche eitrige Absonderung aus den Augen. Bindehautentzündung, Neugeborenen-Ophthalmie. Abszess der Hornhaut. Hypopyon.

Ohren – Schwerhörigkeit oder Taubheit aufgrund einer Kongestion in der Paukenhöhle, oder mit Katarrh und Schwellung der Eustachischen Röhre. Schlimmer in beheizten Räumen, mit gelbem, schleimigem Belag auf der Zunge. Ohrenschmerzen mit Absonderung wässrigen oder **gelben** Eiters. Sekretion **dünner, hellgelber** oder grünlicher Flüssigkeit nach Entzündung. (**Dicke**, eiterähnliche Absonderung, *Calc. sulph.*) Schmerz unter dem Ohr, scharfer, schneidender Schmerz, Verspannung, stechender und bohrender Schmerz unter dem Warzenfortsatz. Übel riechende Otorrhoe (Ohrenfluss). Polypenartige Wucherung schließt den Gehörgang.

Nase – Erkältungen mit gelbem, schleimigem Auswurf oder Absonderung von wässrigem Eiter. Patient fühlt sich generell schlechter am Abend oder in beheiztem Raum. Deutlich gelbes oder gelblich-grünes Sekret aus der Nase. Nach *Ferr. phos.* bei Erkältungen, wenn letzteres keine uneingeschränkte Schweißabsonderung bewirkt und die Haut trocken bleibt. Alte Katarrhe mit gelblicher, viskoser Sekretion. Nase verstopft, gleichzeitig gelbliche Absonderung aus den Nasenlöchern. Verlust des Geruchssinns. Ozaena (Stinknase). Jucken der Nase.

Gesicht – Gesichtsschmerzen verschlimmert in beheizten Räumen und am Abend, besser im Freien oder in kühler Luft. Fahles Gesicht. Gesicht rot, Gesichtszüge verzerrt. Epitheliom.

Mund – Unterlippe geschwollen. Unterlippe trocken und schuppig, schält sich, große Schuppen; brennende Hitze im Mund.

Zunge – Belag gelb und schleimig, manchmal mit weißlichem Rand. Fader, pappiger Geschmack. Lippen, Zunge und Zahnfleisch weiß. Verlust des Geschmacks.

Zähne – Zahnschmerzen schlimmer bei Wärme und am Abend, besser im Freien in kühler Luft. Chronische Schmerzhaftigkeit des Zahnfleischs.

Rachen – Trockenheit und **Eingeengtheit**. Aushusten von Schleim. Geschwollene Mandeln. Schlucken fällt schwer. Schwellung der nasopharyngealen Schleimhaut, insbesondere nach einer Operation der Polypen, erkennbar durch Mundatmung, Schnarchen etc.

Gastrische Symptome – Brennende Hitze im Magen; brennender Durst, Übelkeit und Erbrechen. Chronischer Katarrh des Magens, mit gelb und schleimig belegter Zunge. Verdauungsstörung mit einem Druckgefühl wie durch eine Last sowie Völlegefühl in der Magengrube, schmerzhaft, und Wasser läuft im Mund zusammen. Schwächegefühl im Magen. Kolikartige Schmerzen im Magen, wenn *Magnes. phos.* nicht wirkt. Hartnäckiger Schmerz im Magen. Gastrisches Fieber mit Temperaturanstieg am Abend und Absinken am Morgen. Durstlosigkeit. Abneigung gegen heiße Getränke. Gelbsucht aufgrund eines gastroduodenalen Katarrhs (Magen-Zwölffingerdarm-Katarrhs).

Abdomen und Stuhl – Gelbe, schleimige, wässrige, eiternde Diarrhö mit charakteristischer Zunge. Schmerzen ähneln einer Kolik. Abdomen fühlt sich bei Berührung kalt an. Schmerzen sind ähnlich eine Blähungskolik, hervorgerufen durch große Hitze, aufgrund von Erregung und plötzlicher darauf folgender Kälte. Darmwinde haben einen schwefeligen Geruch. Abführende und heftige Koliken. Habituelle Verstopfung. Schmerzen an Rektum und Anus beim Stuhlgang. Interne und externe Hämorrhoiden, mit charakteristischer Zunge und Sekret. Typhoides und enterisches Fieber mit Temperaturanstieg in der Nacht und Absinken am Morgen. Tympanitischer Abdomen, Verkrampfung und jedes Anzeichen einer bevorstehenden Peritonitis (Bauchfellentzündung). Abdomen sehr angespannt und **kalt. Heftiges Jucken des Anus,** Stechen und Tenesmus. Symptome von Cholera. Schwarzer, dünner, übel riechender Stuhl. Nephritis nach Scharlach.

Sexualorgane – Tripper (Gonorrhö), schleimige, gelbe oder grünliche Absonderung. Balanitis (Eichelentzündung), postgonorrhoischer Katarrh (Nachtripper). Orchitis (Hodenentzündung) nach unterdrückter Gonorrhö. Weißfluss (Leukorrhö), Absonderung gelber, grünlicher, schleimiger oder wässriger Sekrete. Menstruation zu spät oder zu spärlich mit einem Gefühl von Druck und Völle im Abdomen sowie Kopfschmerz, gelb belegte Zunge. Syphilis mit der charakteristischen Verschlimmerung am Abend. Metrorrhagie, abwärtszerrende Schmerzen im Becken. Brennen der Genitalien.

Harnorgane – Chronische Blasenentzündung. Wasserlassen schmerzhaft., häufig nachts; Harnträufeln. Erhöhte Eiweißwerte im Urin; reichlich visköse Ablagerungen.

Atmungsorgane – Bronchialasthma mit gelbem Auswurf, schlimmer in der warmen Jahreszeit oder bei heißem Klima. Bronchitis, Auswurf deutlich gelb oder grünlich, schleimig oder wässrig und profus. Husten schlimmer am Abend mit Hitze. Lungenentzündung. Raues Rasseln, kann aber nicht viel Schleim abhusten, Sputum besteht aus wässriger Substanz. Schleim gleitet zurück und wird für gewöhnlich heruntergeschluckt; harter, heiserer Husten wie Krupp. Gefühl von Ermüdung im Rachen. **Starkes Rasseln im Brustkorb, rasselnder Schleim beim Husten.** Drittes Stadium von katarrhalischem Husten, mit freiem gelblichem Auswurf. Kruppähnliche Heiserkeit, Sprechen ermüdet, Heiserkeit durch Kälte. Keuchhusten mit gelbem, schleimigem Auswurf. Lungenentzündung mit pfeifendem Atmen; gelber, lockerer, rasselnder Schleim wird abgehustet, oder wässriger Eiter. Erstickungsgefühl bei heißem Klima. Verlangen nach kühler Luft.

Herz-Kreislauf-System – Puls schnell, bohrender, pochender Schmerz über dem Darmbeinkamm. Puls kaum wahrnehmbar. *Pulsschlag* über den ganzen Körper verteilt.

Rücken und Gliedmaßen – Neuralgische oder rheumatische Schmerzen im Rücken, im Genick oder in den Gliedmaßen, periodisch, schlimmer am Abend oder in warmen Räumen, und deutlich besser bei kühlem Klima. Rheumaschmerzen in den Gelenken oder in jedwedem anderen Körperteil, wenn sie von **wechselnder, wandernder, flüchtiger Natur** sind, sich erst an einer Stelle, dann an einer anderen bemerkbar machen, mit den charakteristischen Modalitäten. Schwammige Entzündung der Gelenke. Krämpfe in den oberen und unteren Gliedmaßen. Schuppige Ausschläge meist an den Armen, besser durch heißes Wasser.

Nervöse Symptome – Neuralgische Schmerzen in verschiedenen Körperteilen, mit der Tendenz, den Ort zu wechseln. Chorea.

Schlaf – Sehr lebhafte Träume. Albträume. Ruheloser Schlaf, wacht früh und häufig auf.

Fiebersymptome – Temperatur steigt am Abend bis Mitternacht und fällt dann wieder. Es hilft, um das Schwitzen zu fördern, und sollte demzufolge häufig gegeben werden, und leichzeitig sollte der Patient warm zugedeckt werden. Wechselfieber mit gelber, schleimiger, belegter Zunge. Fieber aufgrund von Blutvergiftungen, gastrisches, enterisches und typhoides Fieber, Scharlach, Stadium der Desquamation, kalter Schweiß.

Hautläsionen – Bläschen und Knötchen bildend. Es gibt ein grünlich-gelbes Exsudat mit der Bildung einer dünnen Kruste, die relativ lose auf der Haut liegt, aber dieser Zustand kann übergehen in einen schuppigen, und dann werden die Krusten trocken und geben große Mengen an Schuppen ab. (BERNSTEIN) Haut inaktiv (heiße Getränke im Bett verabreichen, in Wolldecken wickeln). Epithelkarzinom, mit Absonderung von dünnem, gelbem, serösem Eiter. Ekzeme, wenn das Sekret gelb oder grünlich ist, wässrig, oder wenn es plötzlich unterdrückt wird. Plötzliches Zurückgehen des Ausschlags, durch eine Erkältung oder durch andere Ursachen, bei jeder Form von akuten Hautausschlägen – Masern, Scharlach, Ekzeme etc., wenn die Haut rau und trocken ist. Erysipel (Wundrose) mit Bläschenbildung; um das Abfallen des Schorfs zu fördern. Brennender, juckender, knötchenförmiger Ausschlag. Krankhafte Befunde der Nägel, unterbrochenes Wachstum etc. (*Silicea*). Haut schält sich reichlich von klebrigem Untergrund. Abszesse auf der Haut mit gelbem, wässrigen Sekret; die umgebende Haut schält sich ab. Auswirkungen von Giftefeu, Nesselausschlag. Bei Pocken, um das Abfallen der Krusten und die Neubildung gesunder Haut zu fördern. Schuppige Flechten in den Handflächen. Wundscheuern bei Kindern. Alte

Flechten. Tuberkulöse Geschwüre mit ununterbrochenem Aussickern gelben Eiters und Lymphe.

Gewebe – Die herausragenden Charakteristika sind **die Verschlechterung am Abend und die Verbesserung durch kühle Luft. Beträchtliche Verschlechterung in beheizten Räumen;** ebenso die charakteristische Absonderung der Schleimhäute, gelb, klebrig, schleimig.

Homöopathische Daten – Keine reguläre Prüfung, aber es gibt eine kurze Sammlung von Symptomen abgeleitet von sehr hohen Dosen, Quellen alter Schule, in *Allen's Encyclopedia*, Ausgaben V und X sowie Ausgabe VI *Guiding Symptoms*. Diese sind in obige Ausführung eingeflossen.

Anwendung – Schüßler empfiehlt die C12 und C6, da diese die besten Ergebnisse brächten. Bei fiebrigen Zuständen muss es häufig verabreicht werden. Es wird zur äußerlichen Anwendung empfohlen bei Kopfschuppen und Erkrankungen der Kopfhaut. Es führt häufig eine Behandlung zu einem erfolgreichen Ende, die mit *Kalium chloratum* begonnen wurde.

Verwandte Mittel – Das am nächsten verwandte Mittel zu *Kali sulph.* scheint *Pulsat.* zu sein. Es ist interessant, diese beiden Mittel zu vergleichen, da sie viele Symptome gemeinsam haben. Demnach haben beide: Verschlimmerung der Symptome in warmen Räumen. Verbesserung im Freien in kühler Luft. Absonderungen der Schleimhäute sind gelb und von purulentem Charakter;manchmal gelblich-grün. Zungenbelag gelb und schleimig. Druck und Völlegefühl im Magen. Tripper (Gonorrhö) mit gelber oder gelblich-grüner, milder Absonderung. Gelber muzinöser Auswurf aus den Lungen beim Husten. Heiserkeit schon bei einer leichten Erkältung. Schmerzen in den Gliedmaßen, schlimmer nachts und durch Wärme; besser im Freien in kühler Luft. Herzklopfen. Migratorische, wechselnde und wandernde rheumatische Schmerzen. Eine chemische Analyse von *Pulsat.* zeigt, dass eines seiner Bestandteile *Kali sulph.* ist, ein anderer *Kali phos.*, und ein weiterer ist *Calc. phos.* Seine schleimartigen Symptome sind wahrscheinlich zurückzuführen auf die Präsenz von *Kali sulph.*, und seine mentalen und nervösen Symptome auf *Kali phos.*; aber natürlich ist dies rein hypothetisch und dient lediglich als Hinweis für weitere Studien und Beobachtungen. *Kali sulph.* folgt oft vorteilhaft auf *Kalium chloratum*. Kompatible Heilmittel bei juckender und geröteter Haut sind: *Acet. acid., Arsen., Calc. carb., Dolichos, Hepar, Puls., Rhus, Sepia, Silicea, Sulphur, Urtica.*

Vergleiche *Natr. chlor.* bei Schwerhörigkeit, Magenschmerzen, raue Rasselgeräusche und profuse Absonderungen, jedoch sind diese bei *Natr. chlor.* mehr wässriger Natur.

Magnesium Phosphoricum

Synonyme – Magnesiumphosphat.

Allgemeine Bezeichnung – Phosphorsaures Magnesia.

Chemische Eigenschaften – Formel Mg HPO_4 $7H_2O$. Es wird hergestellt, indem Natriumphosphat mit Magnesiumsulfat gemischt wird. Die daraus entstehenden Kristalle sind sechsseitig, nadelförmig. Sie haben einen erfrischenden, süßlichen Geschmack. Sie sind mäßig löslich in Wasser; 322 Teile lösen ein Teil auf, nachdem es lange Zeit steht. Durch Kochen wird es zersetzt. Es kommt vor in Getreidekörnern und ist in beträchtlichen Mengen in Bier zu finden.

Herstellung – Das Salz wird verrieben gemäß den Methoden der homöopathischen Arzneimittellehre.

Physiologisch-chemische Daten – Es ist ein wichtiger Bestandteil von Muskeln, Nerven, Knochen, Gehirn, Wirbelsäule (viel mehr der grauen Substanz), Sperma (ganz besonders ergiebig bei *Magnes. phos.*), Zähnen und Blutkörperchen. Eine Störung seiner molekularen Bewegung verursacht Krämpfe, Schmerzen und Lähmungen. Schüßler sagt, dass *Magnes. phos.* die gegenteilige Wirkung von Eisen hat. Aufgrund einer funktionalen Störung der Eisenmoleküle entspannen sich die Muskelfasern; durch funktionale Störungen der Magnesiummoleküle ziehen sie sich zusammen; demzufolge ist es das Mittel für Muskelkrämpfe, Schüttelkrämpfe und andere nervöse Erscheinungen.

Allgemeine Wirkung – Krankheiten, deren Herd in den Nervenfaserzellen oder den Endknospen der Nerven, in den Muskeln oder im Muskelgewebe selbst sitzt, werden mit diesem Mittel geheilt. Es entspricht allen Arten von Schmerzen mit Ausnahme von brennenden Schmerzen; es steht insbesondere im Zusammenhang mit krampfenden Schmerzen. Schmerzen, die schneidend sind, von spasmischem Charakter, bohrend, blitzartig, begleitet von einem Gefühl der Beengtheit. Sie wechseln häufig den Ort und werden **gemildert durch Wärme und Druck**. Es ist völlig **antispasmodisch** und ist infolgedessen heilend bei Krämpfen, bei Spasmen der Stimmritze, bei Tetanus, Epilepsie, bei spasmischer Retention des Urins, bei der Parkinsonschen Krankheit etc. Es passt **am besten** zu mageren, dünnen, ausgezehrten Menschen von äußerst nervöser Art und bevorzugt hellen Teint und die rechte Körperseite. Kälte allgemein begünstigt seine Wirkung außerordentlich, wohingegen Hitze und Druck störend einwirken. Folglich bringen diese dem Patienten Erleichterung. Anfälle sind häufig verbunden mit großer Erschöpfung und manchmal mit übermäßigem Schwitzen. Der *Magnes. phos.*-Patient ist träge, müde, erschöpft, unfähig sich aufzusetzen, ob er nun an akuten oder chronischen Krankheiten leidet.

Leitsymptome, charakteristische Anwendungen und bewährte Indikationen

Psychische Symptome – Sinnestäuschungen, vergesslich, Trägheit und Unfähigkeit klar zu denken, Abneigung gegen bzw. Unfähigkeit zu geistiger Leistung. Schluchzen und Klagen. Klagt unaufhörlich wegen seiner Schmerzen, mit Schluckauf. Spricht die ganze Zeit mit sich selbst oder sitzt still in verdrossenem Schweigen. Trägt Dinge von Ort zu Ort. Nachweise ergaben eine Indisposition zu geistiger oder physischer Anstrengung.

Kopf und Kopfhaut – Hirnbeschwerden bei Kindern, mit Ohnmacht und konvulsivischen Symptomen. Kopfschmerzen, Schmerz schießend, schneidend, stechend, wechselnd, aussetzend, spasmodisch, paroxysmal und neuralgisch, **immer gemildert durch die Anwendung von Wärme**. Nervöse Kopfschmerzen mit Funken vor den Augen. Sehr heftige Schmerzen im Kopf, eher bei jungen und kräftigen Menschen, permanent beim Schulbesuch oder **nach geistiger Arbeit** oder jeglichem schädlichen Reiz. Schmerz am Oberkopf oder Hinterkopf, die entlang der Wirbelsäule hinunterziehen, am heftigsten zwischen den Schulterblättern. Schmerz im Hinterkopf, der sich über den ganzen Kopf hin ausbreitet mit Übelkeit und **Frösteln**. Kopfhaut fühlt sich spröde an; viele Kopfschuppen; Pusteln. Die Iowa Prüfungen bekunden Schmerzen im Kopf; in allen Fällen bis auf einen waren sie linksseitig, schlimmer beim sich Bücken und bei Erschütterung. Etwas Erleichterung durch Druck, aber am häufigsten beim **Gehen im Freien**. In den meisten Fällen lagen Schwindelgefühle vor. Drei Testpersonen hatten das Gefühl, als ob der Kopfinhalt im Kopf umherschwappt oder Teile des Gehirns den Platz wechseln.

Augen – Sehfähigkeit beeinträchtigt, sieht Farben vor den Augen (Chromatopsie), Funken, Augen lichtempfindlich, Photophobie, Diplopie, zusammengezogene Pupillen, Trübung der Sicht durch Befall des Sehnervs oder der Netzhaut. Dunkle Flecken schweben vor den Augen. Nystagmus, spasmodisches Schielen, Ptosis oder herabhängende Augenlider. Zucken der Augenlider. **Orbitale und supraorbitale Neuralgien, schlimmer auf der rechten Seite und gelindert durch Wärme** äußerlich angewendet, und äußerst berührungsempfindlich. Verstärkter Tränenfluss mit Schmerzen. Jucken der Augenlider. „Retinitis Pigmentosa" (R. S. C.) Augen ermüden schnell; kann nur wenige Zeilen lesen. Augenlider schwer, als wenn sie durch ein schweres Gewicht heruntergedrückt würden.

Ohren – Schwäche der Gehörnervenfasern und daraus resultierende Schwerhörigkeit. Otalgie (Ohrenschmerzen) von rein nervösem Charakter, besser durch Wärme. Neuralgischer Schmerz schlimmer hinter dem rechten Ohr, weiter verschlechtert, wenn man hinaus geht in kühle Luft und **beim Waschen von Gesicht und Nacken mit kaltem Wasser.** „Ein Heilmittel, an das man bei allen Formen innerer Krankheiten des Ohrs denken sollte." (COPELAND).

Nase – Verlust oder Abnormität des Geruchssinns, auch ohne jegliche katarrhalische Beschwerden. Alternierender Verschluss sowie starker Sekretfluss. Schmerzen brennend und wie roh, schlimmer linksseitig. Kopfgrippe, abwechselnd mal trocken, mal fließend.

Gesicht – Neuralgie, supra- und infraorbital. Prosopalgie (Gesichtsschmerz), blitzartige Schmerzen, intermittierend, immer gebessert durch Wärme; schlimmer bei Berührung, Druck, Kälte und rechtsseitig, um 14 Uhr und im Bett. Neuralgische Schmerzen der rechten Seite vom Foramen infraborbitale zum Schneidezahn, die graduell ausstrahlen über die gesamte rechte Gesichtshälfte, schlimmer bei Berührung, beim Öffnen des Mundes, an kalter Luft und wenn der Körper auskühlt. Beim sich Waschen mit bzw. Stehen in kaltem Wasser. Wenn man einem starken Nordwind ausgesetzt ist. Dr. BERRIDGE hat mit diesem Mittel einen Fall geheilt, der unter „einem schießenden Schmerz vom rechten Oberkiefer zu Stirn und Ohr" litt.

Mund – Krampfartiges Zucken der Mundwinkel. Gefühl einer schmerzvollen Kontraktion am Gelenk des Unterkiefers mit Rückwärtszucken. Spasmodisches Stottern. Trismus; Kiefersperre. Mund trocken mit klebrigem Speichel, Risse in den Mundwinkeln.

Zunge – Grundsätzlich sauber mit Magenschmerzen; weißer Belag, mit Diarrhö; hellrot mit wundem Schmerz im Mund, linke Seite schmerzhaft, brennender Schmerz wie bei Aphthen, dadurch Schmerzen beim Essen wie verbrüht.

Zähne – Sehr empfindlich bei Berührung und bei kalter Luft. Kann sich die Zähne nicht mit kaltem Wasser putzen. Zahnschmerz schlimmer nach dem Zubettgehen, wechselt schnell den Ort; schlimmer durch kalte Dinge, kaltes Waschen; **besser durch Wärme und heiße Flüssigkeiten** (wenn kalt, *Ferr. phos., Bry., Coff.*). **Starke Schmerzen an kariösen oder gefüllten Zähnen.** Eitern der Zähne mit Schwellung der Gesichts-, Hals- und Nackendrüsen sowie Schwellung der Zunge. **Beschwerden bei zahnenden Kindern. Spasmen ohne Fiebersymptome.**

Rachen – Kropf. Wundschmerz und Steifheit, insbesondere rechtsseitig;Teile scheinen aufgequollen, **mit Frösteln** und Schmerz überall; Schlucken tut weh mit Schmerz im Hinterkopf. Muss schlucken. Tropfenfluss aus den hinteren Nasenöffnungen, mit Niesen und rauem Hals. Krampf der Stimmritze. Spasmische Verengung des Halses beim

Versuch Flüssigkeiten zu schlucken, mit Erstickungsgefühl. Ein Proband hustete einen faserigen Auswurf aus.

Gastrische Symptome – Empfindlich bei Säuren und Abneigung gegen Kaffee. Heftiges Verlangen nach Zucker. **Schluckauf** mit Würgen Tag und Nacht. Hartnäckiger Singultus (Schluckauf), der lang anhaltende Schmerzhaftigkeit zur Folge hat. Aufstoßen von Speisen. Brennendes Aufstoßen ohne Geschmack, besser bei Trinken von heißem Wasser. Sodbrennen. Gastralgie (Magenschmerzen) mit sauberer Zunge, gelindert durch Wärme und beim Zusammenkrümmen. Schmerz schlimmer bei Berührung des Oberbauchs und erneuert durch Trinken von kaltem Wasser. Spasmen oder Krämpfe des Magens, Schmerz als ob ein Band fest um den Körper gebunden wäre. Flatulente Aufblähung des Magens mit zusammenziehendem Schmerz. Flatulente Dyspepsie. Übelkeit und Erbrechen.

Abdomen – Enteralgie (Darmschmerzen). Blähende Koliken, die den Patienten zwingen sich zusammenzukrümmen, gelindert durch Reiben, Wärme, Druck, begleitet von Gasausstoß, der keine Erleichterung bringt. Eingeklemmte Blähungen; Rumpeln und Gasausstoß. **Blähende Koliken bei Kindern und Neugeborenen.** Abdominalschmerzen haben große Ruhelosigkeit zur Folge,strahlen vom Nabel aus und werden verschlimmert durch Strecken des Körpers, oft begleitet von wässrigem Durchfall. Kann nicht auf dem Rücken ausgestreckt liegen, muss gebeugt liegen. **Aufgebläht, Völlegefühl im Bauch; muss die Kleidung lockern, herumlaufen** und andauernd Winde ablassen. Probanten zeigten kolikähnliche, krampfende Schmerzen, die vor dem Stuhlgang auftraten, nach dem Stuhlgang anhielten und durch Druck gelindert wurden.

Stuhl – Diarrhö, **wässrig**, mit Erbrechen und Wadenkrämpfen; mit Frösteln und Schmerz im Magen. Stuhl wird mit großer Heftigkeit ausgestoßen. Dysenterie mit krampfähnlichen Schmerzen, spasmodisches Harnverhalten; schneidender, blitzartiger Schmerz bei Hämorrhoiden, so stark, dass sie eine Ohnmacht verursachen können; am heftigsten in Rektum und Abdomen. Schmerzen im Rektum bei jedem Stuhlgang. Schmerz mit anhaltenden Spasmen der Abdominalmuskeln. Verstopfung bei Kleinkindern, mit spasmodischem Schmerz bei jedem versuchten Stuhlgang, erkennbar an scharfem, schrillem Schreien; viel Gas und Rumoren sowie flatulente Koliken. Verstopfung war bei den Testpersonen die Regel. Stuhl trocken, hart und dunkelbraun, schwer hervorzubringen.

Harn- und Sexualorgane – Ständiger Harndrang beim Stehen oder Laufen. Blasenkrampf; Kind scheidet große Mengen Urin aus; spasmodische Harnbeschwerden; spasmodische Verhaltung; Krampf des Blasenhalses; schmerzhafter Harndrang. Nächtliches

Einnässen aufgrund nervöser Reizung. Harnblasenneuralgie nach Verwendung eines Katheters. Mangel an oder Überschuss von Phosphaten. Harngrieß. Erhöhtes sexuelles Verlangen.

Frauen – Dysmenorrhö; Schmerz geht der Blutung voraus; intermittierend, schlimmer rechtsseitig, große Linderung durch Wärme. Neuralgie der Eierstöcke, schlimmer rechts. Scheidenkrampf. Ovaritis (Eierstockentzündung) **Dysmenorrhoea membranacea (schmerzhafter Abgang von Gebärmutterschleimhaut während der Regelblutung)**. (Hat zahlreiche Fälle geheilt.) Menstruation zu früh, mit dunkler, faseriger, zäher Blutung. Schwellung der äußeren Bereiche. Starke zusammenziehende Schmerzen im gesamten Becken, scharfe Schmerzen in beiden Eierstöcken und im unteren Rücken, kann spüren, wie sich der Uterus zusammenzieht und Blut abstößt. Sofortige Linderung durch Anwendung von Wärme. Blutung dunkel, klumpig, in Abständen.

Schwangerschaft – Spasmodische Wehenschmerzen mit Krämpfen in den Beinen, krampfartige Schmerzen, Übermäßige Austreibungsanstrengungen. Kindbettkrämpfe (interkurrent). Entspannt die zusammengezogene Gebärmutter. Zurückgehaltene Nachgeburt.

Atemwege – Asthma, wenn Flatulenz Beschwerden macht. Spasmodischer Verschluss der Luftröhre, mit plötzlich schriller Stimme, Zusammenziehen der Brust. Hartnäckiger halbchronischer Husten von pseudo-katarrhalischem, nervösem Charakter. Echter spasmodischer Husten, der anfallartig auftritt und ohne Auswurf; konvulsive Anfälle von nervösem Husten, die mit einem Keuchen enden; Keuchhusten; spasmischer Husten bei Nacht mit Schwierigkeiten beim Hinlegen. Schneidende Schmerzen in der Brust (wie von einem Pfeil), stärker auf der rechten Seite, die Ausstrahlen von Schmerzen im Darm. Beklemmung in der Brust, Kurzatmigkeit. Engegefühl in Brust und Rachen, mit krampfartigem, trockenem, kitzelndem Husten. Muskeln der Atmungsorgane scheinen schwach zu sein. Brust scheint beim Ausatmen zusammenzufallen. Brustschmerzen schlimmer bei Bewegung.

Herz-Kreislauf-System – Angina pectoris, neuralgische Krämpfe (besser in heißem Wasser verabreicht); nervöses Herzklopfen, wenn spasmodisch. Herztätigkeit ist leicht in Erregung zu bringen. Herzklopfen gelindert durch Liegen auf der linken Seite. Herzspitzenstoß ist durch die Kleidung zu sehen.

Nacken und Rücken – Schmerz wie zerschlagen im unteren Bereich des Rückens, im Nacken und im unteren Rücken. Scharfe, bohrende, pfeilartige, neuralgische Schmerzen in jeglichem Teil des Rückens. Wechselnde Schmerzen; Interkostalneuralgie. Wirbelsäule sehr schmerzhaft und berührungsempfindlich.

Gliedmaßen – Schneidende Schmerzen in Schultern und Armen, schlimmer rechts. Gelenke schmerzen. Unbeabsichtigtes Zittern der Hände. Parkinsonsche Krankheit. Kribbeln. Neuralgie in den unteren Gliedmaßen, nachts, meist mit spasmodischen Muskelkontraktionen; Beine Schmerzen nach dem Zubettgehen. Gefühl in den Gliedmaßen wie bei einem Stromstoß, gefolgt von Muskelschmerzen. Wadenkrämpfe. Ischialgie mit unerträglichen, krampfartigen Schmerzen. Heftige Schmerzen bei akutem Gelenkrheumatismus (wie sie auftreten in Zusammenhang mit rheumatischem Fieber). Mangel an Bewegungsfähigkeit. Füße sehr schmerzempfindlich. Schmerzen werden verschlimmert durch die geringste Berührung.

Nervöse Symptome – Nährstoff- und Funktionsmittel für das Nervengewebe. **Träge, müde, erschöpft**, unfähig sich aufzusetzen. Alkoholismus. Nächtliche Neuralgien mit spasmodischen Muskelkontraktionen. Krämpfe durch idiopathische Erkrankungen des motorischen Nervengewebes. Muskelzucken im Wachzustand am ganzen Körper. Blitzartige Schmerzen. Konvulsionen mit Steifigkeit der Gliedmaßen oder des Körpers, Finger zur Faust verkrampft, Daumen eingezogen. Singultus (Schluckauf). **Chorea**, ungewollte Bewegungen und Verdrehungen der Gliedmaßen. Epilepsie verursacht durch lasterhafte Gewohnheiten, Krämpfe, Steifheit der Gliedmaßen, geballte Fäuste und zusammengebissene Zähne. Parkinsonsche Krankheit, Zittern der Hände und Gliedmaßen oder Schütteln des Kopfes. Lähmung der Nervenfasern. Schreibkrampf. Klavierspieler- oder Violinspieler-Krampf. Wundstarrkrampf, Kiefersperre (reibe es ins Zahnfleisch ein). Krampfartiges Schluchzen. Die Arzneimittelprüfungen am Iowa College zeigen, dass das Mittel tief auf die Nervenzentren einwirkt und eine Absenkung des Nerventonus bewirkt.

Schlaf – Krampfartiges Gähnen. Schlaflosigkeit durch Abgeschlagenheit oder durch mangelnde Versorgung des Gehirns. Schläfrigkeit. Schlaf gestört durch lästige Träume, durch Schmerzen im Hinterkopf und im Nacken.

Fiebersymptome – Wechselfieber mit Wadenkrämpfen. **Fieberschauer** nach dem Abendessen, am Abend, um 19 Uhr. **Schauer laufen den Rücken hinauf und hinunter mit Schüttelfrost;** gefolgt von Erstickungsgefühlen. Heftige Fieberschauer um 9 Uhr morgens. Gallenfieber. Starke Schweißbildung.

Haut – Brennender und stechender Schmerz in entzündeten Fußballen und Hühneraugen. Bartflechte; herpetische Ausschläge mit weißen Schuppen. Furunkel. Hautausschlag wie Insektenstiche; schlimmer um Knie, Fußknöchel und Ellbogen.

Gewebe – Spasmen und Neuralgien. Nervöses Asthma. Krampf der Stimmritze. Chorea. Tetanus. Schlechte Auswirkungen von schädlichen Stimulanzien.

Modalitäten – Alle Schmerzen bei diesem Mittel sind charakteristischer Weise **schlimmer auf der rechten Seite**, **durch Kälte**, kalte Luft, Zugluft, kaltem Waschen und durch **Berührung**. Sie werden immer **gelindert durch Wärme**, Hitze, Druck, **sich Vornüberbeugen, sich Krümmen** und Reibung. Im Iowa Test schien die linke Seite häufiger betroffen zu sein als die rechte. Frische Luft lindert Schwindel und Symptome des Kopfes.

Homöopathische Daten – Seit seiner Einführung durch Schüßler ist dieses Mittel getestet worden durch die DRES. W. P. WESSELHOEFT, J. A. GANN und anderen Mitgliedern der IHA (International Hahnemannian Association) die die Hauptindikationen von Schüßler verifiziert und andere hinzugefügt hat und uns hierdurch ein mehrfach wirkendes Mittel („Großes Mittel") von höchstem Wert an die Hand gegeben hat. Alle Prüfungen wurden systematisch organisiert durch Dr. H. C. ALLEN und veröffentlicht im *Medical Advance* im Dezember 1889. Die obige Symptomatologie enthält alles, was uns glaubwürdig und als archivierenswert erschien. Eine Zusammenfassung seiner Symptome findet sich auch in HERINGS *Guiding Symptoms*, Ausgabe VII. 1906 wurde *Magnesia phosphorica* durch acht Studenten der Homöopathischen Abteilung der IOWA STATE UNIVERSITYgetestet, und die hervorstechenderen Besonderheiten dieser Prüfung sind hier integriert worden.

Anwendung – Schüßler empfiehlt die C6 und fügt hinzu, dass es am besten wirkt, wenn es in heißem Wasser verabreicht wird. Viele praktizierende Ärzte haben diesen wertvollen Hinweis bestätigt und fanden ebenso heraus, dass im Falle einer ausbleibenden Wirkung bei dieser Anwendung die niedrigeren Potenzen wie die C1 oder C2 in der Regel Heilung bringen. Bei Koliken empfiehlt Dr. J. C. MORGAN 30 Stück in Wasser und häufig verabreichte Dosen. Im Hinblick jedoch auf die wirklich überraschenden und offensichtlich vollkommen vertrauenswürdigen Ergebnisse der Tester mit den hohen und höchsten Potenzen würden wir diese empfehlen, wenn die niedrigeren versagen sollten.

Verwandte Mittel – *Magnes. phos.* hat seine größten Lorbeeren geerntet bei der Behandlung von Nervenleiden, insbesondere Neuralgien. Hier trifft es ganz allgemein betrachtet auf ein anderes Salz, mit dem es sich den Ruhm teilt. Dies ist *Kalium phos.*, das das wahrhaftigere Nährsalz des Gehirns ist und klinisch eher den paretischen Krankheiten entspricht, wohingegen *Magnes. phos.* mehr auf spasmodische Krankheiten wirkt. Die allgemeine Modalität unterscheidet sich ebenso, da *Kali phos.* Besserung bringt durch kalte Anwendungen. Wenn wir die Wirkung dieses Mittels studieren, finden wir in Bezug auf Koliken und andere neuralgische Symptomen die auffälligste Ähnlichkeit mit *Colocynth.*; und es ist sicher eine andeutende und interessante Tatsache, dass *Colo-*

cynth. 3 % *Magnes. phos.* enthält. Die blähenden Koliken erinnern auch an *Dioscorea*. Ein anderes nah verwandtes Mittel ist *Gelsem*. Die Prüfungen beider Mittel zeigen eine starke Ähnlichkeit im Hinblick auf die Mischung spasmodischer und paretischer Symptome und folglich ihre erfolgreiche Anwendung bei Hysterie, Hypochondrie und Rückenmarkreizung. Der Frostschauer, der den Rücken hinauf und hinunter läuft, ist beiden gemein. Es versteht sich daher von selbst, dass zu dieser physiologischen Gruppe auch *Ignat.* und *Nux mosch.* gesellen, die insbesondere bei den flatulenten Symptomen bei beiden sowie den spasmodischen von *Ignat.* vergleichbar sind. Bei Spasmen ist *Magnes. phos.* wie *Bellad.* und folgt häufig darauf, wenn dies nicht wirken sollte und der Patient geweitete Pupillen und starrende Augen aufweist und beim geringsten Geräusch vor Schreck auffährt. Beim Schielen, wenn es verursacht wurde durch Würmer, vergleiche *Natrium chlor.*; bei Epilepsie *Kalium chloratum, Calc. phos.* und *Silicea*; Erkrankungen der rechten Körperhälfte *Bellad., Bryon., Chelid., Kali carb., Lycop., Podoph*. Die heftigen Schmerzen erinnern an *Bellad., Stramon.*; die häufig wechselnde Verlagerung an *Puls., Kalisulph., Lac can.;* das Gefühl des Zusammenpressens und Zusammenziehens an *Cactus, Calc., Iod.* und *Sulph.* Die Schmerzen bei der Menstruation und den Wehen ähneln *Viburn.*, auch *Pulsat.*, werden aber in Gegensatz zu diesem Mittel durch Wärme gebessert. *Cimicif.* Hat hier viel Ähnlichkeit, aber seine Schmerzen sind beständiger, die von *Magnes. phos.* eher spasmodisch. Die Schmerzen von *Magnes.phos.* scheinen wiederum in den tieferen Strukturen zu liegen – Eierstöcke, Netzhaut; die von *Cimicif.* eher im Bereich der Bänder (A. P. DAVIS). Bei Dysmenorrhoea membranacea (schmerzhafter Abgang von Gebärmutterschleimhaut während der Regelblutung) denke man an *Borax* und *Acetic* acid sowie *Viburn. op.* Von den Pflanzen, die *Magnes. phos.* enthalten, seien erwähnt *Lobelia, Symphytum, Stramon.* und *Viburn.*, was wahrscheinlich die ähnlichen Symptome erklärt. Bei nächtlichen neuralgischen Schmerzen, die durch Wärme gelindert werden, vergleiche auch *Ars.*; und im Zusammenhang mit seiner Wirkung auf das Nervensystem ganz allgemein vergleiche *Zinc.*

Antidota – *Bellad., Gelsem., Lachesis.*

Natrium Chloratum

Synonyme – Natriumchlorid. Natriumsalz der Salzsäure. Natrium Chloratum Purum.

Allgemeine Bezeichnung – Kochsalz. Speisesalz.

Chemische Eigenschaften – Formel Na Cl. Es kommt in reichem Maße in der Natur vor, beinahe überall. Es kristallisiert von wässrigen Lösungen zu farblosen, durchsichtigen, wasserfreien Würfeln; es ist wasserlöslich in 3 Teilen kaltem Wasser, kaum mehr in kochendem Wasser. Es ist unlöslich in reinem Alkohol. Seine wässrigen Lösungen lösen einige Substanzen, die eigentlich wasserunlöslich sind, wie z. B. *Calc. phos.* etc. Ein Gramm Salz enthält 0,6 gr Chlorin 0,4 gr Natrium.

Herstellung – Ein Gewichtsanteil reinen Natriumchlorids werden aufgelöst in neun Gewichtsanteilen destillierten Wassers. Anteil der Heilmittelkraft ein Zehntel. Verdünnungen und Verreibungen sollten gemäß den HAHNEMANNSCHEN Methoden hergestellt werden.

Physiologisch-chemische Daten – PROF. LOEBs Experimente weisen nach, dass verschiedene Gewebezellen sich sehr schnell abbauen, wenn das richtige Mengenverhältnis zwischen Natriumsalz, Kaliumsalz und Sole in der zirkulierenden Flüssigkeit fehlt, wobei das normale Verhältnis 100 Moleküle Natrium, 2,2 Moleküle Kalium und 1,5 Moleküle Calcium beträgt. Jedes deutliche Abweichen von diesem Mengenverhältnis zieht einen mehr oder weniger schnellen Abbau des Protoplasmas nach sich. Während die Zellstruktur keines der Salze enthält, hat ihre Präsenz im richtigen Verhältnis in der Flüssigkeit, die die Zelle umgibt, eine Schutzwirkung auf die Zellmembran zur Folge. Diesen Schutzvorgang nennt er „Gerben", und diesem schreibt er die Aufrechterhaltung eines stabilen Stoffwechsels innerhalb der Zelle zu. Es scheint, dass der Hauptfaktor bei der Aufrechterhaltung des protoplasmischen Gleichgewichtes die antagonistische Wirkung zwischen dem Kalk-Salz, dem Natrium und dem Kalium ist.

Ob bei Fehlen des Calciums die anderen direkt als Gifte wirken, oder ob der Calciummangel den Zellschutz schwächt und so den direkten Angriff auf das Protoplasma durch einige andere Toxine zulässt, oder ob das Fehlen dieses Gerbprozesses auf die Zellwand eine instabile Diffusion der Flüssigkeiten in die Zelle erlaubt, ist noch nicht abschließend festgestellt worden.

Kochsalz ist in der Natur weiter verbreitet als jede andere Substanz außer Wasser. Dieses Salz ist Bestandteil jeder Körperflüssigkeit jedes festen Teils des Körpers. Es ist die wichtigste der im Blutplasma vorkommenden chemischen Substanzen und ist hier in einem Verhältnis von etwa 0,7 % vorhanden. Durch die einfache Struktur und aufgrund der Tatsache, dass die Körperzellen leicht Natriumchlorid aufnehmen, hingegen weniger leicht andere Salze, Phosphate, Sulfate etc., ist Salz der wichtigste Regulator der osmotischen Spannung im Organismus und erfüllt auf diese Weise eine der Hauptfunktionen, nämlich eine gleich bleibenden spezifischen Dichte des Blutserums aufrecht zu erhalten. Die gesamte Menge Salz im menschlichen Körper beträgt ungefähr 312 gr., und wenn dem System mehr zugeführt wird, als für den Ausgleich des täglichen Verlusts notwendig ist, wird es umgehend über die Nieren wieder ausgeschieden. (T. G. STONHAM)

Diese Funktion von Salz, den Flüssigkeitsgehalt innerhalb der Zellen zu regulieren, wird erreicht aufgrund seiner Eigenschaft Wasser anzuziehen, das einverleibt wird in Form von Getränken oder aus der Nahrung und durch die Epithelzellen der Schleimhäute ins Blut gelangt, von wo aus es schließlich die verschiedenen Zellen erreicht und Ihnen somit den erforderlichen Grad an Flüssigkeit gibt. Jede Zelle enthält Soda in Kombination mit entstehendem Chlor, das durch die Spaltung von in den intrazellulären Flüssigkeiten enthaltenem Natriumchlorid entsteht. Dieses so entstandene Natriumchlorid innerhalb der Zelle hat die Eigenschaft Wasser anzuziehen; in der Folge vergrößert sich die Zelle und wird geteilt. Nur auf diese Weise findet Zellteilung zum Zwecke der Zellvermehrung statt.

Wenn kein Natriumchlorid innerhalb der Zellen gebildet wird, wird das Wasser, das sie mit Flüssigkeit versorgen sollte, in den intrazellulären Flüssigkeiten zurückgehalten und führt zu einer **Hydrämie**. Der Patient weist ein wässriges, **aufgeschwemmtes** Erscheinungsbild auf, ist **träge, schläfrig, weinerlich, frostempfindlich,** insbesondere entlang des Rückgrats und an den Gliedmaßen, neigt zu wässrigen Absonderungen, Speichelfluss etc. Er hat Verlangen nach Salz. Auch wenn eine reichliche Versorgung mit Salz in der Nahrung erfolgt, wird der Krankheitszustand nicht aufgehoben, ganz einfach weil die Zellen die Salzpartikel nicht aufnehmen können, ausgenommen mit Hilfe einer sehr wässrigen Lösung.

Eine Überversorgung mit Salz innerhalb der intrazellulären Flüssigkeiten ruft oft einen salzigen Geschmack hervor, bedingt durch die Reizung der **Zungen-Rachen-Nerven** und der **Zungennerven**. Solch ein Zustand verursacht ebenso eine Schärfe der Sekrete aus Schleimhäuten oder offenen Wunden.

Das in den gesunden Epithelzellen der serösen Häute enthaltene Natriumchlorid reguliert die Osmose von Wasser aus dem arteriellen Blut in die verschiedenen serösen Säcke. Eine Funktionsstörung dieser Salzmoleküle hat eine wässrige Exsudation innerhalb der Säcke zur Folge. Die therapeutische Anwendung kleiner Dosen *Natrium chlor.* ermöglicht es den Zellen die Exsudation zu resorbieren.

Eine Störung der molekularen Bewegung dieses Salzes im Epithel der Tränendrüsen oder der Speicheldrüsen hat Tränenfluss oder Speichelfluss zur Folge.

Wenn der Dentalbereich des Trigeminusnervs gereizt ist und die Störung die Tränendrüsen erreicht, was mittels der Sekretionsfasern des Sympathikusnervs geschieht und was zu einer Funktionsstörung der Salzmoleküle in diesen Zellen führt, haben wir Zahnschmerzen begleitet von einem übermäßigen Speichelfluss.

Die Epithelzellen der Darmschleimhaut leiten mittels ihres Salzes das aus der Nahrung aufgenommene Wasser weiter ins Blut, das in den Zweigen der Pfortader enthalten ist. Eine Störung ihrer Funktion durch welchen Reiz auch immer hat einen Rückfluss zur Folge. Serum dringt in den Darmtrakt ein, und wässriger, schleimiger Durchfall ist die Folge. Das Muzin der muzinösen Zellen zeigt sich an der Oberfläche als eiklarartiger, durchsichtiger Schleim. Die normale Schleimsekretion wird vermindert, wenn die muzinösen Zellen zu wenig Salz und Muzin enthalten.Es ist namentlich das Natriumchlorid, das die Wassermenge reguliert, die in die Struktur der Blutkörperchen eindringt und dadurch ihre Form und Konsistenz aufrechterhält; und es scheint eine analoge Aufgabe zu erfüllen in Bezug auf die übrigen Halbfeststoffe des Körpers. (DALTON)

Salz wird wieder ausgeschieden über den Urin, den Schweiß und insbesondere die Tränen. Es findet sich hauptsächlich in den flüssigen Bereichen des Körpers, wohingegen *Kalium chloratum* eher in den festen Geweben vorhanden ist.

Die in den Epithelzellen der peptischen Drüsen enthaltenen Moleküle von *Natr. chlor.* werden aufgespaltet durch die milde Wirkung der Kohlensäure im Blut, sein Chlor wird abgesondert und das freie Soda verbindet sich mit der Kohlensäure. Diese Kombination geht ins Blut, während das Chlor, verbunden mit Wasserstoff und in Wasser gelöst, im Magen anlangt als Salzsäure. Wenn aufgrund des Salzbedarfs in den Epithelzellen der peptischen Drüsen kein HCl gebildet werden kann, ergibt sich eine vermehrte Absonderung alkalischen Schleims aus dem oberflächlichen Epithel der Magenschleimhaut. Verdünnte Salzsäure zu geben, um die Sekretion der oberflächlichen Epithelzellen wieder auf ein richtiges Maß zu bringen, ist nur eine palliative Methode; eine vernünftige Heilung muss herbeigeführt werden, indem die gestörte Bewegung der NaCl-Moleküle, die sich in der Nährflüssigkeit der Epithelzellen der peptischen Drüsen befinden, wieder hergestellt wird mittels Verabreichung homogener Moleküle.

Dies ist auch das Funktionsmittel von Muzin, das in den Epithelzellen aller Schleimhäute enthalten ist. Es heilt deren Katarrhe, sofern die charakteristische Exsudation vorliegt; ebenso wie die in den Epithelzellen der peptischen Drüsen gebildete Salzsäure die erhöhte alkalische Schleimabsonderung des Oberflächenepithels auf die richtige Menge reduziert, kann auch die Salzsäure, die die Spaltung des Natriumchlorids innerhalb des Muzins aller Schleimhäute die Sekretion des Schleims in der Entstehungsphase begrenzen.

Es ist allgemein bekannt, dass Salzsäure nicht nur gewonnen wird aus Salz (*Natr. chlor.*) mittels der Kohlensäure, die auf das Salz in seiner Masse einwirkt, sondern dass man ein ähnliches Resultat erzielt durch die Wirkung von Wasser. Bei ersterem verbindet sich die Kohlensäure mit dem Natrium, das ein Chlor verloren hat, und diese Kombination gelangt ins Blut; im anderen Fall entsteht Natriumhydroxid, das das Muzin auflöst und die Schleimsekretion vermehrt. Dies erklärt die Entstehung von Katarrhen bei feuchtem Klima.

Infolge einer deutlichen Störung der Funktion des Salzes, kann Blutserum als Transudat in den Magen abgesondert werden und das Erbrechen von wässrigem Sekret (Wasseraufstoßen) auslösen. Wenn Salz in einem Teil der Zellen (unter)der Epidermis fehlt, kann keine ausreichende Wassermenge aufgenommen werden, und die Epidermis bildet Blasen mit klarem wässrigem Inhalt. Ähnliche Bläschen können durch entsprechende Störungen auch auf der Bindehaut entstehen.

In Folge einer gestörten Funktion von Salz können wir gleichzeitig, wenn auch an verschiedenen Orten, entweder verstärkte oder verminderte Sekretionen feststellen. So kann zum Beispiel ein Magenkatarrh mit Erbrechen von Wasser oder Schleim zusammen auftreten mit Verstopfung, die durch eine verminderte Schleimsekretion im Dickdarm hervorgerufen wird. Übermäßige Salzaufnahme verursacht tief greifende Veränderungen in der Nährstoffversorgung, Wassersucht und Ödeme, Veränderungen im Blut, die anämische Zustände und Leukozytose hervorrufen, sowie Ablagerungen von Stoffwechselendprodukten, welche gichtige Symptome nach sich ziehen.

Zu den Hauptauswirkungen des verminderten Salzgenusses gehören:

Schnupfen (Rhinitis)

1. Eine Verdickung und Teillähmung der Stimmbänder und fast ununterbrochene Halsschmerzen. Fließschnupfen.
2. Blasse und wächserne Farbe, mit Trockenheit der Epidermis, die dennoch leicht schwitzt bei Anstrengung. Teigiges Antlitz.
3. Verstopfung oder chronische Diarrhö.
4. Unnormaler Appetit. Unaufhörlicher Durst.
5. Plethora (Blutüberfülle) und Fettleibigkeit.
6. Verzögerte einwärts und auswärts verlaufende Osmose (Endosmose und Exosmose).
7. Verdünnung des Blutes, langsamer Kreislauf und abgesenkte Temperatur. Ständiges Gefühl von Kälte, insbesondere den Rücken hinab.
8. Schuppen, Hautleiden, Ablagerungen und Abszesse. Entzündlicher, papulöser Hautausschlag.

Allgemeine Wirkung – *Natr. chlor.* begünstigt die Vorgänge bei Gewebeveränderungen und erhöht die Ausscheidung von Harnstoff, demzufolge ist es sehr nützlich bei chronischen skrofulösen Leiden, die Drüsen, Darm und Haut betreffen. Es wirkt auf das Blut, das Lymphsystem, die Schleimhaut des Verdauungstrakts und auf Leber und Milz. Es verursacht eine Verschlechterung des Blutes und anderer Lebenssäfte, ist skorbutischer Natur und ruft dadurch Entzündungen bis hin zu Geschwürbildung sowie eine ausgeprägte Dyskrasie. Es generiert und heilt somit Kachexie hervorgerufen durch Fieberanfälle plus Chinin. **Unterernährung und Abmagerung.** Starkes Abmagern, obwohl immens viel gegessen wird. [HAWKES]

Anämie, Leukämie, Hydrämie, Bleichsucht und Skorbut. Das Atom von Kochsalz ist das Fundament, auf dem die Blutkörperchen aufgebaut sind, und diese Tatsache bestimmt Ort und Funktion dieses Zellsalzes. Infolgedessen ist es sehr nützlich im Falle dieser Ernährungsmängel mit ihrer tief greifenden Blutarmut. Eine seröse Absonderung führt einen direkt zu diesem Heilmittel. Es verursacht Schmerzen in jeglichem Teil des Körpers, wenn diese begleitet sind von Speichelfluss, verstärktem Tränenfluss oder Erbrechen von Wasser oder Schleim. Alle Schleimhäute sind betroffen, bilden Schwammigkeit und Schwellungen mit venöser Hyperämie, Bluten und verstärkte Schleimsekretion; folglich Katarrhe aller Schleimhäute, mit Absonderungen von **durchsichtigem, wässrigen, grobem, schaumigem Schleim**. Bläschen mit wässrigem Inhalt, die platzen und einen dünnen Schorf hinterlassen. Wässriges Erbrechen, erhöhter Wassergehalt in jeglichem Körperteil, Wasserkopf etc. **Die Zunge sieht sauber und glänzend aus, oder es zeigen**

sich entlang der Ränder Bläschen mit schaumigem Speichel, oder sie ist breit, blass, aufgedunsen, mit käsigem Belag. Verminderte Sekretionen an jeglichem Körperteil, salziger Geschmack.

Dr. LEON ROSENBUSCH aus Lemburg berichtet von einer ganz herausragenden Erfahrung beim Einsatz von *Natr. chlor.* durch subkutane Injektionen in Fällen, bei denen die Gefahr eines Kreislaufversagens im Vordergrund stand. Im folgenden Text fast der Autor die Indikationen zur Injektion sowie die zu verwendenden Mengen zusammen:

1. Plötzlicher Kollaps (18,5 bis 29,5 ml einer sechsprozentigen Lösung).
   (Anm. d. Übers.: im Originaltext: fünf bis acht Dram; lt. Wikipedia ist in den USA 1 Dram = 3,696 ml)

2. Parese der Herzmuskeln aufgrund einer akuten Krankheit (18,5 bis 29,5 ml sofort, und dann 3,7 bis 7,5 ml)
   (Anm. d. Übers.: Originaltext: 5 – 8 Drams sofort, dann 1 oder 2 Drams täglich).

3. Akute Gastroenteritis (Magen-Darm-Katarrh), große Schwäche nach starkem Erbrechen und Diarrhö (236,5 bis 591,5 ml einer lauwarmen Lösung im Verhältnis sechs zu tausend).
   (Anm. d. Übers.: im Originaltext: acht bis 20 Unzen; lt. Wikipedia ist in den USA 1 Unze = 29,57 ml)

4. Hämorrhaghie der Lungen, des Magens oder des Darms (18,5 ml, dann 5,5 ml täglich).
   (Anm. d. Übers.: Originaltext: 5 Drams; 1,5 Drams)

5. Herzversagen in Folge einer chronischen Krankheit und eines kachektischen (kränklichen) Zustands (5,5 ml täglich über mehrere Tage).
   (Anm. d. Übers.: Originaltext: 1,5 Drams)

Der balneologische Nutzen von Salz in Form von Salzwasserbädern, Abreibungen etc. zeigt sich insbesondere bei chronischem Rheuma, bei skrofulöser Konstitution und um das System von den Auswirkungen entzündlicher innerer Erkrankungen zu befreien. Seien Sie vorsichtig bei der Anwendung dieser Methoden im Falle von Herzkrankheiten, da meist Schlafstörungen und Nervosität die Folge sind.

Man mag nur etwa 30 g Salz täglich zu sich nehmen, und dennoch werden die betroffenen Gewebe-Zellen dadurch unter einem „molekularen Mangel" leiden, sodass ihre Funktionen vorübergehend aussetzen, wodurch die *serösen* und *wässrigen* Flüssigkeiten der Zellen und der interzellulären Räume nicht mehr gleichmäßig im Organismus verteilt werden. Dies wiederum führt zu einer wässrigen oder *serösen Exsudation*, die einen großen Anteil an nicht absorbiertem Natriumchlorid sowie andere gelöste Salze enthält.

Wenn jedoch *Natriumchlorid* dem korrekten „Triturations-Prozess" unterworfen ist, der seine Moleküle unendlich viel aktiver macht durch das *Aufdecken* der bislang latenten in ihnen wohnenden Kraft, dann werden die ausgehungerten und geschrumpften Blut- und Gewebezellen wieder ihr gewohntes Quantum an Serum absorbieren und werden dadurch wieder befähigt, ihre Teilung und Weiterteilung in neue Zellen fortzusetzen, während die wässrige Flüssigkeit oder das Serum sich wieder überall in den interzellulären Räumen dieses wunderbaren labyrinthähnlichen Netzwerks, des *Bindegewebes*, gleichmäßig verteilt, sodass sein *Mangel* (der zu *Trockenheit* führt) auf der einen Seite und sein *Überschuss* (der zu *Exsudation* führt) auf der anderen Seite letztlich wieder resultiert in einem vollkommenen, normalen, fluidischem Gleichgewicht.

Die Bedeutung dieses Zellsalzes kann nicht hoch genug eingeschätzt werden, denn es ist eines der wichtigsten „Antidota" angesichts der Tatsache dass, wann immer dieses oder eines der anderen Zellsalze aus dem Blut ausgestoßen wird etc., z. B. aufgrund eines störenden Mittels oder einer anderen Ursache, die wässrigen Körperflüssigkeiten auf abnormale Weise agieren. Und da *Natr. chlor.* der Regulator für die Verteilung solcher Flüssigkeiten ist, wird eine *molekulare* oder *dynamisierte* Dosis hiervon das Ganze wieder gerade biegen in Bezug auf die fluidische Störung. [C. S. SAUNDERS, L. R. C. P.]

Leitsymptome, charakteristische Anwendungen und bewährte Indikationen

Psychische Symptome – Hoffnungslosigkeit in Bezug auf die Zukunft. Niedergeschlagenheit, **Trost verschlimmert**; Herzflattern folgt. **Depression mit der Neigung, bei unangenehmen und deprimierenden Themen zu verweilen.** Vergangene Verletzungen werden ins Gedächtnis gerufen und ausführlich thematisiert. **Vergießt bereitwillig Tränen.** Delirium mit Zusammenzucken, Delirium mit springenden Gedanken und schaumiger Erscheinung der Zunge. **Hypochondrische Stimmung**, mit Verstopfung. Aufgeregtheit, extrem ausgelassen, mit der Neigung zu tanzen und zu singen; wütende Reizbarkeit mit leidenschaftlichen Ausbrüchen. Delirium tremens (Alkoholdelirium); die meisten Fälle werden durch dieses Mittel geheilt. **Melancholie in der Pubertät**. **Geistige Erschöpfung**. Schwaches Gedächtnis. Jede geistige Arbeit ermüdet.

Kopf und Kopfhaut – Kopfschmerzen hauptsächlich in der Stirn und in den Schläfen und halbseitig; kongestiver Typ, schlimmer am Morgen, gelindert durch Schlaf, oft in Zusammenhang mit der Menstruation. Dumpfer, starker Kopfschmerz mit Vergießen von Tränen, Trägheit und unerfrischendem Schlaf. Kopf nickt ungewollt nach vorne aufgrund einer Schwäche der Nackenmuskulatur. Kopfschmerzen mit Verstopfung aufgrund von Torpor und Trockenheit eines Teiles der Schleimhaut des Darmtraktes, wenn die Zunge rein ist oder mit Bläschen schaumigen Speichels bedeckt ist. Kopfschmerz mit Erbrechen von durchsichtigem Schleim oder Wasser, ebenso Migräne mit diesem Symptom (*Calc. phos.*). Hemikranie (halbseitiger Kopfschmerz), Bewusstseinsverlust und Zucken der Gliedmaßen. **Hämmernder Kopfschmerz, im Allgemeinen schlimmer am Morgen.** Kopfschmerz bei Schülerinnen während der Periode, mit Brennen am Scheitel. Dies ist das Hauptmittel bei Sonnenstich. Verstopfung des venösen Abflusses des Gehirns (Sinus venosus) mit der Tendenz zu Paravasation, temporärer Blutandrang im Gehirn. **Juckender Hautausschlag am Haaransatz im Nacken** mit klebriger Nässe. Kopfschuppen, weiße Schuppen auf der Kopfhaut, manchmal gleichzeitig vorkommend mit wässrigem Sekret aus Mund, Nase oder Augen. Haarausfall.

Augen – Trübsehen. Bläschen auf der Hornhaut, mit Flecken auf derselben.Nützlich bei Beteiligung des Glaskörpers. Schleier vor den Augen, Buchstabenfließen beim Lesen zusammen. Kopfschmerz mit Augenüberlastung. **Sonnenstich**. Stirnhöhlenentzündung. Skrofulöse Geschwüre der Hornhaut mit Lichtscheue. Insbesondere bei skrofulösen oder tuberkulösen Patienten. Absonderung von durchsichtigem Schleim aus den Augen oder Tränenfluss mit Verstopfung des Tränenkanals, schlimmer nach der Verwendung von Silbernitrat. Augenlider sehr trocken, stechen, jucken und brennen; rote Ränder. Konjunktivitis (Bindehautentzündung) mit weißer Schleimsekretion und beißendem Tränenfluss. Granulierte Augenlider mit oder ohne Tränensekretion. Lidplatten sehr dick und rot. Nützlich bei **Lidrandentzündung (Blepharitis)**, die dicken und entzündeten Liderschmerzen und brennen, mit beißendem Tränenfluss. Wundmachender Tränenfluss und Ausschlag mit kleinen Bläschen. Für **muskuläre Asthenopie (Schwachsichtigkeit)** gibt es kein besseres Mittel. Neuralgische Schmerzen in den Augen, periodisch, mit Tränenfluss und geröteter Bindehaut. Ziliarneuralgie, die kommt und geht mit der Sonne. Verengung der Tränenkanäle. Eintrübung der Augenlinse.

Ohren – Schwerhörigkeit durch Schwellung der Paukenhöhle, mit charakteristischer Zunge. Katarrh der Paukenhöhle und der Eustachischen Röhre (*Kali sulph.*). Ohrensausen. Eiternde Absonderung aus den Ohren. **Knacken beim Kauen.** Jucken und Brennen im Ohr, Stiche im Ohr.

Nase – Alte Katarrhe der Nase und des Rachens mit **Verlust von Geruchs-** und Geschmackssinn. Erkältungen und in der Folge Hautausschläge mit Bläschen mit wässrigem Inhalt, die platzen und dünnen Schorf und Krusten hinterlassen. Schorf in der Nase. Grippe, Heuschnupfen. Chronische Katarrhe bei blutleeren Patienten, Schleim hat salzigen Geschmack. Schnupfen mit durchsichtiger, wässriger Absonderung oder abwechselnd mit trockenem Schnupfen, **Verlust von Geruchs- und Geschmackssinn**, hintere Nasenöffnungen fühlen sich trocken an. Häufiges Niesen. Nasenbluten (Epistaxis) durch Bücken und durch Husten. Allgemeine Verschlechterung der Katarrhe am Morgen. Rötung der Nase mit Pickeln, Bläschen und schmerzhaften Knötchen. Nase auf einer Seite taub. Erkältungen, die mit Niesen beginnen, und fließender Schnupfen wird geheilt durch *Natrium chlor.* C30. Nase wund mit der Empfindung starker Trockenheit und dem Gefühl von Verstopfung und Sekret wie Eiklar. Kann auch nur einseitig sein.

Gesicht – Teigiges Antlitz, bleifarben. Gesichtsschmerz mit Verstopfung, mit charakteristischer Zunge oder Erbrechen von klarem Wasser. Periodische Neuralgie nach Chinin, mit Tränenfluss. Fettiges Erscheinungsbild der Haut. Schwitzen beim Essen. Bartflechte, Barthaare fallen aus, starkes Jucken, Bläschen mit wässrigem Inhalt. Pusteliger Ausschlag auf der Stirn.

Mund – Übermäßige Speichelbildung mit salzigem Geschmack. Blasen wie Perlen rund um den Mund, feuchte Abszesse, Mundwinkel mit Schrundenbildung (Rhagaden). Soor mit Speichelbildung. Risse in den Lippen, brennend und schmerzhaft. Schlaffes Gaumenzäpfchen. Follikulärer Rachenkatarrh. Lippen geschwollen. Ausschläge am Kinn.

Zunge – Belag schleimig, durchsichtig und wässrig, schleimig-serös, und wenn kleine Blasen schleimigen Speichels die Ränder bedecken. Geschmacksverlust. Bläschen an der Zungenspitze. Landkartenzunge. Zunge taub; steif. Kinder lernen nur langsam sprechen. Gefühl eines Haars auf der Zunge. Trockenheit von Zunge und Mund, eher ein Gefühl.

Zähne – Empfindlich, leicht blutendes, vereitertes Zahnfleisch, Zahnschmerzen mit ungewolltem Tränenfluss oder Speichelfluss. Lockere Zähne. Ranula, chronische Entzündung der Speicheldrüsen. Zahnen mit tropfendem Speichel. Zahngeschwüre mit klopfenden und bohrenden Schmerzen.

Rachen – Nacken ausgemergelt. Diphtherie, wenn das Gesicht aufgedunsen und blass ist, mit Schläfrigkeit, wässrigem Stuhl, Speichelfluss oder Erbrechen von Wasser. Postdyphtheritische Lähmung, wenn die Nahrung den falschen Weg geht und nur Flüssigkeiten geschluckt werden können. Halsschmerzen, wobei durchsichtiger Schleim die Mandeln bedeckt. Schlaffes Gaumenzäpfchen, chronische Halsschmerzen, mit dem Gefühl von **Pfropfen** oder **Kloß** im Hals, und große Trockenheit im **Rachen**. Gefühl, das sich von den Eustachischen Röhren nach oben ausdehnt, als wenn die Ohren verstopft sind. Glasiges trockenes Aussehen des Rachens. Beengtheit und Stiche im Hals. Follikuläre Pharyngitis (Rachenkatarrh), insbesondere bei Rauchern und nach *Silbernitrat*-Behandlung.Schwellung der Unterkieferspeicheldrüsen, Lippen, Zervikaldrüsen und Mandeln. Kropf mit wässriger Sekretion (Hauptmittel, *Calc. phos.*). Mumps mit Speichelfluss und häufigem Abhusten von Schleim, mit salzigem Geschmack. Gaumenzäpfchen lang gestreckt. Entzündung des Gaumenzäpfchens. Übel riechender Atem.

Gastrische Symptome – Schluckauf. Verdauungsstörung mit Erbrechen von klarem, schaumigem Wasser oder klebrigem Speichel, oder mit Schmerz und Speichelfluss. Übel riechender Atem. Magenschmerzen mit obigen Symptomen. Schwere- und Völlegefühl. **Sodbrennen bzw. wässriges Aufstoßen**, Wasser steigt in den Rachen hoch, nicht bitter. Druck und Aufblähung des Magens, mit Verlangen nach **salzigem** Essen. Verlangen nach salzigen und bitteren Dingen. **Heftiger Durst** nach großen Mengen. **Heißhunger**. Sodbrennen nach dem Essen. Saurer Geschmack. **Abneigung gegen Brot**. Verlangen zu rauchen verschwindet. Gelbsucht mit Trägheit. Gefühl großer Schwäche und komisches Gefühl in der Magengegend. Rote Flecken oberhalb der Magengrube.

Abdomen und Stuhl – Verstopfung im Entstehen, durch Mangel an Feuchtigkeit; Trockenheit der Schleimhäute mit wässriger Absonderung; in anderen Bereichen, wässriges Erbrechen, wässrige Augen, Speichelfluss etc. Schmerz im Bereich der Leber und der Milz. Hämorrhoidale Verstopfung. Verstopfung begleitet von großer Schwäche der Gedärme. Starke Starre (Torpor), aber ohne Schmerz. Trockener Stuhl, der Risse verursacht, brennender Schmerz im Enddarm. Brennende Hämorrhoiden. Herpetischer Ausschlag um den Anus. **Reißendes, blutendes, brennendes Gefühl nach dem Stuhl, der hart, beschwerlich und bröcklig ist, mit Stichen im Enddarm.** Proktalgie. Schmerz im inneren Leistenring. Diarrhö mit wässrigem, schaumigem Stuhl. Diarrhö im Wechsel mit Verstopfung. Wund scheuernde, wässrige Diarrhö, unbeabsichtigt, weiß nicht, ob eine Blähung oder Stuhl entweicht. Große Schwäche der abdominalen Muskeln und Eingeweide.

Harn- und Sexualorgane – Polyurie, insbesondere wenn begleitet von Sodbrennen und starker Auszehrung. Hämaturie durch Skorbut; schneidende und brennende Schmerzen nach dem Wasserlassen. Kann in Gegenwart anderer keinen Urin abgeben. Muss warten, bevor Urin abgeht. Schmerz in den Hoden. Heftiges Jucken am Hodensack. Haarausfall im Schambereich. Samenstrank und Hoden schmerzhaft, geschwollen und infiltriert. Blasenkatarrh mit charakteristischer Absonderung. Unbeabsichtigtes Urinieren beim Laufen, Husten etc. Tripper (Gonorrhö) mit Harnbrennen. Chronische Gonorrhö, durchsichtiger, wässriger Schleim, äußerst juckend; Harnröhre sehr schmerzempfindlich bei Druck; schneidender Schmerz in der Harnröhre nach dem Wasserlassen. Chronische Syphilis, seröse Exsudation, Haarausfall im Schambereich. Samenergüsse gefolgt von Frösteln und Abgeschlagenheit mit verstärktem sexuellen Verlangen. Skrotalödem. Impotenz. Absonderung von Prostataflüssigkeit. FRAUEN. Starker Weißfluss (Leukorrhö) mit durchsichtigem, weißen, dicken Schleim oder unnatürlicher Trockenheit der Vagina mit Schmerzen und Brennen und dadurch auch Schmerzen beim Geschlechtsverkehr. Brennen und Wundschmerz an der Vagina nach dem Wasserlassen. Harninkontinenz. Menstruation, Absonderung dünn, wässrig, blutig; verspätete Menstruation, mit Kopfschmerz. Juckreiz der Vulva. Schreckliche Traurigkeit während der Periode. Weißfluss (Leukorrhö) wässrig. Starke Menstruation mit schleimiger, zersetzender Leukorrhö; wässrige, brennende Absonderungen, nach oder während der Periode. Brennende, reizende Absonderungen, die Juckreiz und Haarausfall im Schambereich verursachen. Vor der Menstruation traurig und melancholisch; während und nach der Periode Kopfschmerz. Prolapsus, muss sich setzen, um ihn zu vermeiden. Starke Trockenheit der Vagina. Bleichsucht, schmutziges Aussehen der Haut mit Herzklopfen, sich verzögernde Menstruation. **Gebärmutterbeschwerden gemildert durch Hinlegen auf den Rücken, auf ein Kissen**. Drücken und Schieben in Richtung der Genitalien am Morgen.

Schwangerschaft – Morgendliche Übelkeit mit Erbrechen von schaumigem,wässrigem Schleim. Haarausfall während der Geburt oder der Stillzeit. Degenerierte Milchdrüsen.

Atemwege – Akute Entzündung der Luftröhre mit durchsichtigem, schaumigem, wässrigem Schleim, lose und rasselnd, manchmal schwer heraufzubringen. Trockener, kurzer Husten Tag und Nacht aufgrund einer Reizung in der Magengrube. Bronchitis mit Husten wegen eines Kitzelns hinter dem Sternum (Brustbein); Husten verursacht berstende Kopfschmerzen, unfreiwillige Miktion, Schmerz im Abdominalring und in den Samensträngen, Tränenfluss und Herzklopfen sowie Stiche in der Brust. Chronischer Bronchialkatarrh, „Winterhusten", Husten mit berstendem Kopfschmerz, Tränen strömen die Wangen herab, und unbeabsichtigtes Urinieren. Asthma mit übermäßigem wässrigem Schleim. Keuchhusten mit denselben Bedingungen. Lungenentzündung mit viel rasselndem Schleim, serös und schaumig, schwer abzuhusten. Pleuritis (Brustfellentzündung), eine wenn seröse Exsudation stattgefunden hat. Lungenödeme mit charakteristischem Auswurf. Heiserkeit, Schmerz, Dyspnoe.

Herz-Kreislauf-System – Schmerz im Bereich des Herzapex. Verschlimmert durch jegliche Bewegung und tiefes Einatmen. Puls schnell und zeitweise aussetzend, schlimmer durch Liegen auf der linken Seite, am ganzen Körper zu spüren, vor allem im Oberbauch, bei hyperämischen und skorbutischen Leiden. Herzflattern. Beklemmungsgefühl. Herzklopfen mit Angst und Traurigkeit, bei anämischen Leiden. Herzhypertrophie, muss sich häufig hinlegen, hat kalte Hände und taube Gliedmaßen.

Rücken und Gliedmaßen – Ausgemergelter Nacken bei Kindern. **Rückenschmerzen, gelindert durch Liegen auf einer harten Unterlage**, Wirbelsäule und Gliedmaßen überempfindlich. Kältegefühl am Rücken. Periodische Gichtanfälle. Große Schwäche und Abgeschlagenheit. Chronischer Gelenkrheumatismus. Gelenke knacken; rheumatische, gichtige Schmerzen, unfreiwilliges Zucken der Beine, Zappeln oder Zucken im Schlaf. Steifigkeit und arthritische Schwellungen, schwache Knöchel. Schmerzen im unteren Rücken beim Aufstehen. Blasen bildende Eitergeschwüre an den Fingern, die eine wässrige Flüssigkeit beinhalten. Niednägel. Haut an den Händen, insbesondere um die Nägel, trocken und eingerissen. Warzen an den Handballen. Schmerzen in der Hüfte. Koxalgie (Hüftgelenkentzündung). Ischiasschmerzhafte Kontraktion der ischiocruralen Muskulatur (hintere Oberschenkelmuskel, „hamstrings").

Unbeabsichtigtes Zucken der Beine. Schwäche in Knien und Waden. Gelenke knacken bei Bewegung. Synovitis (Gelenkhautentzündung), Herpes in den Kniekehlen. Nesselsucht um die Gelenke herum. Risse zwischen den Zehen. Häufiges Einschlafen der Beine und Füße, mit Schwäche in den Knöchelgelenken.

Nervöse Symptome – Ausgeprägte Schwäche und Schlaffheit der Muskulatur; immer müde und Abneigung gegen jegliche Anstrengung. Taubheitsgefühl in den befallenen Körperteilen. Paretische Schwäche in verschiedenen Muskelgruppen des Rumpfes und der Gliedmaßen. Wirbelsäule überempfindlich bei Berührung oder Druck. Reizung der Wirbelsäule. Unruhe und Zucken der Muskeln. Lähmender Schmerz im unteren Rücken. Lähmung. Neuralgische Schmerzen, vor allem im Bereich der Galle und unterhalb der Augenhöhle, die immer wieder zu bestimmten Zeiten auftreten, mit Speichel- oder Tränenfluss. Schießende Schmerzen entlang der Nervenfasern mit wässrigen Hautausschlägen. Chorea. Hysterische Schwäche, schlimmer am Morgen. Hysterische Krämpfe und Schwäche. Erkältet sich leicht. Schnell erschöpft. Schluckauf (*Magnes. phos.*). Epilepsie, wenn Schaum vor dem Mund auftaucht.

Schlaf – Übermäßiger Schlaf, wenn dieser auf einen Flüssigkeitsüberschuss im Gehirn zurückzuführen ist. Die natürliche Schlafmenge ist nicht erfrischend, und er fühlt sich morgens schon beim Aufwachen müde. Andauerndes und übertriebenes Bedürfnis nach Schlaf. Träumt von Räubern im Haus. Schreckt oft aus dem Schlaf auf. Schläft sehr unruhig und schläft erst spät ein. Schlaflosigkeit mit ungewöhnlicher allgemeiner Lebhaftigkeit.

Fiebersymptome – *Natrium chlor.* ist ein Heilmittel für Kälte. Verschiedene Teile des Körpers fühlen sich kalt an, Wirbelsäule, Magen, Hände, Füße etc. Fröstelnd und durstig gleichzeitig. Scharlachfieber mit Trägheit, Zucken oder Erbrechen wässriger Flüssigkeit.

Extremes Schwitzen, auch Nachtschweiß. Häufig das zweite Mittel bei rheumatischem Fieber mit Kälte und den charakteristischen Symptomen. Heuschnupfen mit wässrigen Absonderungen aus Augen und Nase. Typhus, wenn Stupor und Schläfrigkeit stark sind. **Wechselfieber nach dem Missbrauch von Chinin oder in feuchten Regionen lebend** oder bei frisch umgegrabenem Boden. Frösteln vom Morgen bis gegen Mittag, gegen 10.00 Uhr, davor heftiger Juckreiz, Hitze mit verstärktem Kopfschmerz und Durst, Schweiß sauer und schwächend, starke Rückenschmerzen und klopfender Kopfschmerz, große Mattigkeit, Abmagerung, teigiges Antlitz und Fieberbläschen an den Lippen. Typhoide oder maligne Symptome, wenn diese begleitet sind wie Zucken, Trägheit und wässrigem Erbrechen.

Haut – Alle Erkrankungen mit wässrigen Blasen oder Bläschen und weißlichen Schuppen. Fettig, ölig, vor allem auf behaarten Körperteilen, wo die Schweißdrüsen am zahlreichsten sind, oder das Haar wird trocken und fällt aus. Chronische Hautkrankheiten, Urtikaria (Nesselsucht) oder Miliaria (Hitzepickel). Ekzeme, dünne Schuppen oder Hautausschläge mit wässrigem Inhalt. Herpetische Ausschläge, die während des Verlaufs einer Krankheit auftreten, Blasen und wässrige Bläschen auf der Haut. Herpes in den Knie- oder Ellenbeugen. Farblose, wässrige Bläschen, aus denen sich Schorf oder Krusten bilden, die abfallen, um sich sogleich neu zu bilden. Intertrigo (Hautwolf), Wundsein der Haut bei Kindern, mit wässrigen Symptomen. Warzen an den Handballen. Weiße Schuppen auf der Kopfhaut, Intertrigo zwischen Oberschenkeln und Hodensack, mit beißender und sich abschälender Absonderung. Pemphigus, wässrige Bläschen. Herpes zoster (Gürtelrose) mit charakteristischen Symptomen. Herpes circinatus (ringförmiger Herpes). Rupia, Blasen, nicht pustulöse Ausschläge. Sykosis, wenn die wässrigen Symptome übereinstimmen, Bart fällt aus, Kopfschuppen. **Auswirkungen von Insektenstichen**. Nesselfieber, heftig juckend, **taucht nach körperlicher Anstrengung auf**, Flechte in den Beugen von Gelenken. Durchsickern einer bitterscharfen Substanz. Es ist in der Regel das zweite Mittel bei Herpes zoster. Ekzeme von übermäßigem Salzverzehr. Hämangiom (Blutschwamm). Ekzeme der Augenbrauen, hinter den Ohren, am Haarrand der Kopfhaut, an der Stirn oder im Nacken, in Gelenkbeugen. Nägel trocken, rissig. Warzen in den Handballen. Nesselsucht bei Wechselfieber. Niednägel.

Gewebe – Anasarka (Hautödeme), Ansammlung von Serum im Zellgewebe. Wassersucht oder ödematöse Schwellung, Geschwollensein der Gewebe. Seröse oder wässrige Exsudationen, seröse Sekretion. Anämische Zustände, Blut dünn und wässrig; Blutarmut; Bleichsucht.

Es ist das Hauptmittel (in Verbindung mit *Calc. phos.*) für Anämie und Bleichsucht,da man herausgefunden hat, dass Eisen im Bluteiweiß der meisten anämischen Personen in recht ausreichender Weise vorhanden ist; es ist jedoch die gestörte Wirkungsweise von NaCl, durch die die Zellvermehrung gehemmt wird, und von *Calc. phos.*, durch die die jungen Zellen nicht „geordnet" werden und so auf den Prozess des „Eiseneinlagerns" in der Milz vorbereitet werden können, was die eigentliche Ursache für Anämie und Bleichsucht ist, so dass die übliche Methode der „Arzneimittelverabreichung" mit so genannten „Eisen-Stärkungsmitteln" nicht nur nutzlos und sogar schädlich ist, sondern tatsächlich genau dazu führt, was es eigentlich korrigieren soll, nämlich einem aktuellen Eisenmangel im Blut aufgrund der Reizung durch andauernd wiederholte Verabreichung von groben Eisenpräparaten. Diabetes, Basedowsche Krankheit, Brightsche Krankheit, Fadenwürmer. Anämie aufgrund von unsachgemäßem Gebrauch von Salz;ausgemergelte Blässe mit schmutziger, schlaffer, stumpfer Haut; hydrämische, adynamische Erkrankungen, Krampfadern. Basedowsche Krankheit. Addisonsche Krankheit. Trockenheit der Schleimhäute, bis hin zu ihrer Rückbildung (Atrophie). **Abmagerung, obwohl man gut lebt;** Auszehrung insbesondere des Nackens. Kachexie durch Fieberanfälle plus Chinin. Chronische Schwellung der Lymph- und Talgdrüsen. Gicht. Wirkt ein auf Knorpelgewebe, Schleimfollikel und -drüsen, Speichel- und Mesenterialdrüsen. Katarrhe aller Schleimhautoberflächen. Alle Exsudationen und Sekrete sind durchsichtig, schleimig, wie gekochte Stärke. Die Läsionen greifen oft die Nägel an und deformieren sie; das Haar der Kopfhaut wird häufig befallen vom pustulösen oder schuppigen Beschwerdetyp, was Haarausfall verursacht. Begleitende Zustände können im Bereich des Magens oder der Harnorgane liegen zusammen mit Abmagerung, Schwäche, Kopfschmerz und geistiger Verwirrung [BERNSTEIN].

Modalitäten – Gewöhnlich schlimmer am Morgen, periodisch; am Meer und bei kaltem Wetter. Rückenschmerz wird gelindert durch Liegen auf hartem Untergrund. Beschwerden nach dem Wasserlassen; nach unsachgemäßem Gebrauch von Silbernitrat; durch Chinin.

Homöopathische Daten – Dieses Mittel war das erste, das von Hahnemann erprobt wurde, und erscheint in Band IV von *Die chronischen Krankheiten*. Es wurde außerdem erneut getestet durch die ÖSTERREICHISCHE PRÜFUNGSGESELLSCHAFT und die pathogenetischen Auswirkungen, die von Hahnemann protokolliert worden waren, sowie die therapeutischen Ergebnisse, die bei der Verwendung der dreißigsten Potenz (C30) erzielt wurden, wurden exzellent belegt. Seine vollständige Pathogenese ist zu finden in *Die chronischen Krankheiten*, aber ausgezeichnete Zusammenfassungen, ergänzt um klinische Erfahrungsberichte seit der Veröffentlichung, findet man in HERINGs *Guiding Symptoms*, Band VII und ALLENs *Handbook of Materia Medica*. Ein interessantes und sinnvolles kleines Buch „*Natrium chloratum*: Ein Beweismittel für die Wirksamkeit der *potenzierten* Arznei" von Dr. JAS. C. BURNETT, verdient ebenfalls besondere Erwähnung.

Anwendung – Schüßler empfiehlt die sechste Potenz (C6). Die allgemeine Erfahrung der homöopathischen Schule scheint zu Gunsten der höheren Potenzen auszufallen; dementsprechend sagt Dr. med. H. C. ALLEN, dass es schnellere Heilung bringt in den Verdünnungen über der dreißigsten als darunter. Schüßler empfiehlt auch seine äußere Anwendung bei Leiden wie Insektenstichen, ebenso zum Gurgeln oder als Spray bei katarrhalischen Erkrankungen.

Verwandte Mittel – Vergleiche *Kalium sulph.* und *Kalium chloratum* bei Katarrhen der Eustachischen Röhren und des Mittelohrs. Bei Magen- und Darmbeschwerden vergleiche *Natr. sulph.* Bei Kopfschmerzen junger Mädchen während der Periode vergleiche *Calc. phos.* und *Ferr. phos.* Kopfschmerz während der Menstruation *Kalium sulph.*, wenn Symptome von Metrorrhagie (azyklischen Blutungen)ins Gewicht fallen. Wenn die Monatsblutung spärlich ist, *Natrium chlor.* Bei Insektenstichen kommt Ledum am nächsten, aber *Ferr. phos.* und *Kalium phos.* sind ebenfalls erfolgreich angewendet worden. *Natrium chlor.* hat mit *Lycop.* einen nahen Verwandten, der häufig erforderlich wird, um seine Wirkung zu ergänzen. *Natrium chlor.* reguliert den Flüssigkeitshaushalt des Kreislaufs, insbesondere wenn es um Absonderungen des arteriellen Systems geht, wohingegen *Natrium sulph.* eher angezeigt ist, wenn sie das venöse System betreffen. Ergänzende Heilmittel: *Apis* und *Arg. nit. Natrium chlor.* geht häufig *Sepia* und *Sulph.* bei chronischen Krankheiten voran. Bei übermäßigem Gebrauch von Salz im Essen gebe man *Phos.* und *Spirit nitri dulc.* In Tropfendosis, ebenso *Natrium chlor.* C30, das dem System die Fähigkeit zu geben scheint, den Überschuss zu beseitigen, ohne dass die Gewohnheit stark verändert wird. Für nachteilige Auswirkungen vom Baden im Meer *Ars.* Bei schlechten Ergebnissen einer Kauterisation (Wundätzung) von Schleimhäuten mit Silbernitrat ist *Natrium* das Gegenmittel. Bei Trockenheit der Schleimhäute vergleiche *Graphite*, *Alumina*, *Bryonia*. Bei Ranula *Ambra*.

Natrium Phosphoricum

Synonyme – Natriumphosphat. Natriumsalz der Phosphorsäure.

Allgemeine Bezeichnung – Natriumphosphat.

Chemische Eigenschaften – Formel Na_2HPO_4, $12H_2O$. Spezifisches Gewicht 1,55. Es wird hergestellt, indem Orthophosphorsäure mit Natriumkarbonat neutralisiert wird, und es wird ebenso gemacht aus Knochenasche. Es kristallisiert in großen, durchsichtigen, monoklinen Kristallen, die zwölf Moleküle Kristallwasser enthalten. Es hat einen milden, erfrischenden, salzartigen Geschmack. Es ist löslich in zwei Teilen heißem und sechs Teilen kaltem Wasser. Es ist unlöslich in Alkohol. Lösungen sind leicht alkalisch.

Herstellung – Das reine Natriumphosphat wird zubereitet durch Verreiben gemäß den Methoden der homöopathischen Arzneimittellehre. (Sollte gut verschlossen aufbewahrt werden.)

Physiologisch-chemische Daten – Dieses Salz findet sich im Blut im Verhältnis 0,3 bis 0,5:1000, in Muskeln, Nerven und Gehirnzellen sowie in den interzellulären Flüssigkeiten. Durch die Präsenz dieses Salzes wird Milchsäure zerlegt in Kohlensäure und Wasser. Es absorbiert die Kohlensäure, indem es zwei Moleküle je eigenes Molekül aufnimmt, und transportiert sie zu den Lungen, wo der Luftsauerstoff die Kohlensäure freisetzt im Austausch gegen Sauerstoff, wobei letzterer aufgenommen wird von dem in den Blutkörperchen enthaltenem Eisen. *Natrium phos.* ist das Mittel für Beschwerden aufgrund eines Überschusses an Milchsäure. Es beugt der Eindickung der Gallenflüssigkeit und des Schleims vor mit Kristallisation von Cholesterin im Gallengang und beseitigt somit die Ursache vieler Fälle von Gelbsucht, Leberkolik, Gallenkopfschmerz und fehlerhafter Fettassimilation aufgrund von Gallenmangel. Es ist nützlich bei Podagra (Gicht), Gicht sowie bei akutem und chronischem Gelenkrheumatismus, was es folglich zu einem Heilmittel für die so genannte saure Diathese.

Gemäß MOLESCHOTT und Schüßler besteht die Rolle dieses Salzes im normalen Organismus darin, Milchsäure im Blut abzubauen, indem es das Blut als flüssiges Organ von den Stoffwechselabbauprodukten aus der Muskelfunktion, die das eingelagerte Glykogen in eben diese Säure umwandelt, reinigt. Die **Leber** ist das Haupt- und Zentral-Labor des Körpers. Sie ist unerlässlich für die Umwandlung sowohl der Stickstoffe als auch der Kohlenwasserstoffe, für die Erneuerung und Reinigung des Blutes, für die Gewinnung von Glykogen und Traubenzucker aus stärkehaltiger und zuckerhaltiger Nahrung, für die vermehrte Oxidation von Harnsäure und anderer Stoffwechselabbauprodukte zu Harnstoff, um diesen über die Nieren auszuscheiden, und sie leistet durch die Bildung von Gallenflüssigkeit ihren Beitrag zur Verdauungstätigkeit. Wenn dieses Organ träge oder inaktiv ist, kann es diese umfassende Aufgabe nicht mehr ausreichend leisten; wenn es überaktiv ist, überschreitet es die Funktion, und die Überproduktivität schlägt sich nieder in symptomatischen Auswirkungen. Diese Funktionen beruhen hauptsächlich auf der Zelltätigkeit. Es gibt zwei Arten von funktionellen oder parenchymatösen Zellen; die biliären, die als Epithel in den Kapillarzweigen der Gänge verbreitet werden, in enger Beziehung zu den Lebergefäßen und gleichermaßen zu der verbleibenden Menge der funktionalen Zellen – nämlich die hepatischen Azinus-Zellen, die mit ihrem Drüsenepithel ebenfalls in enger Beziehung zu den Blutgefäßen und den Gallenkapillaren stehen. Diese Doppelaufgabe haben die großen Azinus-Zellen inne – nämlich: die Bildung von Glykogen und die Bildung von Harnsäure. Darüber hinaus befinden sich hier in der Leber die alten roten Blutkörperchen, die jedoch im Pfortadersystem, in den Azinus-Zellen kapillar umgewandelt, schließlich zersetzt werden und als neu formierte Blutkörperchen vervollkommnet werden. All diese vielfältigen Aufgaben, so unabhängig voneinander sie sein mögen, unterstützen sich zweifellos gegenseitig, indem sie den notwendigen chemischen Austausch ermöglichen etc. Vom Glykogen nimmt man an, dass es hauptsächlich im Blutstrom davongetragen wird, um im Muskelgewebe eingelagert zu werden, wo es für die Bewegungsenergie sorgt, und es wird chemisch in zwei Teile von Milchsäure gespalten. Diese Säure leistet bei späteren lebenswichtigen Körperfunktionen Hilfe und wird am Ende umgewandelt in Kohlensäure und Wasser, während es im Blut zirkuliert. Diese Umwandlung erfolgt aufgrund der Präsenz von Natriumphosphat – *Natr. phos.* – im Blut und aufgrund einer katalytischen Wirkung dieses Salzes. Jeder Mangel daran verhindert diesen chemischen Wandel und die Milchsäure bleibt als solche erhalten. Das System erreicht einen übersäuerten Zustand; Rheumatismus, Dyspepsie, Darmprobleme etc. stellen sich ein. Laut Schüßler wird die katalytische Wirkung durch Anwendung molekularer Dosen dieses Heilmittels sofort wieder hergestellt – der saure Zustand wird beendet, und die rheumatischen und anderen Symptome klingen ab.

Harnsäure bleibt im Blut löslich durch das Vorhandensein von Natriumphosphat und die natürliche Temperatur des Blutes. Wann immer sich ein Mangel dieses Salzes einstellt, wird die Harnsäure mit dem Natrium verbunden und bildet dadurch Natriumurat, ein unlösliches Salz, das nahe den Punkten eingelagert wird, wo sich Gicht und akuter entzündlicher Rheumatismus bilden. Während eines akuten Gichtanfalls erkennen wir, dass die Ausscheidung von Harnsäure vermindert ist in genau dem Verhältnis, das der Menge der Natriumuratablagerung rund um die Bereiche entspricht.

Natrium phos. dient dazu Fettsäuren zu emulgieren; es ist daher ein Mittel für alle dyspeptischen Krankheiten, die auf Fette zurückzuführen sind, oder solche, die durch ihren Genuss verschlimmert werden. Außer sich mit diesen Säuren zu verbinden, bindet Natriumphosphat auch die Moleküle von Eiweiß an sich, das biochemisch wie eine Säure wirkt.

Die weißen Blutkörperchen, Leukozyten oder Lymphkörperchen transportieren Fett- und Peptonmoleküle, wobei letztere modifizierte Eiweißstoffe sind, von den Darmwänden zum Blut und von dort zu den Geweben. Sie setzen dies um kraft ihrer aktiven Bewegung. Von den Wänden des Darmtrakts ist die Passage der Leukozyten, die nun mit Peptonen beladen sind, der direkte Weg, wohingegen die, die die Fettmoleküle tragen, ihr Ziel auf indirektem Weg erreichen – namentlich durch den Brustlymphgang. Schließlich erreichen Sie die Gewebe durch die Kapillarwände. Nachdem die Peptone wieder in Proteine umgewandelt wurden, werden sie hier eingelagert und werden hier zu einer Wachstumssubstanz für die jungen Zellen, die durch Teilung gebildet werden.

Wenn das Vorankommen der die Fettmoleküle transportierenden Leukozyten in ihrem Verlauf durch die Lymphdrüsen gestoppt wird, erfolgen Entzündungen der Haut, der Knochen, der Lunge oder der Drüsen und phlegmonöse Entzündungen sowie Schwellungen ebenso wie tuberkulöse Erkrankungen dieser Organe und Gewebe.

Da diese stillstehenden Leukozyten Eiweiß und Fett enthalten, wird ihre degenerative Verfettung ermöglicht. Solange dies noch nicht geschehen ist, hat *Natrium phos.* die Fähigkeit, die Leukozyten zu befreien sie dadurch wieder zu befähigen, ihre spezifische Aufgabe wieder wahrzunehmen. Dies schafft es aufgrund seiner zwei Eigenschaften – die, dass es Fett emulgiert, selbst wenn nur eine Spur einer Fettsäure vorhanden ist, und seine Fähigkeit, peptonische Moleküle aufzunehmen.

Allgemeine Wirkung – Krankheiten von Kindern, die aufgrund einer Überfütterung mit Milch und Zucker an einem Überschuss an Milchsäure leiden. Erkrankungen mit einem übermäßigen Säurewert. Dünner, feuchter Zungenbelag. Auch das Gaumensegel sieht gelbliches und cremig aus. Saures Aufstoßen, saures Erbrechen, grünlicher Durchfall, Schmerzen, Krämpfe und Fieber mit Säuresymptomen etc. Wirkt auch auf Knochen und Drüsen, Lunge und Organe des Abdomen. Die Kenntnis seines Wirkungsbereichs ist in den letzten Jahren sehr durch Schüßler erweitert worden. Es ist das Hauptmittel bei skrofulösen Drüsen, Tuberkulose etc. Es hat sich herausgestellt, dass subkutan verabreichte kleine Dosen von Natrium phos., ein Gegenmittel gegen das Verlangen nach Morphium sind und so die Gewöhnung stoppen.

Leitsymptome, charakteristische Anwendungen und bewährte Indikationen

Psychische Symptome – Unruhige und ahnungsvolle Angst, als ob etwas geschehen würde. Stumpfsinnig und ohne Antrieb. Bildet sich beim Aufwachen in der Nacht ein, dass Möbelstücke Personen sind; dass er im Nebenraum Schritte hört. Nervös, reizbar, verärgert über Kleinigkeiten. Vergesslich. Starke mentale Erschöpfung.

Kopf und Kopfhaut – Kopfschmerz am Scheitel; beim Erwachen am Morgen scheint der hintere Gaumen cremig, die Zunge gelb, feucht. Heftiger Kopfschmerz, als ob der Schädel zu voll wäre, Stirn oder Hinterkopf, mit Übelkeit oder etwas schleimigem Erbrechen. Starker Druck und Hitze am Oberkopf, als ob er sich öffnen würde. Schwindelgefühl mit Magenstörungen. Übelkeit erregender Kopfschmerz, Auswurf von saurem Schaum.

Augen – Absonderung goldgelber, cremiger Substanz aus den Augen. Entzündung einer oder aller Schichten des Auges (Ophthalmie), Absonderung von gelbem, cremigem Eiter, die Lider kleben am Morgen zusammen. Hypopyon. Brennender Tränenfluss. Sieht Funken vor den Augen. Schielen aufgrund einer Darmreizung wie von Würmern. Granuläre Konjunktivitis (Bindehautentzündung), wenn die Körnungen aussehen wie kleine Blasen. Skrofulöse Entzündung einer oder aller Schichten des Auges (Ophthalmie). Schmerz über den Augen. Getrübte Sicht, als ob ein Schleier vor den Augen wäre.

Ohren – Ohren wund, äußerlich, brennen und jucken. Ein Ohr rot, heiß, häufig juckend, Magenstörungen und Säure als Begleiterscheinungen. Ohrensausen.

Nase – Zupfen der Nase in Verbindung mit saurem Magen und Würmern. Kribbeln und Stechen in den Nasenlöchern. Widerlicher Geruch vor der Nase. Juckende Nase. Katarrh mit dickem, gelbem, eitrigem Sekret. Spannung über der Nasenwurzel.

Gesicht – Rotes und fleckiges Gesicht, aber nicht fiebrig, mit Säure etc., weiß um Nase oder Mund. Gesichtsneuralgie; schießender, stechender Schmerz. Schmerzen im rechten Unterkiefer. Blässe oder bläuliches Gesicht, Aufblühen des Gesichts, saures Aufstoßen etc.

Mund – Gelber, cremiger Belag am hinteren Gaumen. Bitterer Geschmack im Mund. Kupferartiger Geschmack.

Zunge – Das große Leitmotiv für dieses Mittel ist der **feuchte, cremige oder goldgelbe Belag am hinteren Teil der Zunge.** Blasen und das Gefühl von Haaren an der Zungenspitze. Schwieriges Sprechvermögen.

Zähne – Zähneknirschen im Schlaf bei Kindern.

Rachen – Derselbe feuchte, cremige oder goldgelbe Belag, den man am Zungengrund feststellen kann, ist auch zu finden am Gaumensegel, an den Mandeln und am Gaumenzäpfchen. Entzündung irgendeines Bereiches des Rachens mit dieser Begleiterscheinung verlangt nach *Natr. phos.* Es wird ebenfalls begleitet von einem sauren Zustand des Magens. Diphtherischer Hals, fälschlicherweise so benannt. Gefühl von einem Kloß im Hals, schlimmer beim Schlucken von Flüssigkeiten. Dicker, gelber Schleim tropft von den hinteren Nasenöffnungen, nachts schlimmer. Katarrh im Nasenrachenraum.

Gastrische Symptome – Säuregehalt, saures Aufstoßen aufgrund eines Überschusses an Milchsäure. Abrasionen und Geschwüre im Magen. Schmerz nach dem Essen, an einem Punkt. Erbrechen saurer Flüssigkeiten oder einer dunklen Substanz wie Kaffeesatz, saures Aufstoßen, Appetitlosigkeit. Dyspepsie mit charakteristischem Aufstoßen und charakteristischer Zunge, saurer Geschmack im Mund. Schmerz kommt manchmal erst zwei Stunden nach dem Essen. Übelkeit und Erbrechen saurer Flüssigkeiten und geronnener Masse (keine Nahrung). Sodbrennen, wässriges Aufstoßen mit Säure. Blähungen mit saurem Aufstoßen. Kolik bei Kindern mit Symptomen von Säure wie grüner, sauer riechender Stuhl, Erbrechen von geronnener Milch etc. Magenschmerzen aufgrund von Würmern. Leere- und Schwächegefühl im Magen, Schweregefühl oberhalb des Schwertfortsatzes. Ungenügende Assimilation von Fetten aufgrund von Gallenmangel.

Abdomen und Stuhl – Habituelle Verstopfung mit gelegentlichen Anfällen von Durchfall bei kleinen Kindern. Sklerose der Leber. Wirkt auf die Drüsenorgane des Darmtrakts. Diarrhö aufgrund von zuviel Säure, Stuhl sauer riechend, grün, geleeartige Schleimmassen, schmerzhaft, anstrengend, geronnenes Kasein, spärlich und häufig. Plötzlicher Drang, Schwierigkeiten den Stuhl zurückzuhalten. Schmerz im rechten Leistenbereich. Darmwürmer, lange Würmer oder Fadenwürmer, mit den charakteristischen Säuresymptomen oder Zupfen der Nase, gelegentliches Schielen, Darmschmerzen, ruheloser Schlaf etc. Juckender Anus aufgrund von Würmern, insbesondere nachts, wenn es warm im Bett ist (Injektionen desselben). Weißer oder grüner Stuhl mit Durchfall und manchmal mit Gelbsucht aufgrund von Gallenmangel. Blähende Koliken. Hartnäckige Verstopfung. Juckender, schmerzender und wunder Anus.

Harn- und Sexualorgane – Hepatische Form der Diabetes. Ständiger Drang, Fluss wird unterbrochen, erfordert starke Anstrengung (schmerzhafter Stuhlgang). Harninkontinenz bei Kindern mit Säure. Urin dunkelrot mit Arthritis. Häufige Miktion. Blasenatonie. Samenabgänge ohne Träume. Samen dünn, wässrig. Sexualtrieb erloschen oder erhöht mit Erektionen. Ziehen in Hoden und Samenstrang. Menstruation zu früh, blass, mit

Nachmittagskopfschmerz über den Augen, schlimmer nach der Periode, mit einem Gefühl in den Knien, als ob die Bänder verkürzt wären. Schwäche und Schmerz im Bereich der Gebärmutter. Prolaps mit schwachem Senkungsgefühl nach dem Stuhlgang. Gebärmutterverschiebung mit rheumatischen Schmerzen. Unfruchtbarkeit mit saurem Sekret aus der Vagina. Weißfluss (Leukorrhö), Absonderung cremig oder honigfarben oder sauer und wässrig. Sauer riechende Absonderungen aus der Gebärmutter. Aufgeregtheit mit Schlaflosigkeit vor der Regel.

Schwangerschaft – Morgendliche Übelkeit mit Erbrechen saurer Mengen Flüssigkeit.

Symptome der Atemwege – Ein nützliches Ergänzungsmittel bei katarrhalischen Beschwerden, die mit einem Säurezustand verbunden sind. Galoppierende Schwindsucht bzw. Lungentuberkulose bei jungen Menschen, mit angeborener Neigung zu seufzen, vor allem während der Menstruation. Schwindsucht. Schmerzhaftigkeit der Zwischenrippenmuskeln und des unteren Brustbeins. Schmerzen in der Brust, verschlimmert durch Druck und tiefes Atmen.

Herz-Kreislauf-System – Zittern um das Herz herum. Schmerzen um die Basis cordis (Herzbasis), Schmerz in den Gliedmaßen dadurch erleichtert, und im großen Zeh. Herzklopfen, fühlt den Puls in verschiedenen Körperteilen. Gefühl als ob Schrotkugeln durch die Arterien rollen würden.

Rücken und Gliedmaßen – Steifer Hals. Schwellung der Drüsen im Nacken. Kropf. Schwächegefühl in Rücken und Gliedmaßen. Kalte Extremitäten. Beine geben beim Laufen nach. Unregelmäßiger Gang. Verminderte Durchblutung der Rückenmarkshäute, Lähmungsschwäche der unteren Gliedmaßen. Ziehen in der Innenseite der Schenkel. Schmerzende Kniegelenksehnen. Schmerz in den Knien, den Knöcheln und den Schienbeinen, Fußwölbung und Fußballen. Knacken und Knirschen der Gelenke. Arme müde. Kontraktion der Streckmuskeln am hinteren Arm. Schmerzende Handgelenke. Krampfartiger Schmerz in den Händen beim Schreiben. Wundschmerz in den Gelenken. Rheumatische Arthritis, insbesondere in den Gelenken der Finger, Schmerzen wandern plötzlich Richtung Herz.

Nervöse Symptome – Reizung der Gedärme durch Würmer, verursacht manchmal Schielen und Zucken der Gesichtsmuskeln. Nervosität, durch mentale Anstrengung und sexuelle Ausschweifungen. Gefühl von Müdigkeit, Schwäche- oder Leeregefühl im Magen, steifer Hals, Zittern und Herzklopfen. Schwere, wie gelähmt. Erschöpfung.

Schlaf – Schlaf ruhelos mit Wurmbeschwerden, sehr schlaftrunken, schläft im Sitzen ein. Schlaflos wegen Juckreiz. Wacht leicht auf. Sexuelle Träume.

Fiebersymptome – Wechselfieber mit Erbrechen, bitterer, saurer Massen. Bitterer, extrem sauer riechender Schweiß. Füße eiskalt am Tag, brennen nachts. Hitzeattacken und Kopfschmerzen jeden Nachmittag.

Haut – Wundscheuern der Haut (Hautwolf). Ekzeme mit Symptomen von Säure, cremiges Sekret, honigfarben. Gelb, gelbsüchtig. Erythem. Roseola, goldgelber Schorf. Gelbes Sekret, wie Honig, verursacht wunde Haut. Milchschorf. Nesselausschlag, Jucken am ganzen Körper, wie Insektenstiche. Heftiger Juckreiz an den Knöchelgelenken mit ekzematösem Ausschlag.

Gewebe – Gelbe Exsudationen und Sekrete, honigfarben. Leukämie. Schwellung der Lymphdrüsen, bevor sie sich verhärten. Marasmus bei Kindern. Gelbsucht. C1 trit. verwenden. Bei Knochenkrankheiten, um die Einlagerung von Kalziumphosphat zu fördern. Skrofulose; seine spezifische Wirkung auf Drüsen führt tendenziell zur Auflösung krankhaft veränderter Produkte. Leukozytose. Rheumatische Arthritis. Ausgeprägte Anämie.

Modalitäten – Einige der Schmerzen dieses Mittels werden während eines Gewittersturms verschlimmert.; während der Menstruation sind viele der Symptome am Nachmittag und Abend verschlimmert. Abneigung gegen frische Luft.

Homöopathische Daten – Nachgewiesen unter Aufsicht von Dr. E. A. FARRINGTON. Die Aufzeichnung dieses Nachweises findet sich in ALLENs *Encyclopedia*, Ausgabe X, zum ersten Mal veröffentlicht in der *Hahnemannian Monthly*, Ausgabe XII. Eine ausgezeichnete Symptomatologie des Heilmittels findet man in *ALLENs Handbook* und *HERINGs Guiding Symptoms*, Ausgabe VIII.

Anwendung – Schüßler empfiehlt die D6, entweder als Verreibung oder als Verdünnung. Die C4 scheint die geeignete Potenz zu sein im Hinblick auf die Tatsache des relativen Gehaltes dieses Salzes im Blut gemäß Dr. QUESSE. Bei Beschwerden mit Würmern kann es auch als Injektion verabreicht werden. Dr. MORGAN bevorzugt sporadische Dosen der 30. Potenz. Höhere und auch höchste Potenzen sind ebenfalls erfolgreich angewandt worden.

Verwandte Mittel – Als Mittel für Skrofulose mit ähnlichen „sauren" Symptomen vergleiche *Calc. carb.* Bei Erkrankungen mit Magenkatarrh kann man es mit *Calcar., Kali Carb., Nux, Coccul., Carbo, Carbol. ac.* vergleichen. Als Heilwirkstoff für Kinder, für die in erster Linie *Natr. phos.* das richtige Mittel ist, bei denen diese sauren Zustände in Magen und Darm häufig auftreten, vergleiche Rheum,wo der ganze Körper, aber insbesondere der Stuhl des kleinen Patienten, sauer riecht. Es ist interessant den Zusammenhang festzustellen zwischen den auffälligen Magensymptomen von *Natr. phos.* einerseits, die häufig klinisch nachgewiesen wurden, und den Gichtsymptomen andererseits, die bei den Tests nachgewiesen wurden. Wenn man eigentümliche gichtige Dyspepsie denkt, könnten wir mit *Natr. phos.* ein äußerst dienliches Heilmittel haben. Vergleiche hier *Colchic., Benz.Ac., Guaiac., Lycop., Sulphur*. Bei Juckreiz überall vergleiche *Dolichos, Urtica, Sulphur.* etc.

Natrium Sulphuricum

Synonyme – Natriumsulfat. Natriumsalz der Schwefelsäure.

Allgemeine Bezeichnung – Glaubersalz.

Chemische Eigenschaften – Formel Na_2SO_4, $10H_2O$. Es kommt in ziemlich großem Maße in der Natur vor: Meerwasser, salinische Quellen, russische Salzseen etc. Es wird hergestellt mithilfe der Wirkung von Schwefelsäure auf Kochsalz und wird gereinigt durch Rekristallisierung. Es formt große, farblose, durchsichtige, unebenmäßige, rhombische oder sechsseitige Prismen, die einen erfrischenden, bitter-salzigen Geschmack haben. Sie blühen aus in warmer Luft bei 30 °C. Sie schmelzen in ihrem eigenen Kristallwasser, und sie schmelzen auch von allein bei 33 °C; über oder unter dieser Temperatur lässt die Löslichkeit nach.

Herstellung – Das reine Natriumsulfat wird zubereitet durch Verreiben gemäß den Angaben in den *Homöopathischen Pharmakopöen*.

Physiologisch-chemische Daten – Die Schwefelsäure, die bei der Oxidation der Proteine entsteht, würde die Gewebe zerstören, wo es sich in der Entstehungsphase mit den Karbonaten verbindet, wodurch Kohlensäure freigesetzt wird. Dieses Salz taucht nicht in den Zellen auf, nur in den interzellulären Flüssigkeiten. Es unterstützt und reguliert die Ausscheidung von überzähligem Wasser, z. B. das, was entsteht durch die Zersetzung von Milchsäure mit den Natriumphosphaten, durch Ödeme etc. Eine Störung der molekularen Bewegung dieses Salzes verhindert die Eliminierung von solchem Wasser aus den Geweben, was z. B. entsteht bei der Oxidation organischer Substanzen.

Die Wirkung von *Natr. sulph.* ist gegensätzlich zu der von *Natr. chloratum.* Beide haben die Eigenschaft Wasser anzuziehen, aber zu entgegen gesetzten Zwecken. *Natrium chloratum* zieht Wasser an, das für den Körper nutzbar gemacht werden soll, wohingegen *Natrium sulph.* Wasser anzieht aufgrund eine retrograden Metamorphose und dabei die Ausscheidung aus dem Organismus sicherstellt.

Natrium chloratum fördert die Zellteilung im Sinne des Wachstums. *Natrium sulph.* entzieht verbrauchten Leukozyten das Wasser und erreicht damit ihren Zerfall. Es ist daher das Mittel für Leukämie. Es reizt Epithelzellen und Nerven, wie man an den folgenden Fakten sehen kann:

In Folge einer durch *Natrium sulph.* induzierten Aktivität der die Harnröhren auskleidenden Epithelzellen wird überflüssiges Wasser, das eine Lösung oder Suspension von Metamorphoseprodukten beinhaltet, zu den Nieren geschickt. Es verlässt den Organismus als Urin auf dem Weg durch Harnleiter und Blase.

Indem es die Epithelzellen der Gallengänge, der Bauchspeicheldrüse und des Darmtrakts anregt, fördert *Natrium sulph.* die normale Sekretion dieser Organe. Es dient außerdem dem Zweck, die Nerven dieser Bereiche zu stimulieren.

Wenn die sensorischen Nerven der Blase nicht durch *Natrium sulph.* angeregt werden, wird der Impuls zum Wasserlassen nicht an das Bewusstsein weitergeleitet und unfreiwilliges Urinieren – Enurese – ist die Folge. Werden die motorischen Nerven des Entleerungsmuskels nicht gereizt, resultiert eine Unterdrückung des Harns.

In Folge eine irregulären Wirkung von *Natrium sulph.* auf die Nerven des Gallenapparates, können wir eine erhöhte oder verminderte Sekretion feststellen.

Wenn Diabetes mellitus durch eine verminderte Sekretion der Bauchspeicheldrüsenflüssigkeit hervorgerufen wurde, kann *Natrium sulph.* das erforderliche Mittel sein.

Wenn *Natrium sulph.* die motorischen Nerven des Dickdarms nicht ausreichend beeinflusst, ergeben sich Verstopfung und blähende Koliken.

Wenn aufgrund einer gestörten molekularen Bewegung von Natrium sulph. die Ausscheidung von überzähligem Wasser aus den interzellulären Räumen zu langsam erfolgt, ist Hydrämie die Folge.

Hydrämie sowie funktionale Störungen innerhalb des Gallenabsonderungsapparates sind Voraussetzungen für die Entwicklung folgender Krankheiten:

Wechselfieber und Gallenfieber, Lungenentzündung, Erbrechen von Galle, Gallendiarrhö, Ödeme, ödemartiges Erysipel, vesikuläre Ausschläge, gefüllt mit gelbem Serum; feuchte Ekzeme, Herpes, Flechtenwachstum, Katarrhe, mit gelblich-grünen oder grünen Absonderungen.

Natrium sulph. entspricht dem hydrogenoiden Zustand gemäß GRAUVOGL, schlaff, wässrig, hydrämisch.

Personen, die an Hydrämie leiden, geht es schlechter bei feuchtkaltem Wetter, in der Nähe von Wasser, in geschlossenen, feuchten Behausungen, Kellern etc. und besser unter den gegenteiligen Konditionen.

Allgemeine Wirkung – Wie andere alkalische Sulfate ist es ein aktives Abführmittel. Es regt die Sekretion des Darms an und stimuliert die Aktivität der Drüsen in Darm, Leber und Bauchspeicheldrüse. Darüber hinaus weist es jedoch eine ausgesprochene Ähnlichkeit mit der Harnsäurediathese im Allgemeinen auf, und es ist sicher ein wertvolles Heilmittel, um die zahlreichen Phasen dieser polymorphen Krankheit zu bekämpfen. (T. F. ALLEN.) Gastrisch-biliöse Leiden, Wasseransammlung in den Zellgeweben, gelbe, wässrige Absonderungen auf der Haut oder gelbliche Schuppen, die einen bläschenförmigen Ausschlag bilden. Übermäßige Gallensekretion, Erkrankungen der Leber, Grieß, Sand im Urin, Diabetes, Gicht, Feigwarzen etc. Das Hauptcharakteristikum ist ein **schmutziger grünlich-grauer oder grünlichbrauner Belag an der Zungenwurzel und eine Verschlechterung beim Liegen auf der linken Seite**. *Natr. sulph.* verbindet gewissermaßen die wundervollen Wirkungen von *Natr. chloratum* und von *Sulfur* in den westlichen Klimazonen als aktiver Malariawirkstoff. Seine Beschwerden sind solche, die hervorgerufen werden durch ein Leben in feuchten Häusern und Kellern. Beschwerden, die sich verschlimmern bei nassem Wetter, entsprechen einer hydrogenoiden Konstitution und sykotischer Dyskrasie, konstitutionelle Zustände bei Kindern, die Folge sind von Brustkatarrhen und asthmatischen Beschwerden. Die krankhaften Alterationen verursacht durch *Natr. sulph.* beginnen sich zuallererst bemerkbar zu machen um das Ende des Ileums herum und im unteren Bereich des Dickdarms. Bei letzterem scheinen die Follikel geschwollen, mit einem hellroten Kapillarrand; die Schleimhaut dazwischen ist entweder blass oder weist verästelte Einsprengselungen auf. Im unteren Bereich des Ileums zeigt die Schleimhaut ein gesättigtes Hellrot auf, zumeist gleichmäßig. Es ist der Hauptbestandteil im Karlsbader Wasser, das so häufig genutzt wird wegen seiner Wirkung auf die Leber; ebenso enthalten in den kalten Quellen der Isle of Wight, von Pullna, Marienbad und Franzensbad.

Natriumphosphat als Hämostatikum (Blutstiller). REVERDIN, wie in einer Abhandlung vor der Französischen Gesellschaft für Chirurgie verlesen, plädiert für die Verwendung von Natriumsulfat als Hämostatikum. Er hat es mehrfach verfolgreich angewendet; es wird bei gefährlicher kapillarer Hämorrhagie aus entweder spontaner oder traumatischer Ursache in kleinen Dosen (10 hundertstel Gramm – 1,5 gr.) einmal stündlich verabreicht. Zum Beispiel folgte auf die Entfernung eines subkutanen gutartigen Tumors eine Blutung, die sich acht Wochen lang durch keinerlei Behandlung stoppen ließ. Dasselbe ließ sich sagen von anderen Fällen mit traumatischem Ursprung und ebenso in Fällen von Menorrhagie.

Das Mittel wurde von KUSSMAUL angewandt und ist offensichtlich beliebt in Norddeutschland bei Fällen von Hämophilie (Bluterkrankheit).

Aufgrund von Beobachtungen in Versuchen und im klinischen Bereich hat der Autor festgestellt, dass dieses Mittel nur oral verabreicht werden sollte, da es im Falle von subkutanen Injektionen wirkungslos ist.

Seine kontinuierliche Anwendung konnte Bandwürmer vertreiben. Chorea mit Verstopfung wurde von RADEMACHER mit einer 6-prozentigen Lösung behandelt. Als Dosis ein Glas im Verlauf des Tages, bis drei oder vier Stuhlgänge einsetzten.

Leitsymptome, charakteristische Anwendungen und bewährte Indikationen

Psychische Symptome – Suizidale Neigung, muss Zurückhaltung üben, in Verbindung mit Wildheit und Reizbarkeit gefolgt von schlaflosen Nächten; Reizbarkeit aufgrund eines Gallenleidens; Delirium. Musik, insbesondere melancholische Stücke, verschlechtert die Symptome; schlimmer am Morgen. Niedergeschlagen. **Psychische Beschwerden, die von einem Sturz oder anderen Kopfverletzungen herrühren.**

Kopf und Kopfhaut – Heftiger pulsierender Kopfschmerz, schlimmer am Scheitel. Schwindelgefühl, Benommenheit durch Magenstörungen, Gallenüberschuss, mit galligem Belag auf der Zunge oder bitterem Geschmack im Mund. Migräne mit galligem Durchfall oder Erbrechen von Galle, bitterer Geschmack, kolikartiger Schmerz. Kopfschmerz mit Schwindel. Hinterhauptkopfschmerz. Krankhafte Auswirkungen durch Sturz auf den Kopf oder Kopfverletzungen, sowie **daraus resultierende psychische Beschwerden**. Blutandrang im Kopf. Heftige Schmerzen an der Schädelbasis, wie in einen Schraubstock gezwängt oder als ob dort etwas nagt. Delirium. Brennen am Scheitel. Hirn fühlt sich an wie lose. Empfindliche Kopfhaut; Haar schmerzt beim Kämmen.

Augen – Bindehaut gelb. Große blasenartige Granulationen mit brennendem Tränenfluss; Brennen an den Lidrändern. Chronische Bindehautentzündung, mit granulären Lidern, grünem Eiter, schreckliche Lichtscheue. Zusammenkleben der Lider am Morgen mit Lichtscheue. Hornhautflecken.

Ohren – Ohrenschmerzen, als ob etwas mit Gewalt heraus wollte, schlimmer bei feuchtkaltem Wetter. Klingen in den Ohren wie Glocken. Blitzartige Stiche in den und durch die Ohren.

Nase – Nasenbluten während der Menstruation. Syphilitische Ozaena (Stinknase), schlimmer bei jedem Wechsel von trockenem zu feuchtem Wetter. Verstopfte Nase. Starke Trockenheit und Brennen in der Nase. Jucken der Nasenflügel. Eiter wird grün, sobald er ans Licht kommt. Nasenkatarrh; räuspert salzigen Schleim aus.

Gesicht – Fahl und gelbsüchtig mit Gallenkrankheit. Schmerz im Jochbein. Bläschen und Pickel im Gesicht.

Mund – Bitterer Geschmack im Mund, voller Schleim, **dick und zäh, weiß**, muss ihn andauernd abhusten aus Speiseröhre, Luftröhre und Magen. „Er steigt vom Magen auf, immer faulig und schleimig." Brennen im Mund. Schlechter Geschmack im Mund und immer voller Schleim. Bläschenförmige Ausschläge rund um Mund und Kinn. Gaumendach schmerzt bei Berührung. Palatum sehr empfindlich; besser durch Einnahme kalter Sachen.

Zunge – Schmutziger, bräunlich-grüner oder grau-grüner Belag. Gaumen sehr empfindlich, besser bei Einnahme kalter Sachen. Bitterer Geschmack; schleimige Zunge. Brennende Blasen an der Spitze; rote Zunge.

Zähne – Zahnschmerzen, besser durch Tabakrauch und kühle Luft, ebenso besser, wenn Zahnfleisch.

Rachen – Bei Diphtherie, wenn zwischenzeitlich grünes Erbrechen erfolgt. Halsschmerzen, Gefühl eines Klumpens beim Schlucken; Rachen trocken. Eitriger wunder Rachen. Rachenkatarrh, übermäßiger, dicker, zäher, weißer Schleim. Hochräuspern von salzigem Schleim am Morgen.

Gastrische Symptome – Jeden Abend Durst. Magen fühlt sich aufgebläht und schwer an; ständige Übelkeit. Erbrechen von Galle mit bitterem, saurem Geschmack, Schwindelgefühl und Kopfschmerz. Erbrechen von salzigem,grünlichem Wasser. Gallenkrankheit, Überschuss an Galle, Erbrechen bitterer Flüssigkeiten, grünlich-braune oder grünlichgraue Zunge. Gallenkoliken mit den oben genannten Symptomen und dunklem Stuhl. Kann stärkehaltige Nahrung nicht verdauen. Gelbsucht hervorgerufen durch Ärger. Grüne Entleerungen, fahle Haut, gelbe Augäpfel. Bleikolik (häufig und in niedrigen Potenzen verabreichen, C1, C2). Saures Aufstoßen, Sodbrennen und Blähungen. Blähungskoliken, schlimmer im Bereich der Sigmaschlinge; schlimmer vor dem Frühstück, wenn der Magen leer ist. Quälende und schneidende Schmerzen im Bereich der Leber. Leber angeschwollen, **Verschlimmerung beim Liegen auf der linken Seite**. Schmerz im linken Hypochondrium (Unterrippengegend), häufig begleitet von einem Husten mit eitrigem

Auswurf. Magen fühlt sich aufgebläht an. Empfindlich gegen Kleidung über dem Hypochondrium. **Gallensteine**.

Abdomen und Stuhl – Starke Blähungen mit schneidenden Schmerzen im Abdomen und Leberstauung. Erträgt keine enge Kleidung um die Taille. Gasbauch bei Gallenfieber. **Blähungskolik**, beginnt häufig in der rechten Leistengegend und breitet sich über den gesamten Abdomen aus. Hitze im unteren Darmtrakt mit grünen galleartigen Absonderungen. Diarrhö, Stuhl ist dunkel, biliös oder durchsetzt mit grüner Galle. Erblich bedingter sehr dünnflüssiger Stuhlgang bei alten Frauen *(Anm. d. Übers. / Hrsg.: Morbus Crohn, Colitis ulcerosa)*. Jucken des Anus. Gereizte Leber, manchmal nach exzessivem Studium oder geistiger Arbeit. Wundschmerz der Leber bei Berührung, bei Erschütterung, mit scharfen, schneidenden Schmerzen im Organ. Blinddarmentzündung. Dünnflüssiger Stuhl am Morgen, insbesondere nach einer Regenwetterphase. Warzenähnliche Ausschläge am Anus und zwischen den Schenkeln, Sykosis.

Harn- und Sexualorgane – Urin mit Galle angereichert. Hauptmittel bei Diabetes. Chronische Nierenentzündung, Absonderung aus der Harnröhre, gelblich-grün. Steinablagerungen im Urin, ziegelrot einfärbende staubähnliche Substanz im Wasser, häufig im Zusammenhang mit Gicht. Brennen beim Urinieren. Grieß, sandförmige Ablagerung im Urin. Polyuria simplex, starke Urinsekretion, vor allem bei Zuckerkranken. Vorhaut- oder Hodensacködem. Vergrößerte Prostata; Eiter und Schleim im Urin. Feigwarzen, weiche, fleischige Wucherungen von syphilitischem Ursprung, mit grünlichen Absonderungen. Jucken der Genitalien. Chronische Tripper (Gonorrhö). **Gonorrhö und Sykosis.** Unterdrückte Gonorrhö. Weibliche Genitalien entzündet, geschwollen und mit Bläschen überzogen; Nasenbluten vor der Menstruation. Menstruationsblutungen sind sehr stark, scharf und zersetzend, mit Kolik und Verstopfung, oder am Morgen Durchfall und Frösteln. Weißfluss (Leukorrhö), scharf, zersetzend; Körperteile entzündet.

Schwangerschaft – Erbrechen während der Schwangerschaft mit bitterem Geschmack. Phlegmasia (Venenentzündung), alba dolens. Herpetische Vulvitis.

Symptome der Atemwege – Heiserkeit. **Asthma**, schlimmer bei jedem Wechsel zu feuchtem Wetter. **Chronische Bronchitis mit dünnflüssigem Sputum**, rasselnder Schleim. Asthma, das sich aus einem Bronchialkatarrh entwickelt. Gefühl vollständiger Leere bzw. Schwäche in der Brust. Husten mit dickem, klebrigem, grünlichem, eiterähnlichem Auswurf; Wundschmerz im Brustkorb, der sich bessert durch Druck, deswegen hält sich der Patient beim Husten die Brust. Durchbohrende Schmerzen, insbesondere in der linken Brust. Dyspnoe bei feuchtem Wetter. Bronchialkatarrh, Husten schlimmer am frühen Morgen (*Kali carb.*).

Herz-Kreislauf-System – Druck und Beklemmung im Bereich des Herzens, muss an die frische Luft gehen, um sich Linderung zu verschaffen.

Rücken und Gliedmaßen – Schmerz wie zerschlagen im unteren Rücken und am Kreuzbein. Wundschmerz an der Wirbelsäule rauf und runter sowie im Nacken. **Spinalmeningitis**, sehr wichtiges Heilmittel, mit Ziehen im Nacken und Krämpfen im Rücken. Schwellung und Eiterung der Axillarlymphknoten. Panaritium. Stechen in der linken Hüfte, Zittern der Hände, Schwäche und Ödeme der Füße. Paronychia (Nagelfalzentzündung). Entzündung und Vereiterung rund um die Nagelwurzeln. Kribbelnder, geschwüriger Schmerz unter den Nägeln. Jucken der Zehen. Ischiasschmerz beim Aufstehen vom Sitzen oder beim Umdrehen im Bett; keine Position oder Haltung bringt Erleichterung. Schmerzen von den Hüften bis zu den Knien. Rheumatische Schmerzen in den Gliedmaßen, wenn die Symptome des Magens übereinstimmen. Knacken der Gelenke. Tabes dorsalis (Rückenmarkschwindsucht). Podagra, Gicht in den Füßen, akute oder chronische Fälle. Brennen in den Fußsohlen, das sich zu den Knien ausbreitet. Arthritis.

Nervöse Symptome – Erschöpfung; Gefühl von Müdigkeit und Abgespanntheit, insbesondere um die Knie herum. Unablässiges Bedürfnis sich zu bewegen. Abgeschlagenheit mit Kolik. Chorea mit verlangsamtem Stuhlgang. Zittern des ganzen Körpers. Zucken der Hände und Füße im Schlaf. Hände zittern beim Schreiben.

Schlaf – Schläfrigkeit, oft der Vorbote von Gelbsucht, mit biliösen Symptomen, schlimmer am Vormittag und beim Lesen. Heftige, unruhige Träume, wacht nachts auf mit Asthmaanfall. Starkes Träumen sehr schnell nach dem Einschlafen, schreckt auf wie in Panik und Angst. Wird geweckt aufgrund von Schmerzen durch Blähungen.

Fiebersymptome – Schüttelfrost, Wechselfieber in all seinen Stadien, galliges Erbrechen. Gallenwechselfieber, Gelbfieber, nimmt Form eines schweren Gallenwechselfiebers an, grünlich-gelbes Erbrochenes, braun oder schwarz. Innere Kälte. Frösteln mit eisiger Kälte gegen Abend. Heißes Gefühl am Scheitel. Schwitzen ohne Durst. „Wundschmerz in der Lebergegend, wandernder Flatus und Neigung zu Diarrhö." (Dr. med. J. W. WARD)

Haut – Neigung zu Warzen rund um die Augen, an der Kopfhaut, im Gesicht, an der Brust, am Anus etc. Hautwolf bei Kindern mit galligen Symptomen. Ekzeme. Blasen, Ausschläge, die gelbes, wässriges Sekret enthalten. Finger geschwollen und steif. Handflächen rau und wund und sondern wässrige Flüssigkeit ab. Erysipel (Wundrose), gleichmäßig, rot, glänzend, kribbelnde oder schmerzhafte Schwellung der Haut. Pemphigus (Blasenausschlag), wassergefüllte Blasen oder Bläschen am ganzen Körper, Quaddeln, die ein gelbes, wässriges Sekret enthalten. Flechten. Gelbe Schuppen, nachdem Blasen oder Bläschen auf der Haut aufgeplatzt sind.

Feuchte Hauterkrankungen mit biliösen Symptomen. Ödematöse Entzündungen der Haut. Gelbsüchtige Haut, juckt beim Ausziehen. Sykotische Wucherungen. Fistelartige Abszesse, die schon seit Jahren bestehen und wässrigen Eiter abgeben, umgeben von einer breiten bläulichen Linie, unterminiert.

Gewebe – Reguliert die Wasserkapazität des venösen Systems. Ödeme, weiche Schwellung. Infiltrierung. Einfaches Ödem, Eindringen in die Zellgewebe des Körpers. Bereiche, die gelb, wässrig etc. sind. Sykosis und Leukämie. **Hydrogenoide Konstitution**. Auszehrung. Pyämie (Blutvergiftung). Ischias.

Modalitäten – Immer verschlimmert bei feuchtkaltem Wetter bzw. Regenwetter, fühlt sich am besten bei warmem und trockenem Wetter und an der frischen Luft. Symptome, die herrühren von einem Leben in feuchten Häusern und Kellern, schlimmer durch Wasser in jeglicher Form. Beschwerden nach dem Essen von Pflanzen, die in Wassernähe wachsen, von Fisch etc. Schmerzen veranlassen ihn, häufig die Position zu wechseln (*Rhus*). **Generelle Verschlechterung durch Liegen auf der linken Seite.**

Homöopathische Daten – Zuerst nachgewiesen durch SCHRETTER 1832 und durch NENNING. Die beste Zusammenstellung der Symptome erschien in HERINGs *Materia Medica*, die mit einigen Ergänzungen in *Allens Enzyklopädie* übernommen wurde. Jedoch der Verdienst, dass unser philosophisches Konzept und die therapeutische Anwendung dieses Heilmittels in hohem Maße erweitert wurde, gebührt GRAUVOGL, der die Übereinstimmung dieses Mittels mit der so genannten hydrogenoiden Konstitution und den chronischen Auswirkungen einer gonorrhoischen Infektion aufgezeigt hat. Seine Beobachtungen sind mehrfach verifiziert worden.

Anwendung – Bei Bleikolik niedrig, C1 bis C2, und häufig. Schüßler empfiehlt die C6 trit. GRAUVOGL hat hauptsächlich die Potenzen C2 bis C6 angewendet, während die 30er und 200er von HERING und anderen verwendet wurden.

Verwandte Mittel – *Natr. sulph.* hat viele Symptome sowohl mit *Natrium* als auch mit *Sulphur* gemeinsam. Bei den Augensymptomen vergleiche *Graphit.*, das ebenfalls eine extreme Verschlimmerung durch Licht bei chronischen Augenleiden aufweist. Beim Husten stimmt *Bryon.* Mit *Natr. sulph.* überein, beim ausgeprägtes Schwächegefühl in der Brust, Wundsein und Bedürfnis, den Brustkorb zu stabilisieren, somit Linderung durch Druck; aber *Natr. sulph.* hat viel stärker den schleimig-eitrigen, dicken, klebrigen, gelblich-grünen Auswurf und demzufolge in späteren Stadien, *Bryon*. Mehr in den früheren, wenn der Husten eher ein Reizhusten ist, mit viel Rauheit, Beengtheit, Brennen und einem reißenden Gefühl im Brustkorb.

Bei Asthma vergleiche auch *Silicea* als ein rigoroses, tief greifendes Mittel. Bei Tripper (Gonorrhö) wetteifert *Natr. sulph.* mit *Thuja* und *Mercur*. Es ist schmerzfrei bei *Natr. sulph.* und die Absonderung fährt fort mit einem gelblich-grünem, dicken Sekret. Ergänzend zu *Thuja* für hartnäckige sykotische konstitutionelle Leiden, oder wenn ein sykotisches Leiden sich auf einer hydrogenoiden Basis festsetzt. Bei Polyurie gehen *Ferrum phosph.*, *Phosph. acid* voran. Vergleiche *Stillingia* bei Hüfterkrankungen.

Silicea

Synonyme – Kieselsäure. Silicea terra. Silex. Dekarbonisierter weißer Kiesel. Acidum silicium. Sauerstoffsäure des Siliciums. Siliciumdioxid. Sein korrekter Name ist Siliciumoxid.

Allgemeine Bezeichnung – Reiner Kiesel, Feuerstein oder Quarz. Kieselerde.

Chemische Eigenschaften – Formel SiO_2. Es wird hergestellt durch die Fusion von Kieselerde und Natriumcarbonat; durch das Auflösen des gefilterten und durch Salzsäure präzipitierten Rückstands. Es ist ein weißes Pulver, das weder Geruch noch Geschmack vorweist.

Herstellung – Reines *Silicea* wird zubereitet durch Verreiben gemäß den Regeln der Homöopathischen Pharmakopöen. Dr. P. WILDE verwendet bevorzugt Natriumsilikat, bekannt als „Wasserglas", das in Wasser frei löslich ist. (Siehe „Anwendung".) Dr. J. J. GARTH WILKINSON bevorzugte das *Silica*, das man aus Bambus gewinnt. Er fand es wirksamer bei akuten Zuständen.

Physiologisch-chemische Daten – Obwohl es ein anorganisches Salz ist, findet man es in großem Umfang im Pflanzenreich, vor allem in Gräsern, Getreide, Palmen etc., man findet vergleichsweise wenig im Tierreich, dort insbesondere bei den höher entwickelten, den Wirbeltieren. Spuren von *Silicea* findet man jedoch in der Asche von Blut, Galle oder Urin und in größeren Mengen (7 %) im Eiklar und sogar noch mehr in der Asche der Epidermis und der Asche von Haaren und Nägeln. Es kommt ebenso vor im Bindegewebe, vor allem dem embryonalen, und demzufolge muss seine Wirkung auf Rückenmark, Gehirn und Nerven in Bezug gesetzt werden zu der umgebenden Membran, dem Bindegewebe, der Nervenfasern. Eine Funktionsstörung der Moleküle von *Silicea* hat eine Geschwulst der betroffenen Bindegewebszellen zur Folge. Diese Schwellung kann für eine gewisse Zeit stationär bleiben und dann verschwinden oder eine Suppuration hervorrufen. PROF. SCHULTZ von der Universität Greifswald fand dieses Salz auch in der Linse, im Eiter und in Eierstockzysten.

Allgemeine Wirkung – *Silicea* wirkt eher auf die organischen Substanzen des Körpers, bezieht sich auf Knochen, Gelenke, Drüsen, Haut und Schleimhäute, ruft Mangelernährung hervor und entspricht einer skrofulösen Diathese. Seine Wirkung ist tief greifend und lang anhaltend. Es eignet sich vor allem für mangelhaft ernährte Konstitutionen infolge einer unzulänglichen Assimilation.

Es ist das Mittel für Erkrankungen verbunden mit *Eiterbildung*, und es steht in engem Zusammenhang mit allen Erkrankungen mit Fistelbildung. Wo immer sich an einem entzündeten Teil des Bindegewebes oder der Haut Eiter bildet, kann *Silicea* angewendet werden. Hartnäckige skrofulöse Kachexie und einige Formen septischer Infektionen (Impfstoff) finden hierin ein wertvolles Hauptmittel. Wie *Calc. sulph.* entspricht *Silicea* dem Eiterungsprozess, jedoch mit folgenden Unterscheidungsmerkmalen: *Silicea* lässt den Abszess reifen, da es ja **die Vereiterung vorantreibt**. *Calc. sulph.* heilt eitrige Wunden, indem es **den Eiterungsprozess hemmt**. Solange eine Infiltration, **die nur durch Eiterung verschwinden kann**, andauert, ist *Silicea* das richtige Mittel und sollte solange weiter gegeben werden, bis die infiltrierten Teile verschwunden sind. Wenn eine Heilung der Wunde misslingt, gebe man *Calc. sulph.* Leiden, die die Knochenhaut angreifen. Hartnäckige Vereiterungen, Eiter dick und gelb; ebenso bei bestimmten Reflexerkrankungen, die im Zusammenhang mit den Nerven stehen. Nachdem die Eiterung nicht mehr aktiv ist, der Prozess jedoch andauert und der Eiter chronische Ablagerungen bildet, klein oder groß, fistelartig oder anders geartet; auch wo der allgemeine Organismus sowohl gereizt als auch schwach ist und das Nervensystem leicht in erschöpfende Erregung gerät (wie DUNHAM sagt, ist es kontraindiziert bei **allgemeinem** nervlichen Torpor), dann ist dies das genaue Mittel. Bei lokal begrenzter Entkräftung, wenn die Symptome einer Lähmung ähneln, beispielsweise Dehnung des Rektums, dilatiertes und nervöses Herz, starker allgemeiner Schwächezustand, wie nach dem Wochenbett, dann sollte man immer an dieses Heilmittel denken. Bei allgemeiner Überempfindlichkeit und überschießenden Reflexen.

Silicea hat außerdem die Fähigkeit, ein blutiges oder seroalbuminöses Exsudat, das im Innern der Gewebe sitzt, mit Hilfe der Lymphgefäße zu reabsorbieren . Hier folgt es häufig auf *Calc. phos.*

Silicea heilt chronische gichtige rheumatische Leiden mittels seiner anregenden Wirkung auf die betroffenen Bindegewebszellen, indem es diese zwingt, die angesammelten Urate über die Lymphgefäße abzustoßen.

Silicea kann unterdrückten Fußschweiß wieder hervorrufen und kann somit ein indirektes Heilmittel werden für Krankheiten, die aufgrund der Unterdrückung des Fußschweißes entstanden sind, wie z. B.: Amblyopie (Sehschwäche), Katarakt, Lähmungen etc.

Wenn die Zellen des Bindegewebes in irgendeinem Bereich einen Mangel an *Silicea*-Molekülen aufweisen, veröden sie demzufolge. Das periphere und das zentrale Nervensystem werden definitiv durch *Silicea* angesprochen, wie man erkennen kann bei Schlappheit, Angstträumen, nervöser Reizbarkeit, Depression, Kopfschmerzen, Zittern und paretischen Symptomen.

Leitsymptome, charakteristische Anwendungen und bewährte Indikationen

Psychische Symptome – Denken fällt schwer, hat Schwierigkeiten aufmerksam zu bleiben, kann aufgerüttelt werden, wird aber schnell müde, mental stärker als physisch; **er hat Charakterstärke**. Verzagend, mürrisch, Lebensüberdruss. **Überempfindlich** gegen Lärm etc., und mit Ängstlichkeit. Große Reizbarkeit. Eine merkwürdige mentale Geistesabwesenheit, gekennzeichnet durch die Neigung zum Gefühl, wie auf Kohlen oder auf Nadeln zu sitzen, kribbelig zu werden. Geistige Erschöpfung, Schülerinnen kommen durcheinander bei Rezitationen, weil sie sich nicht auf ihre Gedanken konzentrieren können; wollen nachdenken, sind jedoch nicht in der Lage dazu.

Kopf und Kopfhaut – Schwindel, Patient tendiert dazu, nach vorne oder nach links zu fallen. Labyrinthschwindel. Kopfschmerzen mit Schwindel, mit kleinen Knötchen auf der Kopfhaut, durch Hunger, durch Reizung des Abdomens, durch Überarbeitung, durch nervöse Erschöpfung. Kopfschmerz ist pulsierend, klopfend, auseinanderdrückend und **Genick bis zum Scheitel, mehr auf der rechten Seite, verschlimmert durch Lärm, Anstrengung, Licht, Lernen, Arbeiten, gelindert durch Wärme.** Drückender Kopfschmerz von oben nach unten, mit zeitweiligem Jucken der Vulva. Hirnschlag, dem tiefe Stiche im Parietalbereich und dumpfe, heftige, krampfartige Schmerzen in den Armen vorausgingen. Kopfhaut sehr empfindlich und schmerzhaft; juckend. Schmerzhafte Pusteln. Eitrige Wunden. Schweiß auf dem Kopf bei Kindern, mögen es, wenn der Kopf warm eingewickelt ist; große Fontanelle offen. Übelriechender Ausschlag am Hinterkopf. Haare fallen aus. Kephalhämatom. Knötchen auf der Kopfhaut.

Augen – Ein äußerst wichtiges Heilmittel bei Krankheiten des Tränenapparats, besonders der Tränensäcke. Tränenfistel. **Gerstenkorn**. Blepharitis (Lidrandentzündung.). Lidknorpel. Furunkel und zystische Tumore rund um Augenund Lider. Pustuläre Keratitis. Hornhautgeschwüre, vor allem die kleine runde Variante, mit der Tendenz durchzubrechen; auch Schorf bildende Geschwüre mit durchbohrenden Schmerzen. (*Hepar.*) Katarakt. Amblyopie (Sehschwäche) nach Unterdrückung von Fußschweiß oder Ausschlägen. Erkrankungen, die sich in den Augenwinkeln zeigen. Hornhautnarben und Eintrübungen nach Pocken. Ziliarneuralgie, besonders über dem rechten Auge. Druck und Schmerzhaftigkeit in den Augenhöhlen. Mückensehen. Buchstaben laufen beim Lesen oder Schreiben zusammen. Karies der Augenhöhle.

Ohren – Empfindlich gegen laute Geräusche. Ohrensausen. Mittelohrentzündung, vor allem chronische Eiterung. Entzündliche Schwellung des äußeren Gehörgangs. Dumpfes Hören mit Schwellung und Katarrh der Eustachischen Röhren und der Paukenhöhle. Eitrige Otitis (Ohrentzündung). Otorrhö (Ohrenfluss), geronnen und blutwasserartig, mit Karies der Mastoidzellen. Entzündung des Ohrs nach dem Baden. Schwerhörigkeit, Ohren gehen gelegentlich mit einem lauten Knall auf.

Nase – Nasenspitze rot. Jucken der Nasenlöcher. **Niesen**; Schnupfen, Nasenkatarrh. Ozaena (Stinknase), mit stinkender übel riechender Absonderung, wenn der Krankheitsherd im submukösen Bindegewebe oder in der Knochenhaut sitzt. Chronischer Schnupfen mit Schwellung der Schleimhaut, Trockenheit, Abschürfungen, mit Krusten und Verlust des Geruchssinns. Karies der Nasenknochen durch Syphilis oder Skrofulose. Unerträgliches Jucken der Nasenspitze. Tief verwurzelte Eiterung, die eine scharfe, zersetzende Absonderung abgibt. Herpetischer Ausschlag um die Nasenlöcher und die Lippen.

Gesicht – Gesichtsschmerz mit Schwellungen und Knötchen im Gesicht. Verhärtung des Zellgewebes im Gesicht, die auf ein Zahngeschwür folgt. Kinnsykose, Akne und Lupus. Gesichtshaut platzt auf. Karies und Nekrose des Kiefers. Tumore auf den Lippen. Blasser, erdfarbener Teint.

Mund – Vereiterung der Speicheldrüsen. Mund gangränös, mit durchbrechendem Gaumengeschwür. Chronische Pharyngitis (Rachenkatarrh) mit Verstopfung. Ulzeration in den Mundwinkeln.

Zunge – Verhärtung der Zunge; Geschwür auf der Zunge; Gefühl eines Haars auf der Zunge.

Zähne – Zahnfleisch schmerzt bei leichtem druck, Zähne locker. Sehr heftiger nächtlicher Zahnschmerz, wenn weder Wärme noch Kälte Erleichterung bringen und wenn die Ursache in verkühlten Füßen zu suchen ist. Zahnschmerz, wenn der Schmerz sehr tief im Periosteum sitzt, oder eine fibröse Membran umhüllt die Zahnwurzel und bildet einen Abszess (Zahnfistel). Schwieriges Zahnen; Zahnfleisch empfindlich und mit Blasen bedeckt; Zahngeschwür.

Rachen – Vergrößerte Schilddrüse. Tonsillitis, wenn die eiternde Drüse nicht heilen will. Periodische Mandelentzündung. Lähmung des Gaumensegels.

Gastrische Symptome – Kind erbricht, sobald es saugt. Unverträglichkeit alkoholischer Stimulanzien. Verhärtung des Magenpförtners (Pylorus). Chronische Dyspepsie mit bitterem Aufstoßen, mit Sodbrennen und Frösteln; Erbrechen am Vormittag. Abneigung gegen Fleisch und warmes Essen. Extremer Hunger.

Abdomen und Magen – Aufgetriebener Abdomen bei Kindern. Vergrößerte Leistendrüsen. Verstopfung in Verbindung mit Spinalbeschwerden infolge einer Halblähmung des Rektums; insbesondere **wenn der Stuhl zurückweicht, nachdem er teilweise ausgeschieden wurde** aufgrund eines gereizten Afterschließmuskels. Hepatische Abszesse mit Verhärtung. Diarrhö bei Kindern, mit aashaftem Geruch, nach Impfung, mit viel saurem Schweiß auf dem Kopf, mit hartem, heißem, aufgetriebenem Abdomen. Durchfall, kadaverartiger Geruch. Stuhl gelb, wässrig, breiig. Sich verlagernde Blähungen. Äußerst schmerzhafte Hämorrhoiden. Wurmkolik. Analfissur und Analfistel. Blähsucht (Meteorismus).

Harn- und Sexualorgane – Vereiterung der Nieren, Urin angereichert mit Eiter und Schleim. Chronische Blasenentzündung mit Eiter und Blut. Prostataentzündung. Rote sandige Ablagerung, Harnsäure. Enurese (Bettnässen) wegen Würmern oder bei Chorea. Chronische Syphilis mit Vereiterungen und Verhärtungen. Chronischer Tripper (Gonorrhö) mit dicker, übel riechender, eitriger Absonderung. Sexueller Erethismus (Erregbarkeit) mit permanenten sexuellen Gedanken, oft nächtliche Samenergüsse, auch bei paralytischen Erkrankungen. Impotenz. Schwäche nach dem Koitus, schnell erschöpft. Jucken und starkes Schwitzen um den Hodensack. Hodenwasserbruch (Hydrozele). Samenergüsse. **Menstruation geht einher mit eisiger Kälte am ganzen Körper und Verstopfung sowie übel riechendem Fußschweiß.** Blutungen früh, aber spärlich; selten stark. Brennen und Jucken im Schambereich. Nymphomanie. Weißfluss (Leukorrhö) beißend, übermäßig und juckend. Menstruation während der Stillphase. Blutige Absonderungen zwischen den Perioden. Hydrosalpinx (Flüssigkeitsansammlung im Eileiter) und Pyosalpinx (Eileitervereiterung) mit reichlich wässriger Absonderung. Seröse Vaginazysten. Sterilität. Abszesse der Labien mit der Neigung zu fistelartigen Öffnungen. Metrorrhagie (Zwischenblutungen) zurückzuführen auf Stehen in kaltem Wasser.

Schwangerschaft – Brüste sehr hart und schmerzhaft, als ob sie platzen wollten. Brustentzündung, Mastitis, um die Eiterbildung zu regulieren und die verbleibende Verhärtung zu absorbieren. Szirrhus (Faserkrebs). Brustwarzen reißen und vereitern leicht, fistelartige Geschwüre der Brüste, harte Klumpen in den Brüsten mit drohender Vereiterung. Wundschmerz und Lähmung der Füße vom Spann bis zur Fußsohle während der Schwangerschaft.

Symptome der Atemwege – Lungenentzündung, eiterndes Stadium. Empyem. Eitriger, rasselnder, loser, reichlicher Auswurf dicken, gelbgrünen Eiters, begleitet von hektischem Fieber; übermäßiger Nachtschweiß und große Schwäche. Chronische Bronchitis und Lungentuberkulose. Husten bei kränklichen Kindern mit Nachtschweiß. Kitzeln im Rachen und in der Fossa suprasternalis (Grube über dem Brustbein), durch kalte Getränke; schlimmer nachts beim Hinlegen. Sputum reichlich, dick, eiterähnlich, mit schwäche und tief sitzendem Schmerz in der Brust. Tuberkulöse Lungenabszesse. Husten und Halsschmerzen mit Auswurf kleiner, übel riechender Körnchen.

Herz-Kreislauf-System – Herzklopfen nach ungestümer Bewegung oder beim ruhigen Sitzen. Chronische Herzkrankheit.

Rücken und Gliedmaßen – Schmerz zwischen den Schultern. Rückgratverkrümmung, Rachitis, **Reizung der Wirbelsäule**. Steißbein schmerzt nach dem Reiten. Karbunkel entlang der Wirbelsäule. Spina bifida. Psoasabszess. Hüftgelenkentzündung, um Eiterbildung vorzubeugen. Eiternde Wunden an den Gliedmaßen, die dicken, gelben Eiter absondern, und mit hartnäckiger, tief sitzender Vereiterung. **Nagelbettentzündung**, Gefühl in den Fingerspitzen als ob sie eitern, unterstützt und reguliert die Eiterbildung und regt das Wachstum neuer Nägel an. Pott'sche Krankheit. Wildes Fleisch und Karies; alte Geschwüre mit brennenden und lanzinierenden Schmerzen. Chronische Synovitis (Gelenkhautentzündung) der Knie mit starker Schwellung und Ankylose (Gelenkversteifung). Schmerzen in den Knochen, vor allem in den Schienbeinen; nicht verschlimmert durch Druck. Zittern der Hände. Knochenkaries mit fistelartigen Öffnungen, die dünnen Eiter und Knochensplitter absondern. Eingewachsene Zehnägel. **Habitueller übel riechender Fußschweiß**, entsetzlich stinkend, Unterdrückung verursacht andere Erkrankungen. Übel riechender Achselschweiß. **Nägel verformt und brüchig**,mit weißen Flecken. Eingewachsene Zehnägel. Schmerzen in den Füßen vom Knöchel bis zur Fußsohle. Schwache Knöchel. Füße unerträglich empfindlich. Nervenleiden infolge einer Wirbelsäulenverletzung. **Tonische Spasmen der Hände beim Schreiben.** Arme und Hände fühlen sich schwer und gelähmt an. Nächtlicher Schmerz in Schulter und Arm, gelindert durch warme Umschläge. Gliedmaßen und Füße fühlen sich sehr müde und wie gelähmt an. Knie versagen. Gelenke schmerzen, vor allem Hüfte, Knie und Schultern. Beginnt beim Sitzen. Schmerzhafte **tonische Krämpfe der Füße und Zehen während eines langen Fußmarsches**. Krankheiten hervorgerufen durch Zugluft am Rücken.

Nervöse Symptome – Nachts auftretende Epilepsie, die Aura beginnt im Solarplexus. Schmerz in verschiedenen Bereichen des Körpers, als on sich dort Eiter bildet. Reizbarkeit und Empfindlichkeit der Wirbelsäule, mit zahlreichen Reflexschmerzen. Spasmisches Schließen der Schließmuskeln. Hysterie und hartnäckige Neuralgie. Die befallenen Bereiche fühlen sich kalt an, reagieren empfindlich auf Feuchtigkeit. Schwäche mit dem Wunsch sich hinzulegen. Zittern der Gliedmaßen und paretische Symptome. Rückenmarkschwindsucht. Spasmen infolge geringer Anlässe. **Erschöpfung mit Erethismus**.

Schlaf – Schlaflosigkeit durch Blutandrang. Herzklopfen, schneller Puls, Hitze. Spricht im Schlaf. Zucken der Extremitäten im Schlaf. Schlechte Träume.

Fiebersymptome – Hektisches Fieber während eines langen eitrigen Prozesses. **Frösteln** den ganzen Tag über, bei Bewegung, Mangel an Lebenswärme. Reagiert empfindlich auf kalte Luft. **Hitze** am Nachmittag und die ganze Nacht mit Brennen in den Füßen. **Nachtschweiß**, mit Appetitlosigkeit und Erschöpfung. Übermäßiges Schwitzen am Kopf. **Übel riechender Fußschweiß**.

Haut – Haut sehr empfindlich; Juckreiz, Brennen, Papeln, Knötchen, Geschwüre, Furunkel, Karbunkel, Nagelumlauf und Milzbrandpusteln. Frostbeulen. Milchschorf mit übel riechendem, nässendem Sekret. Ekzema squamosum (schuppiges Ekzem). Akne. Pusteln sind außerordentlich schmerzhaft. Starke Neigung zu Furunkeln an allen Körperteilen. Abszesse und Karbunkel sowie daraus resultierende Verhärtungen. Geschwüre, mit wildem Fleisch, fauliges, scharfes Wundsekret, Ränder erhaben und bläulich, fistelartige Geschwüre, und um die Nägel. **Haut heilt nur schwer und eitert schnell**. Skrofulöse Ausschläge. Rhagaden (Hautrisse). Hartnäckiges phlegmonöses Erysipel (Wundrose). Schleimbeutelentzündung. Drüsenschwellungen. Variola (Pocken), eitrige Form. Unsaubere Impfung. **Lepra**, insbesondere bei Nasengeschwüren, Knoten und kupferfarbene Punkte. Fördert die Expulsation von Fremdkörpern aus dem Gewebe, den Schließmuskeln etc.

Gewebe – Pilze, leicht blutender Abszess mit fistelartigen Öffnungen, entzündlicher Schwellung, Geschwürbildung und Knochennekrose. Rachitis. Zelluläre Vereiterung mit langsamem Verlauf und darauf folgender Verhärtung. Maligne und gangränöse Entzündungen. Vergrößerte eiternde Drüsen, insbesondere Zervikaldrüsen. Vernachlässigte Verletzungen, wenn Eiterbildung droht. Absonderungen und Exkrete übel riechend. Ödeme. Vereiterung der Talgdrüsen, skrofulöse Diathese. Enchondrom (Knorpelgeschwulst). Gelenktuberkulose.

Modalitäten – Symptome sind immer nachts schlimmer und bei Vollmond. **Besserung durch Wärme und warme Räume sowie im Sommer.** Kopfschmerz gebessert durch warmes Einhüllen des Kopfes. Schmerzen im Abdomen, Husten, rheumatische Schmerzen, alle gebessert durch Wärme. Schlimmer im Freien, **an kühler Luft** und im Winter, schlimmer durch unterdrückten Fußschweiß oder durch frierende Füße oder durch Kälte. Schlimmer vor Unwettern. Schlimmer durch Nervenreize. Schlimmer am Morgen. All seine Beschwerden verschlimmern sich durch Kälte.

Homöopathische Daten – Dieses Heilmittel wurde getestet von HAHNEMANN. Die erste Aufzeichnung darüber erschien 1828 in *Die chronischen Krankheiten*, Ausgabe III.

Anwendung – Schüßler empfiehlt die Potenzen C6 und C12, aber in der homöopathischen Schule folgten die großartigsten Ergebnisse auf die Anwendung der höheren Verdünnungen (siehe Clinical Cases, Teil III). Seine äußere Anwendung wird ebenfalls von Schüßler und anderen empfohlen bei Karbunkeln, Geschwüren, Uterusgeschwüren,

Abszessen, Ozaena als Spray etc. Große und wiederholte Dosen sind indiziert bei skrofulösen Drüsenschwellungen ohne Vereiterungen. Wenn jedoch aktuell eine Vereiterung besteht oder auch nur die Tendenz dazu vorliegt, helfen hohe Potenzen (C30) bei chronischen Fällen mit einer Dosis am Tag oder sogar noch seltener, bei subakuten Fällen morgens und abends – in akuten Fällen in Abständen zwischen zwei und drei Stunden. Eine sehr effektive Methode zur lokalen Anwendung von *Silicea* ist die Herstellung eines starken Heusuds. Dieser enthält einen hohen prozentualen Anteil an *Silicea*. Das Natriumsilikat sollte in einer freien Lösung gegeben werden. Dr. med. PERCYWILDE, der dieses wertvolle Präparat eingeführt hat, gibt drei bis vier Tropfen dreimal täglich, und jede Dosis wird in ein Drittel eines Wasserglases gegeben, oder besser noch in Milch. Die Wirkung des Mittels muss beobachtet werden, da es in der Lage ist, innerhalb von 48 Stunden aktive Veränderungen in dem Tumor zu hervorzurufen. (siehe Tumore, Teil III).

Verwandte Mittel – In Bezug auf Vereiterungen vergleiche *Calcarea sulph.*, wobei der Unterschied darin besteht, dass *Silicea* die Eiterung fördert und den Prozess zur Reife bringt, wohingegen *Calcarea sulph.* den Vorgang heilt, indem es ihn hemmt und dafür die gesunde Granulation voranbringt. Bei Folgen einer unsauberen Impfung haben wir neben *Silicea* und *Thuja* auch *Kalium chloratum*, das laut Schüßler genau das richtige notwendige Mittel ist. Der Kopfschmerz bei *Silicea* ist ähnlich dem bei *Spigel., Paris, Picr. Acid, Coccul., Gelsem.* und *Sanguin*. Bei Tränengangfisteln vergleiche *Natr. chlor.* und *Petrol*. Bei Nagelumlauf und eingewachsenen Zehnägeln ist *Graphit*. Häufig erfolgreich, wenn Silicea nicht wirkt. Bei Karies und Periostitis (Knochenhautentzündung) vergleiche *Asaf., Graphit., Conium, Platin. mur.* Bei Tabes (Schwindsucht) vergleiche *Alumina, Ruta. Silicea* ist ein chronisches *Pulsat.*, es entspricht der chronischen Form solcher Krankheiten, die *Pulsat.* im Akutfall heilt. *Pulsat.* wächst auf **sandigem** Untergrund, und wahrscheinlich ist Silicea eines seiner Bestandteile. Bei Knochenkrankheiten ähnelt es sehr *Mercur.*, aber es sollte nicht nach *Mercur.* verabreicht werden, da es dann den Fall sehr verkomplizieren kann.

In MOLESCHOTTs *Kreislauf des Lebens* erläutert er, dass die Asche von *Equiset. Hyem.* Fast vollständig aus *Silicea* besteht. Die Heilungen von Blasenbeschwerden, über die von *Equiset.* Berichtet wird, beruhen wahrscheinlich auf dem in ihm enthaltenen *Silicea*. Die Mineralquellen von Barèges in den Pyrenäen enthalten eine ungewöhnlich große Menge an *Silicea* in löslicher Form, und diese Heilquelle ist aufgrund empirischer Erfahrungen als höchst wertvoll bewertet worden in allen Arten von Fällen, bei denen *Silicea* im homöopathischen Sinne indiziert ist. (Dr. med. PERCY WILDE)

Bei Labyrinthschwindel vergleiche *Natr. salicyl.* Bei Geschwürbildung um die Nägel ist Psorinum unschätzbar. Verwandte Mittel: *Fluoric acid, Picric acid, Hypericum, Ruta, Mercur.* etc.

Teil 3

Therapeutische Anwendung der Zwölf Schüßler-Salze

Abdominaltyphus

Ferrum phos. – Bauchtyphus oder gastrisches Fieber zu Beginn; Anfangsstadium gegen das Frösteln. Der Patient hat ein völlig rotes Gesicht, und die Lippen und Schleimhäute sind rot. Der Puls ist schneller, aber stärker und weniger unregelmäßig als bei *Kalium phosphoricum*.

Kalium chloratum – Bauchtyphus oder gastrisches Fieber wegen grau- oder weiß belegter Zunge und Darmträgheit, mit weiß-gelben, ockerfarbenen Exkrementen oder flockigem Stuhl, und gegen die Schmerzempfindlichkeit und die Schwellung.

Kalium phos. – Typhussymptome oder maligne Symptome, wenn sie das Gehirn betreffen, im Verlauf der Krankheit Stupor auslösen, oder mit Symptomen von fauligem Blut. Schwäche, schwache Herztätigkeit, Schlaflosigkeit, übel riechender Atem, Stuhl riecht faulig, Stupor. Schmutziger Zahnbelag. Ein ausgezeichnetes Heilmittel bei extrem verdorbenem Blut, wenn das ganze System mit dem Typhusgift angefüllt zu sein scheint und die Krankheit nicht in einem einzelnen Organ lokalisiert werden kann. Der Gestank aller Absonderungen ist ein sehr ausgeprägtes Symptom für *Kalium phos.* Es zeigen sich Ruhelosigkeit, ein leichtes Delirium, ein dünner weiß-gelber Zungenbelag, ein blasses Gesicht und ein verkniffener, ängstlicher Gesichtsaudruck. Während der ersten Tage scharfe, schneidende Schmerzen in verschiedenen Körperteilen. Die charakteristischen Indikationen sind ein schwacher, schneller, unregelmäßiger Puls mit vergleichsweise niedriger Temperatur.

HALBERT empfiehlt *Kalium phos.* in den Fällen, bei denen der Patient eher geistig als physisch arbeitet, bei denen neurasthenische Zustände das Fieber begleiten, und wenn in letzteren Phasen nur noch eine geringe Widerstandskraft vorhanden ist.

Kalium sulph. – Abdominaltyphus oder gastrisches Fieber mit einem Temperaturanstieg in der Nacht und sinkendem Fieber gegen Morgen.

Natrium chlor. – Abdominaltyphus oder bösartige Zustände im Verlauf eines jeglichen Fiebers wie z. B. Zuckungen mit extremer Schläfrigkeit, wässrigem Erbrechen, Sopor, ausgetrocknete Zunge etc.

Calcarea phos. – Nach Bauchtyphus oder gastrischem Fieber, wenn die Krankheit zurückgeht.

Klinische Fälle

Bauchtyphus bei einem jungen Mann mit sehr regem Geist; ein markantes Symptom war, dass er sehr hysterisch wurde und wie ein kleines Kind zu weinen und zu schluchzen begann, wenn er nervös wurde. *Ignatia, Hyos., Stram.* und *Coffea* konnten alle keine Abhilfe schaffen. *Kalium phos.* heilte dieses Symptom, und er bekam während der Fieberphase kein anderes Medikament. Nachdem der Patient wieder aufstehen konnte, schien das Mittel als Tonikum zu wirken. (MONROE)

Der folgende Text aus der Feder von Dr. A. P. DAVIS aus Dallas, Texas, erschien im *Southern Journal of Homoeopathy* und ist von großem Interesse, da er den Wert dieser Heilmittel für diese Krankheit veranschaulicht:

„Der sinnvollste Weg ist, *Mangelzustände auszugleichen* und die Natur zu unterstützen, einen *Überschuss zu beseitigen*. In allen Fällen von Abdominaltyphus kann man eine Depression beobachten; und da diese Depression das Ergebnis einer molekularen Veränderung ist, müssen wir ein ganz besonderes Augenmerk auf die Moleküle verschiedener Elemente haben. Ob diese molekulare Veränderung durch die Anwendung von *Baptis., Rhus tox., Bryon., Phos. ac., China, Cimicif., Ferrum phos., Natrium chlor.* oder *Natrium phos.* erreicht werden kann, oder durch was nicht, ist die Frage, die besondere Aufmerksamkeit verlangt. Einige sagen, sie hätten Erfolg gehabt durch die Gabe von *Baptis. tinct.*, andere mit *Rhus tox.*, als Rettungsanker, indem sie eine zufällige Behandlung wählten, nach der die Symptome ihrer Meinung nach verlangten, und diese Vorgehensweise hatte auch ab und zu Erfolg. Man muss die Tatsache zugeben, dass eine Entzündung der Brunnerschen und Peyerschen Drüsen das Fieber aufrechterhält, und das Mittel, das diese Drüsen heilt, die Krankheit verkürzt, und ich habe festgestellt, dass *Ferrum phos.* und *Kalium chloratum*, während des Fiebers stündlich im Wechsel verabreicht, dies in jedem Fall bewerkstelligen, wenn ein weißer oder gräulicher Zungenbelag vorliegt. *Ferrum* ist das beste Fiebermittel, und *Kalium chloratum* ist bei solchen Konditionen das beste Mittel, um etwas zu eliminieren. Wenn die Zunge braun wird, gebe man *Kalium phos.*, insbesondere in den Fällen, bei denen der Patient nervös und im Delirium ist, sowie bei den bösartigeren Formen dieser Krankheit. Wenn die Zunge einen gelben, glänzenden Belag aufweist, schwenke man um auf *Magnesium phos.*, und vor allem wenn der Patient Schmerzen im Darm und ein Druckgefühl im Magen hat. Wenn die Zunge einen gold-gelben, zähen, feuchten Belag hat, gebe man *Natrium phos.* Sollte die Zunge einen schmutzig bräunlich-grünen Belag zeigen, gebe *Natrium sulph.* Diese Mittel sind ganz besonders indiziert bei dem jeweiligen Zustand der Zunge. Und wenn zuallerletzt der Patient beginnt zu genesen, beschließe man die Behandlung mit *Calcarea phos.*, da nun Bindegewebe und Bestandteile der Blutkörperchen vonnöten sind. In allen Fällen, bei denen ich diese Zellsalze verwendet habe, haben sie sich als mehr als ausreichend bewiesen, und sie werden in jedem Falle heilen, sofern sie wie angegeben und gemäß der Indikation angewandt werden. In allen Krankheitsstadien liefern sie die anorganischen Bestandteile, die gestört sind oder fehlen, und wenn ihre Auswahl mittels präziser Beobachtung und Befolgung der Regeln getroffen wird, wird der Arzt sicherlich jegliche Krankheit damit heilen, die überhaupt heilbar ist. Ich gebe sie für gewöhnlich in den Potenzen C4 und C6, und mögen mich auch viele für dogmatisch bei der Verwendung dieser Heilmittel halten, so sehe ich bis dato keinen Grund und keine Veranlassung, zum komplizierten Wirrwarr vermeintlicher pathogener Nachweise für die Polypharmazie überzuwechseln. Obgleich ich immer noch viele Polychreste heranziehe, bevorzuge ich zweifelsohne die korrekte Anwendung der Schüßler-Salze, wenn sie angezeigt sind."

Frau Nettie W., 23 Jahre alt. Ich wurde zu ihr gerufen und fand die Patientin augenscheinlich im letzten Stadium der Krankheit mit den in solchen Fällen üblichen Symptomen vor. Da bereits andere Mittel ausprobiert worden waren und diese nicht mehr zu helfen schienen, verschrieb ich *Kalium phos.* C6 als Lösung. Unter der Behandlung mit diesem Mittel fing sie sich wieder, und so wurde damit fortgefahren mit dem Ergebnis, dass sie schließlich wieder gesund wurde.

In einem anderen ähnlichen Fall wurde dasselbe Mittel verabreicht, nachdem andere ohne jeglichen Erfolg gegeben waren. Es hatte das gleiche gute Ergebnis, indem es innerhalb weniger Stunde eine Wende zum Besseren brachte und schließlich die vollständige Genesung zur Folge hatte. (C. T. M.)

Abszess

Ferrum phos. – Dies ist das erste zu verabreichende Mittel in allen Fällen von Furunkeln, Karbunkeln, Panaritium (Nagelumlauf) oder jeglichem eitrigem Vorgang, wo Fieber, Hitze, klopfender Schmerz und Kongestion in den Körperteilen vorliegen. Wenn es früh gegeben wird, wird dieses Mittel häufig die Vereiterung verhindern.

Kalium chloratum – Ist angezeigt im zweiten Stadium von Furunkeln, Karbunkeln, Panaritium (Nagelumlauf), Abszessen etc., wenn ein Schwellung vorliegt, aber noch keine Bildung von Eiter; insbesondere ist es indiziert bei Abszessen der Brust, mit den o. g. Charakteristika. Es kann bei Karbunkeln, Furunkeln und anderen eitrigen Prozessen gegeben werden, um die Schwellung zu unterdrücken, bevor sich Eiter bildet. Es kann ebenso als Lösung zur externen Anwendung auf Mull verwendet werden.

Natrium sulph. – Abszesse mit Fisteln, die bereits über Jahre bestehen, wässrigen Eiter abgeben und von einem breiten bläulichen Rand umgeben sind. Unterminierende Abszesse. Eine einzige Dosis C3 gibt allem eine vorteilhafte Wendung; die Abszesse fallen in sich zusammen, und die Fistelkanäle trocknen aus. Nagelumlauf (Paronychie), Entzündung oder Vereiterung der Nagelwurzeln.

Silicea – Sobald Eiter auftritt, sollte sofort dieses Heilmittel verordnet werden. Es unterstützt in hohem Maße den eitrigen Prozess und bewirkt dadurch, dass der Tumor schnell ausreift und so häufig spontan aufbricht. Es sollte in den Fällen auf *Kalium chloratum* folgen, wo sich Eiter zu bilden beginnt wie bei Abszessen der Milchdrüsen, insbesondere wenn *Kalium chloratum* das Eitern nicht verhindern konnte. Nachdem der Abszess aufgebrochen oder geöffnet wurde, sollte dieses Mittel weiterhin gegeben werden, solange die Infiltration bestehen bleibt. *Silicea* ist ebenso hilfreich bei blinden Furunkeln. Bei Nagelgeschwüren unterstützt und kontrolliert *Silicea* die Bildung von Eiter und fördert das Wachstum neuer Nägel. Der Nutzen von *Silicea* in allen Fällen eines beginnenden Nagelgeschwürs kann nicht hoch genug eingeschätzt werden. Eine Dosis alle zwei Stunden gegeben wird in der Regel den Nagelumlauf innerhalb von 24 Stunden heilen. (Dr. med. A. P. DAVIS)

Calcarea sulph. – Dieses Heilmittel folgt gut auf *Silicea* bei allen eitrigen Prozessen, wenn – ungeachtet eines Fehlens von Infiltration – die Eiterung sich fortsetzt aufgrund einer Erstarrung der befallenen Gewebe. Es ist nützlich bei Furunkeln, entzündeten Brüsten, Nagelumlauf oder Nagelgeschwür, wenn sie Eiter absondern. Es wird Nagelumlauf und Furunkel stoppen in der Potenz C12 (W. E. L.) Das Vorliegen von Eiter, der durch eine Öffnung abfließt, ist ein Indiz für seine Anwendung. Die sich unterscheidenden charakteristischen Eigenschaften zwischen diesem Mittel und *Silicea* bei Abszessen sind folgende: *Silicea* lässt Abszesse reifen, da es die Eiterbildung fördert; *Calcarea sulph.* heilt eiternde Wunden, da es den eitrigen Prozess hemmt. Ihm fehlt der üble Geruch von *Silicea*. Dieses Heilmittel ist *Hepar sulph.* ähnlich, aber es wirkt tiefer und intensiver. **Schmerzhafte Abszesse am Anus.** Ein äußerst wirksames Heilmittel bei **Zahnabszessen**.

Kali phos. – Dieses Mittel ist angezeigt bei Abszessen, Karbunkeln, Nagelbettentzündung und anderen eitrigen Vorgängen, wenn Symptome von Kraftlosigkeit vorliegen und der Eiterungsprozess ungesund wird. Der Eiter ist jauchig, blutig, übel riechend und sieht schmutzig aus. Bei Mastitis, wenn der Eiter bräunlich und schmutzig ist und faulig riecht.

Calcarea fluor. – Wenn der Eiterungsprozess die Knochen befällt oder wenn harte, schwielige Ränder um die Wunde vorliegen, wird sich dieses Mittel als wirksam erweisen. Bei Nagelbettentzündung hat sich ein Mullverband mit einer Lösung äußerlich angewendet als gut erwiesen. „Es ist ein unschätzbares Mittel bei Beckenabszessen, die von Knochenfraß herrühren." (SOUTHWICK) „Bei alten Fällen von Fistelgängen in den Milchdrüsen hat sich dieses Heilmittel aus meiner Sicht als ganz besonders wertvoll herausgestellt." (Dr. med. J. W. WARD)

Klinische Fälle

Patient hat sich eine leichte Erkältung zugezogen, die sich am Zahnfleisch sowie am harten und weichen Gaumen ansiedelte, und ein Zahngeschwür begann sich zu entwickeln direkt hinten an den oberen Schneidezähnen. Es wurde *Ferrum phos.* verabreicht, was eine leichte Linderung brachte, aber das Geschwür schien mit großer Sicherheit Eiter zu bilden. Es schwoll weiter an und wurde sehr schmerzhaft. Nachdem ich einen Artikel gelesen hatte über *Calc. sulph.*, worin der Verfasser darlegte, „bei Zahngeschwüren ist dies das einzige Mittel, dass ich jemals verwende", beschloss ich es zu versuchen und nahm entsprechend C3 in Dosen mit je fünf Tabletten drei- oder viermal am Tag über zwei Tage. Es ergab sich eine sofortige Besserung; der Schmerz wurde geringer, und nach zeitweiligen Dosen von *Calc. sulph.* wurde das Geschwür absorbiert und verschwand. (M. F. R.)

Eine Dame, Frau B., die an einer Schwellung des Beins unterhalb des Knies litt, war über mehrere Monate von ihrem Arzt besucht worden, der Umschläge gemacht und das Geschwür mit einer Lanzette geöffnet hatte; es gab jedoch keine Absonderung. Sie konnte nicht laufen. Es wurde dann mit Jod gepinselt, jedoch ohne Ergebnis; dann bandagiert, um die extrem harte Schwellung zu reduzieren, und dreimal täglich wurde sie mit kaltem Wasser übergossen. Einige Teile sahen blau aus nach Abnehmen der Bandage. Es fühlte sich kalt und sehr hart an und sah aus, als ob es gleich platzen wolle; beinahe auf die doppelte Größe angeschwollen. Warme feuchte Umschläge und *Kalium chloratum* innerlich und äußerlich angewendet heilten das Bein innerhalb von drei Wochen. (von Schüßler)

Lilly, 6 Jahre alt, Tochter der eben genannten Dame, hatten einen eitrigen Zahn mit einem ausgeprägten Geschwür als Begleiterscheinung. Das Zahngeschwür wollte nicht weggehen, und da ich sehen wollte, was Schüßler-Salze hier bewirken könnten, gab ich ihr eine Schachtel mit etwa 125 Tabletten *Calc. sulph.* in C3. Sie hätten ihr ungefähr zehn Tage reichen sollen, aber sie schmeckten süß, und wie ein Kind nun eben so ist, konnte sie nicht widerstehen, und so war die Schachtel nach 3 Tagen leer. Und ebenso verschwanden das Zahngeschwür und die Vereiterung im Zahn. (M. F. R.)

Im August 1877 bekam ein junger Mann, der vor einigen Jahren an einer Ischialgie gelitten und sich daran gewöhnt hatte, subkutane Injektionen mit Morphium zu bekommen, ein Furunkel an seinem Hinterteil. Dies eiterte sehr reichlich und wollte nicht heilen. Als es dann doch endlich auszuheilen schien und vergleichsweise gut aussah, erkältete sich der Patient. Die Eiterung setzte wieder ein, und ab diesem Zeitpunkt war die Absonderung exzessiv. Die Mutter war beunruhigt, da er sehr schwach war und keinen Appetit hatte. Er hatte einen gestörten Schlaf und war ständig durstig. Ich verschrieb *Silicea* – eine Dosis jeden Morgen und auf nüchternen Magen. Nach einer Woche konnte die Mutter einen sehr positiven Bericht abgeben: „Die Absonderung von Eiter ist soweit reduziert worden, dass in einem Moment alles auf einmal weg zu sein schien. Der große Durst war verschwunden, und sein Appetit ist zurückgekehrt; sein Schlaf ist tief und fest, und das fiebrige, fröstelnde Gefühl, das er hatte, ist vollständig weg." *Silicea* hat hier einen hervorragenden Beweis seiner Wirkmacht bei Vereiterungen mit seinen diese charakteristischerweise begleitenden Symptomen. (Dr. GOULLON, JR.)

Eine Schneiderin bekam während ihrer Hochsaison und sehr zu ihrer Bestürzung ein Panaritium (Nagelbettentzündung) am rechten Daumen. *Ferrum phos.* C12 in Wasser, alle drei Stunden genommen, linderte dies sofort, und sie dachte den Daumen geheilt zu haben. Sie benutzte ihn mit viel Kraft und Energie, und innerhalb von drei Tagen war das Panaritium wieder da mit viel größerem Schmerz und einer harten Schwellung. *Kalium chloratum* C12 brachte umgehend Heilung, und nur noch ein einziger Tropfen Eiter, der unter der Nagelhaut auftauchte, brach nach einem Schnitt mit der Schere hervor. (Dr. med. J. C. MORGAN)

Ein älterer Herr kam in meine Praxis mit einer Tenonitis des zweiten Fingerknochens. Die ganze Hand war voll mit dickem, gelbem Eiter, war wund seit drei Monaten; Schlaf war ihm fremd; er hatte Umschläge bekommen, war geschnitten worden und hatte Morphium bekommen, bis die Ärzte (allopathisch) sich entschieden, dass der Finger abgenommen werden müsse – tatsächlich war er zu diesem Zweck in die Stadt gekommen. Da sein Arzt nicht in der Stadt war, kam er in meine Praxis, damit ich mir das ansehen solle. Ich sagte ihm, er solle den Finger an der Hand lassen; dass obwohl die Beugemuskeln alle kaputt seien – aufgefressen – und die Knochenhaut entzündet sei, der Finger dennoch geheilt werden könne. Ich spritzte Eukalyptus in die Ausflussöffnung, und es durchdrang den ganzen Finger und zog bis in die Hand hinauf. Nachdem ich die Wunden gereinigt hatte, wickelte ich die Hand angenehm fest ein und verordnete ihm *Silicea* C6, eine Dosis alle drei Stunden; nichts anderes wurde ihm verabreicht; der Eukalyptusverband wurde jeden Tag erneuert, und nach vier Wochen war der Finger wiederhergestellt und hatte wieder seine natürliche Größe und Form; da jedoch alle Beugemuskeln zerstört waren, konnte er die Finger nicht krümmen. Das *Silicea* hat jedoch alle Elemente des Bindegewebes geheilt, und der Mann war äußerst zufrieden mit der Heilung. (Dr. med. A. P. DAVIS)

Silicea hat sich als ein ausgezeichnetes Heilmittel erwiesen. Während des vergangenen Monats konnte ich eine junge Dame heilen, 16 Jahre alt; ich habe sie selbst nicht gesehen. Ihre Mutter kam zu mir und sagte mir, ihre Tochter habe in den letzten Monaten ein Leiden am rechten Fuß. Die sie behandelnden Ärzte erklärten, dass der Fuß amputiert werden müsse. Er war beängstigend angeschwollen; der Fuß sonderte Unmengen von Eiter ab. Ihr Bein war vom Kniegelenk abwärts beinahe im rechten Winkel gekrümmt, und sie konnte es definitiv nicht ausstrecken. Ich riet ihr, alle intern und extern angewendeten Medikamente abzusetzen, und verschrieb *Silicea*, einmal täglich einzunehmen. Drei Monate später kam die Patientin persönlich, und sie konnte ohne Hilfe selbst laufen. Der Fuß war fast vollständig geheilt und sonderte nur noch geringe Mengen Eiter ab. Auf diese Weise hatte ich des Weiteren Erfolg bei einem Fall eines eiternden Ohres, das lange Zeit erfolglos behandelt worden war und dem Patienten Tag und Nacht starke Schmerzen bereitet hatte. Auch dieser Fall wurde mit *Silicea* geheilt. (von Schüßler)

Addisonsche Krankheit

Natrium chlor. – Wenn die Nährstoffversorgung stark beeinträchtigt ist, Spannung und Hitze im Bereich der Nieren; erdfarbenes Antlitz, braune Flecken auf den Handrücken, extreme mentale und physische Erschöpfung; Zittern der Beine, Sehschwäche, Appetitlosigkeit, Übelkeit, Erbrechen, Ekel vor Fleisch, Verstopfung. Abneigung gegen Bewegung und Anstrengung; häufiges Gähnen und Strecken; kalte Gliedmaßen, Depression mit Reizbarkeit; Schwindel beim Aufstehen oder beim Versuch zu laufen.

Amenorrhö – Unterdrückte Menstruation

Kalium chloratum – Träge Leber; weiß belegte Zunge und Inaktivität der Drüsen.

Kalium phos. – Unterdrückte Blutung mit depressiver Verstimmung, Abgeschlagenheit und Schwäche, wenn Brustleiden auftreten als Folge der Unterdrückung. Anhaltend benommener Kopf, mürrisch und gereizt, zappelig und kann sich nicht kontrollieren.

Kalium sulph. – Spärliche oder unterdrückte Menstruation, mit Druck und Völlegefühl im Abdomen.

Natrium chlor. – Bei jungen Mädchen, wenn die Menstruation nicht einsetzt, oder wenn dann spärlich und mit langen Zeitabständen.

Calcarea phos. – Amenorrhö bei anämischen Patientinnen.

Klinische Fälle

1. Fall eines jungen Mädchens, dessen Menstruation seit mehreren Monaten ausgeblieben war und das aufgrund dessen begann, Probleme mit der Brust zu haben. *Kali phos.* C30, Dosis abends und morgens. Die Blutung setzte bald wieder ein, und nach vier Wochen hat sie keine Brustbeschwerden mehr.

2. Eine junge Frau, 22 Jahre alt, die immer der spärliche Blutungen hatte, die im Laufe des letzten Jahres ganz ausgeblieben waren, was Probleme mit Kopf und Augen zur Folge hatte, erhielt am 12. Mai 1887 *Kalium phos.*, sechs Dosen in Pulverform. Nach einer sechstägigen Anwendung setzte die Menstruation wieder ein, begleitet von starken Kopfschmerzen, und hielt sieben Tage an, und ihre weiteren Beschwerden verschwanden nach und nach. (Monatsblätter)

Dr.GEORGE ROYAL berichtet von einem Fall von Amenorrhö mit den folgenden Symptomen, geheilt mit *Kalium phos.* C3: „Anhaltend benommener Kopf, den ganzen Tag schläfrig, mürrisch und schnippisch, weint schnell, so zappelig, dass sie sich nicht selbst kontrollieren konnte."

Anämie

Calcarea phos. – Dieses Mittel wirkt durch die Versorgung mit neuen Blutzellen. Schmerzen und Krämpfe aufgrund anämischer Konstitution. Wächsernes Erscheinungsbild der Haut infolge von Anämie. Bleichsucht, Antlitz wächsern, grünlich-weiß, mit permanentem Kopfschmerz und Klingeln in den Ohren. Schüßler gibt dieses Mittel allein für Bleichsucht.

„Ein gutes Konstitutionsmittel bei alten Fällen von zerebraler Anämie, wenn die Nährstoffversorgung offenkundig gestört ist." (ARNDT)

„Perniziöse Anämie, Schwindelgefühl beim morgendlichen Aufstehen oder beim sich Aufsetzen; verschleierter Blick; Nasenbluten, Nasenspitze kalt; blasses Gesicht, fahl, gelblich, erdfarben; kalter Schweiß im Gesicht; Körper kalt; fauliger Geschmack und Geruch; Zunge weiß, pelzige Zungenwurzel am stärksten am Morgen; Übelkeit und Würgebrechreiz; flaues Leeregefühl im Epigastrium; wässrige Schlaffheit des Darms mit Drang nach dem Stuhlgang tags oder nachts; Urin mit flockigem Sediment; Menorrhagie, Blut entweder hellrot oder zu dunkel, Herzklopfen mit Angst, gefolgt von zittriger Schwäche, vor allem in den Waden, Abgeschlagenheit und sehr große Schwäche." (ARNDT)

Dieses Heilmittel ist auch hilfreich bei Leukämie oder einem Überschuss an weißen Blutkörperchen im Blut nach auszehrenden Krankheiten.

Ferrum phos. – Folgt *Calcarea phos.*, sobald eine allgemeine Verbesserung des allgemeinen Gesundheitszustands einsetzt. Es herrscht ein Mangel an rotem Blut im System. Mithilfe seiner Fähigkeit Sauerstoff anzuziehen färbt dieses Mittel die neuen Blutzellen rot und reichert sie an, nachdem sie mit *Calcarea phos.* versorgt worden sind. Schüßler sagt in einem Brief: „Eisen, das eingeht in die Bildung junger Blutzellen, fehlt niemals im Blutstrom von bleichsüchtigen Patienten. Daher bin ich neuerdings von Eisen, das ich noch in den ersten Ausgaben meiner „Abgekürzten Therapie" bei Bleichsucht und anderen anämischen Krankheiten empfohlen habe, abgekommen."

Kalium chloratum – Dieses Heilmittel kann notwendig sein als sekundäres oder interkurrentes Mittel bei Anämie, wenn diese begleitet wird von Symptomen wie Ekzemen oder Hautausschlägen. Zerebrale Anämie, anämische Zustände des Gehirns, die übermäßige Nervosität zur Folge haben. Blutarmut aufgrund von Einflüssen, die unaufhörlich die Psyche und das Nervensystem belasten. Dieses Mittel heilt ebenso Leukämie, die ausgelöst wurde durch lang anhaltende Störungen. „Verminderte Durchblutung der Rückenmarkshäute durch auszehrende Krankheiten wie Diphtherie, Querschnittslähmung (reflex paraplegia), mit quälenden Schmerzen bei Ruhe, aber am offenkundigsten bei beginnender Bewegung." (ARNDT)

Natrium chlor. – Bei anämischen Zuständen, wenn das Blut dünn und wässrig ist; bei bleichsüchtigen Konstitutionen mit einem fast habituellem Kältegefühl im Rücken; Bleichsucht bei jungen Mädchen mit lebloser, schmutziger Haut, häufigem Herzklopfen, Druck und Beklemmung in der Brust, morgendlicher Husten, schnell erschöpft und entkräftet, mit charakteristischer Zunge etc.; Malaria-Kachexie, durch Schüttelfrost und *Chinin*, fahle oder sehr blasse Gesichtsfarbe, Druck und Aufblähung im Magen, Verstopfung mit Kontraktion des Anus, schreckliche Traurigkeit.

Natrium phos. – Verminderte Durchblutung der Rückenmarkshäute, lähmende Schwäche der unteren Extremitäten, mit allgemeiner Erschöpfung, Schwere und einem Gefühl der Abgeschlagenheit, insbesondere nach einem kurzen Fußmarsch oder Treppensteigen; Beine geben nach, sodass sie nicht in der Lage sind weiterzulaufen.

Natrium sulph. – Hydrämie, Sykose, hydrogenoide Körperkonstitution, bedingt durch feuchtes Wetter oder Wohnen in feuchten Behausungen; Sykose und Hydrämie. (LILIENTHAL)

Silicea. – Weißfluss (Leukorrhö) statt der Menstruation; Anfälle von kurzzeitiger Blindheit oder Sichttrübung. Anämie bei Kleinkindern, dünn, labil und schwächlich, mit Neigung zu Rachitis.

Klinische Fälle

Dr. S. POWELL BURDICK lieferte uns zwei Fälle von Anämie, beide bei jungen Frauen, 19 und 21 Jahre alt. Beide wiesen folgende charakteristischen Symptome auf: Blasses, anämisches Antlitz, große Erschöpfung, Depression, heftige Stirnkopfschmerzen, die bis zum Hinterkopf ausstrahlen. Die jüngere litt seit sechs oder sieben Jahren an diesem Zustand und war bei etlichen Ärzten, homöopathischen und allopathischen, in Behandlung gewesen, wobei sie von letzteren mit großen Mengen an Eisen behandelt wurde, jedoch ohne jeglichen wie auch immer gearteten Nutzen. Die ältere war ebenfalls seit mehreren Tagen anämisch. All ihre Symptome besserten sich umgehend, sogar die Wangen färbten sich wieder rot; die Ohren, die zuvor blass und beinahe durchsichtig waren, wurden rötlich und erlangten wieder eine natürliche Farbe. Die Mittel, die verwendet wurden, waren zuerst *Calcarea phos.* C12 für 10 Tage oder zwei Wochen, gefolgt von *Ferrum phos.* C12 für zwei Wochen, dann wiederum *Calcarea phos.* Sechs Monte genügten, um beide Fälle dauerhaft zu heilen.

Eine junge Frau, 17 Jahre alt, wurde nach einem langen Schulaufenthalt anämisch und bleichsüchtig und war letztlich so geschwächt, dass sie nicht länger zur Schule gehen konnte, keinen Appetit mehr hatte und nur noch im Haus herumliegen wollte, ohne jegliche Ambition, irgendwo hinzugehen oder irgendetwas zu tun. Das Lernen verursachte Kopfschmerzen, sodass sie es gänzlich aufgeben musste; ihre Menstruation war unregelmäßig, blieb über Monate ganz aus, um dann wieder in unterschiedlicher Stärke einzusetzen. Ich gab ihr *Calcarea phos.* C6 als Hauptmittel, wobei ich ebenso von Zeit zu Zeit auch *Ferrum phos.* verabreichte. Nach wenigen Monaten ging es ihr wieder insoweit gut, dass sie ihr Studium wieder aufnehmen konnte und hingehen konnte, wo immer sie wollte, und ihre Gesichtsfarbe verbesserte sich. (C. T. M.)

Natrium chlor. – W. RALEY berichtet von einem Fall von Anämie verursacht durch den unsachgemäßen Gebrauch von Salz. Die Patientin war ausgemergelt, mit allgemeiner Blässe; Schwäche; überhöhte Empfindsamkeit; der Menstruationszyklus hat sich nie in richtiger Art und Weise eingestellt. Darm neigt zu Verstopfung. Hat sich exzessiven Salzgenuss angewöhnt. Bei der Behandlung des Falles wurde der Gebrauch eingeschränkt, und es wurde ein Dosis *Natr. chlor.* C200 gegeben, auf die eine allgemeine Besserung folgte, die Menstruation setze nun regelmäßig und in normaler Stärke ein, und die allgemeine Gesundheit warwieder hergestellt.

Analfistel

Calcarea phos. – *Calcarea phos.* C1 und *Silicea* C3, drei mal täglich eine Dosis, jede Woche abwechselnd, ist die von Dr. C. R. FLEURY empfohlene Behandlung.

Calcarea sulph. – Schmerzhafte Abszesse um den Anus bei Fällen von Anusfisteln. Eiterähnliche Absonderung aus dem Darm.

Aneurysma

Calcarea fluor. – Diese Krankheit kann in einem frühen Stadium in Schach gehalten oder abgemildert werden durch die Anwendung dieses Mittels als Hauptmittel im Wechsel mit *Ferrum phos.*, vorausgesetzt dass zuvor kein **Kalium jodatum** eingenommen wurde.

Ferrum phos. – Dieses Mittel sollte früh verwendet werden, um eine normale Zirkulation herzustellen und die Komplikationen zu beheben, die eine exzessive Herztätigkeit verursachen kann; kann ebenso mit gutem Ergebnis im Wechsel verabreicht werden mit dem vorgenannten Mittel. Bei kleinen Aneurysmen mit sehr starkem Pochen.

Angina Pectoris

Magnesia phos. – Dieses Heilmittel kann für die neuralgischen Spasmen bei diesem Krankheitsbild gegeben werden. Es sollte in heißem Wasser verabreicht werden. Neuralgische konstriktive Schmerzen in der Brust. Es ist auch ein Mittel für „falsche" Angina. Dr. WALLACE MCGEORGE hat es erfolgreich angewendet, um die Heftigkeit der Anfälle zu lindern und ihre Dauer zu verkürzen. Seine Wirkung scheint umgehend einzutreten.

Ferrum phos. – Wenn der Anfall begleitet wird von einem roten Gesicht, brennender oder diffuser Hitze, dann kann dieses Mittel im Wechsel mit dem vorigen gegeben werden.

Kalium phos. – Im Falle einer schwachen oder zeitweise aussetzenden Herztätigkeit und bei einer Neigung zu Ohnmacht, sollte dieses Mittel im Wechsel mit *Magnes. phos.* verwendet werden.

Aphonie / Stimmverlust – siehe auch Heiserkeit

Ferrum phos. – Heiserkeit nach Singen oder Sprechen bei Sängern oder Menschen, die vor Publikum sprechen, mit Wundschmerz im Kehlkopf.

Arthritis

Ferrum phos. – Am Anfang sollte dieses Mittel in wiederholten Dosen verabreicht werden, wenn Fiebersymptome vorhanden sind, und im späteren Verlauf der Krankheit kann es als zusätzliches Mittel gegeben werden. Die Gelenke schmerzen bei Bewegung, Bewegung löst den Schmerz aus und verschlimmert ihn. Tenalgia crepitans (schmerzhaftes Sehnenknarren).

Kalium chloratum – Bei akuter Arthritis gegen die Schwellung oder wenn die Zunge weiß belegt ist. Es kann im Wechsel mit *Ferrum phos.* gegeben werden. Bewegung verschlimmert die Schmerzen. Es ist hilfreich insbesondere nach *Ferrum phos.* Tenalgia crepitans.

Natrium chlor. – Chronische Arthritis, Gelenke knacken (wenn die Zunge und andere Symptome sich entsprechen, wirkt wahrscheinlich durch einen verstärkten Abbau von Natriumurat). Gelenkhautentzündung (Synovitis), Gicht, entzündete ischiocruralen Muskulatur (hinterer Oberschenkelmuskel, „hamstrings") (verifiziert).

Natrium chlor. – Akute Gicht (nach *Ferrum phos.*). Chronische Gicht, übermäßiger, säuerlich riechender Schweiß. Rheumatische Arthritis, vor allem der Fingergelenke. Urin dunkelrot. Schmerzen wandern plötzlich zum Herzen; entzündete Kniesehnen. Es scheint auch eine deutliche Wirkung auf heiße, schmerzhafte Schwellungen der Kniegelenke zu haben.

Magnes. phos. – Nützlich als zusätzliches Mittel gegen die Schmerzen (heftig). Grundzug dieses Mittels sind quälende Schmerzen mit krampfartigem Charakter.

Kalium sulph. – Bei rheumatischer Arthritis, bei der die Schmerzen von einem Gelenk zum anderen wandern, verschlimmert durch Wärme. Sich verlagernde und wandernde rheumatische Schmerzen in den Gelenken. Synovitis fungosa. Gelenktuberkulose, weiße Schwellung.

Silicea – Vereiterung der Gelenke.

Calcarea sulph. – Eiterungsprozess in den Gelenken.

Natrium sulph. – Bei akuten Fällen (Anfällen) von Gicht. Dieses Mittel sollte im Wechsel mit *Ferrum phos.* verabreicht werden. Bei chronischer Gicht genügt es alleine. Gicht in den Füßen, akut und chronisch. Rheumatische Arthritis, vor allem in den Fingergelenken, Schmerzen wandern plötzlich zum Herzen, Urin dunkelrot.

Calcarea phos. – Rheumatische Gicht, schlimmer nachts und bei schlechtem Wetter. Hygroma patellae (weiche Geschwulst auf der Kniescheibe). Hydrops genu (Kniegelenksödem).

Calcarea fluor. – Gichtartige Vergrößerungen der Fingergelenke.

Klinische Fälle

Rheumatische Schmerzen in den Fußgelenken, verschlimmert durch Bewegungen; Wenn *Bryon.* und *Kalium iod.* nicht geholfen haben, hat *Ferrum phos.* in der zehnten Verdünnung geheilt. – *Pop. Zeitschrift,* Berlin, 1886.

Ein Schuhmacher aus Berlin erkrankte, nachdem er sich erkältet hatte. Er hatte Fieber mit heftigen Schmerzen in der rechten Schulter. Mein erster Besuch bei ihm erfolgte am dritten Tag, nachdem er krank geworden war; Temperatur hoch, Puls voll und schnell, Durst und Appetitlosigkeit. Die rechte Schulter war sehr rot und berührungsempfindlich. Er konnte nicht in seinem Bett liegen, da der Druck des Bettzeugs unerträglich war. Er lag auf dem Sofa, gestützt von Kissen, sodass die Schulter frei von Druck war. Ich gab meinem Patienten *Ferrum phos.*, soviel wie auf ein Sixpence-Stück passt *(Anm. d. Übers.: ca. 19 mm Durchmesser).* Diese Menge wurde in einem großen Glas Wasser aufgelöst, und ein Teelöffel dieser Lösung wurde einmal stündlich verabreicht. Nach nur wenigen Stunden war eine Besserung spürbar. In der Nacht konnte der Patient schlafen, und am folgenden Tag war das Fieber zurückgegangen; nach drei Tagen konnte er den Arm recht unbehindert bewegen. Einige Tage später war er wieder völlig gesund. (SULZER – von Schüßler)

Arthritis – Eine heiße Schwellung der Kniegelenke bei einem anämischen Mädchen wurde umgehend innerhalb von zwei Tagen mit *Natrium phos.* C6 geheilt. Von diesem und einem anderen Fall, bei dem ein ähnliches Ergebnis erzielt wurde, wird in der *Homoeopathic World*, September 1908 von Dr. MACNISH berichtet.

Asthma

Kalium phos. – Nervöses Asthma. In großen und häufig wiederholten Dosen ist dies das Hauptmittel für das Atmen und ein geschwächtes Nervensystem. Heuschnupfen mit Asthma und Heufieber. Asthma hervorgerufen durch die geringste Nahrungsaufnahme.

Kalium chloratum – Mit gastrischen Störungen. Zunge weißlich oder grünlich belegt, pelzig, Schleim weiß und schwer abzuhusten; wenn dies zusammen auftritt mit Atemnot, ist mit *Kalium phos.* abzuwechseln. **Herzasthma** mit dem Gefühl, als ob Herz und Lunge eingeschnürt würden.

Natrium chlor. – Asthma mit reichlichem, schaumigem Schleim. Im Wechsel mit *Kalium phos.*; auch wenn die Tränen das Gesicht herab rinnen, wann immer der Patient hustet. Spasmisches Zucken bei jedem Einatmen.

Calcarea phos. – Hinzukommendes Bronchialasthma, Sekret durchsichtig und zäh. Kind bekommt einen Erstickungsanfall, wenn es aus der Wiege gehoben wird.

Calcarea fluor. – Wenn Stückchen oder kleine Klümpchen mit viel Anstrengung hervorgebracht werden. Im Wechsel mit *Kali phos.* Diese Klümpchen bestehen aus gelblichem Schleim. Atembeklemmung. Gefühl als ob die Epiglottis geschlossen ist oder als ob man durch eine dicke Substanz atmet.

Magnesia phos. – Bei Asthma, wenn Blähungen plagen. **Spasmisches nervöses Asthma.** Bei trockenen, kitzelenden Hustenstößen und Schwierigkeiten sich hinzulegen.

Kalium sulph. – Asthma, Bronchialasthma, mit gelbem Auswurf, schlimmer in der warmen Jahreszeit oder in heißem Klima. Viel rasselnder Schleim. Bei Asthma, wenn die Anfälle des Patienten nach der Nahrungsaufnahme auftreten, und wenn er eine kranke Farbe annimmt, oder wenn der Patient schnell abmagert oder eingefallene Augen hat, empfiehlt Dr.RAPP die Kalium-Präparate. (Schüßler)

Natrium phos. – Asthma mit dickem gelbem Auswurf.

Natrium sulph. – Sehr wichtig als Heilmittel bei sykotischer Anlage, für die Asthma ein häufiges Anzeichen ist. Anfälle vor allem am Morgen gegen 4 oder 5 Uhr, mit Husten und eiklarartigem Schleim, Auswurf grünlich und reichlich, und Erbrechen nach dem Essen; immer schlimmer bei feuchtem, regnerischem Wetter und wenn der Patient in Kellerräumen lebt. Asthma aufgrund von Verdauungsstörungen. Lockerer Auswurf am Morgen nach dem Aufstehen. Asthma bei Kindern. Asthmatisches Atmen bei jungen Menschen durch einen allgemeinen Bronchialkatarrh, immer verschlimmert durch jeden Wechsel zu feuchtem Wetter.

Silicea – Das Atmen fällt so schwer, dass die Augen aus ihren Höhlen treten; Türen und Fenster müssen geöffnet werden, immer während eines Unwetters. Als Konstitutionsmittel zusammen mit *Natrium sulph.*, um die Krankheit auszumerzen. **Asthma mit kachektischer Basis.**

Klinische Fälle

Ein Herr, dessen Asthmaanfälle häufig zehn Tage andauerten, mit sehr schwerfälligem Atmen, kann kaum sprechen, dicker, gelber Auswurf mit starkem Rasseln in der Brust. – *Kalium sulph.* C3 erleichterte sofort. (Dr. med. M. E. DOUGLASS)

Eine Frau, verheiratet, 36 Jahre alt, Asthma, heftige Anfälle, grünlicher, eitriger Auswurf, lockerer Auswurf, sofort nach dem Aufstehen an den letzten zwei Tagen; *Natrium sulph.* C500 alle zwei Stunden. Konnte sich in dieser Nacht hinlegen, Atmung und Husten stark verbessert und Auswurf leichter. Am nächsten Tag praktisch gesund.

Eine Frau, verheiratet, 42 Jahre alt, hatte über Jahre hinweg Anfälle; Auswurf grünlich und außergewöhnlich reichlich; *Natrium sulph.* alle drei Stunden. Eine Besserung setzte nach wenigen Dosen ein, der Auswurf wurde heller und weniger üppig, die Patientin fühlte sich seither besser als seit Jahren, und eine bemerkenswerte Tatsache ist, dass der Auswurf nach wenigen Dosen verschwand, wohingegen er unter bei vorherigen Anfällen verabreichten Medikamenten für Wochen weiter anhielt, was darauf hinweist, dass *Natrium sulph.* die Wurzel des Übels erreicht hatte. (Dr. med. Wm. J. GUERNSEY)

Dr. O. H. HALL, aus Zumbrota / Minnesota berichtet von einem bemerkenswerten Fall von Asthma, der „durch die Hände aller Ärzte gegangen war, von denen er je gehört hatte", geheilt durch *Kalium phos.* C2. Zum Zeitpunkt der Niederschrift waren 18 Monate ohne Anfall vergangen. – *Minn. Med Monthly*, November 1886.

Herr C. hatte jahrelang Anfälle von asthmatischer Atmung gehabt, die dadurch gekennzeichnet waren, dass sie ihr Kommen zuvor ankündigten und sich nach jeglicher ungewohnten Anstrengung einstellten. Er ist ein großer, starker Mann, ohne familiäre Belastung mit Lungenleiden, obgleich er relativ schmalbrüstig ist. Eine Untersuchung der Lunge während einer Remissionsphase ergab keine krankhaften Veränderungen oder abnormalen Geräusche bis auf ein raue s Rasseln entlang der großen Bronchien. Im April 1887 wurde ein besonders heftiger Anfall, verursacht durch starke körperliche Anstrengung, „der schlimmste Anfall", den er je gehabt hatte, sofort gelindert durch *Natrium sulph.* C200, und gelegentliche Dosen seither ließen die Anfälle zum ersten Mal seit vielen Sommern fast vollständig verschwinden. (Dr. med. Wm. E. LEONARD)

Frau E., eine Dame, die im vergangenen Jahr bei mir in Behandlung war wegen einer chronischen Bronchitis und anderen Beschwerden, hatte am 9. Juli ihren dritten Anfall von Heufieber in diesem Jahr – Heuschnupfen oder Heuasthma, ganz wie Sie wollen – das sie sich in Florida zugezogen hatte. Sie war vorher völlig entkräftet und ans Bett gefesselt durch diese Attacken und fürchtet sie sehr. Ihr Mann kam abends zu mir, einige Stunden nachdem das Niesen und dass raue Atmen eingesetzt hatte, und bat mich, sie zu untersuchen, wenn möglich. Ich erfuhr von ihm, dass sie sich nicht hinlegen konnte; ihre Atmung verschlechterte sich bei der geringsten Bewegung und wurde begleitet von einer Vorwölbung zwischen den Schulterblättern. Es konnte kein anderer Punkt eruiert werden, der zu den gewöhnlicheren Arzneien führen würde; tatsächlich sind all diese von anderen Ärzten bei früheren Anfällen ausprobiert worden. Ich hatte herausgefunden, dass *Natrium chlor.* ihre Beschwerden stark linderte, und gab ihr daher *Natrium sulph.* C200, was versprach sehr gut zu helfen. Und wir wurden nicht enttäuscht; sie schlief nach etwa einer Stunde ein, nachdem sie halbstündlich eine Dosis zu sich genommen hatte, und nach einigen Tagen waren alle Anzeichen von Asthma verschwunden. Am 18. Juli waren keinerlei Anzeichen für asthmatische Atmung in ihrer Lunge zu hören, wohingegen sie sich nach ihren früheren Anfällen über Wochen hinweg äußerst elend fühlte. (Dr. med. Wm. E. LEONARD)

Atrophie – Marasmus

Calcarea phos. – Skrofulöse Erkrankungen bei Kindern, die die **Knochen** angreifen (*Calc. fluor.*). Allgemeiner Schwächezustand durch unzureichende Assimilation der Nahrung; verspätetes Zahnen. Wässriger Durchfall mit Blähungen. Abdomen schlaff und eingefallen. Teigige Gesichtsfarbe, und das Kind hat einen alten und ängstlichen Blick.

Kalium phos. – Zehrende Krankheit mit faulig riechendem Stuhl. Atrophie der Knochen.

Natrium chlor. – Schnelles Abmagern von **Hals und Nacken bei Kindern**; Reizbarkeit; die Kinder lernen sehr langsam sprechen. Frösteln, erdfarbenes Antlitz und Verstopfung.

Natrium phos. – Marasmus bei Kindern, die mit der Flasche gefüttert werden. Abdomen geschwollen; Leber vergrößert. Kolik nach dem Essen. Stuhl enthält unverdaute Nahrung.

Natrium sulph. – Ererbte sykotische Konstitution; aufgeblähter Abdomen, mit starkem Darmkollern durch Gase; Stuhl wässrig, gelb, sich ergießend, schlimmer bei beginnender Bewegung am Morgen.

Silicea – Körper abgemagert, wohingegen der Kopf über die Maßen groß ist. Das Kind schwitzt leicht, ist nervös und reizbar; Gesicht ausgezehrt, sind hinfällig aus. **Aversion gegen die Muttermilch**; erbricht sie, sobald sie aufgenommen wird. Stuhl übel riechend und wässrig. Große Erschöpfung bei jedem Wetterwechsel.

Klinische Fälle

„Calcarea phos. bei nicht erfolgender Assimilation von Nahrung."

Das Mädchen R., 5 Jahre alt, war ihr ganzes Leben lang sehr schwächlich gewesen und scheint dieser Welt nicht lang erhalten zu bleiben. Sie ist sehr anämisch und hat eine schmutzig aussehende Gesichtsfarbe. War immer sehr nervös und immer mal wieder gereizt und quengelig. Sehr sensibel und erträgt keine Bestrafung, ohne dass sie darauf für einige Tage krank wird. Sie hat keine Haare und konnte in ihrer frühen Kindheit den Kopf nicht aufrecht halten. Ihre Augen sind lichtempfindlich. Sie klagt über einen schlechten Geschmack im Mund, und ich stellte eine verspätete Zahnung und chronisch vergrößerte Mandeln fest. Sie hatte Magenschmerzen nach dem Essen, und das Essen schien ihr wie ein Klumpen im Magen zu liegen. Somit aß sie gewöhnlich nicht viel, da ihr dies immer Schmerzen verursachte. Sie litt stark unter Verstopfung.

Urin stark gefärbt und häufiger Harndrang. Hatte mal mehr, mal weniger Schmerzen in den Gliedmaßen und fühlte sich unruhig und wollte sich andauernd bewegen, sobald es ihr besser ging. Sie hatte eine permanente Leukorrhö, die sehr übel roch. Sie wurde schnell müde und erschöpft und ertrug keine kalte Witterung. Ihre Knochen waren sehr dünn und schwach und waren sehr zerbrechlich. Dem Kind wurde ein dreimal wöchentliches Bad vor dem Schlafengehen sowie viel frische Luft verordnet. Ich sah ihren Fall als fast vollständiges Bild von Calcarea phos. an. Ich gab ihr alle zwei Stunden je zwei C3-Tabletten. Unnötig zu erwähnen, dass sie sich schon fast ab der ersten Dosis besserte. Ihr allgemeiner Zustand ist dauerhaft besser geblieben, und es ist sicher ein großer Sieg für dieses Heilmittel. (Dr. med. O. A. PALMER)

Augen, Erkrankungen der

Ferrum phos. – Entzündungen eines jeglichen Bereichs der Augen ohne Absonderung von Schleim oder Eiter. Schmerz im Augapfel, schlimmer durch Bewegung der Augen. Brennendes Gefühl in den Augen. Sie erscheinen entzündet und rot. Netzhautentzündung (Retinitis). Starke Rötung mit heftigem Schmerz ohne Schleim oder Eiter. „Kongestion in der Bindehaut, mit einem Gefühl als ob Sandkörner unter den Augenlidern seien, Sehvermögen trüb, Buchstaben verschwimmen beim Lesen, obgleich die Lichtbrechung normal ist, oder bei einem Sehfehler, der durch eine Brille korrigiert wurde, oder wenn eine Insuffizienz der inneren Augenmuskeln vorliegt, soweit feststellbar. Lichtscheue schlimmer durch künstliches Licht." (Dr. med. H. F. IVINS)

Dr. ROBERT COOPER berichtet, er habe dreimal beobachtet, dass bei Patienten, die dieses Heilmittel gegen Schwäche eingenommen hatten, ein Gerstenkorn am unteren Lid des rechten Auges aufgetaucht war. „*Ferrum phos.* ist ganz besonders geeignet bei Bindehautentzündung mit starker Erschlaffung dieser Membran und übertrifft *Aconitum* in der Mehrzahl der Fälle bei akuten oberflächlichen Entzündungen der Augen. Bei Netzhautentzündung mit starkem Blutandrang in den Netzhautgefäßen. Es hat sich als sehr dienlich herausgestellt." (Dr. med. H. C. FRENCH)

Kalium chloratum – Augenerkrankungen mit Absonderung von weißem Schleim oder gelb-grünlichem Eiter (auch *Kalium sulph.*). Gefühl von Sand in den Augen. Gelber, eitriger Schorf auf den Augenlidern, Eiterkörnchen. Bläschen auf der Hornhaut. Entzündung der Iris. Oberflächliches flaches Geschwür, das aus einem Bläschen entsteht. Netzhautentzündung (Retinitis). Hornhautentzündung (Parenchymatöse Keratitis). Selbst in frühen Stadien von großem Nutzen. „Bei diffuser interstitieller Keratitis, bei der die Oberfläche der Hornhaut zum großen Teil gesprenkelt ist mit leichten Ablagerungen, hat es sich als sehr nützlich erwiesen. Tatsächlich glauben wir, dass sich herausstellen wird, dass es einen spezifischen Einfluss auf viele pathologische Veränderungen dieses Organs besitzt. Man hat herausgefunden, dass es bei chronischen Abszessen der Hornhaut gute Dienste tut." (Dr. med. H. C. FRENCH)

Im *North American Journal of Homoeopathy* vom September 1885 schreibt Dr. GEO. S. NORTON auf Seite 14 über den Nutzen dieses Heilmittels bei Geschwüren der Hornhaut. Er stellte fest, dass es nützlich ist bei Geschwüren des deutlich asthenischen Typs, bei weniger starken Entzündungen, bei langwierigen Fällen, wenn die Rötung der Bindehaut nicht zu stark ist. Photophobie, Schmerz und Tränenfluss sind sehr moderat oder überhaupt nicht vorhanden. Jeglicher Bereich der Hornhaut kann der Herd des Geschwürs sein, aber es besteht eine Tendenz, dass es am Rand beginnt und sich zur Mitte hin ausbreitet. Die Basis des Geschwürs ist schmutzig-weiß oder gelb, häufig vaskulär, und die es umgebende Entzündung ist sehr ausgeprägt, Absonderung moderat und bestehend aus weißem Schleim; manchmal liegt eine purulente Infiltration vor, die sich zwischen den Lagen der Hornhaut (Onyx / Hornhautabszess) oder bis in die Vorderkammer (Hypopyon) ausbreitet, aber selbst dann ist sie asthenisch. Manchmal scheint die Krankheit eher wie ein Abszess, der sich dann abbaut und zu einem Geschwür wird. Die Zunge hat für gewöhnlich einen dünnen, weißen Belag. (siehe „Klinische Fälle")

Katarakt nach *Calc. fluor.* Dr.NORTON teilt uns folgendes mit: *Kalium chloratum* ist besonders geeignet für die nicht-vaskulären Varianten einer parenchymatösen Hornhautentzündung (*Aurum chlor., Cannabis* und *Merc.*, aktive und vaskuläre Varianten); es mag eine leichte Lichtscheue und etwas Tränenfluss vorliegen, aber niemals übermäßig wie bei *Calc. phos.* Die Schmerzen sind nicht charakteristisch, aber sie sind immer moderat. Rötung vorhanden, aber niemals expressiv, leuchtend rot oder feuerrot. Trachom.

Kalium phos. – Schwaches Sehvermögen aufgrund eines erschöpften Zustands des Systems nach Diphtherie. Gefühl von Sand oder Splittern in den Augen. Wundschmerz des Augapfels und der Lidränder. Brennen in den Augen, als wenn sie voller Rauch seien. Augen zucken, Sicht wird verschwommen, schwarze Punkte vor den Augen. Photophobie. Die Augen sehen erregt und starrend aus, ein Symptom nervöser Störungen während des Verlaufs einer Krankheit; schlaff herabhängende Augenlider, nichtspasmodischer Strabismus, Schielen nach Diphtherie. Muskuläre und optische Asthenopie (Ziliarmuskelschwäche) sowie Inkoordination der Augenmuskeln, vor allem durch mangelhafte nervale Versorgung. (H. C. F.)

Kalium sulph. – Augenlider bedeckt mit gelben Krusten, Ausfluss aus den Augen gelber oder grünlicher Eiter, gelber, eitriger Schleim oder gelbes, wässriges Sekret. Katarakt, Trübung der Augenlinse (*Natr. chlor.*). Neugeborenen-Ophthalmie, dünne gelbe oder jauchige Absonderung mit eng anhaftender Membran an der Augenlidbindehaut. Es hilft da, wo andere Heilmittel versagen. Wir haben *Kalium sulph.* als wertvollen Wirkstoff bei Abszessen der Hornhaut kennen gelernt und dem *Kalium chloratum* überlegen bei Fällen von Eiter in der Vorderkammer (Hypopyon), wobei zwei oder drei Fälle durch die ausschließliche Behandlung mit diesem Mittel (C3) mit erfreulicher Schnelligkeit geheilt werden konnten. (Dr. med. H. C. FRENCH)

Magnesium phos. – Herabhängendes Augenlid, Augenerkrankungen mit Lichtempfindlichkeit oder mit engen Pupillen, Sehvermögen beeinträchtigt, sieht Funken, Farben vor den Augen, Zucken der Augenlider, spasmodisches Schielen, matte Sicht durch Sehnervschwäche, Schielen. Doppeltsehen (Diplopie), Neuralgie des Supraorbitalnervs, gelindert durch Wärme. Schmerzüberempfindlichkeit (Hyperästhesie) der Netzhaut mit Lichtblitzen und schwarzen Flecken vor den Augen, mit allgemeiner nervöser Erregbarkeit. (H. C. F.) Retinitis bzw. Retinopathia pigmentosa. (R. S. C.) Ziliarneuralgie ist häufig mit diesem Mittel geheilt worden.

Natrium chlor. – Asthenopie, muskuläre; das wichtigste Mittel. Blasen auf der Hornhaut, Absonderung von durchsichtigem Schleim aus den Augen oder Tränenfluss mit Verstopfung des Tränenkanals, neuralgische Schmerzen, die mit Tränenfluss periodisch wiederkehren. Augen tränen, Sekret verursacht Hautschuppung oder Ausschlag mit kleinen Bläschen; Trachom (granulierte Augenlider) ohne Tränensekretion. Lidknorpel sehr dick und rot. Weiße Flecken auf der Hornhaut.

Das Auge kann auch äußerlich mit einer Lösung dieses Mittels gespült werden, täglich. Die Salzmoleküle, die auf dem Fleck hängen bleiben, bewirken aufgrund ihrer hygroskopischen Eigenschaften ein Anfeuchten und die Absorption des Flecks. Ziliarneuralgie. Beginnender Katarakt. Iritis (Regenbogenhautentzündung). *Natrium chlor.* ist am besten geeignet, wenn die Säfte des Augapfels mengenmäßig erhöht sind, was demgemäß einen inneren Druck zur Folge hat. „Ist möglicherweise von Nutzen bei Glaukom (grünem Star)." (R. S. C.)

Natrium phos. – Absonderung einer gold-gelben, sämigen Substanz. Bindehautentzündung mit Sekretion von gelbem, sämigem Eiter. Hypopyon. Lider kleben morgens zusammen; man beachte den Zustand der Zunge, des Gaumens, das Vorliegen sauren Aufstoßens etc. Brennender Tränenfluss, Augen blutunterlaufen. Trübsehen als ob ein Schleier vor den Augen wäre. Skrofulöse Entzündung einer oder aller Schichten des Auges (Ophthalmie); Schielen aufgrund einer Darmreizung, Würmer etc. Entzündung einer oder aller Schichten des Auges (Ophthalmie) bei Neugeborenen; auch extern als Spülung. „Ophthalmie, starke, sämige, klebrige Sekretion und trübes Sehen, vor allem bei älteren Frauen; auch wenn sie einhergeht mit Durchfall." (DUFFIELD) Sieht Funken vor den Augen. Bohrende Schmerzen in den Augen mit rheumatischem Ursprung.

Natrium sulph. – Schmerz über den Augen. Granuläre Bindehautnetzündung. Photophobie bei skrofulöser Entzündung einer oder aller Schichten des Auges (Ophthalmie). „Kein anderes Mittel, *Graphites* möglicherweise ausgenommen, hat eine solch schreckliche Empfindlichkeit gegenüber Licht bei chronischer Ophthalmie." (H. C. ALLEN) Gelbfärbung der Bindehaut. Große, blasenähnliche Granulationen mit brennendem Tränenfluss, Brennen der Lidränder. Hypopyon.

Silicea – Gerstenkorn auf den Augenlidern, man nutze es auch als Lotion, um die Absonderung und ihre Beseitigung schmerzfrei zu beschleunigen. Wenn eine starke Entzündung vorliegt *Ferrum phos.* Hartnäckige Abszesse der Hornhaut. Hypopyon. Photophobie, plötzliche Anfälle von Nachtblindheit. Amblyopie (Sehschwäche) und Katarakt nach gestopptem Fußschweiß. Furunkel und zystische Tumore rund um die Augenlider. Getrübte Hornhaut. Ziliarneuralgie über dem rechten Auge. Körnungen und Verhärtungen der Lider. Skrofulöse Entzündung einer oder aller Schichten des Auges (Ophthalmie).

Calcarea phos. – Spasmodische Leiden der Augenlider, wenn *Magnes. phos.* nicht hilft. Parenchymatöse Keratitis (Hornhautentzündung) bei skrofulöser Diathese. Hilfreich, um den grauen Star aufzuhalten. Trockene Entzündung der Augen während des Zahnens. Photophobie. Hornhauteintrübung. Untauglich, wenn die Augenlidbindehaut stark befallen ist. Angeborene Amblyopie bei Kindern mit rachitischer Konstitution und skrofulöser Diathese, zusammen mit den allgemeinen Charakteristika dieses Mittels. Hilfreich bei der nicht gefäßbedingten Form von diffuser Keratitis (Hornhautentzündung) mit stärker ausgeprägter Lichtscheue als bei *Kalium chloratum* und in Verbindung mit der wohlbekannten skrofulösen Kachexie. Katarakt, der in Erscheinung tritt zusammen mit Lupus, Krebs oder Tuberkulose, Gicht etc.

Calcarea sulph. – Tiefe Geschwüre auf der Hornhaut, Entzündung einer oder aller Schichten des Auges (Ophthalmie), Eiter dick und gelb. Entzündung der Augen mit Sekretion von dickem, gelbem Eiter. Hartnäckige Abszesse der Hornhaut (*Silicea*). Hypopyon, um das Ergießen des Eiters in die Augen zu absorbieren (nach *Silicea*). Retinitis (Netzhautentzündung). Gefühl eines Fremdkörpers; muss Lid nach oben klappen, nach Verletzungen. Eiter in der Vorderkammer. Phlyktenuläre (mit kleinen Bläschen besetzt) Hornhaut- und Bindehautentzündung, Halsdrüsen vergrößert. Entzündete Augenlidwinkel. „Hat unter meiner Behandlung die eiternde Absonderung bei Neugeborenenophthalmie reduziert." (H. C. F.)

Calcarea fluor. – Flimmern und Funken vor den Augen, Flecken auf der Hornhaut, Konjunktivitis, **Katarakt**. Verhärtungen in den Lidern. Vergrößerte Meibom-Drüsen. Dieses Mittel hat sich als hilfreich erwiesen bei Fällen teilweiser Blindheit. Trübsehen durch Überanstrengung der Augen. „Ich habe *Calcarea fluor.* kürzlich in meiner Klinik bei einer Reihe von Fällen verschrieben. Bei einem Fall von senilem Katarakt, in dem es angewandt wurde, stellte sich in der Tat eine starke Verbesserung des Sehvermögens ein." (R. S. COPELAND)

Klinische Fälle

Die folgenden Fälle wurden von Dr. T. M. STEWART aus Cincinnati zur Verfügung gestellt:

1. Schwächliches Kind, zwei Jahre alt, dünner Schädel, offene Fontanellen, leichter Katarakt des linken Auges. *Calcarea fluorica* C6; bei einer Untersuchung ein Vierteljahr später war die vordere Fontanelle geschlossen, und der allgemeine Gesundheitszustand des Kindes hatte sich stark gebessert. Keine Veränderung des grauen Stars.

2. Die folgenden beschwerlichen Symptome, die durch das Tragen einer Brille für einen komplizierten weitsichtigen Astigmatismus (Hornhautverkrümmung) nicht in ihrer Gänze gemildert werden konnten, wurden vollständig geheilt: Die Brille war im Juni verschrieben worden, und im November berichtete der Patient. Er beklagte sich über Jucken und Brennen, gelegentlich verschwommene Sicht, schwebende Flecken vor den Augen, Licht verschlechtert alle Symptome. *Kalium phos.* C6 heilte.

3. Epiphora (Tränenfluss) aufgrund eines Brechungsfehlers, der durch das Tragen einer korrigierenden Brille nicht vollständig gebessert werden konnte. *Calcarea fluor.* C6 konnte folgende Symptome gänzlich lindern: Jucken der Schleimoberfläche der Lider, Augen tränen und Gefühl eines Luftzugs auf den Augen nach dem Tragen der Brille.

Parenchymatöse Keratitis, Entzündung der rechten Hornhaut, die sich über die ganze Oberfläche ausbreitet, drei Monate andauernd; Patient konnte nur Finger zählen; etwas Schmerzen, leichte Lichtscheue und Rötung, Pupille weitet sich langsam unter Einfluss von *Atrop.*, verengt sich aber sehr schnell wieder. *Aurum chlor.*, *Cinnabar.* mit Einträufeln von *Atrop.* brachten keine Besserung. *Kalium chloratum* C6 heilte. Fälle von Chorioretinitis (Entzündung der Netz- und der Aderhaut) geheilt durch *Kalium chloratum.* – ALLEN & NORTON, *Ophthalmic Therapeutics*, Seite 106.

In den *Homöopathischen Monatsblättern* von 1882, Seite 95, findet sich ein Bericht von 13 Fällen von grauem Star, die geheilt wurden – elf davon mit *Calcarea fluor.* Besserung zeigte sich bereits innerhalb von acht Tagen. Die anderen beiden Fälle benötigten *Kalium chloratum* nach *Calcarea fluor*.

Die folgenden Fälle aus *N. A. J. H.* vom September 1885, Seite 15, protokolliert von Dr. med. GEORGE S. NORTON, zeigen die wunderbare Wirkung von *Kalium chloratum* bei Geschwüren der Hornhaut.

Fall eines Hornhautgeschwürs großen Ausmaßes, dessen Ausdehnung sich kontinuierlich vergrößert, Ursprung gefäßbedingt, moderate Rötung, kein Schmerz, leichte Lichtscheue, starker Tränenfluss, Nase wund, Ecken vereitert. *Kalium chloratum* C6. Besserung setzte sofort ein, und das Geschwür begann zu heilen; innerhalb von fünf Tagen, die Gefäßzeichnung verschwand, und nach zehn Tagen war das Auge vollständig gesund.

Fall von Hornhautgeschwür mit erhabenen Rändern und gefäßbedingtem Ursprung, die ihre Ursache in einer phlyktanulären (bläsigen) Keratitis haben; trotz aller Behandlung ist es beständig gewachsen; die Hornhaut ist rund um das Geschwür ist verschwommen. *Kalium chloratum* C6. Das Geschwür begann sofort zu heilen, und nach zwei Wochen waren alle entzündlichen Symptome verschwunden.

Geschwür im Augenwinkel aufgrund derselben Ursache wie oben, ebenso eine sich schnell steigernde eiternde Infiltration zwischen den Hornhautschichten; stark ausgeprägte Photophobie; moderate Rötung und kein Schmerz. Verschiedene Mittel wurden erfolglos angewandt. *Kalium chloratum* C3 wurde verschrieben, und eine rasche Heilung folgte darauf.

Kind mit tief reichendem Geschwür nahe der Hornhautmitte; beträchtliche Infiltration. Eiter in der Vorderkammer; mäßig rot, kein Schmerz; *Atrop.* eingeträufelt. Hypopyon verschwand, und unter der Behandlung mit *Kalium chloratum* C3 folgte eine schnelle Heilung innerhalb von 24 Stunden.

Frau B. L. aus C. kam zu mir wegen einer Schwellung am rechten Auge, die ganz plötzlich aufgetreten war. Ein Spezialist hatte eine Operation empfohlen; die Lidspalte, die nur unter Schwierigkeiten geöffnet werden konnte, war mit einer gelblich-grünen, hervor schießenden Masse angefüllt. Die Bindehaut war infiltriert, und das Sehvermögen war verloren gegangen. *Kalium chloratum* C6 ließ die Schwellung sowie die entzündlichen Symptome vollständig und dauerhaft innerhalb von eineinhalb Tagen abklingen. (QUESSE)

Frau M. N., 46 Jahre alt, wurde zu mir zur Behandlung geschickt am 9. Mai 1892 von Dr. Boericke. Es lag eine Keratitis vor, die die das untere nasale Drittel der linken Hornhaut befallen hatte. Die Entzündung bestand seit dem vergangenen Weihnachten und war einer rigorosen allopathischen Behandlung unterzogen worden, jedoch ohne Besserung. Die gesamte Bulbusbindehaut und Augenlidbindehaut war äußerst entzündet. Die Hornhautoberfläche war vaskulär mit einem deutlichen Ring von Leukozyten entlang des Hornhautrandes, begrenzt durch das erkrankte Areal. Eine dichte, unregelmäßige, weiße Trübung zog sich hinab bis zu den interstitiellen Bereichen, nahm die Mitte des befallenen Gebiets ein und bedeckte etwa 0,8 cm². Der wolkige Bereich erstreckte sich bis zur Sichtachse. Sie konnte mit Schwierigkeiten große Objekte seitlich der Schläfen unterscheiden, das mittige Sehvermögen war jedoch völlig verschwunden. Am 9. Mai wurde die Behandlung mit *Kalium chloratum* C3 begonnen, eine Dosis alle drei Stunden. Innerhalb der folgenden 24 Stunden ergab sich eine deutliche Besserung, und ein Adstringens, das gegen die Bindehautentzündung verabreicht worden war, wurde in Stärke und Häufigkeit reduziert und schließlich ganz abgesetzt. Nach dem siebten Tag wurde *Kalium chloratum* als C6 alle vier Stunden verabreicht und wurde so beibehalten bis zum Tag, an dem die Sekretion einsetzte. Am 23. Tag war das Sehvermögen bei 5/20. Ein großer Teil des wolkigen Areals hatte sich aufgeklart, das Leukom war fast verschwunden, und man kann mit Sicherheit vorhersagen, dass eine vollständige Wiederherstellung des Sehvermögens in einigen Wochen unter weitere Behandlung mit *Kalium chloratum.* (H. C. FRENCH)

Kind, acht Jahre alt, mit Trübheit der Hornhaut auf beiden Augen, mit frischer Geschwürbildung und leichter Infiltration, kein Rötung. Die Vereiterung heilte, und die Infiltration klärte sich schnell unter der Behandlung mit *Kalium chloratum* C6.

Ein Geschwür am äußeren Rand der Hornhaut, leicht ausgehöhlt, mit Gefäßen, die in seine Richtung laufen, besserte sich schnell unter Anwendung dieses Mittels.

Es ist möglich, dass sich *Kalium chloratum* als hilfreich erweist in Fällen mit klarer Geschwürbildung und ohne Infiltration. Einen Versuch ist es wert.

Ein Mädchen hatte am unteren Rand der linken Hornhaut eine kleine Blase, aus der ein Bündel kleiner Äderchen lief. Gefühl von Sand im Auge. Die Ränder der Augenlider sind schorfig. *Kalium chloratum* C12 innerlich und äußerlich alle sechs Stunden über drei Tage lang angewandt heilte die Hornhaut innerhalb von zehn Tagen, und innerhalb von drei Wochen war die Schorfigkeit der Augenlider, die sie seit zwei Jahren gehabt hatte, nahezu verschwunden. (Dr. Med. W. P. WESSELHOEFT)

Dr.KOCH schreibt: Eine alte Dame, 72 Jahre alt, kam zu mir. Soweit ich mich an meine Jugendzeit erinnere, als ich als Student meine Ferien in Simbach bei meinen Großeltern verbracht hatte, hatte sie immer grünen Lidschatten getragen. Die Frau klagte über ein ständiges brennendes Gefühl in ihren Augen, was einen kontinuierlichen Fluss brennender Tränen zur Folge hatte. Dies begann um 8.00 Uhr am Morgen und hielt an bis Sonnenuntergang. Nachts war es besser. Sie hatte viel Durst, aber wenig Appetit. Äußerlich war die Lidbindehaut chronisch entzündet. Zu beiden Seiten der Nase war die Haut wund und ekzematös aufgrund des beißenden Tränenflusses. Die Tränenpunkte waren geweitet; die Tränengänge waren jedoch nicht verstopft. Ich zögerte, ob ich *Natrium chlor.* oder *Arsen* geben sollte; doch aufgrund Dr. Schüßlers besonderer Erwähnung von *Natrium chloratum* in Bezug auf diese exzessive Tränensekretion besiegelte meine Entscheidung, und ich gab *Natrium chlor.* in Wasser, dreimal täglich einen Teelöffel voll. Nach drei Wochen waren alle Symptome stark abgeklungen, und kurz darauf waren sie gänzlich verschwunden. (von Schüßler)

Ich habe *Natrium phos.* bis dato nur skrofulösen Patienten verabreicht, und auch dann nur, wenn meine alten Mittel *Calcarea carb.* etc. nicht halfen. Ein Fall war besonders bemerkenswert aufgrund seiner äußerst schnellen Heilung. Im vergangenen Mai war ein kleines achtjähriges Mädchen zu mir gebracht worden, das an einer schweren Bindehautentzündung litt und sich sehr vor Licht fürchtete. Es war einige Zeit lang von einem normalen Arzt behandelt worden, jedoch ohne Ergebnis. Ich versicherte mich, dass ihre Augenleiden seit der Zeit bestanden, seit sie einige Jahre zuvor die Masern gehabt hatte. *Calcarea carb*. und andere Medikamente erwiesen sich als wirkungslos. Die vergrößerten Nackendrüsen und das sämige Sekret der Augenlider veranlassten mich, es mit *Natrium phos.* zu versuchen, wovon ich dreimal täglich eine Dosis verabreichte. Eine Woche später wurde das Kind wieder zu mir gebracht, und die Augen waren klar und vollkommen geheilt. (von Schüßler)

Louis G., 19 Jahre alt, kam am 3. Juli 1886 auf Anraten seines Arztes Dr. NICHOLS aus Hoboken, N. J., in meine Praxis. Der junge Mann war von kräftiger Statur und allem Anschein nach vollkommen gesund. Er erzählte, dass sein rechtes Auge eine Woche lang blutunterlaufen war und dass seine Sehfähigkeit innerhalb von fünf Tagen kontinuierlich nachgelassen hatte. Eine Untersuchung des Auges erbrachte eine moderate Photophobie, Tränenfluss, Rötung der Bindehaut und eine ziliare Injektion. Die Hornhaut war sehr verschwommen und wirkte über ihre gesamte Fläche wie Milchglas, war aber nicht vaskulär; die Oberfläche war klar. Das Sehrvermögen war so reduziert, dass ein Zählen der Finger nur maximal 15 cm vor den Augen möglich war. Die Krankheitsgeschichte, obgleich sie nicht klar war, deutete eher auf einen strumösen als einen syphilitischen Ursprung hin. *Atrop.* wurde eingeträufelt, und *Kalium chloratum* wurde innerlich verabreicht. Ausschließlich unter dieser Behandlung besserte sich sein Zustand kontinuierlich und schnell, bis er am 19. August mit einem Sehvermögen von 15/40 entlassen wurde. Am 27. Dezember wurde er nochmals untersucht, und die Sehfähigkeit auf dem rechten Auge stellte sich als perfekt (15/15) heraus. Jedoch machte sich die Erkrankung im linken Auge bemerkbar, was sich in moderaten entzündlichen Symptomen und einer am äußeren Rand verschwommenen Hornhaut zeigte. Sehvermögen 15/30. Es wurde dieselbe Behandlung verschrieben, die bereits zuvor so erfolgreich angewandt worden war, aber im Laufe von zwei Wochen wurde die Hornhaut sukzessive trüber, die Rötung wurde stärker, der Schmerz wurde ausgeprägter, als ob etwas im Auge wäre, Lichtscheue und Tränenfluss wurden sehr stark, und die Sehfähigkeit reduzierte sich so, dass Fingerzählen nur noch im Abstand von 15 cm möglich war. *Rhus tox.* C6 wurde dann abwechselnd mit *Kalium chloratum* C6 gegeben, wobei der sthenische Charakter der Krankheit sich bald wandelte, und die Entzündungssymptome ließen schnell nach, wonach dann wieder allein mittels *Kalium chloratum* die Verbesserung so lange anhielt, bis nach acht Wochen sein Sehvermögen bei 15/40 und später wieder perfekt war.

Dr. KOCH berichtete uns, dass ein Mann, der in der Landwirtschaft arbeitete, zu ihm gekommen war und sagte, er könne nichts sehen. Eine Zeit zuvor hatte ihn ein Stück Holz am Auge getroffen. Er war deswegen behandelt worden; man hatte ihm Purgative, Blutegel und kalte Wasseranwendungen verabreicht, und nun war seine Sehkraft gänzlich verloren. Die Besonderheiten dieses Falles waren folgende: Der Bulbus war infiltriert und zeigte eine Blutstauung. Die Bindehaut war geschwollen, und auch das Augenlid war gereizt und entzündet. Die Hornhaut war matt, die Vorderkammer (d. h. zwischen Hornhaut und Iris) erschien rauchig, und man konnte relativ deutlich etwas Eiter fließen sehen. Ich fand keinen Fremdkörper. Die subjektiven Befunde waren heftige brennende Schmerzen im Auge wie von einem Fremdkörper sowie ein ununterbrochener Tränenfluss. Der Mann musste einen Verband am Auge tragen. Sein Appetit war gut, sein Puls normal. Hinsichtlich der therapeutischen Behandlung hatte ich es ganz offensichtlich mit zwei verschiedenen Leiden zu tun – Hypopyon (Eiter im Auge) und Bindehautentzündung. Zu aller erst gab ich eine Dosis *Ferrum phos.* alle zwei Stunden, und nach einer Woche waren die brennenden Schmerzen und das Tränen der Augen weniger geworden. Eine Woche danach beklagte sich der Mann, dass sich sein Sehvermögen nicht gebessert habe. Nun hatte ich die Aufgabe vor mir, den Eiter zu absorbieren und die Trübung der Hornhaut zu beseitigen. Um der ersten Anforderung zu entsprechen, gab ich *Hepar sulph.*, aber nach 14 Tagen konnte ich keinen besonderen Fortschritt erkennen. Ich fühlte mich in einer peinlichen Lage, denn die Absorption wollte sich nicht einstellen. Nachdem ich mich an eine Äußerung Dr. QUAGLEOs erinnert hatte, dass er Schüßlers *Calcarea sulph.* für eine noch stärkere Medizin hielt, gab ich *Calcarea sulph.* in Wasser in drei Dosen. Nach nicht einmal einer Woche kam der Mann überglücklich zu mir und sagte, er würde mit dem rechten Auge Lichtschimmer sehen. Ohne jeden Zweifel fand ich die Hornhaut weniger trüb vor, und ich konnte feststellen, dass ein Teil des Eiters absorbiert worden war. Nun gab ich ihm nur noch eine Dosis jeweils morgens und abends. Nach drei Wochen war der Eiter vollständig absorbiert, die Eintrübung der Hornhaut war gänzlich beseitigt und die Sehfähigkeit wieder hergestellt. Abgesehen von all dem war auch die Bindehautentzündung geheilt. (von Schüßler.)

Eine 56 Jahre alte Frau aus Simbach, die immer eine blaue Brille trug, kam zu mir, da sie auf dem rechten Auge blind geworden war. Die Ursache und die darauf folgende Leidensgeschichte waren wie folgt: Vor drei Jahren spazierte sie im Winter zur Mittagszeit von Arnstorf nach Simbach. Alle Wiesen waren bedeckt mit Schnee, auf den die Sonne sehr hell schien, was eine starke Lichtbrechung verursachte, Plötzlich spürte sie einen starken Schmerz im rechten Auge und stellte unmittelbar darauf fest, dass sie ihr Augenlicht im rechten Auge verloren hatte. Sie nahm etwas Schnee und hielt ihn ans Auge, da sie dachte, das würde ihr gut tun. Sobald sie nach Hause kam, schickte sie nach dem Arzt, der ihr einen Blutegel an die rechte Schläfe setzte und ihr ein starkes Purgativ gab. Sie musste drei Wochen lang das Bett hüten. Der Schmerz verging, aber ihr Sehvermögen kehrte nicht mehr zurück. Einige Zeit später nahm sie den langen Weg nach Passau auf sich, um Dr. E., einen Augenarzt, zu konsultieren. Er gab ihr ein Laxativ und etwas Salbe, die rund ums Auge eingerieben werden sollte (*Ungt. hydrarg.*). Da die Salbe das Zahnfleisch angriff und die Zähne lockerte, hörte sie auf sie zu verwenden, zumal ihre Sehfähigkeit sich nicht gebessert hatte. Später hörte sie, dass PROF. ROTHMUND den Pastor von Landau wegen seines grauen Stars operiert hatte, und so suchte sie ihn auf. „Wenn Ihnen diese Medizin nicht hilft, werden Sie Ihr Leben lang blind bleiben," waren die Worte des Professors. Er verschrieb *Kalium iod.* Nachdem er es drei Mal verschrieben hatte und es kontinuierlich verwendete, spürte sie keine Besserung und war völlig verzweifelt. Mit ihrem rechten Auge sah sie nichts; alles schien wie Rauch und Nebel; und das andere Auge wurde von Monat zu Monat schwächer.

Bei äußerlicher Untersuchung zeigte sich die Bindehaut intakt genauso wie Hornhaut, Iris etc. Alles deutete auf eine inwendige Erkrankung der inneren Augenmitte hin. Ich konnte nur wenig von der Netzhaut sehen, da eine Art Dunst darüber lag, der sich vom Glaskörper über den Augenhintergrund auszubreiten schien. Ich setzte Lichtstrahlen in verschiedene Richtungen ein, und auf diese Weise hatte ich einen besseren Blick auf die Netzhaut. Sie schien matt und neblig, die Venen waren deutlich zu sehen und formten ein dunkles Netzgebilde. An einigen Stellen gab es verschwommen umrissene Punkte, manche größer als die anderen, die mir Überreste von ausgetretenem Blut erschienen. Die Arterien waren kaum sichtbar und schienen mir blass und stärker zusammengezogen, als in normalem Zustand. Die aus meiner Sicht ganz klar indizierte therapeutische Behandlung war die Austreibung der exsudierten Substanz, da diese die Ursache für die getrübte Sehfähigkeit war. Gemäß PROFESSOR ROTHMUNDs Meinung entsteht eine Entzündung der Netzhaut immer im Bindegewebe, und da diese ausgetretene Substanz geronnen erscheint und mit Sicherheit fibrinös ist, und da diese, wie allgemein bekannt ist, hypertrophisch sein kann und fähig ist zu fettiger Degeneration, befand ich, dass das Mittel, das mir hier am sinnvollsten erschien, *Kalium chloratum* war. Ich gab der Frau nun acht Pulverdosen, wobei jedes zwei Hundertstelgramm enthielt; das Pulver musste in einem Weinglas halbgefüllt mit Wasser aufgelöst werden, und davon sollte abends und morgens je ein Teelöffel voll genommen werden. Vierzehn Tage später kam die Patientin und sagte: „Ich glaube, es geht mir nicht schlechter. Bitte geben Sie mir noch ein paar mehr von diesen Pulverdosen.“ Sie erhielt ein Dutzend mit denselben Anweisungen. Eines Morgens rief sie sehr früh an und erzählte mir voller Freude, dass sie beim Aufstehen an diesem Morgen ganz deutlich den Fensterrahmen sehen konnte. Ich prüfte ihre Sehfähigkeit mit verschiedenen Distanzen und stellte fest, dass sie sich tatsächlich gebessert hatte. „Ich kann ziemlich gut durch den Dunst hindurch sehen,“ sagte sie. Kalium chloratum wurde weiterhin in kleinen Dosen verabreicht, und nach vier Monaten war Ihr Sehvermögen wieder hergestellt. (von Schüßler)

Mädchen, 16 Jahre alt, rezidivierende Keratitis (Hornhautentzündung). Linkes Auge stark entzündet, Photophobie, leichte Trübung der Hornhaut, und durchzogen mit roten Gefäßen; ringförmige Rötung. *Calcarea phos.* C3 heilte die Patientin vollständig. Nach meiner Erfahrung ist es niemals hilfreich gewesen, wenn die Augenlidbindehaut stark geschwollen war. (R. T. COOPER)

Buchhalter, 38 Jahre alt. Überanstrengte Augen. „Fühlen sich an wie Frostbeulen,“ muss sie oft reiben und an den Wimpern ziehen. Ist normalsichtig, kann jedoch die Nr. 15 aus 4,5 Metern Entfernung nur schwer lesen, da die Zeichen verschwimmen, keine Verbesserung durch eine Brille. Eine in 30 cm Entfernung gehaltene Kerze erscheint doppelt, und das linke Bild wird mit dem rechten Auge gesehen, folglich liegt eine Asthenopie aufgrund einer Parese der inneren geraden Muskeln (Musculi recti). *Natrium chlor.* C200 heilte. (T. F. ALLEN)

Der verstorbene Dr. KAFKA berichtet von einem Fall unaufhörlichen Tränenflusses des rechten Auges, verursacht dadurch dass der Patient einem starken Nordwind ausgesetzt war, und außerdem bedingt durch eine hyperämische Blockierung der Tränengänge. *Kalium chloratum* C6 heilte innerhalb von vier Wochen und war ebenso wirksam, wenn die Beschwerden bei späteren Gelegenheiten wieder auftraten. – *Hom. Recorder*, Januar 1893.

Dr. M. E. DOUGLASS erzählt von einem Fall plötzlicher Blindheit, die im Zusammenhang mit erhöhten Eiweißwerten im Urin während der Schwangerschaft auftrat, und bezieht sich auf einen anderen Fall, in dem *Kalium phos.* C6 Genesung brachte. – *Am. Med. Mo.*, August 1889.

Wiederhergestelltes Sehvermögen bei einem Fall von Entzündung der Ader- und Netzhaut durch Kalium chloratum, Natrium phos., Calc. phos. und Kalium phos. – von C. STIRLING SAUNDER, L. R. C. P., London.

Ein Junge, 14 Jahre alt, hatte einige Zeit an nervöser Schwäche und einer neurotischen nervösen Konstitution gelitten. Seine am stärksten ausgeprägte Störung lag jedoch in seinem Sehvermögen, das trotz aller Versuche mit Brillen der verschiedenen Stärken und Tönungen schwächer und schwächer wurde, bis man schließlich feststellte, dass er kaum noch klar sehen konnte. Er wurde zu verschiedenen Augenärzten gebracht, und der letzte (ein bekannter Londoner Spezialist) erklärte, dass *die Sehkraft auf einem Auge ganz verloren sei* und dass das andere zu gegebener Zeit folgen würde, und zwar aufgrund einer Krankheit, die als *Chorioretinitis* (*Ader- und Netzhautentzündung*) bekannt ist (oder ein Erguss von Blutgefäßen in die Ader- und die Netzhaut), die das Sehvermögen vernichtet. Der Verfasser nahm sich des Jungen vergangenen Herbst an, wobei ihm lediglich versprochen wurde, man würde versuchen, die Sehkraft des besseren Auges zu retten. Er wurde von der Schule genommen und machte eifrig und sorgfältig eine Kur mit den obigen Mitteln. Da sich sein Sehvermögen nach etwa zwei Monaten wunderbar verbessert zu haben schien, wurde er wieder zu oben genanntem Augenarzt gebracht, der höchst erstaunt war angesichts der Veränderung, die sich an den seinen Augen vollzogen hatte, denn er stellte eine vollständige Absorption des Exsudats in dem schlechteren Auge sowie die Wiederherstellung der verlorenen Sehkraft fest, was dem Jungen ermöglichte, seinen Unterricht in der Schule wieder aufzunehmen.

Basedowsche Krankheit – siehe auch Drüsenerkrankungen

Natrium chlor. – Herzklopfen, die Herzschläge lassen den Körper beben; kurzatmig durch leichteste Anstrengung.

Klinische Fälle

In zwei Fälle, Damen mit Schwellung an beiden Seiten des Nackens; Stimme verändert, exzentrische Herzdilatation mit systolischem Blasebalggeräusch. Geheilt durch *Natrium chlor.* C24 innerhalb weniger Monate. (Dr. HOFRICHTER.)

Blinddarmentzündung (Entzündung des Wurmfortsatzes) und Typhlitis (Entzündung des gesamten Caecums, eitriger Blinddarmabszess)

Ferrum phos. – Fieber, Entzündung, hohe Temperatur und hoher Puls, auch gegen den Schmerz.

Kalium chloratum – Schwellung und Absonderung, Verhärtung etc.

Kalium sulph. – Um die Absorption etwaiger Sekrete zu unterstützen und um die Neigung zu entzündlichen Zuständen im Abdomen zu vermindern; kolikartige Schmerzen durch übermäßige Absonderung von Sekret, das nicht abtransportiert werden kann und kontinuierlich den Bereich um den Appendix füllt. (F. D. B.)

Silicea – Eiterbildung, Abszesse etc.

Calcarea sulph. – Lindert den Schmerz in der rechten Seite des Beckens, tendiert dazu, der Vereiterung, wenn diese im Darm vorliegt, entgegenzuwirken und sie zu heilen und verhindert den Verfall dieser Gewebe, wirkt gegen die Schwäche durch Erhöhung des Muskeltonus, beseitigt die Aufblähung etc. (F. D. B.) Abszess, gelber, jauchiger Eiter.

Natrium sulph. – Blähungskoliken, die im Bereich der rechten Leiste anfangen, als charakteristisches Symptom. Druckschmerzhaftigkeit und Aufblähung mit der Gefahr eines Durchbruchs. Darmträgheit und ein allgemein biliöser Zustand können diese Beschwerden auslösen oder dafür anfällig machen. (Dr. F. D. BITTINGER.) „Dumpfer Schmerz im Ileozökalbereich. Wechselnde Blähungen. Druckempfindlichkeit und belegte Zunge." (Dr. J. W. WARD.) Andauerndes Erbrechen.

Klinische Fälle

Der folgende Fall, den uns Dr. I. E. NICHOLSON aus Oakland, Kalifornien, lieferte, ist so wunderbar anschaulich in Bezug auf die Wirkung dieser Heilmittel bei Typhlitis, dass er hier ungekürzt, wie wir ihn vom Mediziner erhalten haben, abgedruckt wird:

„Am Morgen des 14. April 1887 wurde ich zu Herrn E. K. gerufen, einem jungen Mann von 22 Jahren mit erblicher Neigung zu Lungentuberkulose, der in Connecticut lebt und vorübergehend in unserer Stadt wohnte, um seine Gesundheit zu stärken. Als ich zu ihm kam, litt er unter quälenden, unerträglichen Schmerzen in der rechten Beckenregion. Er war morgens um 2 Uhr plötzlich von diesem Schmerz überfallen worden und hatte sich mehrfach erbrochen, bevor ich ihn sah. Bei der Untersuchung stellte ich einen Tumor in der rechten Darmbeingrube fest, der so schmerzempfindlich war, dass er nicht einmal das Gewicht der Bettdecke darauf ertrug. Er hatte zweimal innerhalb weniger Stunden Stuhlgang. Ich erfuhr, dass er am Vortag Mince Pie zum Abendessen gegessen hatte und dass er bei einem Stuhlgang eine größere Menge von Korinthensamen abgegeben hatte. Die Diagnose – Typhlitis – war unzweifelhaft und der Grund des Übels war ein Korinthensamen. Seine Temperatur war 39,5 °C, sein Puls 120. In einem größeren Umkreis um den Tumor herum war der Bauch steinhart, was auf eine starke Infiltration hindeutete. Ich verordnete ihm sofort *Ferrum phos.* und *Kalium chloratum* (C6-Verreibung), was Tag und Nacht alle halbe Stunde im Wechsel eingenommen werden sollte; es wurden kontinuierlich Leinsamenumschläge aufgelegt, sie heiß wie gerade eben erträglich waren, um den Schmerz zu lindern. Nach 36 Stunden war seine Temperatur auf 37,8 °C gefallen, sein Puls auf 90 zurückgegangen. Diese Behandlung wurde ohne Unterbrechung weitergeführt, die Entzündungssymptome besserten sich kontinuierlich und die Größe des Tumors verringerte sich sukzessive. Nach Ablauf einer Woche waren Temperatur und Puls normal, der Tumor war vollständig verschwunden, der Bauch war weich und nur eine ganz geringe Restempfindlichkeit war geblieben. Er bekam keine anderen Medikamente. Ich denke, das Ergebnis dieses Falles ist phänomenal, denn bei dieser Art von Fällen ist die Prognose immer ungünstig. Das Verdienst dieses Falles gebührt ganz eindeutig dem Eisen und dem Kalium, wobei das eine die Entzündung beseitigt und das andere für die Absorption der Infiltration sorgt, wodurch eine Auflösung bewirkt und eine Perityphlitis sowie der darauffolgende Eiterungsprozess gestoppt wird. Dr. BURDICK aus Oakland und Dr. BRIGHAM aus San Francisco wurden beide zusätzlich zu Rate gezogen. Beide waren der gleichen Meinung wie ich hinsichtlich der Krankheit, und beide stimmten der Behandlung zu. Wir haben kein Medikament, das dem *Ferrum phos.* ebenbürtig ist im Sinne eines Fiebermittels, sei es idiopathisch oder symptomatisch, und wir haben keines, das besser ist als *Kalium chloratum*, um die Absorption von Infiltrationen herbeizuführen."

Calcarea fluor. – C3 absorbierte sehr schnell einen verhärteten und empfindlichen Tumor, der sich vom Blinddarm bis zum unteren Rand der Leber erstreckte.

Bronchitis und Bronchialkatarrh

Ferrum phos. – Tritt an die Stelle von *Acon*. im akuten entzündlichen Stadium oder bei chronischer Bronchitis, wenn eine neue Verschlimmerung eintritt. Es sollte im Wechsel gegeben werden mit dem Mittel, das durch den Auswurf indiziert ist. Jede entzündliche Reizung der Bronchien, begleitet von Dyspnoe, Hitze oder brennendem Wundschmerz. Kurzatmigkeit, Atembeklemmung und hastiges Atmen. **Kapillare Bronchitis bei kleinen Kindern.** Heftiger, kurzer, krampfartiger und sehr schmerzhafter Husten.

Kalium chloratum – Im zweiten Stadium, wenn sich dicker, weißer, fibrinöser Schleim bildet.

Kalium sulph. – Wenn der Auswurf deutlich gelb, wässrig und reichlich ist, oder wenn er grünlich, schleimig und wässrig ist. Stadium, in dem der Schleim sich löst.

Natrium chlor. – Akute Entzündung der Luftröhre, mit schaumigem und durchsichtig wässrigem Schleim, lose und rasselnd, manchmal unter Schwierigkeiten abgehustet. Chronische Bronchitis, Bronchialkatarrh, „Winterhusten“, mit jeglichem der oben genannten Symptome. Durchsichtiges, wässriges, stärke ähnliches Sputum. Sekretion verursacht Wundschmerz und Wundheit. Chronische Formen, wenn das Sputum durchsichtig und viskös ist, die Stimme schwach, das Herz flattert. Dem Patienten geht es in Meernähe schlechter.

Calcarea phos. – Bei anämischen Personen, wenn der Auswurf eiklarartig ist, wie das Weiße vom Ei.

Calcarea sulph. – Wenn der Auswurf gelb ist oder gelblich grün oder mit Blut vermischt, Stadium in dem sich der Schleim löst. Drittes Stadium einer Bronchitis. Ganz gewöhnliche katarrhalische Erkältungen und bei Fällen, die denen ähneln, die von *Hepar sulph.* gebessert werden.

Natrium sulph. – Wenn das Exsudat Wundschmerz und Wundreibung verursacht. Patient muss sich beim Husten die Brust halten. Asthmaanfälle schlimmer gegen Morgen. Schlimmer bei kaltem, feuchtem, regnerischem Wetter.

Silicea – Husten schlimmer durch kalte und besser durch warme Getränke. Eiterähnlicher Auswurf, fällt in einem mit Wasser gefüllten Gefäß bis auf den Boden und breitet sich aus wie ein Bodensatz. Bronchialleiden bei rachitischen Kindern. Morgendlicher Laryngealhusten.

Klinische Fälle

Zahlreiche Fälle von Bronchitis, Bronchopneumonie und verwandte Krankheiten im Brustbereich, vor allem bei Kindern, sind erfolgreich mit *Ferrum phos.* behandelt worden, gefolgt von oder im Wechsel mit *Kalium chloratum.* Manchmal hat sich *Bryon.* Als ausgezeichnetes Mittel im Wechsel mit *Ferrum phos.* herausgestellt, wobei hernach keine weitere Behandlung mehr notwendig war.

Cholera

Ferrum phos. – Im ersten Stadium gegen die vaskulären Beschwerden, abwechselnd mit *Kalium phos.* Cholera infantum, Absonderungen häufig, **wässrig, sogar blutig**; Kind ist stark zurückgeblieben, verfällt in Stupor, rotes Gesicht, geweitete Pupillen, Rollen des Kopfes und weicher, vollfließender Puls, Cholera aufgrund gehemmter Schweißbildung.

Kalium phos. – Wenn der Stuhl wie Reiswasser aussieht. Kollaps, aschgraues, blaues Antlitz und niedriger Puls.

Kalium sulph. – Krämpfe und andere Symptome der Cholera.

Magnesium phos. – Cholerakrämpfe. Erstes Stadium. Wässriger Durchfall mit Erbrechen und Wadenkrämpfen.

Natrium sulph. – Ist laut Schüßler das Mittel für Cholera und Cholerine.

Calcarea phos. – Cholera infantum. Grüne Diarrhö bei skrofulösen Kindern, schleimig, wässrig, unverdaut und übel riechend. Dünner Körper, Kind sieht aus wie eine alte Frau.

Klinische Fälle

Alter Mann hatte einen Anfall von heftigem Erbrechen und Durchfall, Wadenkrämpfe und Reiswasserausfluss. *Kalium phos.* heilte. (Schüßler)

Delirium

Ferrum phos. – Wenn hohes Fieber vorliegt.

Natrium chlor. – Delirium, das jederzeit auftritt, mit Zusammenzucken des Körpers, wechselhaftes Delirium mit Gemurmel; schaumige Zunge. Delirium tremens. Hauptmittel; wenn dies nicht hilft, gebe man *Kalium phos.*

Kalium phos. – Delirium tremens; die Schreckensvisionen von Alkoholikern, Furcht, Schlaflosigkeit, Unruhe und Misstrauen, redet ohne Zusammenhang, ist bestrebt, imaginäre Objekte und Bilder zu greifen oder ihnen auszuweichen. Man gebe es abwechselnd mit *Natrium chlor.*, da dieses Mittel die normale Beschaffenheit der Hirnsubstanz, die bei dieser Krankheit gestört ist, wieder herstellt.

Klinische Fälle

Ich wurde von den Verwandten eines Mannes konsultiert, der an Delirium tremens litt. Ich verschrieb *Natrium chlor.* Es folgte rasch eine vollständige Heilung. *Natrium chlor.* ist das Hauptmittel, da Delirium tremens verursacht wird durch eine Störung des Gleichgewichts der Moleküle von *Natrium chlor.* und Wasser in einigen Abschnitten des Gehirns. (Schüßler)

Dentition / Zahnen

Ferrum phos. – Zahnungsbeschwerden mit fiebrigem, errötetes Gesicht, glänzende Augen, geweitete Pupillen und extreme Ruhelosigkeit und Reizbarkeit. Der Fieberzustand ist akut, aber nicht so heftig wie bei *Aconitum*. RAUE sagt: „Es ist ganz besonders wirksam, wenn die Atemwege in Mitleidenschaft gezogen sind; indiziert bei schneller Atmung, hartem, trockenem Husten, Heiserkeit und Unruhe."

Magnesia phos. – Konvulsionen beim Zahnen ohne Fieber, im Wechsel mit *Ferrum phos.* „Bei konvulsiven Fällen, bei denen *Bellad.* angezeigt zu sein scheint, aber nicht hilft, bei spasmodischen Koliken, schlaffem Darm, hier ist es ein ausgezeichnetes Heilmittel." (Dr. med. J. C. MORGAN)

Calcarea phos. – Das Hauptmittel bei Zahnungsstörungen. Wenn sie zu spät einzusetzen scheint, sollte es gegeben werden, um die Entwicklung zu beschleunigen. Es ist das Mittel für lästige Beschwerden beim Zahnen. Besonders nützlich bei schlaffen, abgemagerten Kindern mit offener Hinterhauptsfontanelle. Kind lernt nicht laufen oder vergisst zu laufen und verliert an Gewicht. Hat einen spritzenden, eiterähnlichen Durchfall und Erbrechen.

Natrium chlor. – Bei starkem Sabbern oder viel Speichelfluss.

Silicea – Besonders geeignet für Kinder mit großem Kopf, offenen Suturen (Knochennähten), viel Schweißbildung am Kopf, großem Abdomen, dünner, zarter Haut, Überempfindlichkeit, ungenügend ernährt aufgrund einer Assimilationsstörung.

Calcarea fluor. – Diese Mittel erleichtert auch das Zahnen sehr. Erbrechen beim Zahnen. Mangelernährung der Knochen, vor allem der Zähne. „Krämpfe, die mit Atem anhalten beginnen, unaufhörliches Schreien und kurzzeitige Bewusstlosigkeit." (Dr. J. W. WARD)

Klinische Fälle

Fall von Erbrechen von Nahrungsmitteln und Getränken während des Zahnens, unverdaute Diarrhö, geronnene Milch, mit grünen Brocken darin, häufige, übel riechende Blähungen. Im Schlaf gibt der Kopf viel Nässe an das Kissen ab, kleiner Kopf. *Calcarea phos.* C2 hat geheilt. (RAUE, Report, 1873)

Zahnung – Kind, 18 Monate alt; heiße Haut, Wangen stark gerötet, glänzende Augen, Pupillen geweitet, und extreme Unruhe und Reizbarkeit. *Ferr. phos.* C6 trit., in Wasser einmal pro Stunde. Die erste Dosis hatte eine eindeutig beruhigende Wirkung, denn das Kind schlief kurz nach der Einnahme ein, und die Wangen waren deutlich wenig gerötet. Einige wenige wiederholte Dosen des Mittels beseitigten gänzlich alle Zahnreizungen. (WILDE)

Ich hatte viele Fälle dieser lästigen Beschwerden bei Kindern, die ich alle mühelos mit *Magnes. phos.* geheilt habe. Zum Nutzen junger praktizierender Ärzte möchte ich ergänzen, dass ich generell einem erneuten Auftreten der Beschwerden vorbeuge, indem ich die Mutter wie folgt behandle: Sobald eine meiner regelmäßigen Patientinnen im fünften oder sechsten Schwangerschaftsmonat ist, verordne ich der schwangeren Frau eine Dosis *Calc. phos.* C3 trit. jeweils morgens und abends. Die Ergebnisse, die ich damit erzielt habe, sind: erstens den üblichen Zahnverfall bei der Mutter zu vermeiden; und zweitens dass der Sprössling früher und ohne jegliche Probleme zahnt. (Dr. med. E. A. DE CAILHOL)

Diarrhö

Ferrum phos. – Diarrhö aufgrund einer Erschlaffung der Zotten oder weil die Absorbenzien des Darms nicht die übliche Menge an Feuchtigkeit aufnehmen. Stuhl besteht aus unverdauter Nahrung, hervorgerufen durch eine Erkältung, die mit Fieber beginnt. Prolaps des Rektums. „Ununterbrochener Schmerz. Durchfall umfangreich, wässrig, plötzlich, schmerzhaft, oft begleitet von Erbrechen." (GUILBERT) Durchfall bei Kindern, Stuhl wässrig, schleimig, grün und häufig; Kind rollt mit dem Kopf und stöhnt; eingefallenes Gesicht, Augen halb geöffnet; Urin dürftig, Puls und Atmung beschleunigt, aufschrecken aus dem Schlaf. Stuhl unverdaut; die Haut ist heiß und trocken, kein Durst. Zahndurchbruch. Das Kind wird rot bei leichter Anstrengung.

Kalium chloratum – Diarrhö nach fetthaltiger Nahrung, Fettgebackenem etc. Entleerungen hellfarben, blass gelber, ocker- oder lehmfarbener Stuhl. Weißer oder schleimiger Stuhl mit charakteristischem weißem Zungenbelag. **Stuhl blutig** oder schleimig.

Kalium phos. – Übel riechender Durchfall, häufig einhergehend mit anderen Krankheiten, um die Gegebenheiten zu heilen, die faulige Entleerungen verursachen. Diarrhö mit starkem Geruch, hervorgerufen durch Schrecken oder andere ähnliche Ursachen. Durchfall mit Depression und nervlicher Erschöpfung, mit oder ohne Schmerzen. Stuhl wie Reiswasser. Prolaps des Rektums. Blähbauch. Stuhl faulig, wie Reiswasser, blutig, aasähnlicher Geruch. Geräuschvolle, übel riechende Blähungen. Profuser, schmerzloser, drängender Stuhl beim Essen, gefolgt von erfolglosem Drang. Rektum brennt und fühlt sich wund an; Prolaps.

Natrium chlor. – Diarrhö mit wässrigem, schleimigem, schaumigem Stuhlgang. Durchsichtiger, eiklarähnlicher Schleim, übermäßiger Salzgenuss. „*Natrium chlor.* wird hauptsächlich angewandt im Falle von chronischer Diarrhö bei Kindern. Der ausgezehrte Nacken, das fettige Aussehen des Gesichts und die eigentümlichen Vorlieben und Aversionen liefern die maßgeblichen Indikationen." (BELL & LAIRD) Schleimiger Belag der Zunge mit winzigen Speichelbläschen an der Spitze.

Natrium phos. – Juckender, schmerzender und wunder Anus. Stuhl weiß oder grün aufgrund von defizienter Galle. **Durchfall ausgelöst durch exzessive Säure;** Stuhl säuerlich riechend, grün, mit gelbem, sämigem Zungenbelag. Erbrechen saurer Flüssigkeiten, flockiger Massen. Sommerdiarrhö in Verbindung mit mangelhafter Verdauungsfähigkeit, wobei der Stuhl entweder lehmfarben oder habituell grünlich gefärbt ist. Häufig gibt es Koliken. Auch wenn habituelle Verstopfung mit gelegentlichen Diarrhöanfällen bei kleinen Kindern vorliegt. „Geleeartige Schleimmassen, schmerzhafter Stuhlgang, geronnenes Kasein, spärlich und häufig." (GUILBERT) Durchfall durch schlechte Ernährungsmethoden.

Natrium sulph. – Diarrhö; Stuhl wässrig, dunkel, biliös oder mit grüner Galle. Der Stuhlgang ist nicht schmerzhaft bis auf leichte Koliken und Rumoren im Bauch vor dem Stuhlgang. Schlimmer durch Essen. „Dies ist eines der am häufigsten indizierten Mittel in Fällen von chronischer Diarrhö, wobei der dünnflüssige, sich ergießende Stuhl am Morgen das Leitsymptom ist. Flatulente Symptome sind sehr charakteristisch, aber nicht zwangsläufig vorhanden. Verschlimmerung bei feuchtkaltem Wetter. Grüner Durchfall bei Scharlach. Warzenähnliche Ausschläge an den Armen und zwischen den Oberschenkeln. Erblich bedingter sehr dünnflüssiger Stuhlgang bei alten Frauen *(Anm. d. Übers. / Hrsg.: Morbus Crohn, Colitis ulcerosa)*." (BELL & LAIRD) Chronischer Durchfall, der **kurze Zeit nach dem Aufstehen und dem ersten Herumlaufen** auftritt.

Kalium sulph. – Diarrhö gelb, schleimig oder wässrig, eitriger Stuhl. Gelber Belag auf der Zunge, vor allem an der Zungenwurzel. Symptome wie Cholera, Krämpfe etc. Schwarzer, dünner, übel riechender Stuhl.

Calcarea sulph. – Durchfall eitrig, mit Blut durchmischt, mit lehmfarbener Zunge. Bei Typhus; nach Ahornzucker und bei Wetterwechsel.

Calcarea phos. – Diarrhö bei zahnenden Kindern als zusätzliches Mittel oder abwechselndes Heilmittel. Interkurrent Darmtuberkulose. Eines unserer wertvollsten Heilmittel im Falle von Durchfall bei skrofulösen und rachitischen Kindern. Grüner, schleimiger, unverdauter Durchfall. Stuhl ist heiß, wässrig, profus, übel riechend, geräuschvoll und spritzend.

Magnesium phos. – Stuhl wässrig, mit großer Heftigkeit ausgestoßen, mit krampfartigen Schmerzen im Darm, Blähungskoliken erleichtert durch das Anziehen der Gliedmaßen oder durch heiße Anwendungen bzw. Umschläge. Erbrechen und Wadenkrämpfe. Schmerzen in Intervallen.

Silicea – Diarrhö bei Kindern, aasartiger Geruch, nach Impfung, mit viel säuerlichem Schweiß auf dem Kopf, sowie harter, heißer, aufgeblähter Abdomen.

Klinische Fälle

Chronischer Durchfall bei einer alten Jungfer, 75 Jahre alt, der schon seit Jahren bestand, wurde geheilt mit *Ferrum phos.* (W. P. W.)

Morgendlicher Durchfall nach dem Aufstehen; plötzlicher Drang, sich ergießend, einhergehend mit Blähungen. Der Stuhl bespritzt die gesamte Toilettenschüssel, *Natrium sulph.* CM heilte. (C. LIPPE)

Ein alter Mann erlitt einen Anfall heftigen Erbrechens und Diarrhö begleitet von extrem schmerzhaften Wadenkrämpfen. Stuhlentleerungen sahen aus wie Reiswasser. Ich nahm die Behandlung etwa sechs Stunden nach Beginn des Anfalls auf, und eine Dosis *Kalium phos.* brachte die Heilung. Die rasche Heilung dieses Falles von cholera-artiger Diarrhö berechtigt zu der Annahme, dass *Kalium phos.* ein spezifisches Mittel zur Heilung von Cholera sein könnte. (Schüßler)

Dr. GOULLON erzählt von einem Fall chronischer Diarrhö, die seit zwei Jahren bestanden hatte. Stuhl von breiiger Konsistenz, belegte Zunge, geheilt mit *Calcarea sulph.* – *Allg. Hom. Zeit.*

Unter den ersten Fällen, in denen ich diese Heilmittel ausprobiert hatte, war ein schwarzes Kind, etwa zwei Monate alt. Im folgenden sind die gezeigten Symptome beschrieben: Schmerzhafter Durchfall, ständiges Rollen des Kopfes, Augen nach oben verdreht, Zunge bräunlich-gelb, für geraume Zeit kein Bedürfnis gestillt zu werden. Die Mutter sagte, dass es seit einer Woche krank sei und dass sie ihm verschiedene Dinge gegeben hatte; aber das es ihm schlechter ging, hatte sie mich angerufen. Ich sagte ihr, dass es wenig Aussicht auf Genesung hätte, aber ich würde für das Kind tun, was ich könnte. Ich verschrieb *Magnesium phos.* und *Calcarea phos.* im Wechsel alle 15 Minuten. Das war gegen 9 oder 10 Uhr morgens. Ich kam gegen drei Uhr am Nachmittag zurück, um zu sehen ob es noch lebte, und zu meiner Überraschung traf ich es in gebessertem Zustand an. Es hatte aufgehört, den Kopf zu rollen, die Augen waren natürlich, es war ein oder zweimal gestillt worden und schlief. Ich ordnete an, die Medizin weiter zu nehmen in größeren Abständen. Am nächsten Morgen ging es ihm deutlich besser. Bei diesem Besuch sah ich, dass die Zunge bedeckt war mit einem dicken weißen Belag, und der Mund war wund. Ich verschrieb nun *Kalium chloratum,* das Mittel für diese Symptome, anstelle von *Calcarea phos.*, im Wechsel mit *Magnesium phos.* jeweils stündlich zu verabreichen.

Am nächsten Tag war die Zunge klar, und nachdem ich einige Pulverdosen dort gelassen hatte, um die Behandlung ein oder zwei Tage länger fortsetzen zulassen, war der Fall abgeschlossen. (E. H. H.)

Dr. T. F. ALLEN heilte einen Fall chronischer Diarrhö bei einer alten Dame, bei morgendlicher Verschlechterung nach den ersten Bewegungen, mit *Natrium sulph.* C7. (N. A. J. H)

Diphtherie

Ferrum phos. – Zu Beginn und gegen das Fieber.

Kalium chloratum – Dies ist in den meisten Fällen das alleinige Heilmittel, im Wechsel mit *Ferrum phos*, wobei letzteres das Fieber senkt, und es ist immer zu Beginn der Erkrankung angezeigt. *Kalium chloratum* steht im gleichen biologischen Verhältnis zu den proteinartigen Substanzen (d. h. das Fibrin), wie das Kalziumphosphat zum Eiweiß. Wenn eine heftige Reizung die Zellen angegriffen hat, die den Krankheitsherd bei Diphtherie formen, oder im Verhältnis die *Kalium chloratum*-Moleküle, die in diesen Zellen enthalten sind, dann ergibt sich eine Störung des richtigen Gleichgewichts der Moleküle dieses Salzes und daraus folgend der Verlust einiger Moleküle, vielleicht nur einer geringen Anzahl. Gleichzeitig wird ein Anteil der eiweißartigen Substanzen (die organische Basis der Zellen) freigesetzt und taucht an der Oberfläche der Schleimhäute auf, wo man es als diphtherisches Exsudat antrifft. So lange die Störung des korrekten Gleichgewichts in der Bewegung der *Kalium chloratum*-Moleküle anhält, bekommt die Exsudation Nachschub und wird weiter andauern. Im Sinne einer Heilung der Diphtherie mittels der biochemischen Methode müssen neue Moleküle dieses Salzes in die entsprechenden Gewebe eingebracht werden, in denen die *Kalium chloratum*-Moleküle ihre harmonische Funktion eingebüßt haben, und aus diesem Grund muss das Mittel in molekularer Form gegeben werden. Dosis von 10 bis 15 Tabletten in C3 oder C6 trit. in einem Glas Wasser, eine Dosis alle zwei Stunden, oder Pulver vom Umfang einer Erbse, trocken auf die Zunge.

Calcarea fluor. – Wenn das Leiden durch falsche Behandlung auf die Luftröhre übergegriffen, gebe man abwechselnd dieses Mittel und *Calcarea phos*.

Calcarea phos. – Diphtherische Exsudation, die sich auf die Trachea ausbreitet. Eine solche Komplikation tritt sehr selten auf, wenn ausschließlich Schüßler-Salze angewendet werden. Ein weißer Punkt oder Fleck bleibt, nachdem die größte Menge der Exsudation verschwunden ist.

Kali phos. – Bei stark ausgeprägter, bösartiger, gangränöser Erkrankung, Patient ist entkräftet, erschöpft. Ebenso für die Spätfolgen von Diphtherie wie Sehschwäche, nasales Sprechen oder irgendwelche Lähmungserscheinungen, Schielen etc. Der **faulige Charakter** ist sehr ausgeprägt, wie zu erkennen am faulig riechendem Atem aus dem Mund.

Natrium chlor. – Diphtherie, wenn das Gesicht **aufgedunsen und blass** ist mit sehr großer **Schläfrigkeit**; wässriger Stuhl, Speichelfluss oder Erbrechen wässriger Flüssigkeit.

Trockene Zunge, röchelndes Atmen etc. Die Anwendung von *Natrium chlor.* muss eingestellt werden, sobald diese Symptome verschwunden sind.

Natrium phos. – Diphtherischer Rachen, fälschlicherweise so genannt (unecht), wenn die Mandeln bedeckt sind von einem gelben, sämigem Belag und wenn der Gaumen cremig-gelb aussieht; der Belag auf der auf der Zunge ist feucht, sämig oder goldfarben.

Natrium sulph. – Bei Diphtherie als interkurrentes Mittel, wenn Erbrechen grüner Substanz oder Wassers vorliegt, sowie das eigentümliche Aufwallen von Schleim aus dem Magen.

Hinweis: Unter keinen Umständen sollten andere Heilmittel wie Kalkwasser, Karbolsäure, Eiswasser etc. zusammen mit diesen Mitteln angewandt werden, da sie die einwandfreie Wirkung dieser Salze störend beeinflussen können. (Schüßler)

Klinische Fälle

Voll entwickelter Fall von Diphtherie mit den charakteristischen glandulären Vergrößerungen, Mandeln, Gaumenzäpfchen und das gesamte Gaumensegel waren überzogen von einem dicken, diphtherischen Exsudat. Das Schlucken war verbunden mit großem Schmerz und äußerster Anstrengung, und es lag eine außerordentliche Erschöpfung vor. *Kalium chloratum* C6 alle zwei Stunden. Am folgenden Tag war eine deutliche Besserung festzustellen, und nach vier Tagen war jegliche Spur von Halsbeschwerden verschwunden, und das Kind erholte sich schnell mithilfe von Calcarea phos. (Dr. med. W. H. PRATT, *North American Journal of Homoeopathy*, Mai 1883)

Letzten Sommer hatte ich einen Fall von Diphtherie, der ein wenig vom üblichen Verlauf abwich. Ich sah den Fall am Samstag, 21. Juli. Es sah aus wie eine einfache eitrige Halsentzündung, und ich verschrieb *Calc. sulph.* und sagte der Mutter, sie solle mir Bescheid geben, wenn es dem Mädchen bis zum Nachmittag nicht besser ginge. Als ich gegen vier Uhr nachmittags nach Hause kam, waren sie und ihr Vater bereits in meiner Praxis. Ich fand sie recht fiebrig vor, und ihre Stimme war erheblich gedämpft. Ich untersuchte gründlich ihren Rachen und fand einen deutlichen gräulichen Punkt auf jeder Mandel. Ich verschrieb nun *Ferrum phos.* und *Kalium chloratum* im Wechsel. Gegen neun Uhr rief ich an und stellte fest, dass es ihr ganz offensichtlich in keinster Weise besser ging. Sie klagte nun darüber, dass kontinuierlich irgendetwas in ihrem Hals hochkam. Ich dachte an Sodbrennen bzw. wässriges Aufstoßen und gab ihr einige Dosen *Natrium phos.*, aber ohne Wirkung. Ich setzte die Behandlung mit den ersten Mitteln im Laufe der Nacht fort. Am nächsten Morgen starke Verschlimmerung. Der Belag hatte sich immens ausgebreitet, und die Mandeln waren stark vergrößert. Das Aufsteigen von Schleim im Hals hielt an. Ich sah sie am Sonntag drei Mal. Gab ihr niedrigere Potenzen. Verließ sie am Abend mit C3. Die Mutter empfing mich am Montagmorgen mit Tränen in den Augen und wollte wissen, ob ich nicht besser einen anderen Arzt rufen sollte. Ich fand sie tatsächlich sehr krank vor. Plötzlich kam mir der Gedankenblitz, dass das Aufschwulken von Schleim in den Hals ein Symptom für *Natrium sulph.* Folglich gab ich dies ausschließlich in der 200sten Potenz gemäß Böhricke & Tafel, und innerhalb weniger Stunden ergab sich eine eindeutige Veränderung zum Besseren. Nach wenigen Tagen war sie gesund. (E. H. H.)

In vierzehn Fällen von Diphtherie ließen die biochemischen Maßnahmen keine Wünsche offen, da *Kalium chloratum* schnell eine Veränderung brachte, das weißlich-graue Exsudat durch Gurgeln und Mundspülungen mit *Kalium chloratum* reduziert wurde, schrumpfte und gänzlich wegging, ebenso gelegentliche Dosen *Ferrum phos.* Die Behandlung wirkte hervorragend. In drei Fällen quälten sich die Patienten von Beginn an mit Erschöpfung, und *Kalium phos.* musste zusätzlich gegeben werden; in zwei Fällen Natrium chlor. abwechselnd mit *Kalium chloratum*, dem Hauptmittel. Bei letzteren Fällen lag ein beträchtlicher Speichelfluss vor sowie starke Schläfrigkeit und wässriger Stuhl. Es resultierte keine sekundäre Erkrankung, wie es sonst häufig bei gewöhnlicher Behandlung vorkommt, wie Lähmungen, gestörtes Sehvermögen oder Neuralgien. (Dr. med. W.)

Fall aus der Praxis von Schüßler: In einem Dorf wenige Kilometer entfernt von Oldenburg war ein Kind an Diphtherie erkrankt, und in einem frühen Stadium war eine Komplikation hinzugekommen durch den zusätzlichen Befall des Kehlkopfs. Das Kind wurde mit den gewöhnlichen Methoden behandelt und starb. Beinahe gleichzeitig erkrankte ein Kind einer anderen Familie in dem Dorf an Diphtherie mit derselben Komplikation. Der Vater des letztgenannten Kindes kam zu mir. Ich verschrieb Kalium chloratum zur Behandlung der eigentlichen Krankheit und *Calcarea phos.* für die Beschwerden des Kehlkopfs, wobei die Mittel im Wechsel einzunehmen waren. Ich ersuchte den Vater, mich auf alle Fälle vom Ergebnis zu informieren, was er mir versprach. Zwei Tage später erhielt ich einen Brief von ihm, in dem er mich informierte, dass das Kind vollständig genesen sei.

Bei Diphtherie (bösartig), wenn jedes andere bekannte Mittel versagt, bewirkten *Kalium phos.* und *Kalium chloratum* mit und manchmal auch ohne *Natrium chlor.* eine Verminderung der Bösartigkeit und beschleunigten die Heilung.

Bei Lähmung nach Diphtherie kenne ich kein besseres Mittel als *Kalium phos.* (Dr. F. von Schüßler)

Die folgenden Fälle sind insofern interessant, da sie die Wirkung von *Ferrum phos.* bei Diphtherie aufzeigen:

1. Junge Dame mit Halsschmerzen, Mandeln mäßig geschwollen und ziemlich rot, etwas fiebrig. *Ferrum phos.* C30 alle drei Stunden über eineinhalb Tage, dann pausiert, da es ihr besser ging. Dann ging es ihr wieder schlechter, sie schickte nach mir. Ein diphtherischer Belag bedeckte die rechte Mandel. *Ferrum phos.* C30 wie zuvor. Am nächsten Tag war der Belag fast vollständig verschwunden, Schwellung und Röte waren besser. Fortgesetzte Verschreibung alle vier Stunden. Am folgenden Tag war nur eine leichte Spur des Belags noch übrig. Medizin weniger oft gegeben, und am nächsten Tag war sie vollständig gesund.

2. Junge, fünf Jahre alt, fiebriger Zustand, glänzende, fiebrige Augen, rote Wangen, Mandeln rot und geschwollen, vor allem die rechte, auf der sich ungefähr in der Mitte ein noppenartiges Exsudat mit einem Durchmesser von ca. einem halben Zentimeter befand, das herabhing, wobei der obere Ansatz an der Mandel schwärzlich aussah; übel riechender Atem. *Ferrum phos.* C30. Am nächsten Tag war die Mandel klar, aber ein ähnliches Exsudat erschien an der hinteren Rachenwand; dasselbe Mittel wurde weiter alle vier Stunden gegeben; am folgenden Tag war er gesund. (Dr. med. J. C. MORGAN, *Hahnemannian Monthly*, Ausgabe VII)

Drüsenerkrankungen

Kalium chloratum – Dies ist das Hauptmittel bei Drüsenschwellungen, Infiltrierung der follikulären Drüsen im Rachen. Drüsen im Nacken sind geschwollen (auch äußerlich anwenden). Skrofulöse Vergrößerung der Drüsen, vergrößerte Abdominaldrüsen, manchmal in Verbindung mit Diarrhö.

Natrium chlor. – Chronische Entzündung der Speicheldrüsen mit entsprechenden Symptomen, Speichelüberfluss etc. Chronische Schwellung der Lymphdrüsen. Schwellung der Talgdrüsen.

Natrium sulph. – Sykotische Drüsenschwellungen.

Magnesium phos. – Kropf.

Silicea – Bei eiternden Drüsen, um den Prozess abzukürzen, auch bei skrofulöser Verhärtung und Schwellung von Drüsen, mit oder ohne Entzündung.

Calcarea phos. – Chronisch vergrößerte Drüsen, als interkurrentes Mittel. Skrofulöse Vergrößerung der Halsdrüsen, Bronchozele, Kropf. Beginnende Tabes mesenterica mit übelriechendem Durchfall.

Calcarea sulph. – Lymphdrüsen sondern Eiter ab (vergleiche Abszess). Geschwürige Drüsen.

Calcarea fluor. – Drüsenschwellungen, wenn sie sehr hart sind. Drüsen steinhart. Chronische Adenitis (Drüsenentzündung). Verhärtungen in den Gelenkkapseln. Knoten und Knötchen in der weiblichen Brust. Ganglion tendinosum. Knötchenförmige Vergrößerung der Brustdrüsen mit heftigen neuralgieähnlichen Schmerzen und Absonderung einer dünnen, serösen Flüssigkeit.

Ferrum phos. – Akutes Stadium einer Adenitis (Entzündung und Vergrößerung der Lymphknoten). Dr. B. SCHMITZ heilte einen Fall von Ranula oder Unterzungenschwellung, die sicher jeder medikamentösen Behandlung widersetzt hatte, mit *Ferrum phos.* in der ersten Zentesimal-Potenz.

Natrium phos. – Kropf. Ein wichtiges Mittel bei allen Formen von Drüsenschwellungen.

Klinische Fälle

Natrium Chloratum bei Basedowscher Krankheit (Exophthalmischer Kropf) – Frau, etwa 37 Jahre alt. Der Fall wies die üblichen Zustände an Auge, Herz und Schilddrüse auf, doch die hartnäckigsten und unangenehmsten Symptome zeigten sich in Trockenheit der trockenen Schleimhäuten und Durst; mangelnde Harnkontrolle völliger Verlust sexueller Gefühle. *Natrium chlor.* C6 wurde verschrieben und kontinuierlich ein Jahr lang verabreicht mit dem Ergebnis, dass die Augen wieder ihren Normalzustand erlangten, der Herzschlag verlangsamt wurde, die Vergrößerung der Schilddrüse und die Nervosität wurden gemildert, die Kontrolle über den Harn war wiedererlangt, und das Sexualempfinden kehrte zurück, während der Patient gleichzeitig sein Gewicht wieder von 67 auf 83,5 kg steigern konnte. (Dr. GEORGE S. OGDEN)

Fall 2 – Ein Händler aus der Kapkolonie, der völlig verzweifelt nach England kam, keiner seiner Freunde vom Kap rechnete damit, ihn je wieder zu sehen. Nachdem er bei mehreren angesehenen (allopathischen) Spezialisten in Behandlung gewesen war, riet man ihm, zu mir zu kommen, und nach sechs Monaten schickte ich ihn zurück nach Hause, nachdem ich ihn mittels *Natrium chlor.* C200 geheilt hatte und nichts hinzugefügt hatte als ein wenig *Kalium phos.* C6, letzteres im Wechsel. Er ist nach wie vor ein lebendes

Wunder für seine Freunde zu Hause und in der Kolonie, denn er hatte nicht nur unter extrem hervorquellenden Augen sondern auch unter schrecklichem Herzklopfen und großer nervöser Erschöpfung gelitten. (Dr. C. S. SAUNDERS)

Natrium phos. C3 befreite in 13 Fällen von Kropf von dem Druck, indem täglich drei Dosen eingenommen wurden; der Druck schwächte sich innerhalb von drei bis fünf Tagen ab. Bei einigen Einzelfällen konnte eine Heilung herbeigeführt werden. Es ist gut, die medikamentöse Behandlung vier bis sechs Wochen fortzusetzen. (Dr. J. S. Skeels, *Hahnemannian Monthly*, 1880)

Eine Schwellung unter dem Kinn von der Größe eines Taubeneis konnte deutlich reduziert werden durch die Anwendung von *Kalium chloratum*, aber es blieb weiterhin eine Verhärtung mit unebener Oberfläche. *Calcarea fluor.*, das einige wenige Tage eingenommen wurde, ließ diese vollständig verschwinden. Kurz nach diesem Verschwinden hatte der Patient eine leichte Bindehautentzündung mit Schwellung, die mit Hilfe von *Kalium chloratum* schnell geheilt werden konnte. (Dr. K., von Schüßler)

GRAUVOGL berichtet in seinem *Text-book* über den bemerkenswerten Erfolg durch die sechs Wochen andauernde Anwendung von *Natrium sulph.* bei einem Fall einer chronischen Schwellung der Halsdrüsen, die so ausgedehnt war, dass sie den Nacken praktisch verschwinden ließ. Alle universitätsbekannten Behandlungen versagten; aber *Natrium sulph.* C3 alle zwei Stunden brachte eine schnelle Besserung der Schwellung und der allgemeinen Gesundheit des Patienten.

Calcarea Phosphorica bei Adenoiden Wucherungen – Dr. G. H. MARTIN erzählte bei der Versammlung der California State Hom. Medical Society von einem Fall eines zwölfjährigen Jungen, der Drüsenwucherungen hatte, die einen Nasenkatarrh und Taubheit auf einem Ohr zu einem solchen Grade zur Folge hatte, dass er eine Uhr nicht einmal dann hören konnte, wenn er sie dicht ans Ohr presste. „Durch die Verabreichung von *Calcarea phos.* über vier Monate lang", sagte er, „kann der Patient die Uhr nun in einem Abstand von 1,80 Meter noch hören, und der Katarrh ist fast vollständig verschwunden." – *Pacific Coast Journ. of Hom.*

Calcarea Fluorata bei lang anhaltenden und schmerzunempfindlichen Drüsenvergrößerungen der Halslymphknoten – Dr. SYBEL spricht in den höchsten Tönen von den Kalziumfluoriden bei der Behandlung schmerzunempfindlicher und langanhaltenden Drüsenvergrößerungen der Halslymphknoten, und vor allem dann, wenn die Drüsen ausgesprochen hart sind. Er denkt, dass man bei vergrößerten Bronchial- und Mesenterialdrüsen ähnliche Ergebnisse erhalten könne.

In einer ganzen Reihe von Fällen konnten Erfolge erzielt werden; die drei folgenden mögen hier als typische Beispiele seiner Wirkung vorgestellt werden:

Fall 1: Eine unverheiratete 25 Jahre alte Frau hatte seit vielen Jahren eine Reihe vergrößerter Drüsen, die ohne Zweifel ihr Gesicht entstellten, da sie sich unter dem rechten Unterkiefer befanden. Bis auf eine kleine Drüse am Rande der Gruppe, die zu Vereiterungen tendierte, war die ganze Ansammlung hart, neigte nicht zu Entzündungen und war nicht druckempfindlich. Die kleine, eiternde Drüse heilte mit Hilfe von *Hepar sulph.* und *Silicea* unter Absonderung einer käseartigen Masse, die allgemeine Vergrößerung blieb jedoch unverändert. Dann wurde *Calcarea fluor.* C5 einmal täglich gegeben. Nach drei Wochen gab die Patientin an, dass sich die Drüsenschwellung leicht abgeschwächt habe, und da dies sukzessive immer deutlicher wurde, wurde die Behandlung mit dem Mittel fortgesetzt, so dass sich die geballte Masse auflöste in einzelne Drüsen, die schließlich nur noch haselnussgroß waren. Die Patientin hielt jegliche weitere Behandlung für unnötig und heiratete umgehend. Die Behandlung dauerte vom 25. April bis Ende November – eine relativ kurze Zeit für eine solch hartnäckige Krankheit.

Fall 2: Ein kräftiger junger Mann von zwanzig Jahren wies an der rechten Submaxillarregion direkt unter dem Kieferknochen eine Ansammlung mehrerer harter Lymphdrüsen auf, die aufgrund ihrer Größe das ganze Gesicht sehr entstellt aussehen ließen; eine direkt am Rand befindliche haselnussgroße Drüse war allem Anschein nach in Begriff zu eitern. Der übrige Teil war hart und schmerzfrei; sie waren bereits in der Kindheit festgestellt worden, hatten jedoch ihre aktuelle Größe erst vor vier oder fünf Jahren erlangt. Silicea und *Kalium chloratum* hemmten die Vereiterung, und die Behandlung wurde mit *Calcarea fluorata* im Wechsel mit Kaliumchlorat mit je einer Pulverdosis täglich fortgesetzt. Es war eine kontinuierliche Verringerung der Größe der Drüsen zu beobachten, und nach Ablauf von 16 Monaten waren sie vollständig verschwunden.

Fall 3: Ein unverheiratete fünfzig Jahre alte Frau hatte seit Jahren eine verhärtete Drüse von der Größe eines kleinen Hühnereis an der rechten Unterkieferregion, die jedoch weder rot noch schmerzhaft war. Sie hatte alle Arten äußerlicher Heilmittel ausprobiert, jedoch ohne Erfolg. *Calcarea fluorata* C5 je eine Pulverdosis morgens und abends und später nur noch einmal täglich brachte die Vergrößerung innerhalb von sechs Wochen zum Verschwinden; eine relativ kurze Zeit für eine Drüsenvergrößerung, die seit acht Jahren bestanden hatte.

Fall 4: Bei einem fünfjährigen Kind, das in den vergangenen zwei Jahren zahlreiche verhärtete Drüsenvergrößerungen im Bereich des Unterkiefers gehabt hatte, löste das gleiche Heilmittel in der fünften Dezimalverreibung diese innerhalb weniger Wochen auf. – *Berliner Zeitschrift.*

Dysenterie (Ruhr)

Kalium chloratum – Heftiger Schmerz im Abdomen, schneidender Schmerz wie von Messern, Stuhldrang alle fünf Minuten, mit Tenesmus (Stuhlzwang), pressende Ausrufe, heftige Darmentleerung mit schleimigem, jauchigem Stuhl. In den meisten Fällen heilt dieses Mittel zusammen mit *Ferrum phos.*

Ferrum phos. – Wenn die Erkrankung mit heftigem Fieber beginnt, genügt dieses Mittel zusammen mit dem vorgenannten für gewöhnlich für eine Heilung. Wenn der Schmerz bedingt ist durch eine Entzündung, ohne Unterbrechungen und verstärkt durch Druck. Niemals sinnvoll, wenn Tenesmus vorliegt.

Kalium phos. – Wenn der Stuhl nur aus Blut besteht und der Patient ins Delirium verfällt, Abdomen geschwollen, oder wenn der Stuhl einen fauligen Geruch hat. Fauliger, äußerst übel riechender Stuhl und Zunge sehr trocken. Rektalprolaps. Tenesemus nach dem Stuhl.

Magnesium phos. – Krampfartige Schmerzen erleichtert durch sich Krümmen und Vornüberbeugen, durch Wärme, Reibung oder Druck. Tenesmus und Bauchkrämpfe mit beständigem Bedürfnis Wasser zu lassen sowie Stuhldrang. Schmerzen im Rektum bei jedem Stuhlgang wie bei einem anhaltenden Muskelkrampf.

Calcarea sulph. – Stuhl eiternd jauchig (vermischt mit Blut), insbesondere bei Fällen, die nicht auf *Kalium chloratum* ansprechen.

Natrium sulph. – Wenn biliöse Symptome vorliegen.

Klinische Fälle

Dr. E. H. HOLBROOK berichtet von einem Fall von Dysenterie, die stark gebessert wurde durch *Calcarea sulph.* CM. Wandelte sich zu einer biliösen Diarrhö, *Natrium sulph.* heilte.

Eine Dame klagte über extremen Tenesmus und Bauchkrämpfe und ein andauerndes Bedürfnis Wasser zu lassen sowie Stuhldrang. Jedes Mal, wenn dieser Schmerz aufkam, musste sie aufstehen und sich vornüberbeugen, und heißes Wasser war das einzige, was Linderung brachte. *Magnes. phos.* C2 alle 15 Minuten heilte nach der dritten Dosis. (Dr.REED)

Als ich vor kurzem einen Fall von Dysenterie behandelte, war ich mit meiner Weisheit am Ende, was das Mäßigen der schrecklichen Schmerzen bei der Stuhlentleerung betraf. *Mercur. cor.* passte gut zu dem Fall, und der Stuhl wurde seltener, aber der Schmerz wurde stärker und so akut, dass er Ohnmachtsanfälle nach sich zog. Es musste etwas geschehen, wenn ich den Fall weiter behandeln wollte. Der Schmerz in Rektum und Abdomen war *äußerst heftig*, im Rektum stärker als im Abdomen. Der Tenesmus war wie ein anhaltender Krampf der Muskeln, die bei der Stuhlentleerung beteiligt sind. Ich verordnete Schüßlers *Magnes. phos.* in heißem Wasser. Eine Subkutanspritze mit Morphium hätte kaum schneller wirken können. Der Schmerz wurde *fast vollständig* bereits durch die erste Dosis gelindert. Der Gesamtzustand wandelte sich zum Besseren, und ich konnte den Fall am nächsten Tag abgeben. In meiner gesamten Berufspraxis hatte ich kein so schnelles oder erfreuliches Ergebnis erzielt. *Magnes. phos.* ist ein starkes Antispasmodikum und in vollem Umfang genauso zuverlässig wie unsere häufiger verwendeten Arzneimittel. In meinem Fall von Dysenterie kam ich darauf aufgrund einer Äußerung, die Dr. E. E. SNYDER aus Binghamton, New York, an mich gerichtet hatte. Er verabreichte es mit dem gleichen prompten Erfolg bei einem krampfartigen Tenesmus vesicae (Harnzwang), der bei einem Fall Blasenentzündung ausgelöst durch Gonorrhö aufgetreten war. Es hat mir sicherlich große Dienste erwiesen. (Dr. med. H. K. LEONARD)

Dysmenorrhö (Regelschmerzen) – siehe auch Menstruation sowie Frauen, Krankheiten von

Calcarea phos. – Wenn die Patientin während der Pubertät nicht pfleglich mit sich umgegangen ist und daraus Regelschmerzen hervorgegangen sind. Nymphomanie. Wehenähnliche Schmerzen vor und während der Menstruation mit heftigen Rückenschmerzen, Schwindelgefühl, sexueller Erregung und pulsierendenKopfschmerzen.

Ferrum phos. – Schmerz während der monatlichen Periode mit rotem Gesicht und schnellem Puls, mit Erbrechen von unverdauter Nahrung, manchmal mit saurem Geschmack. Auch präventiv vor der Menstruation einzunehmen, wenn diese Symptome immer wiederkehren. Exzessive Kongestion währen der monatlichen Periode, Blut hellrot, Vagina trocken und empfindlich.

Kalium phos. – Große Schmerzen während der Regel bei blassen, weinerlichen, reizbaren, empfindlichen Frauen.

Magnesium phos. – Das Hauptmittel bei normalen Fällen von Menstruationskoliken, schmerzvoller Menstruation oder Schmerz, der der Blutung vorausgeht. Wärme wirkt schmerzlindernd; neuralgische, krampfartige Schmerzen, schlimmer durch Bewegung. **Dysmenorrhoea membranacea (schmerzhafter Abgang von Gebärmutterschleimhaut während der Regelblutung)**. Es passt auch sehr gut einer nervösen Form der Dysmenorrhö.

Natrium chlor. – Menstruation spärlich und dunkel mit vorangehenden Stirnkopfschmerzen; häufig anfällig für Fieberbläschen an den Lippen und während des Sommers nesselsuchtartige Hautausschläge. Wundschmerzartiges Brennen in der Vagina, und schneidender, brennender Schmerz in der Gebärmutter. Große Melancholie. Auch zu starke und zu frühe Blutung, mit berstenden Kopfschmerzen und häufigem Frösteln.

Natrium sulph. – Mit Koliken, Menstruation beißend. Zwicken im Abdomen, früh am Morgen. Heftiges Nasenbluten. Vulvitis. Zittern oder Zucken der Hände und Mattigkeit der Füße.

Silicea – Bei großer Kälte. Eisige Kälte am ganzen Körper ab Beginn der Blutung. Vagina empfindlich.

Klinische Fälle

Frau N., 19 Jahre alt, geplagt von Schmerzen vor und in etwa während des ersten Tages der Blutung, was sie gewöhnlich ans Bett fesselte. Plethorisch, robust und abgesehen von diesen Leiden in jeder Hinsicht vollkommen gesund. Einige Pulverdosen von je 10 Körnchen *Ferrum phos.* halbstündlich in heißem Wasser zu verabreichen, bis der Schmerz sich besserte, was nach der dritten Pulverdosis eintrat, dann fortzufahren mit den Pulverdosen in Wasser an jedem weiteren Abend vor dem Schlafengehen während des nächsten Intervalls in Verbindung mit Salzsitzbädern mindestens einmal wöchentlich am späten Abend. Die Menstruation setzte regulär ein und tat dies seither ohne Schmerzen und in perfekter Regelmäßigkeit. – Dr. med. F. D. BITTINGER, Dayton, O.

J. T. KENT beschreibt einen Fall einer seit vielen Jahren bestehenden Dysmenorrhö, die innerhalb von zwei Monaten mit *Calcarea phos.* geheilt wurde. – *Homoeopathic Physician,* 1884.

Dr.R. D. BELDING (*N. Y. St. Trans.*) berichtet von einem Fall einer langjährigen Dysmenorrhö, die sich auszeichnete durch Schmerzen im linken Hypochondrium, die durch den Körper zum rechten Schulterblatt zogen, schlimmer beim Liegen auf der linken Seite, mit Kopfschmerz und Durchfall. Patientin fühlt sich am besten bei kühlem, trockenem Wetter, hat jeden Sommer nesselsuchtähnliche Hautausschläge. Träume von Räubern, hat häufig Fieberbläschen an der Oberlippe. *Natrium chlor.* C200 heilte.

Dr. D. B. WHITTIER (in *Hahnemannian Monthly*, Juli 1887) beschreibt mehrere Fälle von Dysmenorrhö, die durch *Kalium phos.* und *Magnesium phos.* geheilt wurden.

Dr. A. P. DAVIS erzählt von einem Fall von Dysmenorrhö mit akuten Schmerzen im Uterus, im Rücken und an den unteren Extremitäten; Wärmeanwendungen am Abdomen brachten keine Erleichterung; eine große Dosis *Magnesium phos.* C6 milderte den Schmerz innerhalb einer halben Stunde; in Folge einer weiteren Dosis setzte eine ungestörte Blutung ein. Der Schmerz hielt üblicherweise mehrere Stunden vor der Blutung an. Das Heilmittel wurde präventiv und mit gutem Ergebnis im Laufe mehrerer darauf folgender Monate verabreicht, und die Patientin war schließlich geheilt. Nach Dr. DAVIS' Ansicht ist *Magnes. phos.* bei Neuralgien des Uterus und bei der Linderung von Menstruationsschmerzen höher zu bewerten als *Cimicifuga*, außerdem als äußerst hilfreich bei Gebärmutteranschoppung, und er beschreibt einen Fall von Menorrhagie, der mit einer C6 geheilt wurde.

Kalium Phos. bei Dysmenorrhö – Dr. D. B. WHITTIER berichtet von einer Heilung einer Dysmenorrhö, die bereits 15 Jahre bestanden hatte (bei einer hoch neurotischen und hysterischen Frau) mittels einer sechsmonatigen Kur mit *Kalium phos.*, nachdem allopathische Medikamente und offensichtlich indizierte homöopathische Mittel versagt hatten. Einige der Symptome waren: Die Brüste schmerzten so sehr, dass ihr der Kontakt mit der Kleidung unerträglich war. Die Menstruationsschmerzen waren krampfartig, mit heftigem zerrendem Schmerz wie bei Wehen im Hypogastrium, und am stärksten, wenn die Blutung einsetzte. Wenn das Leiden am stärksten war, breitete sich für gewöhnlich ein scharfer, schießender Schmerz vom Hypogastrium bis zum Epigastrium aus, gefolgt von einem Gefühl, als ob etwas nach oben in den Magen fließt, und darauf folgte sofortiges Erbrechen von Galle oder einer schaumigen, sauren Substanz, die manchmal von Blut durchzogen war. Das Erbrechen erleichterte in der Regel die schmerzhafte Qual im Magen, wohingegen die Gebärmutterschmerzen stärker wurden und sich manchmal bis zu 24 Stunden fortsetzten. Ein Kopfschmerz, zunächst ganz allgemein, der sich dann recht bald über dem linken Auge festsetzte. Wenn der Kopfschmerz heftig war, wurden die Schmerzen in den anderen Körperregionen geringer, und umgekehrt. Der erste Menstruationszyklus, der auf die Anwendung von *Kalium phos.* folgte, war vergleichsweise angenehm. – *Hom. Journal of Obstetrics*, November.

Dysmenorrhö, die bereits einige Zeit angedauert hatte und bei der in jedem Zyklus Gebärmutterschleimhaut abgestoßen wurde mit einer Größenschwankung zwischen 2,5 und 5 Zentimetern Länge. Die Schmerzen ganz unten im Abdomen setzten ein mit Beginn der Blutung und wurden gelindert durch Zusammenrollen im Bett mit einer heißen Wärmflasche auf dem Abdomen. Die Schmerzen dauerten für gewöhnlich einen Tag

– dumpf, intensiv – und bis zum folgenden Tag oder einen Tag, nachdem die Membran abgestoßen wurde. Nach einem ihrer Menstruationszyklen gab ich ihr eine Trockengabe *Magnesium phos.* CM. Die nächste Menstruation war ein wenig leichter, aber nicht viel. *Magnesium phos.* in Wasser, zwei Tage lang abends und morgens, und die nächste Periode war schmerzfrei, obwohl sie wie zuvor die Schleimhaut abstieß. Danach war die Menstruation vollkommen schmerzfrei. (Dr. CAMPBELL, in *Proseedings of Hahnemannian Association*, 1889)

Ich hatte eine Patientin mit äußerst heftigen schießenden neuralgischen Schmerzen während des Menstruationszyklus. Die Schmerzen saßen im Magen und hielten die ersten ein bis zwei Tage an. Sie begannen im Rücken, zogen unmittelbar nach vorne und konzentrierten sich in der Magengrube. Sie wurden gelindert durch Wärme und Druck. Eine Dosis *Magnes. phos.* 10M, und sie hatte keine Schmerzen mehr. (Dr. J. T. KENT)

In der „*Homoeopathic World*" wurde von einem äußerst aufschlussreichen Fall von Dysmenorrhoea membranacea (schmerzhafter Abgang von Gebärmutterschleimhaut während der Regelblutung) berichtet, die mittels *Magnesium phos.* C4 geheilt wurde. Es war ein Fall der Krankheit, die zuvor mehrere Jahre bestanden hatte und vollständig geheilt werden konnte.

Entzündungen im Allgemeinen

Ferrum phos. – Im hyperämischen Stadium, unabhängig davon, welches Organ betroffen ist und welche Ursache vorliegt. **Immer bevor die Exsudation einsetzt.**

Kalium chloratum – Im zweiten Stadium, gerade einsetzende Zellwucherung, Absonderung opak, weiß.

Kalium sulph. – Reiferes, gelbes, fettiges, degeneriertes Sekret.

Calcarea sulph. – Im dritten Stadium, dem der Auflösung, mit eiternder, profuse Absonderung.

Silicea – Mildere Formen, passt auch zu geringerer Reizbarkeit der Nerven. (J. C. MORGAN)

Enuresis (Einnässen) – siehe „Harnorgane, Erkrankungen der"

Epilepsie

Kalium chloratum – Das charakteristische oder das Hauptmittel bei dieser Krankheit, insbesondere wenn es nach Unterdrücken von Hautausschlägen auftritt.

„*Kalium chloratum* ist eines der Schüßlersalze, die man zu leicht übersieht. Seine empfindliche Affinität zu den Nervenzentren macht es zu einem langsam wirkenden Heilmittel. Da der Arzt bei Epilepsie zu häufig um Linderung bemüht ist, wird es in der Regel nicht lang genug angewandt. Ohne Zweifel hält es den fibrinstabilisierenden Faktor (Fibrinase) aufrecht und unterbindet eine Gewebsumwandlung. Dies, so glaubt er, sollte die therapeutische Zielsetzung bei der Behandlung dieser Erkrankung sein. Es ist einfach genug, einen Anfall zu mildern, denn es ist in sich selbst selbstlimitierend. Das eigentliche Ziel ist es, die krankhafte Degeneration zu bezwingen. Die protoplasmischen Fasern werden auf jeden Fall durch Kalium chloratum gestärkt, und eine solche Vorbedingung sorgt dafür, die Unversehrtheit des Gehirns zu bewahren. Wenn die Hirnzellen richtig versorgt werden, können sie die Reizung der sensorischen Fibrillen, die sie umgeben, überstehen. Wenn dies getan ist, haben wir den ersten Fortschritt in Richtung der Beseitigung der Ursache dieser Krankheit getan. Indessen er keinerlei Spezifikum fordert und einräumt, wie schwierig es ist, diese schreckliche Krankheit tatsächlich zu heilen, untermauert das Buch des Schreibers mit seinen Aufzeichnungen die obige Aussage." – *The Clinique*, 15. Juni 1897.

Kalium phos. – Epilepsie oder epileptische Anfälle mit eingefallenem Gesicht, Kälte und Herzklopfen nach dem Anfall.

Magnesium phos. – Epileptische Anfälle, manchmal als Resultat lasterhafter Gewohnheiten, die gezügelt werden müssen.

Ferrum phos. – Epileptische Anfälle mit Blutandrang in Richtung Kopf.

Natrium phos. – Ist vielfach nützlich als abwechselndes Mittel und bei Reizungen des Darms (Würmer etc.).

Natrium sulph. – Traumatische Epilepsie. Kopfverletzungen, die Krämpfe zur Folge haben.

Silicea – Nächtliche Epilepsie, insbesondere um Neumond; Kältegefühl vordem Anfall, Krämpfe breiten sich vom Solarplexus aufwärts aus. Überhöhte Empfindlichkeit gegenüber nervösen Reizen sowie nervliche Erschöpfung.

Klinische Fälle

Witwe, 30 Jahre alt, hatte seit dem Tod ihres Mannes vor sechs Jahren nachts im Schlaf epileptische Anfälle; stöhnt, beißt sich auf die Zunge, blutiges Schäumen, Darm stark verstopft, keine Gebärmutterbeschwerden. *Silicea* C200 verringerte in hohem Maße die Häufigkeit der Anfälle. (HOYNE)

Kalium chloratum bei Epilepsie – Dr. C. C. F. WACHENDORF beschreibt einen Fall eines Mannes, 45 Jahre alt, der im September 1888 einen Hautausschlag hatte, der bis August 1889 verschwand. Im November 1889, der Ausschlag war unterdrückt, hatte er die ersten unregelmäßigen „Ohnmachtsanfälle". Er wurde jedes Mal blass, es folgte ein Gefühl von Wärme; dann Krampf mit Schmerz im Kleinhirn und Brennen in der Magengegend. Den Anfällen gingen fast immer ein Gefühl von Angst und Schrecken voraus. *Nux, Bufo* und *Arsenicum* wurden der Reihe nach ausprobiert, waren jedoch erfolglos. Dann wurde *Kalium chloratum* C6 verschrieben gemäß der Indikation „Epilepsie durch unterdrückten Hautausschlag". Nach sechs Tagen hatte er keinen weiteren Anfall erlitten. Er nimmt gelegentliche weitere Dosen der Medizin, um ihre Wirkung aufrecht zu erhalten.

Ein Fall, der bereits zehn Jahre angedauert hatte und durch eine Kopfverletzung ausgelöst worden war, wurde durch *Natrium sulph.* C200 geheilt. Dr. A. L. BLACKWOOD, 1889.

Eine Frau, 32 Jahre alt, verheiratet, ein sechsjähriges Kind, hatte seit der Geburt des Kindes alle paar Tage Krampfanfälle, und diese waren vor allem während der Menstruation äußerst heftig, 24 Stunden lang und mit Abständen von wenigen Momenten bis zu einer Stunde, was drei bis sechs Tage andauerte, danach alle zwei bis vier Tage zwischen den Perioden. Die Frau war klein, untersetzt, mit kurzem Nacken, rundem vollem Abdomen, gerötetem Gesicht, hatte ein sanguinischbiliöses Temperament und ein recht mildes Gemüt. Die ganze Zeit Kopfschmerzen in den Schläfen und im Hinterkopf sowie eine andauernde Hitze am Scheitel; ebenso heftiger Schmerz in der Lendengegend und um das Kreuzbein, taubes Gefühl in den unteren Extremitäten und kalter, klebriger Schweiß am ganzen Körper. Ärzte hatten ihren Fall mit „Epilepsie" aufgrund von Gebärmutterproblemen diagnostiziert. Ohne Berücksichtigung dieser Diagnose oder vorheriger Behandlungen durch die allopathische Medizin gab ich ihr sofort *Calcarea phos.* und *Kalium phos.*, jeweils drei Dosen pro Tag, und *Magnes. phos.* alle zwei Stunden während der ersten beiden Tage der Menstruation. Zwei Monate nachdem ich sie das erste Mal gesehen hatte, war sie allem Anschein nach in jeder Beziehung gesund und wurde wieder schwanger, und durch die Verabreichung von *Calcarea phos.* hatte sie keine weiteren Beschwerden mehr. (Dr. med. A. P. DAVIS)

Ein dreizehnjähriger Junge litt, seit er sechs Jahre alt war, an einem Zittern der Gliedmaßen, was sukzessive in ein epileptisches Leiden überging. Am 8. Oktober 1888 bekam er sechs Pulverdosen *Kalium chlor.* Seit dem 10. Dezember hatte er keine Beschwerden mehr. (*Monatsblätter*)

Eine junge Frau, 23 Jahre alt, die seit ihrem siebzehnten Lebensjahr an Epilepsie litt, bekam am 11. Juni 1885 nach zwei heftigen Anfällen sechs Pulverdosen *Kalium phos.* C30. Am 11. April 1887 schrieb sie: „Seit dem 15. Juni 1885 hatte ich keinen einzigen Anfall mehr." (*Monatsblätter*)

Erbrechen

Silicea – Kind erbricht sobald es gestillt wird. Erbrechen am Morgen mit Frösteln.

Ferrum phos. – Erbrechen von Blut, hellrotes Blut mit der Tendenz, eine gallertartige Masse zu bilden. Erbrechen von Nahrung mit saurer Flüssigkeit; Erbrechen von Nahrung, wobei das Essen mal früher, mal später nach der Nahrungsaufnahme unverdaut wieder abgegeben wird.

Kalium phos. – Brechreiz und Erbrechen von saurer, bitterer Nahrung und von Blut.

Kalium chloratum – Erbrechen von Blut, dunkel, klumpig, zähflüssig. Erbrechen von dickem, weißem Schleim.

Natrium chlor. – Erbrechen von sauren, bitteren Flüssigkeiten, nicht von Nahrung. Erbrechen von geronnenen Massen und sauren Flüssigkeiten. Dunkle Substanzen wie Kaffeesatz. Erbrechen von wässrigem, zähem, durchsichtigem Schleim.

Natrium phos. – Erbrechen bitterer, flüssiger, geronnener Massen mit gelbem, sämigem Zungenbelag.

Natrium sulph. – Galliges Erbrechen, morgendliche Übelkeit und bitterer Geschmack im Mund. Erbrechen grünlicher Massen. Permanente Übelkeit und Brechreiz.

Calcarea fluor. – Erbrechen von unverdauter Nahrung, wenn *Ferrum phos.* nicht ausreicht. Erbrechen während des Zahnens.

Calcarea phos. – Erbrechen nach kaltem Wasser und Eiscreme. Kleinkinder erbrechen häufig und schnell und wollen ständig gestillt werden. Erbrechen nach Schwierigkeiten beim Zahnen.

Klinische Fälle

Dr. W. J. MARTIN berichtet in *Transactions Penna. Hom. Med. Society* 1886 über einen Fall von permanentem Erbrechen begleitet von Schmerzen im Abdomen, das mit Hilfe von *Magnes. phos.* C12 geheilt werden konnte, nachdem die üblichen homöopathischen Heilmittel versagt hatten.

Ein junges Mädchen um die 18 Jahre konsultierte mich (schreibt ein Medizinstudent) wegen Erbrechens ohne Schmerzen, worunter sie bereits seit langer Zeit litt und was nach beinahe jeder Mahlzeit auftrat. Ihre Gesichtsfarbe und die sichtbaren Schleimhäute waren blass. Die Menstruation war schwach und verspätet. Keine weiteren Symptome von Bedeutung; Schwangerschaft lag nicht vor. Ich verordnete *Ferrum phos.* C6. Nach einiger Zeit traf ich die Patientin zufällig wieder und erfuhr die erfreuliche Nachricht, dass das Erbrechen von Beginn der Anwendung des Mittels vollständig verschwunden war. (*Monatsblätter*)

1. F. R., fünfzig Jahre alt. Hatte acht Monate langt an einem schweren Druck im Magen gelitten, der immer etwa eine Stunde nach den Mahlzeiten auftrat und einhergehend mit Brechreiz, manchmal mit Erbrechen, und mit einer starken Ansammlung von Wasser im Mund. *Pulsatilla* war mit wenig oder gar keinem Erfolg verabreicht worden, genauso wie *Natrium* und *Nux vomica*. Sein Zustand wurde schlechter. Etwa drei oder vier Stunden nach jeder Mahlzeit erbrach er das Essen. *Ferrum phos.* in der dritten Potenz stündlich. Dies brachte sofort Linderung.

2. H., elf Jahre alt. Schwächlich und von schmächtiger Statur. Litt seit langer Zeit an Erbrechen der Nahrung, Seitenstechen und Herzklopfen. Bei näherer Untersuchung wurde festgestellt, dass Leber und Nieren gesund waren. *Ferrum phos.* heilte innerhalb von vier Tagen.

3. L. S., 24 Jahre alt. Mittelgroß, blass, unterernährtes Aussehen, litt seit mehreren Wochen an Erbrechen der Nahrung direkt nach dem Essen. Patient ist schwach und tagsüber müde. *Ferrum phos.* brachte nach wenigen Tagen eine deutliche Besserung des Zustandes; das Erbrechen verschwand und die übrigen Symptome wurden positiv beeinflusst.

4. E. E., 42 Jahre alt. Kränklich und schmächtig; hatte vier Jahre zuvor eine Gastritis, die mit Hilfe der Homöopathie geheilt worden war. Seit dieser Zeit bestand jedoch eine Schwäche der Verdauungsorgane, die ihm von Zeit zu Zeit Beschwerden bereitete. Vor sechs Wochen verschlechterte sich sein Zustand deutlich. Völlegefühl im Oberbauch, häufiges Aufstoßen, Erbrechen, Blutandrang im Kopf sowie kalte Füße. Ein Untersuchung ergab, dass der Bereich um den Magen geschwollen und empfindlich war; Leber, Nieren, Herz etc. gesund. Stündlich *Ferrum phos.* C3. Nach drei Tagen ging es dem Patienten gut, das Erbrechen war vollkommen verschwunden, und die übrigen Symptome hatten sich deutlich gebessert.

5. E. B., 35 Jahre. Litt seit einigen Wochen an Magenstörungen mit Druck, Erbrechen der Nahrung unmittelbar nach jeder Mahlzeit; häufig gerötetes Gesicht. Das Erbrechen hörte nach zwölfstündiger Anwendung von *Ferrum phos.* auf und kehrte nie mehr wieder.

6. L. R., dreißig Jahre alt. Dürr und anämisch; litt seit Jahren an Magenbeschwerden. In den letzten acht Wochen hatten sich diese stark verschlimmert. Derzeit erbricht die Patientin die Nahrung und fühlt sich in der Folge schwach und erschöpft. Am 26. Oktober bekam sie *Ferrum phos.* Vier Tage später hatte sich ihr Zustand verbessert; sie erbrach sich seltener, und der Fall machte weiter Fortschritte, bis sie vollständig geheilt war.

7. F. A. Hatte seit vierzehn Tagen an Erbrechen von Essen nach jeder Mahlzeit gelitten. Innerhalb von 24 Stunden heilte *Ferrum phos.* das Erbrechen, das nicht mehr wiederkehrte.

Erysipel (Wundrose)

Ferrum phos. – Rosa farbige, erysipelartige Entzündungen der Haut, gegen das Fieber und die Schmerzen sowie gegen massive Entzündungssymptome.

Kalium chloratum – Bläschenerysipel; das Hauptmittel. Bullöses Erysipel.

Kalium sulph. – Blasenbildende Variante, um das Abfallen des Schorfs zu begünstigen.

Natrium phos. – Erysipel: glatte, rote, glänzende, kribbelnde oder schmerzhafte Schwellung der Haut. Infiltrierte Entzündung der Haut.

Natrium sulph. – Für die glatte Form, rot, glänzend und mit Flecken, Haut stark geschwollen, mit oder ohne Erbrechen von Galle. Ödematöse, aufgequollene Entzündung der Haut.

Klinische Fälle

Ferrum Phosphoricum – Kürzlich berichtete ein in Indien gebürtiger praktizierender Arzt in der *Homoeopathic World* von einem Fall, der sehr gut die Wirkung dieses Heilmittels aufzeigt. Dies war offenbar ein Fall eines phlegmonösen Erysipels am linken Oberschenkel eines sechsjährigen Jungen. Er hatte dies seit etwa sechs Wochen, und *Mercurius iodatus, Hepar sulphuris* und *Silicea*, die zuerst verschrieben worden waren, hatten wenig Einfluss. *Ferr. phos.* C6 schlug sofort an, brachte eine umgehende Wendung zum Besseren und bewirkte eine schnelle Heilung.

Mrs. Forbes, Witwe, lag sehr krank danieder mit einer Gesichtsrose; hohes Fieber und ziemlich entkräftet. Ihre Familienangehörigen dachten, sie würde sterben, da sie ins Delirium gefallen war. Ihr Kopf und ihr Gesicht waren so sehr geschwollen, dass ihre Augen buchstäblich geschlossen waren, und sie litt an heftigen Schmerzen.

Natrium sulph. und *Ferrum phos.* wurden im Wechsel gegeben, eine Dosis stündlich und auch häufiger. Nach der zweiten Dosis des ersten Mittels erbrach sie eine große Menge an Galle. Die akuten Symptome ließen nach. Das war am Samstagabend. Die Einnahme der Medizin wurde fortgesetzt, wobei Ferrum phos. nun nur noch interkurrent verabreicht wurde, der Puls hatte sich etwas verlangsamt. Zum Erstaunen all ihrer Freunde ging es ihr am Mittwochmorgen so gut, dass sie wie gewöhnlich zu ihrer Arbeit ging.

Statistiken weisen eine Sterblichkeitsrate von 2.000 Menschen pro Jahr aufgrund dieser Krankheit auf. Bei einem ähnlichen Fall von Erysipel bei einer 87-jährigen Dame wurde diese durch diese beiden Mittel sowie einige Dosen *Kalium phos.* geheilt, wogegen die übliche Behandlung, Bepinseln mit Jod, Branntwein etc. die Krankheit nicht aufhalten konnten. (Dr. med. W. von Schüßler)

Fieber, einfaches

Ferrum phos. – Katarrhalisches Fieber mit beschleunigtem Puls. Fieberzustände in allen Stadien, alle entzündlichen Fieber, rheumatisch etc., das Hauptmittel. „Seine Anwendung bei der Prävention von Wundfieber hat äußerst positive Ergebnisse erzielt." Synochales (gleichmäßig hohes) Fieber. Jeden Tag gegen 13 Uhr Schüttelfrost. Trockene Hitze an Handflächen, in Gesicht, Rachen und Brust.

Kalium chloratum – Mit Verstopfung und dickem weißem Pelz auf der Zunge. Katarrhalisches Fieber, starkes Frösteln, der leiseste kühle Windhauch lässt ihn durch und durch erschauern, muss nahe beim Feuer sitzen, um warm zu bleiben, und fröstelt trotzdem. Besser, wenn zugedeckt im Bett. (*Holbrook*)

Kalium sulph. – Wenn die Körpertemperatur am Abend ansteigt, unterstützt es die Schweißbildung, und es sollten oft warme Decken angewandt und dieses Heilmittel sehr häufig gegeben werden. Auch Fieber aufgrund von Blutvergiftung.

Natrium chlor. – Heufieber mit wässriger Absonderung aus Augen und Nase.

Kalium phos. – Nervöses Fieber, hohe Temperatur, schneller und unregelmäßiger Puls, nervöse Erregung oder große Schwäche und Depression. Bei schleichendem Fieber mit trockenem Mund, Sordes (schmutzige, eitrige Ablagerung) auf den Zähnen und Delirium hat dieses Mittel großartige Erfolge gebracht. (MEADOW)

Klinische Fälle

M. L., ein 38 Jahre alter Herr, zog sich eine Erkältung zu, als er schwitzte. Er litt demzufolge an reißenden Schmerzen in den Gliedmaßen, Geräusche in den Ohren. Nach Gabe von *Ferrum phos.* trat eine allgemeine Besserung ein, aber der Schmerz und die Taubheit in den Füßen waren noch vorhanden. Auch der gewöhnliche Fußschweiß blieb weiterhin aus. Bei einer später auftretenden Erkrankung mit Entzündung der Ohren kamen dumpfes Hören und Stirnkopfschmerz hinzu. Diese Schmerzen gingen einher mit Fieber, und obwohl er nachts schwitzte, brachte dies keine Erleichterung. Er hatte einen schlechten Appetit, und die Zunge war weiß belegt. Ich gab alle zwei Stunden eine kleine Menge *Kalium chloratum* in Wasser. Eine schnelle Besserung trat ein. Monate später und nach immer wiederkehrenden Infektionen bekam der Patient eine Woche lang zwei Dosen Silicea täglich. Der Fußschweiß war wiederhergestellt, und mit dessen Wiedereintreten verschwanden auch alle anderen Leiden, und er war wieder völlig gesund. (von Schüßler)

Dr. G. H. MARTIN berichtet von einem Fall mit hohem Fieber (40 °C), allgemeiner Erschöpfung, Lähmungserscheinungen der Muskeln, Kopfschmerz und vermindertem Appetit, bei dem er *Ferrum phos.* C12 verschrieb, was nicht half, denn der Patient erklärte am folgenden Tag, dass die Symptome schlimmer seien. *Ferrum phos.* C6, das dann verschrieben wurde, führte eine sofortige Besserung herbei.

Fleckfieber / Typhus

Ferrum phos. – Erstes Stadium im Wechsel mit Kalium phos.

Kalium chloratum – Gegen Verstopfung, hell gefärbter Stuhl.

Kalium phos. – Bösartiges Fieber, auch mit Sepsis, Fleckfieber, Nerven- oder Gehirnfieber, Kuhpockenfieber. Das Hauptmittel bei brauner Zunge, Petechien, Schlaflosigkeit, unnormaler Hirnfunktion, Stupor, Delirium.

Natrium chlor. – Fleckfieber, wenn Stupor und Schlaflosigkeit sehr ausgeprägt sind.

Natrium phos. – Goldgelber Zungenbelag; sämig, feucht.

Frauenkrankheiten – siehe auch Leukorrhö, Dysmenorrhö und Menstruation

Ferrum phos.

Dymenorrhö – Schmerzen während der monatlichen Periode mit gerötetem Gesicht und schnellem Puls sowie in Verbindung mit Erbrechen unverdauter Nahrung, manchmal saurer Geschmack.

Menstruation – Übermäßiger Blutfluss, Blut hellrot. Dieses Mittel muss präventiv vor der Periode eingenommen sind, wenn diese Symptome immer wiederkehren. Bei Frauen, die hierzu prädisponiert sind, beugt es einer Menorrhagie vor.

Morgendliche Übelkeit – Während einer Schwangerschaft, einhergehend mit Erbrechen der Nahrung, so wie sie aufgenommen wurde, mit oder ohne saurem Geschmack, das Essen wird unverdaut wieder abgegeben.

Metritis (Gebärmutterentzündung) – Erstes Stadium, um Fieber, Schmerz und Kongestion zu beseitigen.

Vaginitis – Entzündung der Vagina, Vaginismus, Schmerzen in der Vagina nach dem Geschlechtsverkehr. Starke Trockenheit und Empfindlichkeit, Krämpfe der Vagina.

Kalium chloratum

Menstruation – Die monatliche Regel kommt zu spät oder ist unterdrückt, mit Unterbrechungen, weiße Zunge etc. Zu frühe Blutung. Übermäßiger Fluss, dunkel, klumpig oder zäh, schwarz, wie Teer. Wenn die Blutung zu lang dauert und zu häufig eintritt.

Morgendliche Übelkeit – Bei einer Schwangerschaft, auch Erbrechen von weißem Schleim.

Uterus – Geschwürbildung an Muttermund und Gebärmutterhals mit der charakteristischen Absonderung dicker, weißer, milder Sekrete (der Drüsen oder der Follikel) der Schleimhäute (basisch). Blutstau im Uterus, chronisch. Hypertrophie, zweites Stadium.

Weißfluss (Leukorrhö) – Absonderung von milchig-weißem Schleim, nicht reizend, mild. Kindbettfieber, Hauptmittel.

Kalium phos.

Amenorrhö – Retention der Regel oder verspätete Monatsblutung mit seelischer Depression, Abgeschlagenheit und allgemeiner Nervenschwäche.

Weißfluss (Leukorrhö) – Brennend und beißend. Gelblich, Blasen bildend, orangefarben.

Menstruation – Menstruationskoliken oder starke Schmerzen während der Periode bei blassen, weinerlichen, reizbaren, sensiblen Frauen. Blutungen zu spät bei selbigen, zu spärlich bei ähnlichen Zuständen, zu starke Blutung, tiefrot oder schwarzrot, dünn und nicht gerinnend, manchmal mit starkem Geruch. Gebärmutterblutung. Schmerzen in der linken Seite und in den Eierstöcken. Sehr starker Schmerz entlang des Kreuzbeins.

Fehlgeburt – Drohende Fehlgeburt bei nervösen Personen.

Wehen – Schwache und unzureichende Wehenschmerzen. Kindbettpsychose. Kindbettfieber.

Kalium sulph.

Weißfluss (Leukorrhö) – Absonderung gelblicher, grünlicher, schleimiger oder wässriger Sekrete.

Menstruation – Zu spät und zu dürftig in Verbindung mit einem Gefühl von Druck und Völle im Abdomen; gelb belegte Zunge.

Silicea – Ist ganz besonders geeignet für schwächliche, überempfindliche Frauen, helles Antlitz, schlaffe Muskeln, skrofulöse Konstitutionen; für nervöse, reizbare Frauen mit trockener Haut; Nachtschweiß; für Konstitutionen mit fehlerhafter Assimilation.

Menses – Beißend, riechen stark, wund machend, generell zu stark. Weißfluss anstelle der Regelblutung. Während der Menstruation eisige Kälte, vorallem der Füße. Übelkeit während des Geschlechtsverkehrs. Nymphomanie. Rückenschmerzen mit Lähmungsgefühl in den Gliedmaßen. Übel riechender Fußschweiß. Alle Symptome durch Wärme gebessert.

Weißfluss (Leukorrhö) – Anstelle der Blutung. Schmerzhafter, brennender Weißfluss während des Urinierens. Starke Absonderung von weißlichem Wasser in Verbindung mit Jucken der betroffenen Bereiche. Verstopfung, Stuhl gleitet zurück.

Entbindung etc. – Vereiterte Milchdrüsen. Chronische fistelartige Öffnungen. Harte Knoten in den Brüsten. Kind verweigert die Milch oder erbricht sie, sobald es getrunken hat. Brustwarzen werden rissig und eitern.

Magnesium phos.

Menstruationskoliken – Das Hauptmittel bei einfachen Fällen. Menstruation ist schmerzhaft oder die Schmerzen gehen der Blutung voraus. Vaginismus. Schmerzen strahlen von der Wirbelsäule aus, werden gelindert durch warme Kleidung und Druck, verschlimmert durch Kälte. **Dysmenorrhoea membranacea (schmerzhafter Abgang von Gebärmutterschleimhaut während der Regelblutung)**. Es ist in jüngster Zeit festgestellt worden, dass *Magnesium phos.* aufgrund seiner physiologischen Wirkung in der Lage ist, den zusammengezogenen Uterus zu entspannen. 15 Globuli in heißem Wasser erzeugten diese Wirkung innerhalb von fünf Minuten und befähigten die Gebärmutter dadurch, die zurückgehaltene Plazenta abzugeben.

Natrium chlor.

Weißfluss (Leukorrhö) – Eine wässrige, brennende, reizende Absonderung, schmerzhaft brennend nach oder zwischen den Perioden. Schleimig, zersetzend.

Menstruation – Dünne Absonderung, wässrig oder blasses, dünnes, wässriges Blut. Zu stark und zu früh mit Kopfschmerzen, als wollte der Kopf zerbersten, starke Schwermut, süßes Aufstoßen. Nach lokaler Anwendung von Silbernitrat. „Bei jungen Mädchen, wenn die Menstruation nicht eintritt oder wenn diese nur sehr spärlich ist und nur in sehr langen Abständen einsetzt. Magenschmerzen, Übelkeit, Erbrechen von Nahrung, Schwäche und Ohnmachtsanfällen, Verlangen nach sauren Sachen, Aversion gegen Fleisch, Brot und gekochter Nahrung. Die Potenzen zwölf bis dreißig sind die nützlichsten." (SULZER) Morgendlicher Druck in Richtung der Genitalien.

Morgendliche Übelkeit – Erbrechen von wässrigem, schaumigem Schleim.

Natrium phos.

Weißfluss (Leukorrhö) – Absonderung ist sämig oder honigfarben, oder ätzend und wässrig. Herb-sauer riechende, saure Absonderung aus dem Uterus.

Morgendliche Übelkeit – Mit Erbrechen saurer Massen, Unfruchtbarkeit mit sauren Absonderungen.

Prolaps der Gebärmutter – Mit Schwächegefühl, Beklommenheit, schlimmer nach der Stuhlentleerung.

Gebärmutterregion – Schwächegefühl, Schmerzen und Probleme in diesem Bereich.

Uterusverlagerung – Mit rheumatischen Schmerzen.

Calcarea phos.

Weißfluss (Leukorrhö) – Als konstitutionelles Stärkungsmittel und als interkurrentes Mittel zum Hauptmittel. Absonderung von eiweißartigem Schleim. „In Fällen, bei denen die Menstruation zu früh kommt, zu lang anhält und zu stark ist und sich häufig zu einer Metrorrhagie entwickelt, vor allem bei mageren, schwächlichen Frauen." (MOSSA, *Allg. Hom. Zeit.* 1883) Monatsblutung zu früh bei jungen Mädchen, zu spät bei erwachsenen

Frauen, insbesondere bei Rheumapatienten. Pochen in den Genitalien mit wollüstigen Gefühlen.

Dysmenorrhö – Wehenähnliche Schmerzen vor und während der Regelblutung. Gebärmutterkrämpfe nach Stuhlgang oder Wasserlassen. **Nymphomanie** mit Hitze und Gewicht auf dem Scheitel, schlimmer vor der Regel. **Menstruation** zu früh, alle zwei Wochen, mit wollüstigen Gefühlen.

Calcarea fluor.

Nachwehen – Wenn diese zu schwach, die Kontraktionen zu kraftlos sind.

Fehlgeburt – Gebärmutterblutung; um die Kontraktionskraft des Uterus zu stärken

Menorrhagie – Aufgrund schlaffer Venen.

Menstruation – Zu stark, mit Wehenschmerzen und Gebärmutterblutung.

Verlagerungen – Gebärmutterverlagerung, Nachuntenziehen des Uterus, begleitet von großer mentaler Unruhe und Beklommenheit. Gebärmuttervorfall. Ziehende Schmerzen im Bereich des Uterus und in den Oberschenkeln. Chronische interstitielle Metritis (Gebärmutterentzündung).

Calcarea sulph. – Monatsblutung spät, lang andauernd mit Kopfschmerzen, Zucken und großer Schwäche. Schwangerschaft, Erbrechen mit bitterem Geschmack. *Calcarea sulph.* C6 ist das beste Heilmittel gegen eine von keiner pyogenen Membran aufgehaltene Extravasation von Eiter innerhalb des Beckengewebes, oder wenn sich aufgrund eines Risses in einer Abszesswand eine Eitertasche bildet, die keinen Auslass in die Viszera des Beckens findet. Patientin blass und schwach. (Dr. B. F. BETTS)

Natrium sulph. – Dysmenorrhö mit Koliken und Frösteln, beißender Blutung, sehr stark, mit vesikulärer Vulvitis. Nasenbluten vor der Menstruation.

Klinische Fälle

Dr. V. W. CONNOR aus Lansing, Michigan, berichtet von einem interessanten Fall chronischer Zellulitis des Beckengewebes, die die Patientin neun Monate lang ans Bett gefesselt hatte und die mit Hilfe von *Kalium chloratum* C3 geheilt wurde. Die Besserung setzte umgehend ein, und sie nahm 16 kg zu.

Dr. E. S. BAILEY beschreibt einen Fall von Menorrhagie, der mittels *Ferrum phos.* C3 geheilt wurde. Der Fall wies eine Historie auf, die eine starke Menstruation aufwies, der Fluss war kräftezehrend, kein Schmerz, keine lokale Druckempfindlichkeit – eigentlich keine greifbaren Symptome, wobei die Ursache in diesem Fall eine Anämie war. – *Clinique* 1886, Seite 374.

Dysmenorrhö, Monatsblutungen spät und spärlich; *Kalium sulph.*, alle vier Stunden eingenommen, heilte dauerhaft und vollständig. (Dr. W. M. PRATT, *North American Journal of Homoeopathy*, 1883)

Dr. phil. PORTER berichtet von einem Fall einer Heilung einer papillomatösen Erosion des Gebärmutterhalses mit Hilfe von *Calc. fluor.* C6, bei dem die lokalen Symptome von einer Dyskrasie, vergrößerten Halslymphknoten, Abmagerung und Schwäche begleitet wurden. Seine Verschreibung beruhte auf den konstitutionellen Veränderungen, der lokalen Beschaffenheit (das rissige Aussehen des Gebärmutterhalses) und einer äußerst starken gelblichen Leukorrhö. – *Hahnemann Monthly*.

Fall einer schmerzhaften, starken Dysmenorrhö in Verbindung mit Neurosen, immer wiederkehrende neurotische Ausbrüchen. Heftige Beschwerden während der Monatsblutung, Kopfschmerzen etc., war mit beinahe allen homöopathischen Mitteln behandelt worden, ohne dass dies eine dauerhafte Linderung gebracht hatte. *Kalium phos.* C6 heilte. (Dr. D. B. WHITTIER, *Trans. Mass. State Hom. Med. Society,* 1886)

Eine Dame rief mich direkt nach einer heftigen Hämorrhagie des Uterus zu sich – tatsächlich drohte sie bei jeder Menstruation beinahe zu verbluten. Bei der Untersuchung stellte ich fest, dass die Gebärmutter hart war und so groß, dass sie die Vagina vollständig ausfüllte; dies war zweifellos innerhalb von sechs Jahren entstanden, und zwar seit sie ihr Kind auf die Welt gebracht hatte, denn sie klagte die ganze Zeit über einen stetig wachsenden Druck in diesem Bereich. Ich verabreichte ihr sofort *Calcarea fluor.*, alle vier Stunden eine Dosis. Innerhalb von vier bis sechs Wochen bildete sich diese Verhärtung zurück, und die Gebärmutter ging auf ihre ursprüngliche, natürliche Größe zurück. Seither sind fünf Jahre vergangen, und die Beschwerden sind nicht wieder aufgetreten. (Dr. A. P. DAVIS)

Frau W., die seit zwei Wochen schwanger war, hatte beinahe alles, was sie in diesen zwei Wochen gegessen hatte, wieder erbrochen. Es wurde nur Nahrung erbrochen, und das kurz nach dem Essen. Ich gab vier Mal täglich *Ferrum phos.* C12, je eine kleine trockene Pulvergabe. Ich möchte folgendes zu diesem Fall sagen: Frau W. hatte vier Kinder, und bei jedem dieser Kinder hatte das Erbrechen beinahe unmittelbar mit der Empfängnis begonnen und regelmäßig die ganze Schwangerschaft angehalten. Die letzten vier oder fünf Monate dieser Zeit musste sie in der Regel im Bett bleiben, da sie so schwach war, dass sie nicht mehr umhergehen konnte. Es fing auch diesmal wieder genauso an, aber nachdem ich ihr das *Ferrum phos.* verabreicht hatte, hielt sich das Erbrechen sehr in Grenzen, und nach einem Monat hörte es ganz auf, und sie trug das Kind in blendender Verfassung bis zum Schluss aus. Wir können zwar nicht mit absoluter Sicherheit behaupten, dass er ihr in diesem Fall ergangen wäre wie die anderen Male davor, doch es liegt nahe zu vermuten, dass es so gewesen wäre. (Dr. G. H. MARTIN)

Frau E., 38 Jahre alt, litt seit vielen Jahren an einer chronischen Bauchfellentzündung und Eierstockentzündung. Sie hatte für gewöhnlich subakute Anfälle, die meist mehrere Monate andauerten, die sie ans Bett fesselten oder zwangen, zu Hause zu bleiben; meist hatte sie sich kaum von einer Attacke erholt, bis die nächste in Folge einer Erkältung oder leichter Überanstrengung einsetzte. War nervös und sehr depressiv. Eines Abends befielen sie sehr heftige Schmerzen in der Gebärmutter und im Bereich des linken Eierstocks, die sich über den ganzen Abdomen ausbreiteten. Die Bauchregion war äußerst druckempfindlich und schmerzte bei der geringsten Berührung. Puls 120; Temperatur 40 °C. *Ferrum phos.* C12 und *Kalium phos.* C12 wurden zwei Stunden lang im Wechsel alle 15 Minuten in Wasser verabreicht, wonach die Schmerzen ein wenig nachließen. Dann wurden diese Mittel einige Tage lang stündlich gegeben, bis der Schmerz und die Druckempfindlichkeit ganz verschwunden waren. Die Patientin wurde zwei weitere Wochen auf die gleiche Weise behandelt. Danach war sie gezwungen abzureisen. Allmählicher kam sie wieder zu Kräften und wurde nach und nach gesünder. Nun sind zwei Jahre vergangen, und sie hatte nicht die Spur eines Anzeichens ihrer vormaligen Krankheit, unter der sie so viele Jahre gelitten hatte, und sie ist gesund und kräftig. (Dr. G. H. MARTIN)

Frau B., 20 Jahre alt, hatte in den letzten zwei Jahren unter einer heftigen Ovarialgie (Eierstockschmerzen) während der Periode gelitten. Sie war von mehreren Ärzten behandelt worden, und die einzige Erleichterung, die diese ihr bieten konnten, war die Anwendung von Morphium, wobei auch diese Linderung nur temporär war. Ich wurde eines abends spät zu ihr gerufen. Sie litt unter heftigen Schmerzen im linken Eierstock, dumpfe, ziehende Schmerzen und mit nur wenigen kürzeren Unterbrechungen. Patientin hysterisch und sehr reizbar. Ich gab ihr eine halbe Stunde lang alle zehn Minuten *Kalium phos.* C6 in Wasser, worauf die Patientin einschlief und erst am darauffolgenden Morgen ohne jegliche Schmerzen wieder erwachte. Ich verabreichte ihr einen Monat lang *Kalium phos.* C6 morgens und abends; bei der nächsten Menstruation wurde ich wieder gerufen, und sie litt genau wie bei den Perioden zuvor. Ich gab ihr alle zehn Minuten *Kalium phos.* C12, und nach zwei Dosen war sie schmerzfrei. Sie bekam einen Monat lang einmal täglich *Kalium phos.* C12, und bis heute, achtzehn Monate später, hatte sie keine Schmerzen mehr und fühlt sich in jeder Beziehung besser. (Dr. G. H. MARTIN)

Dame, um die 40 Jahre, Anteflexion des Uterus in Verbindung mit äußerst eigentümlicher nervöser Verfassung. Sehr ängstlich besorgt um ihre Gesundheit, schwach, durch die leiseste Anstrengung erschöpft. Reizbar und schnell ungehalten, was untypisch für sie war. Hatte viel Verdruss erlitten. Hyperämie des Gehirns und Hyperästhesie (Überempfindlichkeit für Berührungsreize). Diese Beschwerden nahmen ihr gänzlich die Freude am Leben. Kalium phos. heilte vollständig. (SARAH N. SMITH, New York)

Gallensteine

Calcarea phos. – Um die wiederholte Bildung neuer Steine zu verhindern.

Magnesium phos. – Krämpfe durch Gallensteine.

Natrium sulph. – Erträgt keine enge Kleidung um die Taille.

Klinische Fälle

Fall 1: Frau, verheiratet, große Kinder, 37 Jahre alt. Kopfschmerzen gefolgt von Erbrechen von Galle seit mehreren Jahren. Gesicht purpurfarbig. Wärme bessert den Schmerz. Schmerz beginnt im rechten Auge, breitet sich über die Stirn aus, mit ziehendem Gefühl im Hinterkopf. Schmerz im Kreuzbein dehnt sich aus bis zu den Oberschenkeln, rechts schlimmer. Nervös, schreckhaft, ängstlich. Äußerst pingelig. Hatte drei Monate zuvor einen Gallensteinkolik. Kalte Füße. Seit 16 Jahren Kopfschmerzen während der Menstruation. Menstruationsblutungen dick, klumpig, dunkel, dauern einen Tag. Stuhl hell in Krankheitsphasen, dunkler, wenn in besserer gesundheitlicher Verfassung. Muss sich beherrschen, nicht Selbstmord zu begehen. Manchmal langsamer Puls. Ständig müde. War vom Chirurg zur Gallensteinoperation genötigt worden. Rissige Zunge. Natrium sulphuricum heilte; die Gallensteine verschwanden.

Fall 2: Beruflich äußerst aktiv, Gewicht 90 kg, Alter 40. Schmerz im Bereich der Gallenblase. Gallensteinkolik. Trat nach einer Verdauungsstörung auf. Dumpfer Schmerz in dieser Region. Muss im Raum herumlaufen, keinerlei Position bessert. Nur einmal war der Stuhl hell. Schmerz in der Nierengegend und auch im Beckenbereich sowie den Beinen mit wolkigem Urin; Harnträufeln einiger Tropfen nach dem Urinieren. Dumpfer heftiger Schmerz rechtsseitig hinter den unteren Rippen; stechende Schmerzen in der Brust.

Schmerz im Zwölffingerdarm, verschlimmert nach dem Essen. *Natrium sulph.* heilte. Der Patient ist vollkommen gesund. (Dr. KENT, in seiner Materia Medica)

Im Homoeopathician vom Mai 1912 berichtet Dr. JULIA C. LOOS von einem bemerkenswerten Fall einer eingeklemmten Gallenblase, bei dem bei folgenden Symptomen *Natrium sulph.* 50M verschrieben worden war: periodischwiederkehrende Gallenkoliken; Gallenblasen füllt sechs Tage lang ein Drittel des Abdomen aus. Verwachsungen. Wünscht sich Kühlung; wechselnde Position; Verschlimmerung nachts von 23 Uhr bis 6 Uhr. Lokale Verschlimmerung durch Bewegung auf der schmerzfreien Seite; Besserung mit gebeugtem Schenkel, bei Wärme. Urin hat flockige Ablagerungen. Temperatur normal, Puls 108. Stuhldrang nur durch Blähungen erleichtert. Zunge trocken, rissiger Belag. Durst mäßig. Völlegefühl durch Trinken. Schenkel scharfer Schmerz. Gänzliche Heilung erfolgte innerhalb von drei Tagen.

Gehirn – siehe auch Meningitis

Ferrum phos. – Erstes Stadium bei Entzündungsbeschwerden.

Kali phos. – Gehirnerweichung, frühes Stadium; wenn mit Hydrozephalus (Wasserkopf), gebe man auch *Calcarea phos.* Erweichung als Folge einer Entzündung, mit schleichendem Herannahen. Gehirnerschütterung. Faulig stinkender Stuhl. Schlaflosigkeit und Stupor.

Magnesium phos. – Wenn krampfartige Symptome vorhanden sind. Anhaltendes gestörtes Sehvermögen nach einer Gehirnerschütterung.

Calcarea phos. – Wasserkopfartige Leiden. Chronischer Wasserkopf. Fontanellen bleiben zu lange offen. Schädelerweichung (Kraniotabes).

Calcarea fluor. – Kephalhämatom.

Natrium sulph. – Nach Kopfverletzungen. Psychische Beschwerden folgen. Heftiger Schmerz im Hinterkopfbereich.

Klinische Fälle

J. C. MORGAN berichtet in *Transactions Pennsylvania Homoeopathic Medical Society* von 1882 auf Seite 12 von einigen Fällen mit Gehirnerkrankungen bei Kindern, die markante krampfartige Symptome aufwiesen und bei denen *Magnesium phos.* C30 Nutzen und Heilung brachte.

Der folgende Fall handelt von einem älteren Herrn, Mr. J. M., der an einem länger andauernden Anfall einer akuten und subakuten Entzündung des Gehirns litt. Er erholte sich langsam, aber die Symptome einer Gehirnerweichung setzten ein. Er war bestrebt, einen Versuch mit den neuen Heilmitteln zu starten. Sein Sprachvermögen war beeinträchtigt; er schien kurzzeitig das Bewusstsein zu verlieren, konnte nicht schnell laufen, obgleich er sich in der Gefahr sah überrannt zu werden oder stehen zu bleiben, wenn er dem Kai gefährlich nahe kam, und man konnte ihn nicht allein nach draußen lassen: „Ich denke, es ist an der Zeit, dass ich Sie erneut darüber informiere, dass ich mich weiter auf dem Wege der Besserung befinde; tatsächlich kann ich über fast nichts mehr klagen, außer über einen hin und wieder – wirklich nur hin und wieder – auftretenden mentalen Stupor. So hat sich *Kalium phos.*, das Sie mir empfohlen haben, als das beste Mittel in meinem Fall herausgestellt." (Dr. med. W., von Schüßler)

Gehirnerschütterung

Kalium phos. – Asthenische Konstitution, geweitete Pupillen, unterdrückte Funktion der Hirnzellen aufgrund der Erschütterung.

Ferrum phos. – Fieberbeschwerden, die darauf zurückzuführen sind.

Magnesium phos. – Wenn von optischen Halluzinationen begleitet.

Calcarea phos. – Manchmal als hinzukommendes Mittel und bei Taubheitsgefühl.

Natrium sulph. – Chronische Auswirkungen von Stürzen oder Schlägen auf den Kopf.

Geistige Erschöpfung

Calcarea phos. – Nervliche Erschöpfung mit depressiver Verstimmung; übermäßiger Nachtschweiß; blasses, fahles und ausgemergeltes Antlitz; Verlust der Manneskraft; habituelle Kälte und venöser Blutstau in den Gliedmaßen durch Schwäche, Schlaflosigkeit und Appetitlosigkeit; Taubheitsgefühl.

Silicea – Verwirrtheit, Schwierigkeiten aufmerksam zu bleiben. In nachgiebiger und ängstlicher Stimmung. Ermüdung beim Lesen und Schreiben, erträgt Nachdenken nicht. Gefühl großer Kraftlosigkeit, Patient kann ich aber selbst aufraffen und wachrütteln, hat Charakterstärke, ermüdet jedoch schnell und ist gezwungen zu ruhen. Geistige Erschöpfung bei Schülerinnen, sie kommen durcheinander bei Rezitationen, weil sie sich nicht auf ihre Gedanken konzentrieren können. Wollen nachdenken, sind jedoch nicht in der Lage dazu.

Kalium phos. – Um verloren gegangene Nervenkraft wieder herzustellen. Deckt das ganze Feld der Neurasthenie (Nervenschwäche) ab. Dumpfer, starker Schmerz im Hinterkopf, schläfrig und ruhelos, fauliger Atem von der Zunge.

Natrium chlor. – Bei Schlaflosigkeit, düsteren Vorahnungen, Erschöpfung nach dem Sprechen, Störungen des Gehirns.

Magnesium phos. – In vielen Fällen von Neurasthenie mit den charakteristischen neuralgischen Schmerzen, Zittern und allgemeiner Schwäche ist es das Hauptmittel.

Klinische Fälle

Bei der Behandlung von Fällen mit diesen Beschwerden haben sich die Schüßler-Salze als im höchsten Maße dienlich gezeigt, und sie haben die schnellste heilende Wirkung an den Tag gelegt. Fälle, die mit diversen anderen Methoden behandelt worden waren und bei denen man nun zu den Schüßler-Salzen wechselte, zeigten eine deutliche Veränderung zum Guten, und eine schnellere Besserung trat ein. Die große Verschiedenartigkeit der Ursachen und die unterschiedlichen Arten und Zustände, in denen man die Patienten zunächst antrifft, schließen eine festgelegte, normierte Behandlung aus, aber primär und am aller wichtigsten ist es, einen Zustand richtiger Ernährung aller Körperteile und Gewebe herzustellen, und dann mittels der Schüßler-Salze den notwendigsten Bedürfnissen nachzukommen. Um eine angemessene Ernährung bereitzustellen, kann es notwendig sein, dass der Patient Veränderungen vornehmen muss in seinem Umfeld, hin zu einer glücklichen Berufstätigkeit, Luftveränderung, Veränderung der Wohnumgebung und der Landschaft und eine Ernährungsumstellung, um dann mit den Schüßler-Salzen die Gewebe und Kräfte wieder aufzubauen, die überfordert wurden, überarbeitet oder mangelernährt und mehr oder weniger erschöpft sind. Regelmäßige Maßnahmen sollten festgelegt werden – regelmäßige körperliche Bewegung bzw. Sport, regelmäßige Mahlzeiten, regelmäßiger Schlaf und regelmäßige Darm- und Blasenentleerung. Diese sind wichtig. Normalerweise ist *Kalium phos.* ein gutes Mittel für den Anfang, es verbessert das seelische Befinden, und unter Zuhilfenahme von *Calc. phos.*, *Ferrum phos.* oder *Natrium phos.*, je nach Zustand des Patienten, setzt schnell eine Besserung ein. Dann folgt *Calc. sulph.*, sobald das *Phos.* die Nervenzellen aufgebaut hat, und *Sulph.* ist notwendig, um den Prozess abzuschließen, was von drei Monaten bis zu zwei Jahren oder mehr dauern kann. Aber es ist mit diesen Mittel und mit der Befolgung der richtigen hygienischen Vorschriften so sicher und gut zu schaffen, wie es überhaupt nur möglich ist, eine Krankheit mit medizinischen Maßnahmen zu heilen. (Dr. med. F. D. BITTINGER, Dayton, Ohio)

Die folgenden beiden Fälle sind meinem Notizbuch für die Arzneimittelausgabe unserer Krankenhausapotheke entnommen:

23. Januar 1893, Frau J. 19 Jahre alt, Zucken der Augenlider, schlimmer täglich um 17 Uhr, nachdem die Lampe eingeschaltet wurde. Augen tränen beim Zucken. Hat große Angst vor einem Unfall bis zu dem Zeitpunkt, wenn ihr ein Schauer über den Körper läuft; danach ist sie von ihrer Nervosität befreit. Fühlt sich schwach, häufig schwindlig. Wenn sie auf der Straße läuft, steuert sie auf den Rinnstein zu, wahlweise nach rechts oder nach links. Niedergeschlagen, hatte mit zwölf Jahren Chorea, die zwei Jahre andauerte. Mit 17 hatte sie einige Monate lang wiederholt Angstzustände.
Ich verschrieb *Kalium phosphoricum* C4, eine Tablette à 65 mg *(Anm. d. Übers.: one grain tablet – 1 grain = 64,7989 mg)* viermal täglich. Am 30. Januar mentale Verfassung und Schwindelgefühl gebessert. Arznei wiederholt. Kam nicht zurück. Am 4. Juni ging ich zu ihr nach Hause, und sie sagte mir, dass das Zucken, die Angst und die Probleme beim Laufen im Laufe der zweiten Woche der Behandlung verschwunden und nicht wieder aufgetreten seien. Auch von dem Schwindelgefühl sei sie befreit gewesen, aber nun war ihr gerade wieder schwindlig, wohl, wie sie meinte, aufgrund ihrer Schwangerschaft.

30. März, Jas. C., zwölf Jahre alt, Schmerzen im rechten Bein, im rechten Arm und im Rücken. Lässt Sachen fallen, vor allem wenn er sich erschreckt. Schwierigkeiten beim Sprechen, reizbar, unruhig, Verstopfung, ungenügender Schlaf. War nervös gewesen, seit er mit sieben Jahren in den Rücken getreten worden war. Nach einer zweijährigen Behandlung war es ihm viel besser gegangen. Salzwasserbäder die Wirbelsäule entlang

haben ihm gut getan. Letzter Anfall einen Monat her. *Kalium phosphoricum* C4 wurde verschrieben, und unter Beibehaltung der Behandlung mit diesem Mittel ging es ihm kontinuierlich besser. Am 4. Mai wurde von einer Besserung in jeder Hinsicht berichtet, bis auf ein gelegentliches Unvermögen, Dinge in der rechten Hand zu halten; schlimmer am Morgen, besser um die Mittagszeit. Am 11. Mai hält er Dinge mit weniger Schwierigkeiten, kann mit mehr Leichtigkeit schreiben, fühlt sich immer mittags am wohlsten. Am 8. Juni zeigt er keines der genannten Symptome mehr; die Wirbelsäule war anfangs noch mit Salzwasser gewaschen worden, aber diese Maßnahme war vor fünf Wochen eingestellt worden. (T. C. WIGGINS)

Ein japanischer Hilfsarbeiter klagte, dass er nach 16 Uhr nichts mehr sehen könne. Er konnte große Dinge wie einen Baum oder einen Mann erkennen, aber er konnte nicht mehr sagen, ob er nun das Zuckerrohr oder das Unkraut hackte. Als ich erfuhr, dass er dieses Leiden niemals sonn- und feiertags feststellen konnte, schloss ich daraus, dass Erschöpfung die Ursache dieser Beschwerden war, und verabreichte ihm *Kalium phosphoricum* C6 mit einer äußerst erfreulichen Besserung innerhalb von zwei oder drei Tagen. Bald rief er nicht mehr an. (T. C. WIGGINS)

Herr S., über sechzig Jahre alt, hatte, nachdem er über Monate hinweg unter großem finanziellem Druck gestanden war, am Nachmittag des 14. August 1893 einen plötzlichen Anfall. Er wurde in einem Laden bewusstlos, in den er hineingegangen war, um um Hilfe zu bitten. Ich sah ihn am darauf folgenden Tag, und er war ganz offensichtlich am Rande der Erschöpfung. Ich riet ihm, seine Geschäfte aufzugeben und für mindestens einen Monat wegzugehen. Er konnte die Stadt lediglich für den Rest der Woche verlassen, aber in Verbindung mit *Kalium phosphoricum* C6 half ihm dies, danach seine Geschäfte weiterzuführen, bis er einige Wochen später für eine längere Zeit verreisen konnte. Er sagte, „Die Medizin brachte mich auf wunderbare Art und Weise wieder auf die Höhe."

Der Patient kam mit einem bescheidenen Vermögen nach Kalifornien, das er bei unglücklichen Spekulationen verloren hatte – ein weit verbreitetes Vorkommnis. Innere Unruhe, berufliche Sorgen und Überarbeitung hatten ihn über Monate geplagt. Schließlich befiel ihn etwa vor drei Monaten, als er gerade in einem Vorort zug nach Hause fuhr, plötzlich ein merkwürdiges Gefühl im Gehirn. Er wurde bewusstlos, erholte sich aber innerhalb weniger Minuten wieder und bat den Schaffner, ihm beim Aussteigen an seinem Bahnhof zu helfen. Er war noch so geistesgegenwärtige, dass ihm ein Bündel auffiel, das auf einem Sitz an seiner Seite lag, aber er war immer noch benommen und durcheinander. Als er zu Hause ankam, nahm er einen heftigen spasmodischen Schmerz in der Herzgegend wahr, der begleitet wurde von Mattigkeit, Kurzatmigkeit und Kälte in den Gliedmaßen. Dieser Zustand hielt mehrere Stunden an und trat innerhalb der nächsten zwei oder mehr

Wochen immer wieder auf, ohne Besserung, manchmal mehrmals am Tag, in unregelmäßigen Abständen. Dies wurde schließlich zeitweilig auch begleitet von einer mehr oder weniger starken mentalen Schwäche; und als sein Arzt ihn informierte, dass er an einer organischen Hirnerkrankung als Folge eines Hirnschlages litt, war er äußerst niedergeschlagen und verzweifelt. Nach drei oder vier Wochen besserte sich sein Zustand ein wenig, aber als er an seinem Haus einige unbedeutende handwerkliche Arbeiten durchführte, hatte er einen Rückfall; und da sein Arzt darauf beharrte, dass im nur noch wenig Zeit bliebe, beschloss er sich an einen eklektischen Arzt zu konsultieren, da er einen solchen im Osten eingestellt hatte als Familienberater. Als der Patient in Begleitung seiner Frau kam, schätzten wir den Fall als aussichtslos ein. Er war über sechzig Jahre alt, von verhärmter Erscheinung, verzagt, und wies ausgeprägte Anzeichen einer nervösen Erschöpfung auf. Er hatte jedoch keine Lähmungserscheinungen und auch keinerlei Verlust motorischer oder sensorischer Funktionen, und als wir uns die Mühe machten, fanden wir heraus, dass er sein logisches Denkvermögen in allen Facetten abrufen konnte. Er klagte über schlaflose Nächte aufgrund lanzinierender Schmerzen in der linken Brust und der linken Gesichtshälfte. Ich verschrieb *Kalium phos.* C3 , um die verloren gegangene Nervenkraft wieder herzustellen, und *Magnes. phos.* gegen die spasmodischen Schmerzen. Man gebe fünf Tabletten in ein halb gefülltes Wasserglas, wobei jeder Wirkstoff jeweils in einem eigenen Glas aufgelöst werden sollte. Dann gebe man abwechselnd einen Teelöffel pro Stunde über den Tag verteilt bis zum Schlafengehen. Nach etwa einer Woche kam der Patient wieder, um sich mehr Medizin zu holen, und es war eine deutliche Besserung festzustellen. Der verhärmte, verzagte Ausdruck in seinem Antlitz hatte sich gewandelt in einen Ausdruck von mehr Freude und Hoffnung. Er sagte, es ginge ihm besser; hatte sein Beginn der Medikamenteneinnahme nur einen einzigen spasmodischen Anfall gehabt, und konnte nun herumlaufen und leichte Tätigkeiten verrichten, ohne erschöpft zu sein, und er schlief nachts wieder gut. Nach einer weiteren Woche berichtete seine Frau, er sei so gesund wie eh und je. – Herausgeber *California Medical Journal*.

Gelbfieber

Natrium sulph. – Wenn es die Form eines ernsten abklingenden biliösen Fiebers annimmt und bei Gallenüberschuss. Erbrochenes grünlich, gelbbraun oder schwarz.

Ferrum phos. – Gegen das Fieber im Wechsel mit dem vorgenannten. Zu Beginn eines Anfalls.

Kalium phos. – Gegen Kollaps und geschwächte Lebenskräfte. Auch bei tief grünem, bläulichem oder schwarzem Erbrochenem und Hämorrhagien.

Geschwüre und Vereiterungen

Ferrum phos. – Vereiterungen der Drüsen, um den pochenden Schmerz, die Wundschmerzhaftigkeit, die Rötung, die Hitze und den kongestiven Zustand zu beheben. Geschwüre, wenn Fieber oder Hitze oder Rötung oder eine Kongestion vorliegen.

Kalium chloratum – Geschwür mit fibrinöser Absonderung. Geschwürbildung an Muttermund und Gebärmutterhals mit dickem, weißem, mildem Sekret; alle Vereiterungen, bei denen eine Schwellung oder eine schmutzig-weiße Zunge vorliegt oder auch eine mehlige, mehlartig schuppige Oberfläche oder eine fibrinöse Absonderung; wildes Fleisch, überbordende Granulationen. **Hornhautgeschwür**. (siehe Auge, Erkrankungen des)

Kalium sulph. – Tuberkulöse Geschwüre mit permanentem Aussickern von gelbem Eiter und von Lymphe verschwinden häufig unter Anwendung dieses Mittels.

Natrium phos. – Magen- oder Darmgeschwüre. Syphilitische Geschwüre, gelber Belag, der aussieht wie halbangetrocknete Sahne.

Silicea – Geschwüre der unteren Gliedmaßen, wenn sie tief sitzen und die Knochenhaut befallen ist. *Silicea* hat Geschwüre, die schwammig sind, leicht bluten und gefühllose, verhärtete Ränder haben, fistelartige Geschwüre, die eine dünne, übel riechende, jauchige, gelbe Flüssigkeit absondern. Träge Geschwüre bei hart arbeitenden, falsch ernährten Menschen. Geschwürbildung in Folge einer Abschürfung der Haut am Schienbein. Auch lokal anwendbar, oder Heuaufguss, der *Silicea* enthält. Eiterungsprozess, starke und wiederholte Dosen bei skrofulösen Drüsenschwellungen mit Eiterbildung.

Calcarea phos. – Vereiterung der Knochensubstanz, als interkurrentes Mittel.

Calcarea sulph. – Vereiterung der Drüsen. Offene Geschwüre. Eiternde wunde Stellen, die von Abschürfungen, Pickeln, Wunden, Verbrennungen, Verbrühungen oder Blutergüssen herrühren. Geschwüre der unteren Gliedmaßen mit Absonderung von gelbem, jauchigem Eiter.

Calcarea fluor. – Knochengeschwüre. Variköse Geschwüre. Geschwüre mit erhabenen harten Rändern, leicht dunkelviolett verfärbt.

Klinische Fälle

Es kam ein Mädchen in meine Praxis, das an beiden Beinen wunde Stellen hatte, aus denen ein dünnes, jauchiges Sekret rann, rot, entzündet und schmerzhaft. Diese Wunden plagten sie bereits seit vier Jahren. Sie brachen auf, bildeten dann Schorf, heilten teilweise, dann setzte die Entzündung ein, sodass ihr Schlaf gestört war; jede Bewegung verursachte heftige Schmerzen, und tatsächlich waren die Wunden allem Anschein nach sehr ernst. Ich gab ihr sofort *Silicea* C6 und *Calcarea phos.* C6 jeweils drei Dosen pro Tag, umwickelte die Beine mit Verbänden aus Baumwollrollen, und nach vier Wochen waren die wunden Stellen verheilt und die Patientin gesund, munter und glücklich. (Dr. A. P. DAVIS)

A. S., 16 Jahre alt, hatte seit drei Jahren schmerzlose Geschwüre an der unteren Hälfte des linken Beines, das rot und stark geschwollen ist. Drei fistelartige Geschwüre, die dicken, gelben Eiter absondern und viele Knochensplitter abgeworfen haben. Schmerzen vorwiegend nachts. Auszehrung, schlechter Appetit. Morgens oft Husten mit dickem, gelbem Auswurf und erhebliche Schwäche am Morgen. Lungen normal. *Calcarea fluor.* C6 acht Tage lang morgens und abends im Wechsel mit Pausen von vier Tagen ohne Medizin. Nach fünf Monaten geheilt. Äußerlich nur Glycerin. Nach sechs Monaten war an dem betreffenden Bein keine Vergrößerung mehr feststellbar. (Dr. HANSEN, *Allg. Med. Zeit.*)

Bei der Behandlung eines chronischen syphilitischen Geschwürs bemerkte ich auf der Oberfläche des Geschwürs einen gelben Belag, der wir halb getrocknete Sahne aussah. Nach der Gabe con *Natrium phos.* verschwand der Belag innerhalb von vier Tagen, und dem Patient ging es im Übrigen sehr viel besser. (C. HERING)

Gonorrhö / Tripper

Natrium phos. – Laut Schüßlers letzter (fünfundzwanzigster) Ausgabe ist die das wichtigste Mittel für Tripper (Gonorrhö).

Ferrum phos. – Entzündliches Stadium der Gonorrhö. (Anmerkung: Ein Drücken der Urethra, um Eiter auszuleiten, ist zu vermeiden, da dies schädliche Auswirkungen hat und die Heilung hemmt) Selbst Wandern, Treppensteigen etc. behindern den Heilungsprozess sehr stark.

Kalium chloratum – Dies ist das Hauptmittel bei Tripper (Gonorrhö). Es ist tatsächlich ein Spezifikum in Fällen mit einer Schwellung, sei es durch subkutane oder interstitielle Exsudation. Postgonorrhoischer Katarrh (Nachtripper) in Kombination mit einem Ekzem, latent oder sichtbar, oder eine Neigung zu Drüsenschwellungen. Feigwarzen.

Kalium phos. – Tripper (Gonorrhö) mit Blutabsonderung. Balanitis (Eichelentzündung) oder Balanoposthitis (Eichel- und Vorhautentzündung).

Silicea – Fälle von seit Jahren bestehender Gonorrhö mit dickem, übel riechendem Eiter. Permanentes Frösteln, sogar während körperlicher Anstrengung. Balanitis.

Der folgende Text aus der Feder des bereits verstorbenen Dr. T. S. HOYNE ist sehr bedeutsam in Bezug auf dieses Thema, und daher geben wir ihn hier in voller Länge wieder:

Silicea – Dieses Mittel wird von homöopathischen Ärzten häufig abgeurteilt, oder sie messen ihm zumindest sehr oft nur geringen Wert bei der Behandlung chronischer Krankheiten bei. Ich habe kurz einige Fälle aufnotiert, die sich als interessant erweisen könnten.

Herr A., ein 48 Jahre alter Straßenbahnfahrer mit strohblondem Haar und Bart und von sehr zierlichem Körperbau, kam zu mir mit postgonorrhoischem Katarrh (Harnröhrenausfluss), den er konstant seit über zehn Jahren hatte; er hatte im Laufe dieser Zeit alle Arten von Medikamenten ausprobiert, die jedoch immer nur vorübergehend Nutzen brachten. Injektionen mit verschiedenen Zusammensetzungen von Mitteln hatten die Krankheit für kurze Zeit in Grenzen gehalten, aber nach Absetzen der Injektionen oder selbst noch während dieser Behandlung setzte die Absonderung ausnahmslos immer wieder ein. Die Dilatation der Harnröhre half ihm nur einige Tage.

Man beharrte so lange auf der üblichen Routine, die Medikamente weiter zu verabreichen, ob sie nun nur wenig Nutzen brachten oder gegebenenfalls eine Verschlimmerung hervorriefen, bis der Patient völlig entmutigt war und zwei oder drei Jahre lang gar nichts mehr unternahm.

Bei meinem ersten und einzigen Gespräch mit ihm erfuhr ich von folgenden Symptomen: Er hatte jeden Morgen ein dünnes wässriges Sekret aus der Harnröhre und außerdem eine leichte Absonderung in Form von Prostataflüssigkeit während des Stuhlgangs; im Bereich des Hodensacks juckte es, und es gab einige feuchte Punkte; der Darm war fast ständig verstopft, und der Stuhl bestand aus harten Klumpen, die nur unter größter Mühe ausgeschieden werden konnten; nur äußerst selten hatte er einen lockeren Stuhl;

leichtes Brennen im Anus nach dem Stuhlgang. Während der Patient früher immer guter Laune war, neigte er nun dazu, aus geringstem Anlass äußerst gereizt zu reagieren, und er war häufig niedergeschlagen. Sein sexuelles Verlangen war sehr schwach, und nach dem Koitus fühlte er sich wie zerschlagen. Er sagte, dass er sich leicht erkälte und dann anfällig für nächtlichen Husten sei.

Aufgrund der Stärke dieser Symptome erhielt er C200, und ich sah den Patient nie wieder. Einige Monate später rief mich ein anderer Fahrer derselben Straßenbahnlinie an und verlangte nach der Medizin, die Herrn A. geheilt habe.

Herr B., ein aufgeweckter junger Beamter um die dreißig, konsultierte mich wegen seines postgonorrhoischen Katarrhs, der das Ergebnis eines schlecht behandelten Tripper (Gonorrhö) war. Er hatte die dafür üblichen Kuren und Behandlungen durchlaufen, die Allopathen und einige Homöopathen verordnen. Er erzählte mir, dass die gonorrhoische Absonderung mehrere Male durch Injektionen unterdrückt worden war, worauf beim letzten Mal jedoch ein äußerst heftiger Anfall von Orchitis (Hodenentzündung) folgte, die ihn für einige Tage ans Bett fesselte. Er versuchte dann sein Glück bei einem homöopathischen Arzt, der ihm zunächst eine Reihe von Mitteln verabreichte, jedoch ohne konkrete Besserung, und dann auf leichte Injektionen zurückgriff, die noch schlimmer als nur nutzlos waren, da sie die Reste der Gonorrhö in einen postgonorrhoischen Katarrh verwandelten, der sich nun jeglicher Art von Behandlung entzogen hatte.

Ich stellte fest, dass die Absonderung dünn und übel riechend war und nur eine sehr geringe Menge umfasste. Er hatte relativ häufige Samenergüsse, wobei das Sekret manchmal leicht von Blut durchzogen war. Der Urin war trüb und hatte manchmal gelbliche sandige Ablagerungen. Er konnte den Harn nicht mehr so lange halten wie früher und musste ein oder zwei Mal nachts aufstehen, um Harn zu lassen. Er hatte ferner kalten, übel riechenden Fußschweiß, und für gewöhnlich schwitzte er jeden Morgen am ganzen Körper. Er sagte, er fühle sich die ganze Zeit müde und hatte eine Abneigung gegen jegliche Arbeit, soweit er sie vermeiden konnte. Wie der vorige Patient reagierte er sehr empfindlich auf kalte Luft und erkältete sich leicht; er schlief unruhig und hatte ständig schreckliche Träume. Morgens beim Aufstehen war ihm leicht schwindelig.

Am 10. Dezember verschrieb ich *Sil.* C200. Am 17. Dezember berichtete er, dass die Medizin zunächst eine Verschlimmerung brachte, der Ausfluss wurde stärker und er musste noch häufiger Harn lassen als zuvor. Es wurde zwei Wochen lang *Sac. lac.* verabreicht, aber die Symptome blieben Tag für Tag die gleichen.

Am 31. Dezember wurde *Sil.* CM gegeben, was wiederum eine deutliche Verschlimmerung aller Symptome zur Folge hatte. *Sac. lac.* wurde für drei Wochen verschrieben, aber es gab keine sichtbare Veränderung der Symptome zum Besseren.

Am 25. Januar gab ich ihm *Sil.* C12, worauf sich die Symptome für einige Tage verschlimmerten, und dann verschwanden sie schrittweise. Die Beschwerden sind darauf nie wiedergekehrt.

Kalium sulph. – Tripper (Gonorrhö) mit schleimiger gelber oder grünlicher Absonderung. Postgonorrhoischer Katarrh. Alte Gonorrhö-Erkrankungen.

Natrium chlor. – Chronischer Tripper (Gonorrhö). Durchsichtiges, wässriges Sekret, schleimig. Dieses Mittel und *Calcarea phos.* sollten bei Harnröhrenausfluss im Wechsel verabreicht werden. **Gonorrhö mit Harnbrennen** ist ein Charakteristikum für dieses Heilmittel; bei alten Gonorrhö-Erkrankungen mit einem letzten hartnäckigen Tropfen. Urethra äußerst schmerzhaft und empfindlich bei Druck. Nach Injektionen mit Silbernitrat.

Calcarea phos. – Chronischer Tripper (Gonorrhö) mit Anämie. Hodenwasserbruch (Hydrozele).

Calcarea sulph. – Tripper (Gonorrhö) mit jauchiger, eiternder Absonderung.

Natrium sulph. – Chronische Gonorrhö mit gelblichem, grünlichem Sekret, das nicht nachlässt, dicke Konsistenz. Sehr wenig Schmerzen. Bei Gonorrhö verwende man die dritte Dezimalverreibung alle ein oder zwei Stunden mit vier Tropfen in etwas Wasser. (GRAUVOGL) Vergrößerte Prostata. Feigwarzen.

Klinische Fälle

In der *Pop. Zeit.*, Berlin. *Verein Hom. Aerzte*, April 1886. Bei frischen Fällen von Tripper (Gonorrhö) wird *Ferrum phos.* gefolgt von *Kalium chloratum* und *Kalium sulph.* empfohlen.

Ein siebzigjähriger Mann litt drei Jahre lang an einer Absonderung aus der Harnröhre; geringe Mengen Sekret; durchsichtiger Schleim; heftige brennende, bohrende Schmerzen beim Wasserlassen. *Kalium sulph.*, *Kalium chloratum* und *Natrium chlor.* halfen nicht. *Magnesium phos.* C6 heilte den Fall in vier Wochen. Die Art der Schmerzen war das markante Merkmal für die Indikation. (Schüßler, *Allg. Hom. Zeit.*, 1875)

Herr K., 32 Jahre alt, hatte seit fünf Jahren postgonorrhoischen Katarrh; dickes, gelbes Sekret, wenig oder kein Schmerz. Geheilt mit zwei Verschreibungen von *Natrium sulph.* (Dr. J. A. HARRISON)

Hämorrhagien

Ferrum phos. – Bluten aus äußeren und inneren Wunden, zusammen mit chirurgischer Unterstützung. Nasenbluten mit hellrotem Blut, sei es durch Verletzung oder aus anderen Gründen; im Allgemeinen reicht dies aus, vor allem bei Kindern. Hämorrhagie mit hellrotem, schnell gerinnendem Blut. Erbrechen von hellrotem Blut. Neigung zu Nasenbluten bei schnell wachsenden Kindern.

Kalium chloratum – Wenn das Blut dunkel. Schwarz, klumpig oder zäh. Erbrechen von dunklem, klumpigem und zähflüssigem Blut. Nasenbluten am Nachmittag.

Calcarea sulph. – Epistaxis (Nasenbluten). Nasensekret von Blut durchzogen.

Kalium phos. – Epistaxis bei schwachen, zierlichen Konstitutionen durch Schwäche, Kraftlosigkeit oder hohes Alter, Anfälligkeit für blutendes Zahnfleisch, blutende Nase etc. Blutverlust, wenn dunkel, schwärzlich, dünn, wie Kaffeesatz, nicht gerinnend. Blut faulig, Zersetzungsprozesse. Septische Hämorrhagie.

Natrium chlor. – Hämorrhagie, Blut hell, dünn, rot, wässrig, nicht gerinnend. Nasenbluten durch Herunterbeugen, beim Husten, mit Wundschmerz in den Gliedmaßen.

Calcarea fluor. – Hämoptysis (Blutsturz); hellrotes Blut; kurzer trockener Husten durch Überanstrengung.

Natrium sulph. – „Ich habe erlebt, wie dieses Mittel in mehreren Fällen heftiges Nasenbluten auslöste, wenn es falsch gegeben wurde. Kürzlich verursachte die 200. Potenz bei einem Fall Nasenbluten, Erbrechen und Darmentleerung nach jeder eingenommenen Dosis." (E. H. H.)

Klinische Fälle

Vor etwa zwölf Jahren begann ich die Behandlung eines vier Jahre alten Mädchens wegen häufiger Epistaxis, später wegen Hämorrhagie der Zunge und des Gaumens und beängstigenden Nasenblutens, das nur durch das Tamponieren der hinteren Choanen eingedämmt werden konnte. Im Laufe des Jahres tamponierte ich die Nase mehrere Male, wandte blutstillende Mittel an Mund und Zunge an, verabreichte so gut ich konnte die indizierten Heilmittel: *Ham., Bell., Nit. acid, Ipecac, China* etc. Ich stufte sie als Bluter ein und hatte ernsthafteste Befürchtungen in Bezug auf das Mädchen, wenn es in die Pubertät kommen sollte und ihre Menstruation einsetzen würde. Nachdem ich sie ein Jahr lang wegen besorgniserregender Hämorrhagien behandelt hatte, gab ich ihr *Ferr. phos.* in der C3 Verreibung, drei Tabletten drei Mal täglich und setze die Anwendung recht regelmäßig für sechs Monate fort. Während der Einnahme traten keine Anfälle auf. Sie blieb kräftig und gesund, und mit 14 Jahren kam sie in die Pubertät und hatte normale Blutungen. Ihr wurden Zähne gezogen, ohne dass es zu Hämorrhagien kam, und als sie vor einem Jahr die Stadt verließ, war sie in bester Gesundheit und hatte eine normale Menstruation.

Im Dezember 1895 bat Frau B., 65 Jahre alt, darum behandelt zu werden, sie hatte blutunterlaufene Flecken an den Beinen und Schenkeln, Kranpfadern und Ödeme an Füßen und Beinen. Sie bekam *Ferr. phos.* C3 alle drei Stunden, und es setzte eine prompte Besserung ein. Nach zwei Wochen war sie vollkommen genesen. Die Beschwerden traten bis zum heutigen Tage nicht mehr auf.

Ein Kleinkind, zwei Jahre alt, kam nach einem fünfwöchigen Aufenthalt an der Küste zurück, wo es in einen augenscheinlich hoffnungslosen Zustand von Marasmus geraten war, und wie folgende Symptome auf: Extreme Auszehrung und Erschöpfung, anämisch, Schweiß am Kopf, Beine und Füße geschwollen, blutunterlaufene Flecken an den Beinen, Blutergüsse am Gaumen, übel riechender und zeitweise blutiger Durchfall und kalte Gliedmaßen. Die Schwellungen an den Beinen sahen aus wie Ödeme, hinterließen bei Druck keine Dellen, doch die geringste Bewegung ließ das Kind vor Schmerzen schreien. Die Knochenenden (Epiphysen) waren nicht vergrößert, und daher nahm ich an, dass die Schwellung und der Schmerz von Blutergüssen in den tieferen Geweben herrührten, wodurch dies meiner Meinung nach einen Fall von Skorbut darstellte. Das Kind erholte sich sofort nach der Einnahme von *Ferr. phos.* C3 und *Sil.* Gelegentlich wurden dem Speiseplan Orangensaft und Traubensaft hinzugefügt, und es erholte sich so stetig und kontinuierlich.

Frau B., Lehrerin, ließ mich im vergangenen August eiligst zu sich bitten. Sie blutete aus Nase und Gebärmutter und hatte purpurne Flecken an Schenkeln und Beinen. Das Bluten hörte nach der dritten Dosis *Ferr. phos.* C3 auf. Ich erfuhr, dass sie seit einigen Jahren jedes Jahr einmal einen Anfall gehabt hatte, und überredete sie, täglich eine Dosis des Mittels einzunehmen, was sie bis heute tut. Die Purpura verschwand innerhalb von etwa zehn Tagen und ist nicht wieder aufgetreten; sie sagt, dass ihr allgemeiner Gesundheitszustand besser ist, als er viele Jahre zuvor gewesen war. Ich bin gespannt, ob die Purpura nächstes Jahr wohl noch einmal ausbricht. An ihrer Ernährung wurde nicht verändert. (Dr. C. E. GORHAM, Albany)

Hämoptyse (Bluthusten), die trotz aller Medikamente anhielt, wurde durch *Calc. fluor.* gestoppt. (M. J. BLEIM)

Dr. E. B. RANKIN berichtet im *Southern Journal of Homoeopathy* von einem Fall von Hämorrhagie im Darm mit dunklem, schwarzem, viskösem und starkem Blutfluss, der mittels *Kalium chloratum* C6 geheilt wurde.

Eine Dame, 72 Jahre alt, groß und korpulent, mit dunklen Augen und Haaren, die an Anfällen von apoplexartigem Blutandrang im Gehirn litt, wurde in apoplektischem Zustand aufgefunden mit kalten Extremitäten, kaltem Schweiß auf Stirn und Gesicht; Kopf heiß und aschgrau; bewusstlos; langsamer röchelnder Atem. *Ferrum phos.* C6 einen Teelöffel voll alle halbe Stunde; nach zwei Stunden erlangte sie ihr Bewusstsein wieder. Konnte am nächsten Tag aufstehen. Bei späteren Attacken wurde das gleiche Mittel mit den gleichen Ergebnissen angewandt. Die Patientin gibt an, sich nie zuvor so schnell und wirkungsvoll erholt zu haben. (Dr. F. A. ROCKWITH, *American Journal Homoeopathic Materia Medica*, 1875)

Dwight H., zwölf Jahre alt, war in den vergangenen Jahren anfällig für Nasenbluten. Während dieser Zeit wurde er stark anämisch. Hatte vom Arzt der Familie verschiedene Medikamente erhalten, ohne dass die Beschwerden dauerhaft gestoppt werden konnten. Ich wurde zu ihm gerufen, nachdem er einen heftigen Anfall gehabt hatte, und fand ihn äußerst geschwächt und bleich durch den Blutverlust vor. Ich gab ihm sofort *China off.* C1 in Wasser über einige Stunden hinweg, bis ich ihm einige Pulverdosen *Ferrum phos.* C6 schicken konnte, was er einige Wochen lang als Lösung in mehreren Dosen pro Tag einnahm mit dem Ergebnis, das die Hämorrhagie dauerhaft gestoppt wurde. (C. T. M.)

Dr. E. G. JONES beschreibt einen Fall von heftigem Nasenbluten durch plötzliche Kälte während der Menstruation, die gleichzeitig gehemmt wurde. Das Ganze wurde auf magische Weise mittels *Ferrum phos.* C3 geheilt.

Hämorrhoiden

Hinweis: Bei der Behandlung von Hämorrhoiden muss ein großes Augenmerk auf Störungen der Funktionen von Leber, Verdauungsorganen etc. gerichtet werden, die in der Regel vorliegen und in enger Verbindung mit ersteren stehen; andernfalls kann eine gründliche Heilung der Hämorrhoiden nicht sichergestellt werden.

Ferrum phos. – Entzündete Hämorrhoiden, blutende Hämorrhoiden, Blut hellrot, dünnflüssig, neigt aber dazu, eine dicke, weiche Masse zu bilden. Vor Verhärtung.

Kalium chloratum – Blutende Hämorrhoiden, wenn das Blut dunkel und dick ist; fibrinös, klumpig, geronnen.

Kalium phos. – Hämorrhoiden, wund, schmerzhaft und juckend.

Calcarea fluor. – Innere oder blinde Hämorrhoiden, häufig mit Rückenschmerzen,meist ganz unten am Kreuzbein. Man beachte die Beschaffenheit der Zunge etc., die das alternierende Heilmittel indiziert. Hämorrhoiden mit Blutandrang Richtung Kopf. Innere blinde Hämorrhoiden mit Verstopfung, träger Darm. Blutende Hämorrhoiden, man gebe das Mittel im Wechsel mit den Heilmitteln, die die Farbe des Blutes etc. indiziert sind. Tumore, erschlaffte elastische Fasern. Blutende Hämorrhoiden, hellrotes Blut, im Anschluss an einen kurzen trockenen Husten oder Räuspern aufgrund von Überanstrengung.

Kalium sulph. – Innere und äußere Hämorrhoiden können im Wechsel mit *Calcarea fluor.* nach diesem Mittel verlangen; das Hauptmittel, wenn die Zunge einen gelben, schleimigen Belag aufweist oder charakteristische Absonderungen oder Sekrete vorliegen.

Calcarea phos. – Chronische Hämorrhoiden bei anämischen oder schwächlichen Patienten. Interkurrent mit *Calcarea fluor.*

Magnesium phos. – Schmerzen schneidend, wie von einem Pfeil, sehr heftig und stechend, oft wie ein Blitz, so scharf und schnell. Bei äußeren Hämorrhoiden als lauwarme Spülung bzw. Lotion.

Natrium chlor. – Mit Wundschmerz, Pochen und Hervorwölben des Rektums, Brennen am Anus, Herpes rund um den Anus, Stuhlgang hart, beschwerlich und bröckelnd; Stiche im Enddarm und in der Harnröhre nach dem Harnlassen.

Silicea – Äußerst schmerzhafte Hämorrhoiden, vorfallend bzw. vorstehend,inkarzeriert und beginnen zu eitern. Starkes Jucken und Schmerz, der Richtung Rektum und Hoden läuft. Analfisteln. (*Calcarea phos.*)

Klinische Fälle

Ein junger Mann von 28 Jahren war seit einigen Jahren von Hämorrhoiden geplagt. Blutende Hämorrhoiden in Verbindung mit chronischer Verstopfung. Sehr schmerzhafter Stuhlgang, großer Blutandrang Richtung Kopf und Hitzewallungen, Landkartenzunge bzw. Zunge mit gräulich-weißem Belag. *Calcarea fluor.* C3 und *Kalium chloratum* C6 heilten vollständig.

Halsentzündung

Ferrum phos. – Hals trocken, rot, entzündet, mit starken Schmerzen (sehr häufige Dosen), verringert Kongestion, Hitze, Fieber, Schmerz und Pochen im eitrigen, wunden Rachen, wunder und entzündeter Gaumen, akutes Stadium einer Kehlkopfentzündung. Brennender, schmerzender Rachen. Halsschmerzen bei Sängern und Leuten, die die Stimme täglich beanspruchen. Neigung zu abendlicher Heiserkeit.

Kalium chloratum – Wenn die Drüsen oder Mandeln beginnen anzuschwellen, gebe man dieses Mittel abwechselnd mit *Ferrum phos.* Vereiterter Rachen mit weißlichen oder gräulichen Flecken und Punkten sowie der charakteristischen weißen Zunge. Syphilitische Halsentzündung; Schmerzen beim Schlucken. Hustet übel riechende käseartige kleinen Klumpen heraus. Professor WERTHEIM aus Wien empfiehlt dieses Heilmittel als Spülung und Gurgellösung bei wundem Mund und Rachen. **Granuläre Pharyngitis (Rachenentzündung).** Geschwollene Mandeln; weiße, zähe Schleimabsonderung; auch in den hinteren Nasenöffnungen. Patient räuspert sich und schnupft, um den Schleim zu lösen und heraus zu bekommen. Bei follikulärer Rachenentzündung mit hartem, zähem Sekret und Husten, zeitweilig gelindert nach der äußerst anstrengenden Beseitigung des festklebenden Sputums. Trockenheit, schwieriges und schmerzhaftes Schlucken. Wir stellten fest, dass es uns häufiger nützte als *Kalium bichromicum.* (Dr. H. C. FRENCH)

Kalium phos. – Gangränöse Halsentzündung. Rachen sehr trocken; ständiges Bedürfnis zu schlucken. Salziger Schleim steigt im Hals auf.

Natrium chlor. – Geschwollener, entzündeter Hals. Kropf, wenn wässriges Sekret vorliegt. Entzündete Rachenschleimhaut, durchsichtiger Schleim auf den betroffenen Bereichen, schlaffes Gaumenzäpfchen. Chronische Halsentzündung mit dem Gefühl eines Pfropfen oder Klumpen und extrem trockener Rachen. Engegefühl und Stiche im Hals. Follikuläre Pharyngitis, insbesondere bei Rauchern nach Silbernitratbehandlung.

Natrium phos. – Mandeln mit gelbem, sämigem Schleim belegt, Gefühl wie rohes Fleisch, morgens feuchte Ablagerung auf der Zunge, die gelb aussieht. Absonderung wir von einem Kloß im Hals, schlimmer beim Schlucken von Flüssigkeiten.

Calcarea phos. – Stimmlosigkeit, Ermüdungskatarrh durch zu langes Reden, als interkurrentes Mittel.

Calcarea sulph. – Eitrige Halsentzündung (siehe Tonsillitis), vereiterter wunder Rachen, gelber Eiter, letztes Stadium.

Magnesium phos. – Bei chronischer Pharyngitis (Rachenentzündung) mit Verschlucken bei dem Versuch, schnell zu essen.

Natrium sulph. – Halsentzündung mit dem Gefühl eines Kloßes beim trockenen Schlucken. Geschwüriger wunder Rachen. Diphtherie mit Erbrechen und Aufstoßen von Schleim aus dem Magen. Gaumen brennt während der Menstruation.

Calcarea fluor.- Erschlafftes Gaumenzäpfchen, Kitzeln im Kehlkopf. Husten bei Gemütserregung. Heraufhusten von Schleim am frühen Morgen. Brennender Rachen, gebessert durch Wärme. Follikuläre Halsentzündung, wobei sich permanent Schleimpfropfen auf den Mandeln.

Klinische Fälle

Ein Schauspieler, Herr E., konsultierte mich wegen einer ernsten Reizung im Rachen, die sich sehr störend auf seine Sprache auswirkte, und des Weiteren auf Grund seines überaus schlechten Atems. Dieser war ganz besonders störend, da er gezwungen war, drei Tage später eine Rolle zu spielen, bei der er seinen Mitschauspielern sehr nahe kommen musste. Nach einer Untersuchung folgerte ich, dass dies von einem Mangel an *Kalium phos.* herrührte, und daher verordnete ich dieses Mittel. Am Abend des zweiten Tages danach teilte mir Herr E. mit, dass er vollständig genesen war; von dem fauligen Atem war nicht mehr die geringste Spur zu merken. Er erklärte außerdem, dass er bereits nach der zweiten Dosis eine Besserung verspüren konnte. (Dr. QUESSE)

Harnwegserkrankungen

Ferrum phos. – Harninkontinenz, wenn sie auf einer Schwäche des Schließmuskels beruht. Bettnässen, vor allem bei Kindern. Nächtliches Einnässen aufgrund von Muskelschwäche, häufig bei Frauen vorkommend, wenn jedes Husten den Harn herausspritzen lässt. Blasenentzündung, erstes Stadium, mit Schmerz, Hitze oder Fiebrigkeit. Unterdrücken des Harns mit Hitze. Zu starke Harnabsonderung. Polyurie. „Tagsüber unaufhaltsamer Harndrang, verstärkt beim Stehen und einhergehend mit einem Schmerz entlang der Harnröhre und dem Blasenhals. Harnretention mit Fieber bei kleinen Kindern sowie ungewollte Harnabscheidung bei jedem Husten." (Dr. M. DESCHERE) Einige Rotweinsorten können nächtliches Bettnässen bei Kindern heilen dank des darin enthaltenen Eisens. Eine Dosis morgens und abends. Enuresis diurna (Tagnässen) hervorgerufen durch eine Reizung des Blasenhalses und der Penisspitze.

Kalium chloratum – Blasenentzündung, zweites Stadium, wenn eine Schwellung eingesetzt hat (interstitielle Exsudation), sowie Absonderung von dickem, weißem Schleim. „Bei dieser Erkrankung gibt es kein besseres innerlich anzuwendendes Heilmittel." (PELTIER) Das wichtigste Mittel bei chronischer Blasenentzündung. Urin dunkel gefärbt, Ablagerungen von Harnsäure, wenn Torpor und Leberträgheit vorliegt.

Kalium phos. – Zystitis bei athenischer Konstitution mit Erschöpfung. Häufiges Urinieren oder Ausscheidung großer Mengen Wasser. Brennen beim Wasserlassen mit häufigem Harndrang; nervöse Schwäche. Harninkontinenz durch Nervenschwäche, Blutung aus der Harnröhre. Paralyse, die den Schließmuskel befällt und dadurch verhindert, dass der Urin gehalten werden kann. Enurese bei älteren Kindern. Harn ziemlich gelb. Juckreiz in der Harnröhre. Schneidender Schmerz in Blase und Harnröhre.

Kalium sulph. – Laut MITCHELL hat HAERMAN aus Paris dieses Mittel bei Oxalurie (*vermehrte Ausscheidung von Oxalsäure im Urin*) angewandt, und eben dafür wurde es auch vom verstorbenen T. F. ALLEN bestätigt.

Magnesium phos. – *Permanenter Harndrang, sobald die Person steht oder läuft.* Spasmodische Harnretention. Grieß. Schmerzen nach der Verwendung eines Katheters, Gefühl ab ob sich die Muskeln nicht zusammenziehen. Kind gibt große Mengen Urin ab.

Natrium phos. – Harninkontinenz bei Kindern mit Säuresymptomen. Polyurie. Harn dunkelrot, mit Arthritis. Häufige Miktion. Diabetes. Blasenatonie. Grieß. In seiner letzten Ausgabe sagt Schüßler, dass dies das Hauptmittel bei Blasenkatarrh ist.

Natrium sulph. – Körnige Ablagerungen oder Sediment im Urin, Grieß, Steinablagerungen, ziegelstaubfarbiger Eiter im Wasser, einhergehend mit Gicht. Polyurie, exzessive Absonderung, wenn aufgrund von Diabetes. Harn mit Galle angefüllt. Nächtliches Bettnässen oder Harnretention.

Silicea – Harn mit Eiter und Schleim angereichert. Rote sandige Ablagerungen von Harnsäure. Enurese durch Würmer und bei Chorea. Muss nachts zum Wasserlassen aufstehen.

Calcarea sulph. – Blasenentzündung im chronischen Stadium, Eiterbildung. Roter Harn mit hektischem Fieber. Scharlachnephritis. (S. LILIENTHAL)

Calcarea phos. – Große Mengen Urin. Enurese, Bettnässen bei *kleinen* Kindern und alten Leuten, als interkurrentes Mittel nach *Natrium sulph.* Bei Grieß, steinartigen, phosphathaltigen Ablagerungen. Um die Neubildung von Blasensteinen einzudämmen, als diätetische Unterstützung Buttermilch oder Kumiss. Flockiges Sediment im Harn.

Natrium chlor. – Polyurie mit starker Auszehrung; Hämaturie nach Skorbut; schneidender Schmerz *nach* dem Wasserlassen. Zystitis. Ungewolltes Urinieren beim Laufen, Husten etc. Harninkontinenz. Schneidender Schmerz in der Harnröhre nach dem Urinieren.

Calcarea fluor. – Große Mengen Urin mit häufigem Harndrang, Spärlicher und stark gefärbter Urin, der einen beißenden Geruch abgibt.

Klinische Fälle

Dr. S. B. DICKERMAN aus Abington, Massachusetts, berichtet von einem Fall von Enurese, der mittels *Ferrum phos.* C200 geheilt wurde. Die Enurese trat tagsüber auf; er nässte nur selten nachts das Bett. Die Leitsymptome unterstreichen seine Anwendung bei Enuresis *diurna*.

Fall von Harninkontinenz aufgrund nachlassender Muskelkraft, geheilt mit Hilfe von *Ferrum phos.* – *Transactions American Institute*, 1882, Seite 181.

Dr. Schüßler erwähnt in einem privaten Gespräch mit Dr. ZOEPPRITZ den Fall eines Jungen, dem er ohne Erfolg *Ferrum phos.* gegen Bettnässen verabreicht hatte. Der Junge bekam einen pustulösen Ausschlag nahe der Mundwinkel, gegen den er *Natrium chlor.* verschrieb, was sowohl den Ausschlag als auch die Enurese heilte.

Dr. CORNELIUS aus Oldenburg erzählt von einem Fall von spasmodischer Harnretention. Zu Beginn wurde kein Urin ausgeschieden; nicht einmal der Katheter konnte auch nur die geringste Menge hervorbringen. *Magnesium phos.* wurde gegeben und brachte eine gewisse Besserung; es wurde ein wenig Harn abgegeben. Nachdem nach fünf Tagen immer noch keine anhaltenden oder eindeutigen Ergebnisse mit diesem Mittel erzielt worden waren, folgte man Schüßlers Rat und gab entsprechend *Calcarea phos.*, das innerhalb eines Tages Heilung brachte. Etwa zwei Monate später setzte eine erneute Attacke ein, die gleichermaßen sofort mittels *Calcarea phos.* geheilt wurde, denn am darauffolgenden Tag war der Patient gesund. – *All. Hom. Zeit.*, 1885, Seite 70.

Dr. CRÜWELL erstattete einen Bericht über Harninkontinenz: Als ich mit Dr. Schüßlers Präparaten Bekanntschaft machte, war ich sehr bestrebt, die Wirkung von *Kalium phos.* zu testen, wie es Dr. Schüßler bei Lähmungen und paralytischen Konditionen empfiehlt. Wer immer sich mit dem Studium der Psychologie befasst hat, wird natürlich jede Form von Lähmung anzweifeln. Ich gestehe, dass ich möglicherweise zu oft *Kalium phos.* verabreicht habe, da ich so begierig war zu erfahren, was es mir bringen könnte. Aus verschiedenen Gründen war ich veranlasst, es gegen Inkontinenz zu geben. Ich verordnete es drei Mal täglich in etwas Wasser. Bei fünf Fällen, von denen ich zwei ohne gute Ergebnisse behandelt hatte, bewirkte *Kalium phos.* eine erstaunlich schnelle Besserung. Bei einem jungen Mädchen von 7 Jahren musste ich bis vor Kurzem die Behandlung mit diesem Mittel immer wieder fortsetzen, nachdem es abgesetzt worden war, da die Inkontinenz jedes Mal wieder auftrat, sobald mit der Behandlung aufgehört wurde. Der erfolgreichste Fall war der eines älteren Herrn, 60 Jahre alt. Bei diesem Fall lag zweifelsohne ein subparalytischer Zustand des Schließmuskels vor. Einige Monate nach der Behandlung rief er mich zurück, um mir zu erzählen, dass er vollkommen geheilt sei, jedoch gerne noch einige dieser Pulverdosen hätte – ganz einfach zur Vorsorge. (von Schüßler)

Junge, 10 Jahre alt, nachdem homöopathische Behandlung keinen Erfolg gehabt hatte, litt an Enurese, Harn hell, wässrig und große Mengen. *Ferrum phos.* C6 drei Mal täglich eine Pulverdosis in heißem Wasser eingenommen heilte. (Dr. C. W. HAKES)

Harninkontinenz – 35 Jahre alte Frau hatte seit drei Jahren Probleme und konnte hierzu keine genaue Ursache nennen; konnte den Harn nachts halten, jedoch nicht tagsüber. Am Tage gab sie große Mengen Wasser unwillentlich von sich. Allgemeine Gesundheit gut. *Ferrum phos.* C3 vier Mal täglich. Eine Woche später erzählte sie, dass sie nun vollständige Gewalt über ihre Blase habe, und dass es ihr besser ging als die ganzen zwei Jahre zuvor. Neun Monate später kam die Patientin wieder zu mir, da die Krankheit wieder ausgebrochen war; und obwohl sie nun *schwanger* war, konnte *Ferrum phos.* erneut die Inkontinenz gänzlich stoppen. (WILDE)

Nephritis (chronisch) – Fall von Dr. CORNELIUS aus Oldenburg, der sich durch erhöhte Eiweißwerte und Harnzylinder im Urin auszeichnete, spezifisches Gewicht 1,016 gr., große Schwäche, Herzklopfen, Kopfschmerzen etc. *Natrium chlor.* C6 bewirkte eine äußerst schnelle Besserung, eine Gewichtszunahme und unter Zuhilfenahme von *Calc. phos.* vollständige Gesundung.

Haut, Erkrankungen der

Ferrum phos. – Entzündungen der Haut, wenn entweder Fieber, Hitze, Schmerz, Pochen oder eine Rötung vorliegt; Pickel, Hitze und Kongestion der Haut.

Kalium chloratum

Akne. Pickel im Gesicht mit dickem, weißem Inhalt, verursacht durch eine gestörte Funktion der Follikeldrüsen. Sie sind schmerzunempfindlich und scheinen mit Magenproblemen und Hormonstörungen im Zusammenhang zu stehen. Wird oft die Eiterbildung verhindern.

Ekzeme. Milchschorf, schorfige Ausschläge am Kopf und im Gesicht von Kindern. Kopfschuppen. Dies ist Hauptmittel im Wechsel mit *Ferrum phos.*, bei Folgen von Impfungen mit unreinem Serum. Ekzeme, die durch Störungen der Uterusfunktionen entstehen, charakteristische Zunge, trocken, mehlartige Schuppen auf der Haut. Eiweißartige Absonderungen der Haut mit weißer Zunge. Vesikuläre Ekzeme, eiweißartiges Sekret oder proteinförmiger Inhalt. Es wirkt häufig Wunder bei sehr hartnäckigen Formen chronischer Ekzeme.

Ausschläge. Akne, Pusteln, Pickel etc. in Kombination mit Magenstörungen, weiße Zunge einhergehend mit gestörten Menstruationszyklen, sero-fibrinöse Absonderungen.

Erytheme. Nach *Ferrum phos.*, wenn eine Schwellung vorliegt und sich Bläschen oder Blasen bilden.

Herpes Zoster. Gürtelrose, Bläschen, die die Hälfte des Körpers wie ein Gürtel umgeben, weiße Zunge.

Lupus. Hilfreich bei hartnäckigen Fällen mit gastrointestinalen Symptomen.

Warzen. An den Händen, auch äußerlich anwendbar.

Sykose. Primäres Mittel. Frühes Stadium von Pusteln, später trockene, mehlartige Schuppen, persistierend und mit Beteiligung der Drüsen.

Entzündete Fußballen. Frostbeulen und Lupus, Hauptmittel.

Kalium phos.

Ekzeme. Wenn sie mit nervöser Reizung und Überempfindlichkeit einhergehen. Fettiger Schorf mit abstoßendem Geruch; Hautsekretion, hautreizend, verursacht Wundsein an den betroffenen Stellen, Juckreiz mit kribbelndem Gefühl, leichte Reibung angenehm, übermäßige Reibung hat Wundsein zur Folge, abgeriebene Haut, blutige, wässrige Absonderung, übermäßige, übel riechende Schweißbildung. Juckende Kopfhaut; Hinterkopf schmerzt, als ob an den Haaren gezogen würde. Alopecia areata (kreisrunder Haarausfall). Geschwüre.

Frostbeulen. An Zehen, Händen und Ohren, kribbelnder und juckender Schmerz. Frisch, nicht eiternd. Neurotische Menschen.

Maligne Pusteln. Blasen und Bläschen am ganzen Körper, wässriger Inhalt, Haut welk und runzelig. Neurotische Symptome und Schmerz übertrieben.

Kalium sulph. – Trockene Haut durch unterdrückte Hautkrankheiten. Abscheu gegen heiße Getränke.

Ekzeme. Absonderung einer gelben, weichlichen Masse, Ekzeme, die plötzlich unterdrückt werden, mit anderen Symptomen dieses Mittels.

Ausschläge. Plötzliches Schwinden aufgrund einer Erkältung oder andere Ursachen. Krankhafte Beschaffenheit der Nägel, unterbrochenes Wachstum, Haut schuppt sich sehr leicht von klebrigem Grund ab. Wunde Stellen auf der Haut mit gelbem, wässrigem Sekret innerhalb eines begrenzten Bereichs, und die Haut schält sich ab.

Psoriasis. Es wird von mehreren Fällen dieser Erkrankung berichtet, die mit Hilfe dieses Mittels geheilt wurden. Die starke Desquamation der Epidermis ist eine Hauptindikation.

Kopfschuppen. Gelbliche oder weiße Schuppen auf der Kopfhaut (auch als Spülung), ausfallendes Haar, Unterlippe trocken und schuppig.

„Die innere Anwendung von *Kalium sulph.*, alle vier Stunden eine Dosis, hat ausnahmslos jeden Fall von Tinea Capitis (Kopfpilz) geheilt. Ich vertraue ausschließlich auf dieses Mittel und verwende keine Spülungen, fettige Salben oder was auch immer." (A. P. DAVIS) Hautentzündung durch Kontakt mit Giftefeu (Rhus toxicondendron) (= Toxicodendron-Dermatitis). Brennende, juckende, papuläre Ausschläge. Nesselsucht.

Magnesium phos. – Bartflechte; herpetische Ausschläge mit weißen Schuppen. Kopfschuppen, Pusteln und Pickel an der Kopfhaut. Hautausschlag wie von Insektenstichen, schlimmer im Bereich der Knie, Knöchel und Ellbogen.

Natrium chlor.

Ausschläge. Mit durchsichtigem, wässrigem Inhalt, kleine Blasen oder Bläschen mit farblosem, wässrigem Inhalt, aus dem sich dünne Schuppen oder Verkrustungen bilden, die abfallen und sich sofort wieder neu bilden. Pustulöse Ausschläge an der Stirn. Haut an den Händen, insbesondere im Bereich der Nägel, trocken und rissig.

Ekzeme. Weiße Schuppen, Ausschläge mit wässrigem Inhalt durch übermäßigen Salzverzehr.

Intertrigo. Wunde Haut bei Kindern mit wässrigen Symptomen, weißen Schuppen auf der Kopfhaut. Intertrigo zwischen Oberschenkeln und Hodensack mit ätzender Absonderung und Hautabschürfungen.

Pemphigus. Flüssigkeitsaustritt wie Wasser aus Blasen und Bläschen.

Rupia. Blasen, nicht pustulöse Ausschläge.

Sykose. Wenn sie wässrige Symptome aufweist.

Kopfschuppen. Weiße Schuppen auf der Kopfhaut. Haarausfall und Nährstoffmangel.

Warzen. Auf den Handflächen oder Schuppen, groß und empfindlich.

Urtikaria. Vor allem im Bereich der Gelenke.

Herpes Zoster. Zweites Mittel, herpetische Ausschläge, die im Verlauf irgendeiner anderen Krankheit auftreten.

Folgen von Insektenstichen (äußerlich), Warzen an den Handflächen. Urtikaria und Miliaria (Hitzepickel).

Natrium phos. – Wundsein und Wundscheuern der Haut bei Kindern. Schwellung der Talgdrüsen; Ausschläge als Folge von Impfungen. Kropf.

Ekzeme. Mit Säuresymptomen, Absonderungen sämig, honigfarbene, goldgelbe Schuppen. Milchschorf an den Ohren kleiner Kinder.

Lupus sowohl innerlich als auch äußerlich.

Erythem. Roseola (mit Ferrum phos.), wunde Stellen auf der Haut, gelbes, sämiges Sekret, Nesselausschlag, Juckreiz am ganzen Körper wie durch Insektenstiche.

Natrium sulph. – Wundgescheuerte Haut bei Kindern mit biliösen Symptomen. Frostbeulen.

Ekzeme. Bläschen, Ausschläge, die ein gelbliches, wässriges Sekret enthalten. Gelbe Schuppen.

Pemphigus. Wässriges Bläschen oder Blasen am ganzen Körper. Geschwächte Personen.

Quaddeln. Enthalten ein gelbes, wässriges Sekret. Ödeme der Haut.

Warzen. Es entzieht der Warze an ihrer Basis Wasser und bewirkt dadurch ein Schrumpfen derselben. Warzen, die entstanden sind, wenn man lange der Feuchtigkeit ausgesetzt war.

Silicea – Juckendes Exanthem, kleine Pusteln, die mit Lymphe gefüllt sind und schnell absterben. Kleine Wunden eitern stark. Phagedänische (fressende) Geschwüre, Karbunkel. Eiterungsprozess in der Haut. Akne, brennt tagsüber. Pemphigus, Herpes Zoster, Rhagaden, rosafarbene Hautflecken. Eiternde Wundrose. Eiterbeulen tauchen in großen Mengen auf. Maligne Pusteln. Erkrankungen der Fingernägel, Brüchigkeit, etc.

Calcarea phos. – Wundgeriebene Haut, Hautabschürfung, juckende Haut.

Ekzeme. Hautausschlag mit gelb-weißem Schorf und Bläschen (Inhalt proteinartig, wie das Weiße vom Ei), Anämie, bleiche, blutleere Haut. Kachektisches Ekzem, das sich bei Wetterwechsel verschlimmert.

Sommersprossen. Werden durch dieses Mittel verringert.

Herpes. Akuter oder chronischer Juckreiz, interkurrent.

Lupus. Wenn partielle Ausprägungen von Skrofulose vorliegen.

Prurigo. Pruritus, lästiger Juckreiz der Haut, häufig bei älteren Menschen (C4 tr.), im Wechsel mit Kalium phos.

Akne. Während der Pubertät junger Menschen, die nach geistiger Tätigkeit Kopfschmerzen bekommen.

Transpiration. Zu häufig oder zu stark, vor allem am Kopf, vesikuläre Bläschen mit eiweißartigen Inhalt, Tuberkel auf der Haut.

Calcarea sulph. – Seborrhoisches Ekzem („Grindkopf") bei Kindern, wenn eiternde Absonderungen oder gelbe eitrige Krusten, eiternde Wunden etc. vorliegen. Pickel, wenn sich in der Spitze Eiter bildet, Pusteln, Knötchen, eitriger, purulenter Schorf, Vereiterungen der Haut, Abszesse und Wunden, die Eiter oder eine jauchige Masse absondern. Herpetische Ausschläge, Jucken der gesamten Fußsohlen.

Frostbeulen. Eiter absondernd.

Calcarea fluor. – Risse, Fissuren der Haut, auch äußerlich mit Vaseline anzuwenden, Fissuren an den Handflächen, Anusfissuren, Hornhaut, Vereiterungen mit schwieligen, harten Rändern. Karbunkel. Spröde, brüchige Fingernägel. Auch die Zähne sind wahrscheinlich brüchig.

Ekzeme. Aufgrund venöser Hyperämie, schlimmer bei feuchtem Wetter, nachts besser. Schuppiges (squamöses) Ekzem mit verdickter, aufreißender Haut. Anusekzem als Folge von Hämorrhoiden.

Psoriasis an den Extremitäten, die ungewöhnlich hyperämisch ist, tief rötliche Hautfärbung.

Klinische Fälle

Ekzeme bei einem Kind auf Wangen, Kinn und hinter den Ohren, Haut geschwollen und entzündet und unterhalb der Haut Verhärtungen. Es bildeten sich früh Pusteln, innerhalb einer Woche geheilt mit Hilfe von *Kalium chloratum* C6 alle vier Stunden. (Dr. D. B. WHITTIER)

Dr. H. GULLON beschreibt in der *Pop. Zeit. für Hom.* vom April 1885 einen Fall von Sykose, die durch *Calcarea sulph.* C6 geheilt wurde; der Fall wie die gelben eitrigen Konditionen auf, die nach diesem Mittel verlangen.

Dr. S. schreibt: Frau S., 24 Jahre alt, aus Regensburg, die bereits seit mehreren Jahren an einer Flechte litt, hatte viele verschiedene namhafte Medikamente ausprobiert, die ihr jedoch allesamt nicht geholfen hatten. Ich versuchte es mit mehreren Heilmitteln und konnte sie schließlich heilen. Vor einigen Monaten kam sie wieder, und die Flechte war schlimmer denn je. Mein ehemaliges Mittel zeigte keine Wirkung, und mit einigen anderen wie Arsen. etc. erging es ebenfalls nicht besser. Ich gab ihr *Calcarea sulph.* in der Größe einer Bohne, jeweils morgens und abends, und nach zwei Wochen war sie vollständig geheilt. (Von Schüßler)

Anschauliches Beispiel der positiven Wirkung von *Calcarea sulph.* bei Pemphigus foliaceus. – *Allg. Hom. Zeit.*, 1882, Seite 42.

Julia C., 3 Jahre alt, Ausschläge überall im Gesicht und an den Händen, die man abgedeckt hielt, um das Kind am Kratzen zu hindern; war seit acht Monaten davon befallen und war in bester allopathischer Behandlung, jedoch ohne Besserung. Zuerst gab ich ihr *Kalium chloratum* C6 als Lösung. Mit diesem Mittel wurde einige Zeit fortgefahren, jedoch ohne größeren Nutzen, wenn überhaupt. Dann gab ich ihr *Calcarea phos.* C6 als Lösung. Dieses Mittel brachte innerhalb einer Woche eineWende zum Guten, und nach fortgesetzter Behandlung heilte es den Fall innerhalb von zwei Monaten. Die Hitze des darauf folgenden Sommers schien einen Rückfall zu verursachen, wobei dasselbe Mittel sie wiederum heilte, und bis heute ist sie gesund. (C. T. M.)

Fall einer seit Jahren bestehenden Hauterkrankung, die sich in Form eines immer wiederkehrenden Ausschlags feiner roter Pickel zeigte, und wenn sie sehr heftig war, liefen die Pickel zusammen, was der Hautoberfläche ein rot geschwollenes Aussehen gab, und eine stark alkalische Flüssigkeit sickert in großen Mengen daraus hervor; nach dieser Exsudation klingt die Entzündung ab, und die Epidermis schält sich in feinen Schuppen ab. Der Ausschlag juckt und brennt sehr stark, und obwohl die Reizung ehemals durch kaltes

Wasser gelindert wurde, wird sie nun seit Kurzem gelindert durch Hitze oder Wärme. Bis auf den Bereich im Gesicht hatte er auch *Acetic acid* angewandt, was das Jucken und die Rötung etwas minderte. Letztes Jahr hatte er FOWLERs *Arsenlösung* verwendet, jedoch brachte auch dies keine Erleichterung. Im Herbst und im Frühling sind die Anfälle schlimmer, und der Ausschlag befindet sich überwiegend im Gesicht, an den Armen und auf der Brust. Er hat Verstopfung. Nachdem einige Tage lang *Kalium sulph.* gegeben worden war, bildeten sich erste Geschwüre, und bald war es eine große Anzahl, worauf die Haut besser aussah als seit vielen Jahren, Darmprobleme auch besser.

Psoriasis am linken Bein und Ellbogen mit Schuppen, brannte und juckte ein wenig, wenn gekratzt wurde. *Arsenicum und Arsenicum iodatum* wurden verabreicht, jedoch ohne Erfolg. *Kalium sulph.* C3 drei Mal täglich brachte dem Patient innerhalb von vier Monaten eine vollständige Heilung. Das Leitsymptom war die starke Desquamation der Epidermis. (OSCAR HANSEN, Kopenhagen, 1898)

Ein anderer Fall, der um einiges schlimmer war und 25 Jahre angedauert hatte. Der schuppige Ausschlag, hauptsächlich an den Armen, gelindert durch heißes Wasser, verschwand vollständig, trat aber ein Jahr später wieder auf, wobei dasselbe Mittel in wiederholten Dosen der 30ten, später der 200ten Potenz Abhilfe schaffte. (C. HERING)

Kalium chloratum C12 verabreicht gegen postgonorrhoischen Katarrh mit milchiger Absonderung, hatte keinen sichtbaren Effekt in Bezug auf den Ausfluss, verstärkte jedoch deutlich die Kopfschuppen, die in weißen kleinen Flocken auf den Mantelkragen fielen, einhergehend mit Juckreiz. (Dr. W. P. WESSELHOEFT, von HERING)

Blonde Dame, 20 Jahre alt, die normalerweise eine schöne, helle Haut hatte. Sie konsultierte den Schreiber wegen eines Erythems. Seit zwei Tagen waren die Wangen geschwollen, feuerrot und brannten wie Feuer, kein Jucken, kein Ausschlag und nicht rau. Eine Dosis *Ferrum phos., MM (SWAN)*. Nach dreißig Minuten war die feuerrote Färbung verschwunden, und es gab keinen Rückfall, die Heilung war perfekt. (BOARDMAN, *London Homoeopathic World*, 1883.)

Fall, der seit acht Monaten an den Folgen einer Hautentzündung durch Kontakt mit Giftefeu (Toxicodendron-Dermatitis / *Rhus tox.*) litt. War zuvor mit äußerlichen Mitteln behandelt worden, war jedoch immer wieder in Form von kleinen, harten, herpetischen Bläschen ausgebrochen, die sich in dünnen Schorf umwandelten, Juckreiz und leicht feuchte Haut. Der Ausschlag zeigt sich in der linken Achselhöhle, im Nackenbereich und auf beiden Handrücken. Sie verspürt ein Schwächegefühl im Magen, und im Kopf fühlt sie sich wie benebelt, hat Angst, den Verstand zu verlieren. Sehr lebhafte Träume.

Sulphur, Rhus und *Sepia* hatten keinen nutzbringenden Effekt. Zwei Dosen *Kalium sulph.* C12, vier Tage lang morgens und abends in Wasser eingenommen, heilten den Fall innerhalb von vier Wochen. (Dr. W. P. WESSELHOEFT, von HERING)

Ein Fall, der folgende Symptome zeigte: An der linken Seite des Kopfes kahle Stelle mit einem Durchmesser von etwa 4 cm. Haar fällt am ganzen Kopf beim Kämmen sehr leicht aus, ebenso das Barthaar. Trat vor einem Jahr nach einem Tripper (Gonorrhö) das erste Mal auf, wobei er wahrscheinlich viel Kalium eingenommen hat. *Lycop., Natrium chlor.* brachten innerhalb von vier oder fünf Monaten keinen Nutzen. Nachdem er drei Wochen lang jeden dritten Tag eine Pulverdosis *Kalium sulph.* C12 eingenommen hatte, stoppte der Haarausfall, und auf der kahlen Stelle am Kopf wuchsen neue Haare. (Dr. W. P. WESSELHOEFT, von HERING)

Th., 15 Jahre alt, dicke Ansammlung von Papeln an der Stirn, im Gesicht und an beiden Händen, rötliches Aussehen, *juckt und brennt nur tagsüber*. Die Stellen an der Stirn sehen deutlich schlimmer aus, wenn er seine Mütze absetzt. Abends, wenn es warm ist, oder nachts hat er absolut keine Beschwerden. Unter der Behandlung mit *Silicea* C200 verschwand der gesamte Ausschlag nach weniger als zwei Wochen. (R. A. COOPER)

Heiserkeit

Ferrum phos. – Schmerzhafte Heiserkeit bei Sängern oder Sprechern durch Überbeanspruchung der Stimme, durch Zugluft, Kälte und Nässe. Heiserkeit, die am Abend einsetzt. Man lasse folgen:

Kalium chloratum – Heiserkeit, Stimmverlust durch Kälte. Bei hartnäckigen Fällen gebe man danach *Calcarea sulph.*

Kalium phos. – Heiserkeit mit Gefühl der Erschöpfung durch Überanstrengung der Stimme und mit nervöser Depression, oder wenn eine rheumatische Erkrankung vorliegt.

Kalium sulph. – Heiserkeit durch Kälte, auch durch Überbeanspruchung der Stimmorgane.

Silicea – Heiserkeit mit Reizhusten.

Calcarea sulph. – Hartnäckige Heiserkeit.

Herz, Erkrankungen des

Ferrum phos. – Erstes Stadium aller entzündlichen Erkrankungen des Herzens. Endokarditis, Karditis, Erweiterung des Herzens oder der Blutgefäße (im Wechsel mit *Calcarea fluor.*, dem Hauptmittel). Herzklopfen.

Calcarea phos. – Nichtschließen des Foramen ovale. Herzklopfen bei Angst gefolgtvon zittriger Schwäche. Schwache Herztätigkeit. Scharfer Schmerz ums Herz herum beim Einatmen.

Kalium chloratum – Für eine solche Blutbeschaffenheit, die einen Embolus begünstigt, der wir ein Pfropf wirkt. Bei Perikarditis als zweites Mittel gegeben kann es die Heilung abschließen. Herzklopfen durch zu starken Blutfluss Richtung Herz bei hypertrophischen Zuständen.

Kalium phos. – Funktionale Herzbeschwerden, zeitweise auftretend mit Herzklopfen nach rheumatischem Fieber mit Erschöpfung. Unregelmäßige Herztätigkeit mit krankhafter nervöser Empfindlichkeit, Auswirkungen von heftigen Emotionen, Trauer oder Sorge, Herzschwäche, Herzklopfen durch unmittelbare Erregung, beim Treppensteigen, mit Kurzatmigkeit. Herzklopfen mit Nervosität, Angst, Melancholie, Schlaflosigkeit und Unruhe. Ohnmacht durch Schreck oder Erschöpfung, durch schwache Herztätigkeit. Herzklopfen nach der geringsten mentalen Gemütsregung oder nach dem Treppensteigen.

Kalium sulph. – Puls schnell mit langsamem, pochendem, bohrendem Schmerz über dem Darmbeinkamm, Unlust zu sprechen, fahles Gesicht. Herzerkrankungen, die auch Wassersucht nach sich ziehen (*Kalium chloratum*). Herzklopfen aufgrund von Hitzeeinwirkung.

Magnesium phos. – Plötzliches Herzklopfen, wenn es sich um ein rein spasmodisches Leiden handelt. Schießende Schmerzen in der Herzgegend wie von einem Pfeil.

Natrium chlor. – Herzklopfen bei anämischen Konstitutionen, mit wässrigem Blut, Schwellungen durch Wassersucht etc. Herzklopfen aufgrund von Angst, Traurigkeit etc. Schneller, unregelmäßiger Puls mit morgendlichen Kopfschmerzen. Hydrämie und Skorbut. Herzflattern, Beklemmungsgefühl.

Calcarea fluor. – Erweiterung, Vergrößerung der Blutgefäße; Hauptmittel, um die Kontraktionsfähigkeit der elastischen Fasern wiederherzustellen. Herzdilatation mit Vergrößerung des Organs. Schwache Herzaktivität.

Heuschnupfen / Heufieber

Magnesium phos. – Dr. T. C. FANNING empfahl dieses Heilmittel als das beste, das wir haben, um eine drohende Heuschnupfenattacke daran zu hindern, sich weiter zu entwickeln, oder diese abzuschwächen, wenn sie bereits eingesetzt hat. Wenn das Wetter schwülheiß war und der Patient sich den Tag über in stickiger Luft aufgehalten hat und Beklemmungen hatte durch kurzes, ängstliches Atmen, dann werden die Krämpfe im Laufe der Nacht einsetzen, wenn nicht dieses Heilmittel über den Tag hinweg stündlich verabreicht und am Abend in heißem Wasser gegeben wird.

Natrium chlor. – Heufieber durch unterdrücktes Wechselfieber; Verlangen nach Salz; die geringste Sonneneinwirkung verursacht einen heftigen Schnupfen mit juckendem Gefühl in den Nasen- und Tränengängen.

Silicea – Jucken und Kribbeln in der Nase und hinter der Mündung der Eustachischen Röhren mit heftigem Niesen und wund machender Absonderung. Heiserkeit, Rauheit und Trockenheit mit kitzelndem Husten, verschlimmert durch kalte Getränke, durch Sprechen und beim Hinlegen am Abend.

Hoden, Erkrankungen der – siehe auch Orchitis

Ferrum phos. – Erstes Stadium einer Hodenentzündung (Orchitis), entzündlicher Zustand, Schmerz etc.

Kalium chloratum – Erstes Mittel bzw. Hauptmittel, wenn durch unterdrückten Tripper (Gonorrhö) ausgelöst. Hodenwasserbruch (Hydrozele) bei kleinen Jungen.

Calcarea phos. – Orchitis, Hydrozele, manchmal nach *Natrium chlor.*

Calcarea fluor. – Wassersucht in den Hoden. Verhärtungen derselben.

Natrium chlor. – Ödeme des Skrotums und der Vorhaut (auch *Natrium sulph.*). Samenstrang und Hoden wund und schmerzhaft. Schmerzen in den Testikeln. Heftiger Juckreiz am Hodensack. Verlust der Schamhaare.

Hüfterkrankungen

Calcarea phos. – Im dritten Stadium kann dieses Mittel die weitere Zerstörung des Knochens und die Vereiterung stoppen und eine Ausheilung fördern.

Calcarea sulph. – Absonderung von Eiter etc.

Ferrum phos. – Schmerz, pochend, Hitze und Entzündung in den Weichteilen.

Kalium chloratum – Zweites Stadium, wenn das Anschwellen eines Abszesses eingesetzt hat.

Natrium sulph. – Erkrankungen des linken Hüftgelenks bei sykotischen Patienten mit hydrogenoider Konstitution, Verschlimmerung durch Feuchtigkeit.

Silicea – Um Vereiterungen vorzubeugen oder sie einzudämmen und die Bereiche zu heilen. „Im dritten Stadium, um die Vereiterung und die Zerstörung des Knochens einzuschränken und um eine Ausheilung zu fördern; stechende, juckende, brennende Schmerzen an kleinen Punkten, Wundschmerz in den Hüftgelenken bei skrofulösen und rachitischen Kindern." (ARNDT)

Natrium phos. – Hüfterkrankungen bei skrofulösen Menschen.

Husten

Ferrum phos. – Heftiger, schmerzhafter, kurzer Reizhusten. Kurzer, schmerzhafter Reizhusten infolge einer Reizung der Luftröhre. Kurzer, trockener, krampfartiger Husten mit Wundschmerzgefühl in der Lunge, kein Auswurf. Husten hart und trocken, mit Wundschmerz aufgrund einer Erkältung. Husten mit rasselndem Schleim in der Brust, nachts schlimmer.

Kalium chloratum – Lauter, geräuschvoller Magenhusten mit gräulich-weißer Zunge. Kurz, heftig und krampfartig, wie Keuchhusten, erfordert dieses Mittel. Lärmender Husten in Verbindung mit pfeifenden Rasselgeräuschen, bei hervortretenden Augen und weiß oder grau belegter Zunge. Kruppartiger, harter Husten. Kind greift sich während eines Hustenanfalls an den Hals. Hartnäckige, kruppähnliche Heiserkeit. Husten mit dickem, milchig-weißem, klebrigem,eiklarartigem Schleim. Husten bei Tuberkulose mit dickem, milchig-weißem, zähem Auswurf. Weiß belegte Zunge.

Kalium phos. – Husten aufgrund einer Reizung der Trachea, die sich wie wund anfühlt. Schlimmer in beheizten Räumen oder am Abend. Schleim gleitet zurück und wird grundsätzlich geschluckt, was auf *Causticum* hindeuten würde; harter, heiserer Husten wie Krupp, Mattigkeitsgefühl im Rachen. Der Husten ist rasselnder und der Auswurf schwieriger als bei *Pulsatilla*. (LINNELL)

Magnesium phos. – Echter Krampfhusten, der in Anfällen, Paroxysmen kommt; ohne Auswurf, nächtlicher spasmischer Husten, mit Problemen nach dem Hinlegen. Keuchhusten. Patienten geben als Ursprung der Krämpfe die Halsgrube an. Die Lunge schmerzt aufgrund der Anstrengung durch den Husten. Bei trockenem Husten nervöser Kinder sollte man stets an dieses Mittel denken.

Calcarea fluor. – Husten mit Auswurf winziger, gelber, harter Schleimklümpchen. Husten mit Kitzeln und Reizung im Rachen beim Hinlegen, durch ein verlängertes Gaumenzäpfchen oder durch Tröpfeln im hinteren Rachen.

Calcarea phos. – Husten mit Auswurf einer eiweißartigen Substanz, nicht wässrig. Bei Husten von Tuberkulosepatienten als hinzukommendes Mittel. Husten mit Erstickungsanfällen bei Kindern, besser beim Hinlegen.

Calcarea sulph. – Husten mit jauchigem, wässrigem Sputum.

Natrium chlor. – Husten mit Überschuss an wässrigen Sekreten. Bei Tuberkulose mit wässrigem Sputum, salzig schmeckend, Winterhusten. Stiche in der Leber beim Husten. Trockener, kurzer Husten, Tag und Nacht, aufgrund einer Reizung in der Magengrube.

Natrium sulph. – Husten mit ausgeprägtem Schwächegefühl in der Brust. Schleimig-eitriger, dicker, klebriger und gelblich-grüner Auswurf; muss sich auf die Brust drücken, um Wundschmerz und Schwäche zu lindern.

Silicea – Husten, der durch kalte Getränke hervorgerufen wird. Wundschmerz und Kraftlosigkeit in der Brust, gelindert durch warme, feuchte Luft. Kehlkopf-Morgenhusten mit hartem Auswurf. Dyspnoe beim Bücken oder beim Liegen auf dem Rücken. Auswurf von viel gelblich-grünem Eiter mit fettigem Geschmack und widerlichem Geruch. Nächtlicher Husten mit Erstickungsanfällen. (LILIENTHAL)

Klinische Fälle

Dr. J. A. BIEGLER berichtet in *Trans. I. H. A.* von 1888 über einen Fall einer subakuten Laryngitis (Kehlkopfentzündung), die mit *Kalium phos.* C30 geheilt wurde. Die Verschreibung war erfolgt „als ein hoffnungsloses Unterfangen", da der Fall in einer sehr späten Phase der Behandlung hereinkam, mit Schwäche, blassem, bläulichem Gesicht etc. Die Sprache war langsam, wurde undeutlich, schleichende Lähmung, und da GRAUVOGL sagte: „Wir wissen, dass die Oxidationsvorgänge, die Veränderung der Gase bei der Atmung und andere chemische Umwandlungen im Blut durch das Vorhandensein von *Kalium phos.* wieder in Ordnung gebracht werden."

Dr. F. W. SOUTHWORTH beschreibt zwei Fälle von spasmischem Husten, die umgehend durch *Magnes. phos.* C4 bzw. C6 gelindert wurden, wobei die maßgeblichen Indikationen wie folgt waren: der spasmodische Charakter, die Verschlimmerung beim Hinlegen und nachts sowie beim Einatmen kalter Luft; besser beim sich Aufsetzen; das Engegefühl in der Brust. Der zweite Fall wies herausspritzende Urinabgabe beim Husten auf.

Dr. FISHER wurde von einer Dame (*in anderen Umständen*) konsultiert, an einem Husten litt, der ihr große Unannehmlichkeiten verursachte, da sie bei jedem Husten Urin verlor. *Ferrum phos.* heilte sie sehr rasch. Vor kurzem wurde die Frau unter ähnlichen Umständen wieder von einem Husten geplagt. Auch diesmal heilte *Ferrum phos.* sie ebenso rasch. (Von Schüßler)

Hydrozele (Hodenwasserbruch)

Calcarea fluor. – Wassersucht und Verhärtung der Hoden (Testikel) und Hodensäcke (Skrotum).

Calcarea phos. – Bei Hydrozele als interkurrentes Mittel.

Silicea – Sowohl Neuerkrankungen als auch chronische Formen.

Klinische Fälle

Silicea C 600 heilte zwei Fälle von Hydrozele, eine linksseitige bei einem vier Tage alten Baby, die andere rechtsseitig bei einem vierjährigen Kind. (Dr. GUERNSEY)

Ein Mann litt an einem herpetischen Ausschlag, zu dessen Heilung *Silicea* eingenommen wurde. Zur gleichen Zeit jedoch wurde eine überaus große Sakrum-Hydrozele, die er seit Jahren mit sich herumgetragen hatte, auf ein Minimum reduziert. – *American Journal of Homoeopathic Materia Medica*, Ausgabe II, Seite 205.

Hydrozephalus (Wasserkopf) – siehe auch Meningitis

Calcarea phos. – Dies ist das erste Mittel, an das man bei dieser Krankheit denken sollte. Fontanellen, vor allem die kleine Fontanelle, also das Fonticulus posterior, sind weit geöffnet. Chronischer Hydrozephalus; sehr großer Kopf. Schädelknochen dünn und mürbe. Schreit und hält sich den Kopf mit den Händen. Kopf wackelt. Hervorstehende Augäpfel. Ohren und Nase kalt.

Hysterie – hystrionische Persönlichkeitsstörung

Kalium phos. – Hysterie bei Frauen, nervöse Anfälle durch plötzliche oder heftige Emotionen oder durch starke, sie fast erdrückende Leidenschaft bei äußerst nervösen und reizbaren Personen; ebenso ein Gefühl, als ob eine Kugel in der Kehle aufsteigt (Globus hystericus). Hysterische Lachanfälle oder Weinkrämpfe. Hysterisches Gähnen. Hysterische Krämpfe mit Bewusstlosigkeit und leisem Murmeln im Delirium.

Natrium chlor. – Verzögerte oder verminderte Menstruation. Schlafwandeln. Große Traurigkeit, Ängste, viel Schleim im Urin. Alle Symptome bessern sich, sobald sie ins Schwitzen kommt. (LILIENTHAL) Hysterische Krämpfe und Nervenschwäche.

Klinische Fälle

Frau R., 16 Jahre alt, hatte mit 13 Jahren zum ersten Mal eine Menstruation und seither nie wieder. Sie war ein außergewöhnlich gesundes und gut genährtes Mädchen, bis sie drei Monate, bevor sie zu mir kam, begann abzunehmen. Sie verlor Gewicht, wurde blass, matt und schwach und hatte starke Magenbeschwerden. Als ich zu ihr gerufen wurde, war sie nicht in der Lage, die Nahrung bei sich zu behalten, und sie erbrach gewöhnlich alles, kaum dass sie es zu sich genommen hatte; sie klagte über starke Magenschmerzen unmittelbar nach dem Essen selbst der leichtesten Nahrung; der Schmerz löste mehrfach hysterische Krämpfe aus. Die Zunge war nur ganz leicht weiß belegt; Darm verstopft; Abdomen aufgetrieben und sehr empfindlich selbst bei geringstem Druck; *kein Fieber*, aber großer Durst; Wasser wurde ebenso wie das Essen, kaum dass es geschluckt worden war, wieder erbrochen. Zunächst nahm ich an, ich hätte es mit einem Fall von nervöser Dyspepsie zu tun, doch letztlich kam ich zu dem Schluss, dass es sich um einen Fall von echter Hysterie handelte, da sie so derartig nervös war und am ganzen Körper überempfindlich reagierte und sehr schnell zu weinen begann, wenn jemand in ihre Nähe kam. Ich fand außerdem heraus, dass sie immer dann Konvulsionen zeigte, sobald man in irgendeiner Form entgegen ihrer Pläne handelte, und nachdem ich ihr gedroht hatte, sie in kaltes Wasser zu legen, wenn sie noch einen weiteren Krampf hätte, stoppte sie sie. *Ferrum phos.* C12 befreite sie innerhalb von einer Woche von ihren Magenbeschwerden, und *Kalium phos.* C12 ließ alle anderen Symptome in zwei oder mehr Wochen verschwinden, und meine Patientin war bald wieder so stark und gesund wie vor ihrer Erkrankung. Die Menstruation setzte zwei Monate später wieder ein, und sie ist seither vollkommen gesund. (Dr. GEO. H. MARTIN, S. F.)

Frau B., 50 Jahre alt, groß, schlank und dunkel, hatte viele Jahre lang an einer äußerst nervösen Konstitution gelitten und wurde für gewöhnlich beim geringsten Anlass hysterisch. Außerdem litt sie sehr an spasmodischer Harnverhaltung und musste oft einen Katheter anlegen. Eines Tages kam sie zu mir und sagte, dass das Katheterende beim Gebrauch abgebrochen sei und dass das Endstück nun noch in der Blase stecke. Ich weitete die Harnröhre mit meinem Zeigefinger und konnte das Endstück recht schnell wieder herausziehen, da die Blase zu diesem Zeitpunkt gut gefüllt war. Sie wollte kein Betäubungsmittel, obwohl ich es ihr angeraten hatte, da der Schmerz sehr stark war. Am selben Abend, sechs Stunden nach Entfernen des Katheters, ließ sie nach mir senden mit der Nachricht, dass sie heftige Schmerzen habe und sehr krank war. Als ich nach ihr sah, war sie sehr nervös und hatte starke Schmerzen in Blase und Abdomen sowie einen großen Harndrang. Der Bauch war ungeheuer aufgetrieben und sehr empfindlich. Sie hatte kein Fieber. Ich gab ihr *Belladonna* C3 und kam am nächsten Morgen wieder. Die Symptome hatten sich alle verschlimmert, aber sie hatte immer noch kein Fieber. Sie wollte Harn ablassen, konnte jedoch den Weichgummi-Katheter nicht einführen, da die Harnröhre stark verkrampft war. Zwei Stunden später kehrte ich mit einem Silber-Katheter zurück; ich führte ihn ein, erhielt aber nur wenige Tropfen Urin. Da ich dachte, dass eventuell Uterusbeschwerden vorliegen könnten, beschloss ich dies zu untersuchen und es herauszufinden. Da sie so empfindlich war, gab ich ihr ein wenig Chloroform. Kaum dass sie einige wenige Inhalationen genommen hatte, verschwand der Blähbauch. Ich untersuchte Uterus und Blase und fand nichts ungewöhnliches, und so kam ich zu dem Schluss, dass sie an Hysterie litt. Ich gab ihr *Magnesium phos.* C12, das binnen kürzester Zeit die Blasensymptome verschwinden ließ, und *Kalium phos.* C12 heilte den Fall in etwa zehn Tagen. Seither sind die Beschwerden nicht wieder aufgetaucht, und auch die übrigen Symptome der Hysterie haben sich sehr abgemildert. (Dr. GEO. H. MARTIN, S. F.)

Impfung

Wenn sich irgendwelche unliebsamen bösartigen Folgeerscheinungen zeigen, wird *Kalium chloratum* zur vollsten Zufriedenheit wirken. (Schüßler.) Sofern notwendig, lasse man darauf *Silicea* folgen.

Influenza – Grippe

Natrium sulph. – Dies ist das Mittel für Influenza, da diese Krankheit auf einen Überschuss an Wasser in den Zellgeweben zurückzuführen ist. Bei den Folgezuständen, die durch die Behandlung mit anderen Mitteln verursacht wurden, wirkt *Natrium sulph.* heilend. Es wurde von zahlreichen Fällen berichtet, die mit diesem Mittel geheilt wurden.

Kalium phos. – Nervöse Schwäche und Erschöpfung, die auf einen Grippeanfall folgen. Am Morgen müde, Zucken diverser Muskeln und neuralgische Schmerzen.

Magnesium phos. – Neuralgien, die nach einer Grippe auftreten, spasmodisch, regelmäßig und gelindert durch Wärme.

Insektenstiche

Natrium chlor. – Heilt schnell. Man befeuchte den schmerzenden Punkt und gebe darauf *Natrium chlor.*, C6 trit., und reibe es in die Haut. Der Schmerz verschwindet sofort. (Schüßler)

Ischialgie

Kalium phos. – Erkrankung des Ischiasnervs, die sich von der Rückseite des Oberschenkels bis zum Knie hin ausdehnt, zerrender Schmerz, Torpor, Steifigkeit, große Unruhe und Schmerz, nervöse Erschöpfung, Verlust der motorischen Kraft oder der Muskelstimulierung, sachte Bewegung bringt für eine gewisse Zeit Linderung, neurasthenischer Typus.

Natrium sulph. – Ischialgie, wenn Symptome einer konstitutionellen Gichterkrankung vorliegen. Schmerz im Hüftgelenk, schlimmer beim Aufstehen von einem Stuhl oder beim Umdrehen im Bett.

Magnesium phos. – Ischialgie mit entsetzlichen, krampfartigen Schmerzen, gelindert durch Wärme.

Natrium chlor. – Spannungsschmerz im rechten Hüftgelenk, **schmerzhafte Kontraktion der ischiocruralen Muskulatur (hintere Oberschenkelmuskel, „hamstrings")**, Extremität ist abgemagert und schmerzt bei Berührung, Schmerzen treten erneut auf oder verschlimmern sich in ruhender bzw. liegender Position, am Tage gleich, stärker gegen Mittag, gelindert durch Wärme. Chronische Fälle nach Chininbehandlung.

Silicea – Ischialgie, chronische Fälle. Schmerz schlimmer durch Bewegung. Schmerzen in den Hüften. Beim Laufen fühlen sich die Waden zu kurz an.

Calcarea phos. – Kribbeln und Prickeln zusammen mit dem Schmerz. Attacken treten bei kaltem Wetter erneut auf. Ziehender, schießender Schmerz im Hüftknochen.

Klinische Fälle

Herr B. litt seit sieben Monaten an einer Ischiaserkrankung im linken Bein; der Schmerz war sehr heftig und schwächte schnell seine allgemeine Gesundheit; er war die ganze Zeit über von einem äußerst erfahrenen Mediziner behandelt worden, und beinahe jedes nur bekannte Medikament war ausprobiert worden, bis der Arzt schließlich selbst den Fall aufgab und sagte, er könne nichts weiter tun. Ich wurde zu dem Patienten gerufen, der an einem dumpfen Spannungsschmerzlitt, der sich über die gesamte Länge des Ischiasnervs des linken Beines erstreckte und bei der geringsten Bewegung schlimmer wurde; ich bereitete eine kleine Pulverdosis aus *Kalium phos.* C6 in einem halben Glas Wasser zu und gab ihm alle zehn Minuten einen Teelöffel voll, bis nach einer Stunde die Schmerzen deutlich besser waren; der Patient schlief bis zum Morgen. In der darauffolgenden Nacht kehrten die Schmerzen zurück; ich gab ihm dasselbe Mittel, jedoch ohne Erfolg. In der nächsten Nacht gab ich ihm *Kalium phos.* C12, und die Schmerzen wurden sehr bald gelindert; ich fuhr mit der Gabe von *Kalium phos.* C12 alle zwei Stunden fort, eine Woche lang eine kleine trockene Pulvergabe, und dann einen Monat lang viermal täglich;

während dieser Zeit hatte er ein einziges Mal einen leichten Anfall, der jedoch schnell gestoppt werden konnte, indem er für eine Zeit lang alle zehn Minuten einen Teelöffel voll aus einem halben Glas Wasser nahm, in dem eine Pulverdosis aufgelöst war. Ein Jahr ist nun vorüber, und die Beschwerden sind nicht mehr aufgetreten. (Dr. G. H. MARTIN)

Eine Dame, die von einem Camp Meeting nach Hause gebracht worden war, litt an starken Schmerzen den Ischiasnerv entlang abwärts, als ich sie vorfand. Sie hatte leichtes Fieber und extreme Schmerzhaftigkeit bei Berührung oder Bewegung. Sie schrie bei der kleinsten Bewegung vor Schmerzen auf. Die Zunge war grünlich-gelb belegt. Ich gab *Ferrum phos.* C200 und *Natrium sulph.* C200 abwechselnd jeweils in Wasser gelöst. Am nächsten Tag konnte sie sich ohne große Schmerzen bewegen und war in der Lage, sich im Bett von einer Seite zur anderen zu drehen. Am dritten Tag konnte sie sich aufsetzen und war bald auf dem Weg der Besserung. (E. H. H.)

Ischialgie durch *Magnesium phos.* geheilt. Ein Mann der Schafe gewaschen hatte, hatte Ischiasschmerzen und konnte sich nicht mehr hinlegen. Er fand nur Schlaf in einem Sessel, und lediglich heiße Anwendungen am rechten Ischiasnerv brachten ein wenig Linderung. *Magnesium phos.* C30 heilte ihn ohne große Schwierigkeiten. (H. P. HOLMES)

Katarrhalische Beschwerden

Ferrum phos. – Erstes Stadium eines Schnupfens mit Kreislaufstörungen, katarrhalisches Fieber, Blutandrang in den Nasenschleimhäuten. Brennen in den Nasengängen, schlimmer beim Einatmen; hervorragend bei einer Prädisposition sich zu erkälten, abwechselnd mit *Calcarea phos.* „*Ferrum phos.* C3 bei Rachenkatarrh mit charakteristischem weißem, schaumigem Auswurf hat mich noch nie enttäuscht." (W. R. KING.) „Bei aufkommenden Erkältungen ist es sein Gewicht in Gold wert." (Dr. J. P. LAMBERT). Kleine blutende Geschwüre in der Nase werden häufig durch dieses Mittel geheilt.

Kalium chloratum. – Katarrhe mit weißem Schleim, dick, nicht durchsichtig. Trockener Schnupfen. Schnupfen mit verstopfter Nase und mit weißlich-grauer Zunge. Adhärente Krusten in der Rachenhöhle. „Ich verwende es häufig mit Erfolg im eitrigen Stadium von akuten Nasenkatarrhen. *Kalium chloratum* hat sich für mich als höchst zufrieden stellendes Heilmittel herausgestellt bei akuten Entzündungen des Nasenrachenraums, bei denen eindeutig einebrennende Trockenheit vorlag. Das äußere Bild ist eine Rötung mit ausgeprägter Verdickung, fast als ob die Schleimhaut vollkommen infiltriert ist." (IVINS) Aushusten von Schleim aus den hinteren Nasenöffnungen. Syphilitische Ozaena (Stinknase). Chronische Rhinitis und chronischer Katarrh mit Verschluss der Eustachischen Röhren, Sekretabsonderungen sind dick und zäh, können opak sein, weißer oder gelblich grüner Schorf kann sich in der Rachenhöhle bilden.

Calcarea fluor. – Katarrhe mit Auswurf gelblicher kleiner Klümpchen. Trockener Schnupfen. Schnupfen mit verstopfter Nase (abwechseln mit *Kalium chloratum*), mit vergeblichem Niesreiz. Ozaena (Stinknase). Knochenauswüchse und Krankheiten der Nasenknochen mit widerlichem Geruch nach totem Knochen.

Natrium chlor. – Katarrhe und Erkältungen mit wässrigen, durchsichtigen, schaumigen Absonderungen. Chronische Katarrhe blutleerer, bleicher Patienten. Der Schleim hat manchmal einen salzigen Geschmack. Erkältungen, die bläschenförmige Ausschläge mit wässrigem Inhalt hervorrufen, die aufplatzen und dünne Krusten oder Schorf hinterlassen. Rhinitis, „Fließschnupfen", mit wässriger, klarer, schaumiger Absonderung, schlimmer beim Hinausgehen in die Kälte und bei Anstrengung. Influenza. Epistaxis (Nasenbluten) durch Bücken und durch Husten. Hintere Nasenöffnungen trocken. Verlust des Geruchssinns. Dr. GEO. HERRING stellte fest, dass die 1. Verreibung fast unfehlbar ist, um eine mit Niesen beginnende Erkältung zu stoppen. Wir haben dasselbe häufig mit der 30sten geschafft. Niesen schlimmer beim abendlichen und morgendlichen Ausziehen. Fieberbläschen. Stirnhöhlenentzündung.

Kalium sulph. – Gelbe, schleimige Absonderungen oder Auswurf von wässrigem Eiter sind alles Bedingungen, die nach diesem Mittel verlangen. Patient fühlt sich im Allgemeinen schlechter am Abend oder in beheizten Räumen. Gelbe oder gelbliche Absonderung aus der Nase. Erkältungen mit trockener Haut, wenn das Schwitzen nach Verwendung von Ferrum phos. nicht von selbst einsetzt. Schwellung der Nasenrachenschleimhaut, Schnarchen, Mundatmung etc.

Calcarea phos. – Chronische Katarrhe und Erkältungen bei adynamischen Personen (als interkurrentes Mittel). Schnupfen mit eiklar-artiger Absonderung aus der Nase. Niesen und wunde Nasenlöcher. Dr. L. A. BULL sagt: „Die Behandlung von chronischen katarrhalischen Zuständen der Atemwege begann ich häufig mit *Calcarea phos.* Ich finde, es hat eine eindeutig kräftigende Wirkung und hat einenpositiven Einfluss auf den Zustand der Schleimhäute. In vielen Fällen nimmt es die Stellung von Präparaten aus China (Chinarinde) ein." Große stielförmige Nasenpolypen. Nasenspitze eiskalt. Geschwollen, vereitert bei skrofulösen Kindern. Polypen und Rachenmandelwucherungen (Adenoide) im Nasenrachenraum.

Calcarea sulph. – Schnupfen mit dickem, gelbem, undurchsichtigem, eitrigem Sekret, häufig von Blut durchzogen. Es bringt häufig den Zustand der Schleimdrüsen wieder in Ordnung. Nasenbluten.

Natrium phos. – Zusätzliches Mittel, wenn gastrische Symptome auftauchen wie saures Aufstoßen und gelber Zungengrund. Zupfen der Nase. Nasenrachenkatarrh mit dickem, gelbem Schleim, vor allem bei skrofulöser Ozaena (Stinknase). Widerwärtiger Geruch vor der Nase.

Natrium sulph. – Nasenbluten während der Menstruation. Ozaena syphilitica, schlimmer bei jedem Wechsel von trockenem zu Regenwetter. Katarrhe der Schleimhäute im Allgemeinen, charakterisiert durch eine Neigung zu übermäßiger Sekretion von grünlichem Schleim. Es ist das Schüßler-Salz für die Grippe, da diese Krankheit ausgelöst wird durch einen Wasserüberschuss in den Zellflüssigkeiten.

Kalium phos. – Ozaena, faulige, übel riechende Absonderung aus der Nase, fauliger Atem, und wenn nebensächliche nervöse Beschwerden auftreten. Epistaxis (Nasenbluten) und Neigung dazu. Gelbe Krusten, die aus der Nase ausgeatmet werden. Dickes, gelbes Sekret; niest bei der geringsten Exponierung. Dicker Schleim wird über die hinteren Nasenöffnungen ausgehustet.

Magnesium phos. – Verlust oder Perversion des Geruchssinns. Trockener und fließender Schnupfen im Wechsel. Sich ergießender Strom aus den Nasenlöchern.

Silicea – Ozaena (Stinknase) mit übel riechender Absonderung aus der Nase, wenn die Krankheit ihren Herd im submukösen Bindegewebe oder in der Knochenhaut hat. (Spritze auch mit einer Lösung desselben Medikaments.) Schmerzhafte, chronische Trockenheit der Nase oder eine hartnäckige Vereiterung, die ein beißendes, zersetzendes Sekret absondert; herpesartiger Ausschlag rund um Nasenlöcher und Lippen. Jucken der Nasenspitze.

Klinische Fälle

Dr. H. GOULLON (*Pop. Zeitschrift*) preist *Natrium phos.* bei chronischen postnasalen Katarrhen und gibt als Indikationen das goldgelbe Exsudat und eine gelbe Zunge etc. an. Er berichtet von einem Fall, der durch *Natrium phos.* C5 geheilt wurde, nachdem *Kalium bich.* Ebenso wie alles andere nicht gewirkt hatte und der Patient hypochondrisch geworden war.

Fall von dick- und gelbschleimiger, widerwärtig stinkender Ozaena, wechselweise mit wässrigem Sekret; litt daran seit 18 Monaten; hat Geschmacks- und Geruchssinn verloren; linkes Nasenloch schlimmer. Menstruation setzt alle drei Wochen ein. Erkältet sich leicht. Totgeburt vor drei Jahren. Ich gab drei Dosen *Kalium sulph.* C12 in Wasser, einmal wöchentlich einzunehmen. Nach einem Monat Bericht, dass Katarrh völlig ausgeheilt; hat viel von dem verlorenen Geruchs- und Geschmackssinn wiedererlangt. (Dr. med. W. P. WESSELHOEFT)

Frau D., eine Schneiderin, 26 Jahre alt, mittelgroß, hatte einen großen Nasenpolyp im rechten Nasenloch. Der rechte Nasenknochen war weit aus seiner Linie gedrückt und blockierte den rechten Tränenkanal, was sich sehr entstellend auswirkte. Von diesem Leiden, während dessen sie über vier Jahre lang nicht in der Lage war, durch die Nase zu atmen, wurde sie geheilt, der Nasenknochen kehrte wieder in seine ursprüngliche Position zurück, und die Fähigkeit normal zu atmen stellte sich innerhalb von sechs Monaten wieder ein nach der Gabe von *Natrium chlor.* in M-Potenz, eine Dosis pro Woche, sowie zwischendurch *Saccharum lactis*-Pulver. (Dr. W. L. MORGAN)

Dr. BREUER aus München berichtet von einem Fall von unterdrücktem Fußschweiß, der einen langwierigen Bronchialkatarrh zur Folge hatte; geheilt durch *Calcarea sulph.* und *Silicea.* – A. H. Z., 1883.

Fall eines Herrn, mit hellem Teint. Etwa einmal pro Woche dicke, dunkelbraune, halbflüssige Ansammlung von Eiter, die sich im linken oberen Nasenloch bildete; beim Ausschnauben gab diese einen schrecklichen Gestank ab. Etwa einen Monat vorher war ein Stück kariösen Knochens von der Kieferhöhle (Sinus maxillaris) durch eine linke obere Alveole entfernt worden, aus der vier Jahre zuvor ein kranker Zahn gezogen worden war. Die Sonde trat von selbst in die Kieferhöhle ein. *Calcarea, Silicea* und verschiedene andere Mittel erwiesen sich als unwirksam. Drei Wochen nach der Einnahme von zwei Dosen *Kali. sulph.* C6 in Wasser, morgens und abends, einen Esslöffel voll für vier Tage lang, gab es kein Sekret mehr, und die Alveole schloss sich, sodass keine Sonde mehr eintrat. (W. P. WESSELHOEFT, D. D.)

Natrium chloratum – Dr. LOUIS A. BULL berichtet von einem Fall von atrophischer Rhinopharyngitis (grippalem Infekt), bei dem die Haut „farblos, trocken, von fischartigem Aussehen und übersät von Mitessern, große und kleine." Er erinnerte sich, wie er sagt, an Boussignaults Experimente, Tieren Salz vorzuenthalten, und meinte, dass es da einen Fall gab, bei dem Natriumchlorid nicht richtig assimiliert werden konnte. Er verwendete es lokal mittels zehn Tabletten in einer 30-ml-Lösung und innerlich in dynamisierter Form, mit äußerst zufrieden stellenden Ergebnissen. – *Hom. Recorder.*

Natrium chloratum bei Stirnhöhlenentzündung – An einem Nachmittag vor etwa acht Jahren meldete sich eine Dame mit Ihrem Ehemann, um feststellen zu lassen, wie dringend die Notwendigkeit sei, Ihre linke Stirnhöhle operieren zu lassen. Ein anderer

Spezialist hatte ihr gesagt, dass selbst ein Verzug von nur 24 Stunden schon gefährlich sei. Der Verlauf Ihrer Beschwerden, den sie beschrieb, war der Sache nach wie folgt:

Fünf Jahre zuvor hatte sie eine heftige eitrige Entzündung, die nach einigen Wochen sorgfältiger Behandlung abklang, und lediglich eine leichte Schmerzempfindlichkeit blieb zurück. Es gab gelegentlich ein Wiederaufflackern des Schmerzes, jedoch keine Anzeichen für eine Vereiterung. Die Schmerzattacke, die sie nun hatte, hielt seit einer Woche oder zehn Tagen an, und es gab keinerlei Anzeichen eines Abflauens. Es lag weder eine Rötung noch eine Schwellung vor, aber der gesamte Bereich war äußerst berührungsempfindlich. Eine Diaphanoskopie erbrachte keinen eindeutigen Befund. Es gab keine Absonderungen, aber die Nasenschleimhäute waren angeschwollen. Ich konnte keine unmittelbare Notwendigkeit einer Operation feststellen; viel mehr sah ich überhaupt keine spezielle Indikation für eine Operation und informierte die beiden darüber. Eine medizinische Behandlung wurde empfohlen, und der Rat wurde akzeptiert. *Natrium chloratum* wurde verschrieben in der 30ten Potenz mit dem Ergebnis, dass nach einer Woche nicht einmal mehr eine Spur von Beschwerden vorhanden war, und in den acht Jahren, die seither vergangen sind, gab es keinen Rückfall mehr.

Fall 2: Vor einigen Monaten rief eine junge Dame an und erzählte mir eine Geschichte von ununterbrochenen Schmerzen über der linken Stirnhöhle, die von äußerst heftiger Natur waren; innerhalb von sechs Jahren hatte es nicht einen Moment der Linderung gegeben. Gelegentlich zeigte sich eine Rötung, und zuweilen war das Augenlid am Morgen geschwollen. Eine Diaphanoskopie zeigte eine Trübheit, der Argyroltampon bleichte in wenigen Minuten völlig aus; der Bereich war extrem druckempfindlich; ein dicker mukopurulenter Ausfluss füllte die Nasenhöhle. *Natrium chloratum* in C12 brachte eine vollständige Beseitigung des Schmerzes innerhalb von 24 Stunden. Argyroltampons wurden dreimal wöchentlich für mehrere Wochen angewandt und brachten einen merklichen Nutzen. Auf *Natrium chloratum* folgend wurde *Kalium sulphuricum* in C12 gegeben. Bei ihrem letzten Besuch berichtete sie, dass sie nur noch morgens Sekretbildung hatte, und diese war von milder Art.

Keuchhusten

Ferrum phos. – Keuchhusten mit Bluterbrechen. Entzündliches Stadium eines Katarrhs.

Kalium chloratum – Wenn eine weiß belegte Zunge und dicker weißer Auswurf präsent sind; kurzer, spasmodischer Husten.

Natrium chlor. – Wenn der Schleim schaumig, durchsichtig und klebrig ist.

Kalium phos. – Keuchhusten bei sehr nervösen, schüchternen, sensiblen Kindern (interkurrent). Ebenso wenn Erschöpfung einsetzt.

Kalium sulph. – Keuchhusten, deutlich gelber, schleimiger Auswurf.

Magnesium phos. – Keuchhusten, der wie eine gewöhnliche Erkältung beginnt, konvulsive Anfälle von nervösem Husten, die in einem Keuchen enden. Man gebe dieses Mittel kontinuierlich.

Calcarea phos. – Keuchhusten bei schwachen Konstitutionen oder bei zahnenden Kindern und bei hartnäckigen Fällen in Verbindung mit Abmagerung.

Klinische Fälle

Obwohl sie nicht sehr ausgedehnt sind, sind meine Erfahrungen in der Behandlung von Keuchhusten sehr zufriedenstellend für mich, vor allem seit ich die biochemische Behandlung von Schüßler übernommen habe. Mit Hilfe dieser Behandlung kann der der Husten modifiziert, die Heftigkeit und Häufigkeit der Krämpfe verringert und die Dauer der Erkrankung sehr erheblich abgekürzt werden.

Die Behandlung erfolgt im Wesentlichen wie folgt: In der frühen Stadien der Erkrankung wird *Ferrum phos.* gegen die Fiebersymptome verabreicht im Wechsel mit *Kalium chloratum* gegen den fibrinösen Auswurf. Wenn die Krankheit das Stadium erreicht hat, bei dem der Husten spasmodisch geworden ist und in dem charakteristischen Keuchen nervösen Ursprungs endet, dann ist *Magnesium phos.* das Heilmittel par excellence. Und da dieses Stadium in der Regel bereits erreicht ist, bevor der Arzt aufgesucht wird, wird dieses Mittel die Grundlage der Behandlung bei neun von zehn Fällen bilden. Tatsächlich besteht die gesamte Behandlung sehr häufig schlicht darin, ein Fläschchen dieses Mittels mit den Anweisungen weiterzugeben, dass alle regelmäßig alle vier Stunden eine erbsengroße Menge in heißem Wasser einzunehmen ist und diese Behandlung zu wiederholen ist, sobald ein neuer Hustenanfall droht.

Bei schweren Fällen werden gemäß den Indikationen andere Mittel angewendet, wobei die Art des Auswurfs bei der Wahl des Mittels das führende Merkmal ist. *Calcarea phos.* wird im Verlauf der Behandlung häufig als Stärkungsmittel eingesetzt, oder wenn die Kalziumsalze defizient zu sein scheinen.

Ich verwende üblicherweise die C6 Potenz dieser Mittel, obwohl manchmal auch eine niedrigere vonnöten ist. Ich habe nie höhere Potenzen verwendet,

Die Dosis entspricht der, die im oben genannten bei *Magnesium phos.* empfohlen wurde. Tatsächlich gebe ich für gewöhnlich sehr oft die erforderliche Menge in ein Glas Wasser und gebe bei jeder Dosis einen Teelöffel voll davon. (Dr. B. F. BEANE, Eldorado, O.)

Dr. J. T. FRAWLEY aus Cleveland, Ohio, erzählt von einem Fall von Keuchhusten, der eine hohe Temperatur entwickelt hatte und Symptome einer Lungenentzündung zeigte. Geheilt mit *Kalium chloratum* C3 in heißem Wasser. Die Wirkung trat prompt ein, indem es alle akuten Symptome linderte.

Kind, 18 Monate alt, im letzten Stadium eines Keuchhustens, Lippen und Mund mit Blasen bedeckt; schwarzer, dünner, fünfmal täglich übel riechender Stuhl; harter und aufgetriebener Abdomen; zu einem Schatten abgemagert und von den Eltern und den Ärzten als dem Tode geweiht aufgegeben, wurde vollständig gesund durch *Kalium sulph.* (Dr. C. B. KNERR)

Fall, bei dem *Kalium sulph.* gegen Keuchhusten verabreicht wurde, der sich sofort besserte. Am zweiten Tag klagte er nach der Einnahme der Medizin über einen steifen Nacken. Der Kopf ist nach links geneigt und die linke Schulter hochgezogen. Starke Schmerzen beim Bewegen des Kopfes von einer Seite zur anderen oder nach hinten, kann ihn jedoch ohne Schmerzen nach vorne neigen. Dies setzte sich noch sieben Tage lang fort. (Dr. W. P. WESSELHOEFT)

Magnes. Phos. gegen Keuchhusten – Als im Frühjahr 1881 eine Keuchhustenepidemie unter den hiesigen Kindern grassierte, war ein 10 Monate altes Kleinkind vom Arzt der Familie aufgegeben worden. Ich erfuhr dies vom Vater des Kindes, der vor Kummer sehr verzweifelt war. Er erwähnte, dass die Krämpfe, die etwa zehnmal im Verlauf eines Tages auftraten, so heftig waren, dass das kleine Gesicht ganz bleifarben, blau und geschwollen war. Ich gab sofort *Magnes. phos.* Ein einzige Pulverdosis mäßigte die Krämpfe so nachdrücklich, dass sie nur noch gelegentlich auftraten, und diese Anfälle verliefen sehr glimpflich. Fünf Tage später gab ich etwas *Kalium phos.*, jedoch ohne positive Wirkung, dann *Calcarea phos.*, und dies hatte keine guten Auswirkungen, denn die Krämpfe wurde aufgrund des Mangels an *Magnes. phos.* nur noch schlimmer. Ich verordnete, es wieder zu verabreichen, und nach sehr kurzer Zeit waren die Krämpfe und das Keuchen verschwunden und das Kind gesundete sehr schnell. (Aus der *Rundschau*)

Kindbettfieber (Puerperalfieber)

Kalium chloratum – Dieses Mittel kann allein völlig ausreichend sein bei dieser Krankheit, oder auch im Wechsel mit *Ferrum phos.* gegen die Exsudation.

Kalium phos. – Kindbettpsychose oder Kindbettfieber, wenn Halluzinationen, absurde Ideen und heftiger Wahnsinn auftreten. Spezifisches Heilmittel.

Natrium chlor. – Ein nützliches ergänzendes Mittel bei Kindbettkonvulsionen.

Klinische Fälle

Fall von Wochenbettfieber. Frösteln gefolgt von Fieber. Wochenfluss, Milchfluss und Harn unterdrückt. Übermütiges Delirium, heftige, bedenkliche Diaphorese ohne Durst oder mit stark belegter Zunge, Darmverstopfung und starke Blähsucht über dem Bauchfell. *Ferrum phos.* C6 einmal stündlich eine Dosis. Innerhalb von zehn Stunden waren alle urämieartigen Symptome verschwunden; die Patientin war heiter und fühlte sich wohl. Wochenfluss und Milchsekretion setzten wieder ein, und auch der Harn kam wieder ungehindert. Es folgte eine gute Genesung. (Dr. F. A. ROCKWITH, *American Journal Homoeopathic Materia Medica*, 1875)

Knochen, Erkrankungen der

Calcarea phos. – Hilfreich, um den Heilungsprozess bei Brüchen zu unterstützen. Wenn die Knochen schwach und weich sind, verursacht durch weiche Schwammigkeit aufgrund eines Mangels an Kalziumphosphatmolekülen. Rachitis, O-Beine bei Kindern. Auch bei Knocheneiterung und Schwund der Schädelknochen. Fistelartige Geschwüre an den Knöcheln; Ränder verhärtet, fauliges Wundsekret. Schmerzen entlang der Nähte und der Symphysen der Knochen.

Ferrum phos. – Bei Knochenkrankheiten, wenn die weichen Teil rot, heiß und schmerzhaft, entzündet sind. Ostitis (Knochenentzündung), Periostitis (Knochenhautentzündung). Hüftgelenkentzündung.

Kalium chloratum – Zweites Stadium einer Ostitis.

Kalium phos. – Knochenatrophie mit fauligem Durchfall.

Silicea – Indiziert bei beinahe allen Knochenkrankheiten. Fistelartige Öffnungen, übel riechende Absonderung. Umgebende Bereiche hart, geschwollen, bläulich-rot; fibröse Teile der Gelenke, insbesondere der Knie, entzündet. Knocheneiterung, Vereiterung der Knochenhaut. Alle Ausscheidungen übel riechend, Eiter, Stuhl, Schweiß etc. Hüftgelenkentzündung.

Silicea ist öfter angezeigt und hat mehr Fälle von Karies und Nekrose geheilt als jedes andere Mittel. Es ist ein tief eindringendes Mittel, und während es *Mercur.* stark ähnelt, muss in seinem Wirkungsbereich darauf geachtet werden, dass es nicht nach *Mercur.* verabreicht wird, da es den Fall sehr verkomplizieren kann. Es ist geeigneter für chronische Fälle, oder wenn das erste Stadium vorüber ist. (GILCHRIST) Kein anderes Mittel beschleunigt derart die Eliminierung abgestorbener Knochenpartikel bis hin zum größten Stück eines Sequesters (abgestorbenes Gewebe- bzw. Knochenstück), die so unerlässlich für die Heilung von skrofulösen Knochenkrankheiten ist. Bei vielen Formen von Karies, Nekrose und Enchondromen (Knorpelgeschwulsten) der Knochen empfiehlt GRAUVOGL als beliebtes und sehr wirkungsvolles Mittel Heubäder. Ihre Wirksamkeit ist abhängig von der Präsenz von Silicea, das in gelöstem Zustand als chemischer Bestandteil in Heubädern gefunden wurde – 12 gr. Heu (*Anm. d. Übers.: Orig. = 3 drams of hay à 1 Dram fest = 3,879 gr.*) enthält ungefähr 30 mg *Silicea* (*Anm. d. Übers.: Orig. = 1/2 grain à 1 grain = 64,7989 mg*). Demzufolge ist die Zweckmäßigkeit dieser lokalen Maßnahme bei Knochenkrankheiten offenkundig.

Calcarea sulph. – Knochengeschwüre. Schädelerweichung (Kraniotabes).

Calcarea fluor. – Harte, raue, gewellte Erhebungen auf der Knochenoberfläche. Nützlich bei Kephalhämatom (so genannte Kopfblutgeschwulst) an den Scheitelbeinknochen Neugeborener. Prellungen oder Blutergüsse an Knochen. Exostosen nach Verletzungen. Krankheiten der Knochen; Karies, der zur Bildung von Beckenabszessen führt. Erkrankungen der Nasenknochen. Knoten und harte Knochenschwellungen. Karies in Folge von Syphilis oder Quecksilbermissbrauch. Spina ventosa (winddornartige Auftreibung der Mittelhand-, Mittelfuß, Finger- und Zehenknochen durch tuberkulöse Entzündung), Knochensarkom. Mangelernährung der Knochen, insbesondere der Zähne. Knochenauswüchse, vor allem an Hand- und Fußwurzelgelenken. Knochenvereiterung. Zahnkaries, Karies des Alveolarfortsatzes mit lockeren Zähnen.

Magnesium phos. – Spina ventosa (winddornartige Auftreibung der Mittelhand-, Mittelfuß, Finger- und Zehenknochen durch tuberkulöse Entzündung) im Wechsel mit *Calc. fluor.*

Natrium sulph. – Sykose. Schmerzen in den Knochen, Knacken der Gelenke, steife Knie.

Klinische Fälle

Nichtvereinigung / schlechte Knochenheilung bei Bruch von Elle und Speiche – Mr. D., 23 Jahre alt, ein anämischer und schwächlicher Mann, erlitt die Verletzung mehrere Monate, bevor ich ihn sah, und als die Gipsschienen entfernt wurde, war der Wundschmerz verschwunden, die Knochen waren jedoch nicht zusammengewachsen. Die Teile wurden gekürzt und, nachdem die Enden angefrischt worden waren, wurden sie aneinandergefügt und unterstützt, und es wurde *Calcarea phos.* drei- oder viermal täglich gegeben, was ein gutes Ergebnis brachte. (Dr. med. O. A. PALMER)

Enchondrom (Knochengeschwulst) des Zeigefingers – Eine ältere 60-jährige Dame hatte eine glänzende Schwellung an ihrem linken Zeigefinger, die schon 18 Monate bestand. Der Klumpen war hart und schmerzhaft und hatte in etwa die Größe einer geteilten kleinen Walnuss, aber ziemlich flach. Die Patientin war sehr nervös und schwermütig. *Calcarea fluor.* C3 sechs Globuli viermal täglich. Nach zwei Wochen war die knorpelige Beschaffenheit eindeutig verschwunden, und die Schwellung wurde weicher und kleiner und verschwand gänzlich innerhalb von drei Monaten. Es gab keine spezielle Diät oder einen Wohnsitzwechsel. (Dr. med. J. C. BURNETT)

Eine seit Jahren bestehende Verletzung des Schienbeins; ein schmerzhafter Auswuchs entstand an der Stelle der Verletzung. Ein prominenter Chirurg hatte diesen als Knochensarkom diagnostiziert und zu einer Operation geraten. *Calcarea fluor.* linderte den Schmerz und reduzierte das Wachstum. (Dr. med. L. A. BELL, *Hahnemannian Monthly*, April 1887)

Dr. HANSEN aus Kopenhagen berichtet in der *Allg. Hom. Zeit.* 1886 auf Seite 44 von einem Fall von Knochenfraß am Schienbein, der bereits drei Jahre bestand; fistelartige Öffnungen, die bis auf den Knochen gehen, und durch welche unentwegt tote Knochensplitter abgesondert werden, wobei das Sekret hieraus sehr dick und gelb ist, begleitet von bohrenden Schmerzen in der Nacht. *Calcarea fluor.* in C6 heilte die Krankheit innerhalb von fünf Monaten vollständig.

Enchondrom (Knochengeschwulst) geheilt durch Silicea – (aus GRAUVOGLs Lehrbuch) Ein 14-jähriger Junge, Mittelhandknochen von Ring-, Zeige-, Mittelfinger und Daumen der rechten Hand waren in solch einem Maße angeschwollen, dass sich eine ovale, harte, knorrige Masse mit einheitlicher Oberfläche gebildet hatte; die Gelenke waren praktisch nicht mehr vorhanden und seit 6 Monaten unbeweglich. Diese Teile waren an verschiedenen Stellen ihrer Haut beraubt aufgrund von vereiterten Oberflächen, unter denen die Knochen beim Versuch einer Bewegung ein raues Geräusch von sich gaben, und es waren hier und da Stellen zu finden, in die man leicht eindringen konnte, und andere wiederum, die sich widersetzten. Der Junge hatte keinen Appetit und blieb bei seiner Arbeit bei einem Töpfer, wo er Tonerde trug. Große Schmerzen in den erkrankten Körperteilen, Trägheit am Tage, Abgeschlagenheit und Schwermütigkeit. Gemäß den Lehren der Chirurgie gab es keine andere Hilfe als die Exartikulation (Gelenkamputation) am Handgelenk mit dem Verlust der rechten Hand, da nur der kleine Finger und sein Mittelknochen von der Krankheit verschont geblieben zu sein schienen. *Silicea* C6 fünf Tropfen alle zwei Stunden. Nach acht Tagen begannen die oberflächlichen Geschwüre zu vernarben, und die knollenartigen Verformungen waren in ihrem Umfang deutlich zurückgegangen. Nach weiteren 14 Tagen konnten die Gelenke bereits bewegt werden, wobei jedoch die Beweglichkeit sehr eingeschränkt war. Nach wiederum zwei Wochen waren alle Begleitsymptome, die es gegeben hatte, verschwunden, der Appetit kehrte zurück, der Junge war lebhaft und in guter Stimmung und konnte als geheilt entlassen werden.

Ein Kind, drei Jahre alt, hatte eine Knochenkrankheit am Zeigefinger der linken Hand, in der Mitte zwischen dem Knöchel und dem nächsten Gelenk. Aus einer winzigen Öffnung trat ganz leicht ein weißliches Sekret aus, und das Fleisch war stark geschwollen und farblos an dieser Stelle, was dem Finger ein sehr unangenehmes Aussehen verlieh. Ein Mediziner hatte, nachdem er den Finger ohne Erfolg behandelt hatte, zu Amputation geraten, doch die Familie, die dies als Ergebnis der Beschwerden ablehnte, entschied sich, andere Mittel zu versuchen. Ich gab ihr *Silicea* C6 als Lösung, was eine sofortige Besserung ergab und innerhalb weniger Wochen die Knochenkrankheit heilte, und der Finger erlangte bis auf eine leichte Narbe sein natürliches Aussehen zurück. (C. T. M.)

Dr. C. F. NICHOLS berichtet von einer Anzahl von Fällen, bei denen Knochenauswüchse die geheilt und gebessert wurden durch *Calcarea fluor.* C12 (Organon, 1880)

Langsame Knochenheilung bei Bruch – Ein Mann, 60 Jahre alt, erlitt einen Oberschenkelhalsbruch. Trotz großer Vorsorge war er auch nach zwei Monaten noch verschiebbar. *Calcarea phos.* C6 wurde zunächst jede Nacht verabreicht; später jede zweite Nacht. Umgehend wurde der Bruch stabil und heilte bald aus. Dies ist sicher besser als ein operativer Eingriff. 18 Monate später zog sich der Mann am selben Oberschenkel einen weiteren Bruch im unteren Bereich zu. Das Heilmittel wurde in der gleichen Art wie zuvor verabreicht, aber diesmal gleich von Beginn an. Der Bruch war nach zwei Monaten geheilt. (Dr. med. J. C. MORGAN)

Im Falle eines armen Waisenkindes, eines 14-jährigen Mädchens, rettete es das Kind vor der Amputation des Fußes. Sie war seit langer Zeit in Behandlung wegen einer Knochenerkrankung gewesen. Da das Übel immer schlimmer wurde, sah ihr Arzt keine Alternative mehr, als mit dem Krankenhauschirurg Vorbereitungen zu treffen, den Fuß abzunehmen. Dies wurde sechs Tage vor dem Termin vereinbart. Ihre Freunde waren äußerst verzweifelt und baten um die Anwendung neuer Heilmittel. *Silicea* wurde kontinuierlich einmal stündlich mit einer Dosis eingenommen, und bei der äußerlichen Anwendung wurde ein mit der Lösung getränkter Mullverband aufgebracht. Am fünften Tag wiesen der Fußknöchel und das umgebende Gewebe ein derart gesundes Erscheinungsbild auf, dass es keinerlei Grund mehr für eine Amputation gab. Die Behandlung wurde noch eine kurze Zeit fortgeführt, und ihr Fall wurde als vollkommen geheilt erklärt. (Dr. med. W., von Schüßler)

Kolik

Magnesium phos. – Blähungskoliken bei Kindern, Beine werden angezogen. Kolik, die den Patient zwingt, sich zu krümmen; erleichtert durch Reibung, Wärme und das Ablassen von Darmgasen. Koliken im Nabelbereich. Muskelkontraktionen. Remittierende Kolik, krampfartige Schmerzen. „Kolik Neugeborener. Ich verwende es in fast jedem Fall mit uneingeschränktem, konstantem, promptem und vollem Erfolg; 30ste Potenz." (Dr. med. J. C. MORGAN) Kolikbabys, wenn sie die Hälfte der Zeit schreien; Änderung der Ernährung bringt keine Besserung. Gallensteinkoliken.

Natrium phos. – Koliken bei Kindern, mit Symptomen von Säure wie z. B. grünem, sauer riechendem Stuhl, Erbrechen geronnener Milch etc.

Ferrum phos. – Kolik während der Menstruation, bei Hitze, rotem Gesicht und beschleunigtem Puls.

Natrium sulph. – Blähungskoliken, die in der rechten Leiste beginnen. Gallenkolik mit bitterem Geschmack im Mund und gräulichem oder bräunlich-grünem Belag auf der Zungenwurzel. Bei Bleikoliken sollte dieses Mittel häufig und in C1 oder C2 verabreicht werden. Schmerz im Abdomen und im unteren Rücken, wie zerschlagen. Starke Blähungen. Einklemmung von Blähungen. Flatulenzbeschwerden nach dem Wochenbett, mit Verstopfung.

Kalium sulph. – Schmerzen ähneln einer Kolik. Abdomen fühlt sich bei Berührung kalt an; manchmal hervorgerufen durch große Hitze, durch Aufregung und plötzliche Kälte; kurz darauf entweicht Gas, das nach Schwefel riecht; wenn *Magnes. phos.* nicht wirkt.

Kalium phos. – Kolik im Hypogastrium, mit vergeblichem Stuhldrang; besser beim sich Krümmen. Abdomen aufgebläht durch Gas.

Natrium chlor. – „In Fällen von Gallenkoliken, die das Aufstoßen wie bei *Carbo. veg.* und die Schmerzen wie bei *Diosc.* und *Coloc.* aufweisen. Hier leistet *Natrium chlor.* nach meiner Erfahrung hervorragende Dienste." (C. E. FISHER)

Klinische Fälle

Frau, 50 Jahre alt, litt seit zwei Jahren an Magen- und Darmschmerzen (Gastralgie und Enteralgie), wobei die Anfälle immer mehrere Tage anhielten; bei jedem Anfall Erbrechen einer Flüssigkeit, die sauer war wie Essig. Zwei allopathische Ärzte hatten die vergeblich behandelt, nachdem sie Magenkrebs und eine Wanderniere diagnostiziert hatten. Meine Diagnose war eine Übersekretion von Milchsäure. *Natrium phos.* Besserung setzte nach zwei Tagen ein, und nach wenigen Wochen war die Frau vollständig geheilt. (Schüßler)

Fall einer Dame mit Gallenkolik. Wurde in der Nacht gerufen, ging jedoch aus bestimmten Gründen nicht hin. Ich schickte ihr jedoch etwas, wovon ich dachte, dass es ihr Linderung bringen müsste. Am frühen Morgen kam ihr Ehemann wieder in meine Praxis und sagte mir, dass es ihr nicht besser ginge und sie furchtbar leide. Ich gab ihm ein anderes Mittel, das verabreicht werden sollte, bis ich zu ihr kommen konnte. Gegen halb neun kam ich bei ihr zu Hause an und stellte fest, dass sie immer noch unter unerträglichen Schmerzen litt. Nachdem ich mich vergewissert hatte, dass sie Galle erbrochen hatte und die ganze Zeit einen äußerst bitteren Geschmack im Mund hatte, verabreichte ich ihr Pulver aus *Natrium sulph.* in etwas Wasser. Zwei Minuten, nachdem sie dies eingenommen hatte, sagte sie, dass es ihr zum ersten Mal seit 23 Uhr in der Nacht zum ersten Mal deutlich besser ginge. Nach etwa fünf Minuten bewegte sich etwas in ihrem Darm, und es ging ihr stetig besser, und am nächsten Morgen war sie wieder munter.

Ein hart arbeitender Geistlicher aus der Großstadt hatte über mehrere Jahre hinweg unter sehr häufigen und sehr heftigen Kolikanfällen gelitten, die immer einen entzündlichen Charakter annahmen, mit heftigem Erbrechen, großer Schmerzempfindlichkeit des Abdomen, Ruhelosigkeit, Angst, Kummer. Diese Anfälle dauerten im Allgemeinen drei Tage bis zu einer Woche an. Vor über einem Jahr war es als sicher angenommen worden, der der *Schmerz grundsätzlich in derrechten Leiste anfing* und sich von dort über den gesamten Abdomen ausbreitete. *Natrium sulph.* wurde gegeben, der Anfall wich sofort, und obwohl es seither mehrere Bedrohungen gab, hatte er seither keine Kolik mehr. – HERINGs *Materia Medica*.

Kopfschmerzen

Ferrum phos. – Kopfschmerzen aufgrund einer Erkältung, durch Sonnenhitze, Schmerz wie zerschlagen, drückender oder stechender Schmerz, Schmerzen schlimmer beim Bücken und Bewegen. Kopfschmerzen aufgrund gichtiger Veranlagung (abwechselnd mit *Natrium sulph.*). Kopfschmerz mit Erbrechen unverdauter Nahrung. Mit Blutandrang und mit drückendem Schmerz, schmerzhaft bei Berührung. Wenn ein kalter Gegenstand an diese Stelle gepresst wird, scheint dies den Schmerz zu lindern. Wenn eine pelzige Zunge vorliegt, ist dies eine zusätzliche Indikation. Kopfschmerzen bei Kindern verlangen nach diesem Mittel. Kopfschmerz mit pochendem Gefühl; rechtsseitig schlimmer. Kopfschmerz mit rotem Gesicht und rot unterlaufenen Augen. Migräne mit Sehstörungen und starker Übelkeit sowie Erbrechen von Nahrung, wie sie aufgenommen wurde, unverdaut. Dumpfer rechtsseitiger Kopfschmerz vom Scheitel bis zur rechten Supraorbitalregion (oberhalb der rechten Augenhöhle). Blutandrang Richtung Kopf. Kopfschmerzen werden schlimmer durch Kopfschütteln, Bücken und tatsächlich durch jede Bewegung des Körpers. Kopfschmerzen durch Blutandrang, vor allem, wenn diese während der Menstruation auftreten. Scheitel und Kopf reagieren empfindlich auf kalte Luft, Lärm und Erschütterung, erträgt keine Berührung der Haare. Kopfschmerzen, die auf Kopfverletzungen folgen, wurden geheilt, nachdem *Arnica* fehlschlug.

Kalium chloratum – Kopfschmerz mit Erbrechen, Auswurf in Form von milchigweißem Schleim. Migräne mit weiß belegter Zunge oder Erbrechen von weißem Schleim aufgrund einer Leberträgheit, Zunge pelzig, grau oder weiß am Grund, Appetitlosigkeit.

Kalium phos. – Kopfschmerz, nervös, geräuschempfindlich, Reizbarkeit, Verwirrtheit, durch schonende Bewegung gelindert. Kopfschmerz bei Studenten und Menschen, die erschöpft und überarbeitet sind, vorausgesetzt es liegen keine gastrischen Symptome vor. Manchmal ist auf der Zunge ein bräunlich-gelber, senfähnlicher Belag festzustellen, häufig in Verbindung mit fauligem Atem. Schmerzen wie von einem Gewicht am Hinterkopf und über den Augen, **besser beim Essen**, mit einem Gefühl von Abgespanntheit und Erschöpfung (nach *Ferrum phos.*). Nervöse Kopfschmerzen, Unfähigkeit nachzudenken, Kräfteverlust, Reizbarkeit, Schlaflosigkeit oder Niedergeschlagenheit. Kopfschmerz mit Müdigkeit, Gähnen und Strecken, Erschöpfung, hysterische Kopfschmerzen. Kopfschmerz mit einem Gefühl der Schwäche und der Leere, Schwäche- oder Leeregefühl in der Magengrube; auch wenn der Kopfschmerz die Vorstufe eines Anfalls in Verbindung mit galligem Erbrechen darstellt. Neuralgische Kopfschmerzen, Summen in den Ohren, Gefühl unfähig zu sein aufzubleiben, jedoch besser im Falle freudiger Erregung. Neuralgischer Kopfschmerz mit nervösen Symptomen, besser beim Essen, Depression. Geräusche im Kopf beim Einschlafen. Menstruationskopfschmerzen mit Hunger. Heftiger Schmerz im linken Warzenfortsatz; schlimmer bei Bewegung und an der frischen Luft.

Kalium sulph. – Kopfschmerz, der sich in geheizten Räumen und am Abend verschlimmert und sich wiederum bessert an kühler, frischer Luft im Freien.

Magnesium phos. – Unerträgliche Kopfschmerzen mit der Neigung zu spasmodischen Symptomen. Neuralgische oder rheumatische Kopfschmerzen, schießende oder stechende Schmerzen, veränderliche Schmerzen, Schmerzen mit Unterbrechungen oder krampfartig. Schmerzen aufgrund von optischen Störungen, besonders hilfreich bei müden, erschöpften, neurotischen Patienten. Nervöse Kopfschmerzen mit Funken vor den Augen; Diplopie (Doppeltsehen). Kopfschmerz schlimmer am Hinterkopf und **konstant beim Schulbesuch** und nach geistiger Arbeit.

Natrium chlor. – Dumpfer, starker Kopfschmerz mit vielen Tränen und großer Müdigkeit, Schlaf erfrischt nicht. Kopfschmerzen mit Verstopfung durch Torpor und Trockenheit eines Teils der inneren Schleimhäute, wenn die Zunge rein ist oder mit durchsichtigem, wässrigen Schleim bedeckt ist, schaumige Ränder hat, viel Speichel. Stirnhöhlenentzündung. Kopfschmerz mit Erbrechen von durchsichtigem Schleim oder Wasser, Auswurf von zähem Schleim. „Ist bei kachektischen Personen und solchen, die einen Mangel an Körper- und Lebenskraft haben, anzuwenden. Ist geeignet bei chronischem Kopfschmerz oder Migräne; bei Kopfschmerzen vor, während oder nach der Menstruation; „bei Kephalalgie bei Schülerinnen, die sich zu sehr aufs Lernen konzentrieren"; bei Kopfschmerz, der gleich am Morgen nach dem Aufstehen und Herumlaufen beginnt, bis 12 Uhr mittags andauert oder mit zeitgleich mit der Sonne verschwindet; bei katarrhalischem Kopfschmerz und Migräne." (KING) Hemikranie bzw. Halbseitenkopfschmerz, Bewusstlosigkeit und Zucken der Gliedmaßen. VON DER GOLTZ meint, dass dies das Mittel syphilitische Kopfschmerzen ist, und berichtet von Heilungen durch dieses Heilmittel.

Natrium sulph. – Kopfschmerz mit Erbrechen bzw. Migräne mit galligem Durchfall oder Erbrechen von Galle, bitterem Geschmack im Mund. Kolikartige Schmerzen, Schwindelgefühl, grünlich-grau belegte Zunge. Die Anfälle treten während der Menstruation auf, in regelmäßigen Abständen, jedes Frühjahr, und brechen häufig ganz plötzlich aus. Die charakteristischen Merkmale sind: Blutandrang im Kopf mit Völlegefühl; Hitze am Scheitel, Druckgefühl im und durch den Kopf; depressive und melancholische Stimmung; Schwindelgefühl und Trägheit; Erbrechen, verschlimmert durch Bewegung und Lesen, gebessert durch Ruhe. Hinterhauptkopfschmerz. Heftige Schmerzen an der Schädelbasis, als ob der Kopf mit einem Schraubstock zusammengedrückt würde oder als ob an der Basis etwas nagen würde. Beim Laufen klopfender Schmerz in beiden Schläfen. Unbeschreiblicher Schmerz am Scheitelpunkt, als würde der Kopf gespalten werden. Pulsierender Kopfschmerz. Kopfschmerz beginnt morgens beim Aufwachen, steigert sich bis zum Mittag und lässt zur Schlafenszeit nach. Erträgt keinen Lärm. Muss in einem abgedunkelten Raum schlafen. Übelkeit und Erbrechen. Dr. A. M. DUFFIELD aus Huntsville / Alabama berichtet von mehreren Fällen chronischer Kopfschmerzen mit diesen Symptomen, die von diesem Heilmittel in der 200sten Potenz geheilt wurden.

Silicea – Kopfschmerzen mit gleichzeitigem Auftreten von kleinen, erbsengroßen Knoten oder Knötchen auf der Kopfhaut. Kongestive, gastrische, nervöse und rheumatische Kopfschmerzen. Kopfschmerzen aufgrund von Erschöpfung. Skrofulöse Diathese. Rachitische, anämische Zustände, Karies. Nervöse, reizbare Menschen mit trockener Haut, übermäßigem Speichel, Durchfall, Nachtschweiß. Schwächliche Personen mit dünner Haut, fahlem Gesicht, hellem Teint, schlaffen Muskeln. Menschen, die überempfindlich sind, unzureichend ernährt sind, und zwar nicht aufgrund von Nahrungsmangel sondern durch unzureichende Assimilation.

Natrium phos. – Kopfschmerzen am Scheitel beim Aufwachen am Morgen; der hintere Bereich des Gaumens sieht sahnig-cremig aus; gelbe feuchte Zunge. Kopfschmerzen, heftiger Schmerz, als ob der Schädel zu voll wäre. Stirn- oder Hinterhauptkopfschmerz mit Übelkeit oder saurem, schleimigem Erbrechen. Äußerst heftige Kopfschmerzen mit starkem Druck und mit Hitze am Oberkopf, als ob er sich öffnen würde (wenn *Ferrum phos.* nicht ausreicht). Übelkeit erregender, unerträglicher Kopfschmerz, Auswurf von saurem Schaum. Kopfschmerzen nach Genuss von Wein oder Milch.

Calcarea phos. – Kopfschmerz mit Kältegefühl im Kopf, und der Kopf fühlt sich beim Anfassen kalt an (*Ferrum phos.*). Schmerzen schlimmer durch Wärme oder Kälte. Kopfschmerzen bei Kindern und Schülerinnen, die nervös, unruhig sind etc. „Geeignet für gastrische und rheumatische Kopfschmerzen. Charakteristisch ist Schwindel beim Laufen oder bei Bewegung. Völlegefühl im und Druck auf den Kopf, schlimmer durch den Druck eines Hutes. Nützlich bei mürrischen und quengeligen Kindern und bei jenen, bei denen die Fontanellen zu lang offen bleiben. Schwierigkeiten, geistige Tätigkeiten zu verrichten. Schlechte Laune und Mangel an Bereitschaft, irgendetwas zu tun. Vergesslichkeit; Trägheit bei jedem Kopfschmerz." (KING)

Calcarea sulph. – Kopfschmerz mit Schwindel und Übelkeit sowie dem Gefühl, als ob die Augen sehr tief liegen würden. Schmerz um den ganzen Kopf herum, schlimmer an der Stirn.

Klinische Fälle

Patient, der neben anderen Symptomen auch Sehstörungen hatte, und wenn die Kopfschmerzen schlimmer wurden und das Sehvermögen stark gestört war, bekam er ein Gefühl von Angst, vor allem nachts, sowie einen Ausschlag um die Knöchel, der mit Jucken begann. Ich gab ihm *Nat. phos.* C6, und damit hatten seine Leiden ein Ende. (Dr. CHAS. MOHR)

Ich hatte einen sehr interessanten Fall in Behandlung. Eine Dame, 55 Jahre alt, hatte solch entsetzliche Kopfschmerzen, dass sie teilweise verrückt war; sie behauptete, ihr Hirn wäre zerrissen und liefe durch die Augen heraus. Aus ihren Augen rann ein gelbgraues Gerinnsel. Sie hatte bereits seit einigen Tagen daran gelitten. Ich gab ihr *Kalium phos.* C3, was ganz wunderbar wirkte. Nach zwei Stunden wurde die Dosis wiederholt, und diese brachte eine perfekte Abhilfe. Etwa vier Wochen später hatte sie einen neuen Anfall, aber nicht mehr so schlimm. Ich ließ ihr *Kalium phos.* C6 zukommen, da ich den Fall weiter beobachten wollte, rief ich sie nach zwei Stunden an. Sie sagte: „Das war nicht die gleiche Medizin, die Sie mir beim ersten Mal gaben; es ist kaum eine Wirkung spürbar." Dann gab ich ihr C3, und nach zwei Stunden ging es ihr wieder gut. Nun habe ich mich immer für die hohen Potenzen ausgesprochen, doch diese Erfahrung scheint zu darauf hinzudeuten, dass die *Menge* als Faktor hinzutritt; wenn dies so ist, sollte man beachten, dass eine Dosis C3 so viel ist wie eintausend mal C6. (Auswahl)

1. Heftiger Kopfschmerz, allgemeine Schmerzhaftigkeit am Scheitel, schmerzende Kopfhaut, erträgt keine Berührung der Haare, nachts sehr nervös. *Ferrum phos.* C6 brachte rasche Linderung.
2. Stirnkopfschmerz, gelindert durch Nasenbluten, das darauf folgte. *Ferrum phos.* C6 heilte.
3. Patient konnte nicht sehen; es schien, als ob Blut in die Augen drängt. *Ferrum phos.* C6 heilte.
4. Dumpfer Schmerz am Oberkopf während der Menstruation wurde wie durch ein Wunder geheilt durch wenige Dosen *Ferrum phos.* (RAUE, Rev. Hom. Lit.,1875)
5. Kopfschmerz, der jede Nacht um 22 Uhr mit Frösteln und Verdauungsstörungen begann. *Magnesium phos.* C10 dil. heilte. (Übersetzt durch S. L.)

Fall einer jungen Dame mit unerträglichen nervösen Kopfschmerzen sowie starker Geräuschempfindlichkeit während des zweiten Tages der Regel. *Kalium phos.* C12 verursachte sofort nach seiner Einnahme eine starke Zunahme der Regelblutung und die Kopfschmerzen hörten daraufhin sofort auf. (Dr. W. P. WESSELHOEFT, von HERING)

M. K., 16 Jahre alt, litt seit Jahren unter periodisch wiederkehrenden Kopfschmerzen. Der Schmerz konzentrierte sich auf die rechte Schläfe und war bohrend, als ob eine Schraube hineingetrieben würde – wie die Patientin sich ausdrückte. Dem Schmerz ging ein Brennen in der Magengegend sowie ein bitterer Geschmack im Mund und Mattigkeit voraus. Diese Symptome traten nur nachts oder am Morgen auf. Wenn ein Anfall naht, ist die Patientin absolut nicht mehr in der Lage, irgendwelchen ganz gewöhnlichen Aufgaben nachzugehen. Im Allgemeinen folgt dann Galleerbrechen, und darauf tritt Besserung ein. *Natrium sulph.* C6 in der Größe einer Bohne aufgelöst in Wasser und täglich wiederholt eingenommen heilte die junge Dame vollständig. (Von Schüßler.)

Krupphusten

Kalium chlor. – Ist das wichtigste Mittel für die Exsudation der Membrane, im Wechsel mit *Ferrum phos.* Das Hauptmittel bei falschem Krupphusten.

Ferrum phos. – Diese Mittel sollte abwechselnd gegeben werden mit *Kalium chloratum*; Atmung kurz und beschleunigt sowie Atembeklemmung.

Calcarea fluor. – Wenn *Ferrum phos.* und *Kalium chloratum* nicht ausreichen. Hauptmittel bei echtem Krupp.

Calcarea phos. – Sinnvoll, wenn die vorgenannten nicht wirken. „Erstickungsanfälle, wenn das Kind aus der Wiege gehoben wird. Nach dem Stillen, nach dem Schreien, oder bei aus der Wiege heben, Atmung setzt aus, der Kopf fällt nach hinten, das Gesicht ist blau, Fuchteln mit Händen und Füßen; nach dem Anfall große Entspannung." (BRADFORD)

Kalium phos. – Wenn die Behandlung bis zum letzten Stadium hinausgezögert wurde, Synkope (kurze Ohnmacht); bei Nervenschwäche, blasses, aschgraues Antlitz; im Wechsel mit Kalium chloratum.

Magnesium phos. – Spasmodischer Verschluss der Luftröhre. Plötzlich schrille Stimme; erstickender Husten.

Calcarea sulph.- Sinnvoll nach dem Stadium der Exsudation, wenn, nachdem die verhärtete Membran weich gemacht wurde, ein zäher Schleim im Rachen großes Unbehagen verursacht. Es wird den Krupphusten in einen katarrhalischen Husten umwandeln, und wenn es zur rechten Zeit gegeben wird, kann es zuweilen die Exsudation noch verhindern.

Klinische Fälle

D. R., ein Junge, sieben Jahre alt, der sich bei einem schneidenden, heftigen Nordostwind einen Pseudokrupp zuzog, nachdem er einige Jahre zuvor einen heftigen Anfall von echtem Krupphusten gehabt hatte; im vergangenen Herbst hatte er wieder einen Anfall mit Fieber und einem lauten, bellenden Husten. *Acon.* und *Hepar sulph.*, die von so vielen Autoren bei Pseudokrupp empfohlen werden, brachten keinerlei Veränderung, sodass ich mich im Falle dieses Jungen wie gewöhnlich auf einer Fortdauer der Beschwerden für mehrere Tage einrichtete. Insbesondere die Nächte waren sehr unruhig, mit viel Husten, rau und heftig, so dass sich seine Verwandten große Sorgen machten. Es lag trockene Hitze und eine starke Beklemmung vor. Ich tauschte mein Hepar sulph. gegen *Kalium chloratum* aus und gab alle zwei Stunden eine volle Dosis. Nach wenigen Dosen wurde der Husten locker, verlor völlig den bellenden Klang, und mein kleiner Patient schlief die ganze kommende Nacht ruhig, sodass er, als am nächsten Morgen erwachte, recht munter und gesund war. (Schüßler)

Scheuen Sie sich bei Krupp nicht vor hohen Potenzen; sie bringen häufig mehr Nutzen als die niedrigen. (E. H. H.)

Lähmung / Paralyse

Calcarea phos. – Kältegefühl, Taubheit, Kribbeln und Schwäche in den unteren Gliedmaßen. Nervenschwäche. Im Rücken Gefühl wie zerschlagen nach zehrenden Erkrankungen und ausgelöst durch Stehen in der Nässe.

Kalium phos. – Gesichtslähmung, Verlust der Fähigkeit, bestimmte Muskeln zu stimulieren. Der Mund ist verzerrt und zur nicht gelähmten Seite verzogen. Schleichende Paralyse, bei der die Krankheit nur langsam voranschreitet; Tendenz zu Kräfteverfall mit Verlust des Tastsinns etc. Lokomotorische Paralyse, Verlust der motorischen Kraft oder der Muskelstimulierung. Lähmung der Stimmbänder, Stimmverlust aufgrund erschlaffter oder gelähmter Kehlkopfmuskeln. Atrophische Paralyse, bei der die Lebenskräfte geschwächt sind und der Stuhl faulig riecht. Alle Varianten von Lähmungen verlangen nach diesem, dem Hauptmittel, wie zum Beispiel partielle Lähmungen, Querschnittslähmung, Halbseitenlähmung, Gesichtslähmung oder Ptosis (herabhängendes Augenlid). Plötzlich auftretende Lähmungen. Lähmungen bei Kindern.

Magnesium phos. – Matt und erschöpft, nicht in der Lage sich aufzusetzen. Beschwerden durch Stehen in kaltem Wasser (Calcarea). Parkinsonsche Krankheit (Schüttellähmung), bei spontanem Schütteln und Zittern der Hände und Gliedmaßen oder des Kopfes, eine Erkrankung der Muskeln. Muskellähmungen aufgrund von gestörtem oder krankhaftem Befinden der verschiedenen Nervenfasern, die den Bewegungsreiz an die Muskeln weiterleiten. Paralyse der weißen Nervenfasern.

Natrium phos. – Schwäche der unteren Extremitäten von den Knien abwärts. Beine geben beim Laufen nach. (FARRINGTON, Pennsylvania Homoeopathic Medical Society, 1875)

Silicea – Lähmung durch Tabes dorsalis (Rückenmarkschwindsucht). Zittern der Gliedmaßen. Schwäche. Wandernde Schmerzen. Paralytische Schwäche der Gelenke. Fortschreitende Sklerose der Columna posterior.

Klinische Fälle

A. G. hatte eine Liebesaffäre gehabt und hatte, um sich umzubringen, Gift genommen. Daraufhin waren ihre Hände und Füße gelähmt. Ich gab ihr sechs Pulverdosen *Calcarea phos.*, und vier Wochen später schrieb sie mir, dass sie im Raum umhergehen konnte, indem sie sich an den Möbeln festhielt. Sie bekam sechs weitere Pulverdosen, die ihren Genesungsprozess vollständig abschlossen. (Monatsblätter)

Kalium phos. mit einigen wenigen Dosen *Calcarea phos.* als ergänzendes Mittel heilten eine Gesichtslähmung, die nach Arbeit in Wasser eingetreten war.

Leber, Erkrankungen der – siehe auch Magenstörungen

Ferrum phos. – Entzündungsstadium einer Hepatitis.

Kalium chloratum – Gelbsucht, wenn die Krankheit durch eine Erkältung ausgelöst wurde, aus der ein Katarrh des Zwölffingerdarms resultierte; weiß belegte Zunge, Stuhl hell, Lebertätigkeit träge, manchmal rechtsseitige Schmerzen, hellgelb gefärbter Stuhl, was auf einen Gallemangel hindeutet, einhergehend mit einer weiß- oder gräulich-pelzig belegten Zunge und Verstopfung.

Kalium phos. – Wenn das Nervensystem geschwächt ist.

Natrium phos. – In den niedrigsten Potenzen bei **Sklerose** der Leber und der hepatischen Form der Diabetes, **insbesondere wenn eine Reihe von Furunkeln vorliegt**.

Natrium sulph. – Reizbare, nervöse Leber, Gallenkolik, zu viel Galle, wenn nach übermäßigem Lernen und zu viel geistiger Arbeit (auch *Kalium phos.*). Erbrechen von bitterer Masse oder Galle. Gelbsucht verursacht durch Ärger und Verdruss mit biliösen, grünen Ausscheidungen oder grünlich-braun belegter Zunge oder teigig bleicher Haut; gelbe Augäpfel. Leberstauung mit Schmerzhaftigkeit und scharfen, durchbohrenden, stechenden Schmerzen. Hauptmittel. Berstende Schmerzen im Bereich der Gallenblase, die den Patient zwingt sich zu krümmen; bitterer Geschmack und viel Schleim im Mund.

Natrium chlor. – Gelbsucht mit Schläfrigkeit und alle weiteren vorhandenen Symptome, die bezeichnend sind für die Art von Erkrankungen. Schmerz in der Leberregion.

Calcarea sulph. – Schmerz im Bereich der Leber, im rechten Beckenbereich, gefolgt von Schwäche, Übelkeit und Magenschmerzen.

Kalium sulph. – Gelbsucht durch Magenkatarrh. Purgation.

Silicea – Leberabszess. Pochender und geschwüriger Schmerz im Bereich der Leber.

Klinische Fälle

Im vergangenen Sommer kam meine zweitälteste Tochter von einer Reise nach New Jersey zurück und hatte eine ungeheuer große Warze an ihrer Hand. Nach wenigen Tagen wurde sie sehr krank und bekam Fieber, das ich als biliös einschätzte; ich gab *Natrium sulph.* Während sie das Mittel nahm, wurde sie stark gelbsüchtig, und es ging ihr immer schlechter. Ich wechselte dann zu *Kalium chloratum*, und ihr Zustand besserte sich umgehend, und nach wenigen Tagen war sie gesund. Nachdem sie einige Dosen *Kalium chloratum* eingenommen hatte, begann die Gelbsucht nachzulassen und die Warze fiel ab. (E. H. H.)

Lungenentzündung

Ferrum phos. – Lungenentzündung; **dies ist das erste und das Hauptmittel**. Hohes Fieber, Atmung geht kurz, flach und hastig. Der Patient ist schlapp und apathisch, manchmal schläfrig. Es sollte im ersten Stadium so lange verabreicht werden, bis sich eine freie Atmung einstellt und die Gesundheit wiederhergestellt ist. Es hilft nicht mehr, wenn die Exsudation bereits eingesetzt hat, ebenso wenig bei sthenischen Fällen. Es ist ganz besonders hilfreich bei Pneumonien älterer Menschen. Lungenentzündung, kongestives Stadium. Auswurf besteht aus hellem Blut. Dies erachtet Dr. J. C. GUERNSEY als sehr verlässliches Symptom. Sekundäre Kongestion nach einer Pneumonie. In der gesunden Lunge tritt plötzlich ein Lungenstau auf. Einzelne Punkte lokaler Kongestion und Hepatisation insbesondere der Oberlappen. Weder besondere Unruhe, noch Schmerz bei Bewegung. Es steht in der Mitte zwischen *Aconitum* und *Gelsemium*. Es ist besonders nützlich bei Kindern. Rasselgeräusche. Auswurf rostfarben. „Dieses Mittel und *Veratrum viride* haben in meiner Praxis bessere Erfolge bei der Behandlung von Lungenentzündungen erzielt, als alle anderen Mittel, die ich je ausprobiert habe." (Dr. G. W. LAWRENCE)

Kalium chloratum – Fibrinöse Exsudation in die Lungensubstanz. Die Zunge ist grundsätzlich weiß belegt. Der Schleim ist weiß und viskös. Im zweiten Stadium mit katarrhalischen Beschwerden, die als Komplikationen einer Pneumonie Nase, Hals und Ohren betreffen. Herzkomplikationen und Wassersucht sind weitere Indizien für dieses Mittel, die Wassersucht klingt ab, der Husten wird lockerer und die Verdichtung der Lunge schwindet.

Magnesium phos. – Spasmodischer Husten, der in Krämpfen auftritt und keinen Auswurf hervorbringt. Beklemmung in der Brust. Husten nachts schlimmer, schlimmer beim Hinlegen.

Natrium chlor. – Lungenentzündung, wenn viel loser, rasselnder Schleim vorhanden ist, von durchsichtiger, seröser und schaumiger Natur und nur unter Schwierigkeiten heraufzuhusten, schlimmer am Morgen. Husten mit pochenden Kopfschmerzen, ungewolltem Harnabgang und Tränenfluss. Pneumonie bei Alkoholikern. Während die Zunge gewöhnlich rein ist, kann sie nun trocken und glänzend sein.

Natrium phos. – Biliöse Symptome bei Lungenentzündung. Dicker, faseriger, klebriger, grüner, eiterähnlicher Auswurf. Wundschmerz in der Brust, besser durch Druck. Patient hält sich beim Husten die Brust. Verschlimmerung aller Symptome bei feuchtkaltem Wetter.

Kalium sulph. – Lungenentzündung mit Pfeifen, wenn gelber, loser, rasselnder Schleim heraufgehustet wird, oder auch wässriger Schleim. **Rasselnder Husten**, vor allem bei Kindern. Erstickungsgefühl, Bedürfnis nach kühler Luft. Die Temperatur steigt vom Abend an bis Mitternacht und fällt dann wieder. Raues Rasseln, rasselnder Husten, aber Auswurf nur schwer.

Kalium phos. – Typhoide Pneumonie, Nervenschwäche, Schlaflosigkeit. Schwäche, Kurzatmigkeit, fauliges, schleimiges Sekret, Heiserkeit. Husten durch Reizung der Luftröhre. Auswurf dick, gelb, beißend, übelriechend. Krampfartiger Husten mit Auswurf schaumiger, seröser Masse, in großen Mengen und mit Erstickungsgefahr.

Silicea – Chronische, verschleppte, unbehandelte Lungenentzündung, die in einer Phase der Eiterung übergeht; Dyspnoe beim Liegen auf dem Rücken. Tief sitzender Schmerz in der Lunge. Husten locker, rasselnd. Sputum reichlich, glitschig, übel riechend, dick gelb oder grün. Kann hektisches Fieber haben, starker Nachtschweiß und Schwäche.

Calcarea phos. – Vor allem bei Lungenentzündung von Kindern. Husten mit gelbem-Auswurf, morgens schlimmer. Stiche in der Brust und Schmerz schlimmer durch Kälte.

Calcarea sulph. – Drittes Stadium mit eitrigem, jauchigem Auswurf. Heftiger Husten bei Kindern mit Unwohlsein.

Klinische Fälle

Fall einer Pneumonie im linken Oberlappen mit ausgeprägtem Rasselgeräusch und starkem Auswurf schaumigen, rosafarbenen Schleims, gelbem, wässrigem Durchfall, grünem Erbrechen. *Laches.*, *Lycop.* und *Phosphor* richteten nichts aus. *Ferrum phos.* alle zwei Stunden brachte eine sofortige Besserung, obwohl wir davon ausgegangen waren, dass sie im Sterben lag (sie hatte Tuberkulose); die Diarrhö und das Erbrechen blieben unbeeinflusst. (Dr. W. C. GOODNO von HERING)

Dr. A. L. FISHER befreite mit *Ferrum phos.* ein Kind von einer lobulären Pneumonie mit hoher Temperatur. *Kalium phos.*, das wegen des dicken, gelblichen Auswurfs verabreicht worden war, heilte diesen Fall äußerst schnell und endgültig. – *Hom. Journal of Obstetrics*.

Archibald Herbert, der an einer chronischen Bronchitis litt, hatte einen Pneumonieanfall. Da er von Beruf Eisengießer war, war er immer großer Hitze ausgesetzt; er hatte sich stark schwitzend auf eine Form niedergelegt, sich eine starke Erkältung zugezogen, und das Ergebnis war eine Entzündung der rechten Lunge. Es war ein schlimmer Fall, der durch das Bronchialleiden noch erschwert wurde, das Fieber war hoch, der Husten quälend, in der rechten Seite hatte er einen tief sitzenden Schmerz, der Auswurf war zäh und rostfarben. 24 Stunden lang wurde alle halbe Stunde eine Dosis Ferrum phos. im Wechsel mit *Kalium chloratum* eingenommen, danach einmal pro Stunde. Gegen seine Schwäche und seine Schlaflosigkeit erhielt er hin und wieder einige wenige Dosen *Kalium phos.* Nach zwei Tagen konnte eine deutliche Besserung in jeder Hinsicht festgestellt werden. Da die Farbe des Sputums zu gelb wechselte, nahm er *Kalium sulph.* statt *Kalium chlor.*; und als dieser Zustand geheilt war, vollendeten *Natrium chlor.* und *Calcarea phos.* die Heilung innerhalb von wenig mehr als zehn Tagen. Befreit von Lungenentzündung und Bronchitis kehrte er zu seiner Arbeit zurück. (von Schüßler)

Ein Fall zeigte folgende Umstände: Extensive Paravasation mit Verhärtung, starken Schmerzen, harten und erschöpfendem Husten mit charakteristischem Auswurf, wenig oder kein Schlaf. Nachdem er zehn Tage lang mit den üblichen Mitteln, also *Acon.*, *Bryon.*, *Phosphor* etc. behandelt worden war, ohne dass eine Besserung eingetreten wäre, und da dieser Fall ernstere Ausmaße vermuten ließ, als ich sie seit Jahren gehabt hatte, setzte ich ihn auf *Ferrum phos.* und *Kalium chloratum* im Wechsel. Innerhalb von 24 Stunden ergab sich eine deutliche und erstaunliche Besserung, die sich im Verlauf einer äußersten schnellen Rekonvaleszenz bis zum Ende der Erkrankung fortsetzte. Der Fall war insofern sehr ernst gewesen, da der Patient drei Monate aufgrund eines gebrochenen Armes bettlägerig gewesen war, als die Lungenentzündung auftrat. (Dr. S. POWELL BURDICK)

Lungenödeme

Kalium phos. – Lungenödem, krampfartiger Husten, drohendes Ersticken, bei Dyspnoe und bleifarbenem, fahlem Antlitz. Akutes Ödem, übermäßige Mengen ausgeworfener schaumiger, seröser Massen.

Natrium chlor. – Ödeme. Übermäßige Ansammlung wässrigen Schleims in den Wänden der Lunge und der Bronchien, seröse, schaumige Absonderungen.

Lungentuberkulose (Lungenschrumpfung)

Calcarea phos. – Beginnende Lungenschrumpfung bei anämischen Patienten, starke Schweißbildung vor allem im Nacken und am Kopf. Um die Auszehrung abzumildern, gebe man außerdem Sahne, Kumys, kleine Dosen Lebertran sowie kohlenhaltige Nahrung. Chronischer Husten bei Tuberkulosepatienten. Nachtschweiß durch Lungentuberkulose mit kalten Extremitäten. Bei Diarrhö und chronischen Formen mit nur wenig Fieber. Heiserkeit, unbeabsichtigtes Seufzen, Erstickungsanfälle. Husten mit wundem, trockenem Rachen, dumpfer Schmerz in der Brust. Im Wechsel mit oder begleitet von Anusfisteln.

Calcarea sulph. – Sputum eitrig; jauchig, mit Blut vermischt. Bei tuberkulösem Husten mit grünlich-gelbem Auswurf, rasselnder Husten.

Kalium phos. – Kurzatmigkeit bei der geringsten Bewegung, fauliger Auswurf.

Kalium chloratum – Auswurf weiß und dick.

Natrium sulph. – Hydrogenoide Konstitution. Schleimhautrückbildung. Husten mit schleimig-eitrigem Sputum. Unterer Lungenlappen der linken Lunge befallen. Ausgeprägtes Schwächegefühl in der Brust.

Natrium chlor. – Allgemeines Unwohlsein nach der geringsten Kraftanstrengung, tagsüber müde, nachts ruhelos. Periodisch auftretender krampfartiger Husten mit Rasseln in der Brust und Auswurf blutigen Sputums, abends nach dem Hinlegen schlimmer, Blutandrang im Kopf mit hektischer Röte im Gesicht, chronischer Schnupfen mit vollständigem Verlust des Geschmacks- und Geruchssinns. Dem Patienten geht es in Meernähe grundsätzlich schlechter. Am Morgen sammelt sich viel durchsichtiger Schleim im Kehlkopf an. Leeres Schlucken verursacht Husten.

Silicea – Starke Absonderung übelriechenden Eiters – nächtliche Hustenkrämpfe mit Kitzeln in der Drosselgrube – tuberkulöse Ablagerungen auf der Haut, die sich in Form von klumpigen Tumoren zeigen. Auszehrung, starker Nachtschweiß. Entsetzlich übel riechender Fußschweiß. Starke Verstopfung; Rektum hat keine Kraft, den Stuhl auszutreiben, und dadurch zieht er sich nach teilweisem Austreten wieder zurück. Dem Patient ist immer kalt, vor allem an den Füßen. Extremem Mattigkeit und lockerer, rasselnder Husten mit großen Mengen Auswurf in Form von dickem, gelb-grünlichem Eiter. Dieses Heilmittel umfasst einen Großteil der Symptome, die zu einer tuberkulösen Dyskrasie gehören, und infolgedessen ist es wertvolles Konstitutionsmittel bei kongenitalen oder hereditären Krankheitsfällen. Dr. HOLOCOMBE verwendete die 6.000ste Potenz, die eine wunderbare Heilkraft in den letzten Stadien einer Lungentuberkulöse entwickelte.

Ferrum phos. – Kurzatmigkeit, Atmung flach und hastig, einhergehend mit Hitze und Fiebrigkeit. Heiserkeit durch Überanstrengung der Stimme. Husten im Freien schlimmer. Starke Hämoptyse (Bluthusten), Blut hellrot, schaumig; Nasenbluten. Es ist bei zierlich wirkenden Personen mit Hämorrhagie als erstem Symptom als Heilmittel angezeigt. Galoppierende Schwindsucht. „Wenn der Patient sich erkältet hat, geschwächt ist und einen mit Blut durchzogenen Auswurf aufweist, wird dieses Heilmittel sogar in der 300sten Potenz sehr schnell die Lungenkongestion beruhigen." (F.)

„Kehlkopf-Tuberkulose, Stellknorpel birnenförmig, akuter trockener Reizhusten durch Kehlkopf- und Luftröhrenreizung in Verbindung mit leichter oder sogar starker Bronchial- oder Larynx-Hämorrhagie." (IVINS)

Klinische Fälle

Herr T., 30 Jahre alt, von sanguinischem, biliösem Temperament, recht dunkles Antlitz, 1,78 m groß, im gesunden Zustand 83 kg, mehrere Tuberkulosefälle in der Familie, zwei Schwestern und ein Bruder waren bereits gestorben, ein noch verbliebener Bruder hatte eine recht passable Gesundheit. Hatte im Sommer mehrere Blutstürze gehabt, als er im Heufeld gearbeitet hatte, und seit dieser Zeit hatte er kontinuierlich abgenommen. Ich sah ihn im darauf folgenden April; er war bereits durch die Hände mehrerer Ärzte gegangen, und zu dieser Zeit ging es ihm so schlecht, dass die Ärzte meinten, er würde keine sechs Wochen mehr leben, und dies war auch meine Meinung, als ich ihn sah. Er hatte eine *tuberkulöse Kaverne* in der *rechten Lunge* im Bereich des zweiten Rippenzwischenraums etwa 7,5 cm rechts vom Brustbein; in den Bronchien der linken Seite war ein starkes Rasseln zu hören mit deutlichen Anzeichen für ein Zusammenbrechen der parenchymatösen Struktur sowie kavernösen Lesionen in diesem Bereich, auch das Sputum war sehr stark und größtenteils *eitrig*; es war bereits ein gewisser *Leichengeruch* wahrnehmbar, sehr modrig und übel riechend aufgrund der septikämischen Einflüsse; er hatte keinen Appetit und konnte sich kaum länger aufsetzen als bis sein Bett gemacht war; die Haut fühlte sich *kalt, klamm* an, und aufgrund des *Nachtschweißes* war er klitschnass. Der Fall zeichnete sich aus durch völlig fehlende *Lebenswärme*; tatsächlich war der Fall derart abschreckend, dass ich seinen Bruder abwies, als er mich bat, ihn in einer Woche noch einmal zu besuchen; er wohnte etwa 65 km entfernt. Er bekam jede zweite Nacht eine Dosis *Silicea* C200 im Wechsel mit *Sac. lac.*, und ich gab die Anweisung, mir in einer Woche per Post Bericht zu erstatten. Durch den *Nachtschweiß* und den *Husten* war er sehr geschwächt, wobei der Husten *durch Bewegung* verschlimmert wurde. Der erste Brief enthielt die Nachricht, dass die Medizin wie ein Zauber wirke und dass er mehr von derselben Art haben wolle; ich ließ ihm soviel schicken, dass er zweimal pro Woche einen Dosis *Silicea* einnehmen konnte, und behandelte ihn so bis Juni, als er mir dann einen Besuch abstattete. Der linke Lungenflügel schien wieder frei von Schatten, der Nachtschweiß plagte ihn nicht mehr, er hatte einen guten Appetit, er legte kontinuierlich Gewicht zu und kam wieder zu Kräften. Nichtsdestotrotz waren im rechten Lungenflügel immer noch Spuren einer Eiterhöhle verblieben, die aber nunmehr viel kleiner war und nur noch geringe Mengen schleimig-eiternder Massen absonderte; er bekam wieder sein Medikament und ging nach Hause, und Mitte Juli saß er wieder auf seiner Mähmaschine. Der Patient lebte vier Jahre in bester Gesundheit, und meines Wissens tut er dies bis heute; niemand war angesichts dieser Erfolge überraschter als ich selbst. Waren wir alle getäuscht worden? Drei qualifizierte Ärzte der führenden Medizinschule hatten übereinstimmend die gleiche Diagnose gestellt, und ich glaube, dass es keinen Grund für etwaige Zweifel mehr gibt. Wir sind uns einig, dass dieser Fall außergewöhnlich ist; aber steckt er nicht voller Anregungen? (G. N. B., in *Brigham's Phthisis*)

Das gleiche großartige Werk beschreibt auf Seite 193 einen weiteren Fall von Lungentuberkulose, bei dem *Kalium chloratum* das richtige Heilmittel war.

Fall einer Dame, die seit neun Monate bettlägerig war. Frau Mc H. War von vier Ärzten als medizinisch austherapiert aufgegeben worden. Die Diagnose der Professoren war wie folgt: Beide Lungenflügel befallen, ganz besonders die rechte Lunge. Das Herz ist stark erweitert, vor allem die rechte Herzkammer. Die Lungenerkrankung war durch eine verschleppte Erkältung ausgelöst worden. Als ihr Fall vor vier Jahren zum ersten Mal mit biochemischen Methoden behandelt wurde, litt sie außerdem auch an Wassersucht. In dieser Zeit, als die neue Behandlung begann, dauerte es mitunter eine Stunde oder sogar länger, bis sie die richtige Position gefunden hatte, in der sie ruhig verbleiben konnte. Für gewöhnlich verbrachte sie die Nacht lieber auf dem Sofa, als den anstrengenden Weg ins Bett auf sich zu nehmen. Husten und Auswurf waren sehr schlimm, sie war extrem kurzatmig und hatte permanentes Herzklopfen. Sie wusste nicht mehr, was es hieß, eine gute Nacht gehabt zu haben, und schlief nur selten. Dadurch dass sie geduldig an Schüßlers Heilmitteln festhielt, erholte sie sich großartig, ihre Lungen heilten ganz wunderbar, und die Herzerweiterung verschwand fast völlig. Sie lebt inzwischen in vergleichsweise guter Gesundheit, sodass sie sogar in der Lage war, ihren Mann zu pflegen, als dieser sehr krank war und auch Nachtwachen vonnöten waren. Um alle Zweifel zu beseitigen und Sorgen zu beschwichtigen, wurde eine neue Diagnose vorgenommen. Dr. H., ein Spezialist, schloss sich der Feststellung an, dass ihr rechter Lungenflügel, von dem ein großer Teil untergegangen ist, ziemlich ausgeheilt ist und dass die Herzerweiterung fast vollständig verschwunden ist. (von Schüßler)

Dr. SNADER unterstreicht die Bedeutung von *Silicea* bei Nachtschweiß. Von 62 behandelten Fällen wurde bei 43 die Schweißbildung gestoppt, und bei 13 wurde sie verringert. Die verwendeten Potenzen gingen von der dritten bis zur dreißigsten, und Dr. SNADER ist der Meinung, dass die höheren Potenzen grundsätzlich am besten wirken.

Magenstörungen – Vergleiche Erbrechen

Ferrum phos. – Im fröstelnden Stadium bei gastrischem Fieber. Akute Gastritis mit starken Schmerzen, Schwellung, Schmerzhaftigkeit in der Magengrube, insbesondere wenn Erbrechen von Nahrung erfolgt. Dyspepsie mit gerötetem, heißem Gesicht, Epigastrium reagiert empfindlich auf Berührung. Magenverstimmung mit klopfendem, pochendem Schmerz, Hitze, Rötung oder gerötetem Gesicht oder Erbrechen von unverdauter Nahrung, wobei die Zunge rein ist. Magenverstimmung aufgrund erschlaffter Muskelwände der Magenblutgefäße mit brennender Schmerzhaftigkeit, rotem Gesicht und Schmerz nach der Nahrungsaufnahme. Blähungen, Aufstoßen mit dem Geschmack von verzehrter Nahrung. Magenschmerzen durch Kälte bei Kindern, wenn Druck den Schmerz verschlimmert. Magenschmerzen durch Erkältung mit dünnflüssigem Stuhlgang ausgelöst durch ungenügender Feuchtigkeitsabsorption aufgrund schlaffer Darmzotten. Appetitverlust, Widerwille gegen Milch, nach dem Essen Übelkeit und Erbrechen von Nahrung; das Erbrochene ist sehr sauer; kann keine sauren Sachen, Heringe, Fleisch oder Kaffe und Kuchen zu sich nehmen. Erbricht manchmal morgens vor dem Frühstück; Kopfschmerz, so sehr in Stirn und Schläfen hämmernd, dass sie Angst hat, einen Gehirnschlag zu erleiden. Jede Woche starker Menstruationsfluss mit Schmerzen im Abdomen und dem Kreuzbein. Unruhiger Schlaf, schreckliche Träume. Fühlt sich am Morgen nicht erholt. Erträgt keine enge Kleidung. Durst nach kaltem Wasser. Verlangen nach irgendeinem Anregungsmittel, Weinbrand, Bier etc. Öliges Aufstoßen.

Kalium chloratum – Magen- oder Gallenstörung mit grauer, weiß belegter Zunge oder Landkartenzunge. Dyspepsie; Schmerz oder Schweregefühl unter der rechten Schulter, vor allem wenn fettes Essen abgelehnt wird oder die Augen groß und vorstehend. Blähungen mit Leberträgheit und grauer oder weiß belegter Zunge. Gastritis, wenn durch zu heiße Getränke hervorgerufen; dann gebe man dieses Mittel sofort. Zweites Stadium einer Gastritis. Verdauungsstörung mit weißer Zunge, verursacht durch reichhaltiges oder fettes Essen. Bitterer Geschmack. Übelkeit nach Fett; Erbrechen von trübem Schleim. Magenschmerzen mit Verstopfung.

Kalium phos. – Extremes Hungergefühl oder Übelkeit kurz nach dem Essen. Eine nervöse Störung, Depression oder Schwäche; Schwächegefühl, „Hinsein“. Blähungen mit Schmerz rund ums Herz oder einfach links am Magen, ermüdender Schmerz in der linken Seite, Herzschwäche. Gastritis, die zu spät behandelt wurde, mit asthenischer Konstitution. Verdauungsstörung mit starker nervöser Depression. Magenschmerzen verursacht durch Schreck oder Erregung. Magengeschwür oder -krebs. Sehr durstig; nagendes Leeregefühl im Magen, das durch Essen gelindert wird. Aufstoßen von Gas mit bitterem und saurem Geschmack. Permanenter Schmerz an einem kleinen Punkt des Epigastriums. Der *Kalium-phos.*-Patient ist neurasthenischer als der *Anacardium*-Patient; Rückfälle bei *Anacardium* sind auf Ernährungsfehler zurückzuführen, bei *Kalium phos.* auf Erregung oder Besorgnis. (LAIRD)

Kalium sulph. – Chronischer Magenkatarrh, wenn die Zunge gelb belegt ist. Verdauungsschwäche mit der charakteristischen Zunge. Dyspepsie mit einem Druckgefühl wie durch eine Last sowie Völlegefühl in der Magengrube, mit gelb belegter Zunge. Schwächegefühl in der Magengrube. Verdauungsschwäche mit Schmerz, Wasser läuft im Mund zusammen (nach *Natrium chlor.* und *Kalium chloratum*), Schmerz im Magen direkt über dem Winkel des Dammbeinkamms, die in einer Linie in Richtung Nabel ziehen, tief drinnen, neben der rechten Hüfte. Kolikartige Schmerzen im Magen, wenn *Magnes. phos.* keine Linderung bringt.

Magnesium phos. – Schmerzen in der Magengrube, beißend, kneifend, mit kurzem Aufstoßen von Luft, das aber keine Erleichterung verschafft, Zunge rein. Krampf im Magen, als ob ein Band eng um den Körper gebunden oder gezogen würde. Blähungen mit Schmerzen, Aufstoßen bringt keine Linderung. Verdauungsschwäche mit spasmodischem, krampfartigem Schmerz, reine Zunge. Schmerzhaftes Zusammenziehen der Magenmuskelhaut, zusammen mit warmen Anwendungen zu geben. Konvulsiver Schluckauf. Ausgeprägte Neigung zu Regurgitation (Rückfluss) unmittelbar nach dem Essen. „Bei Gastralgie wunderbare Ergebnisse, beendet häufig einen Krampfzustand des Magens, wenn alle anderen Mittel versagt haben. Koliken bei Pferden." (DUFFIELD) Patient verlangt nach Zucker.

Natrium chlor. – Verdauungsschwäche mit Schmerz und im Mund zusammenlaufendem Wasser, Erbrechen von klarem, schaumigem Wasser, oder zäher Speichel. Magenschmerzen mit viel Speichel, der sich im Mund sammelt; Sodbrennen, wässrige Flüssigkeit steigt in den Rachen auf, nicht sauer, häufig einhergehend mit Verstopfung. Übel riechender Atem. Heißhunger. Die Lust zu rauchen schwindet. Heftiger Durst. Abneigung gegenüber Brot. Saurer Geschmack. Gefühl großer Schwäche und komisches Gefühl in der Magengegend. Rote Flecken oberhalb der Magengrube.

Natrium phos. – Säure, saures Aufstoßen, Überschuss an Milchsäure. Appetitverlust, nur schwach empfundene Verdauungsschwäche. Nach dem morgendlichen Aufstehen hat die Zunge einen dünnen, feuchten Belag, eine sämige Ablagerung am Zungengrund.

Blähungen und saures Aufstoßen. **Magenstörungen mit Symptomen von Säure**. Magengeschwür, Schmerz und Verdauungsschwäche, saurer Geschmack im Mund. Verdauungsschwäche und heftiger Schmerz nach dem Essen oder zwei Stunden später mit bitter-saurem Aufstoßen. Magenschmerzen, wenn Würmer vorhanden sind, einhergehend mit saurem Aufstoßen. Magengeschwür, nach dem Essen Schmerz an einem Punkt und manchmal saures Aufstoßen, Appetitverlust, Gesicht rot und fleckig, aber nicht fiebrig. Sodbrennen und Säure, Erbrechen dunkler Flüssigkeit wie Kaffeesatz. Wässriges Aufstoßen. Magenprobleme nach dem Essen fettiger Nahrung. *Natrium phos.* bewirkt, dass das Fett emulgiert wird.

Natrium sulph. – Gallenleiden, Gallenüberschuss, bitterer Geschmack im Mund, Erbrechen bitterer Flüssigkeit, grünlich-braune oder grünlich-graue Zunge oder grünlicher Durchfall, dunkler, biliöser Stuhl, Kopfschmerzen, Schwindelgefühl und Abgeschlagenheit. Magenstörungen mit bitterem Geschmack am Morgen. Saures Aufstoßen, Sodbrennen, umfangreiche Gasbildung und Verschlechterung durch mehlhaltige Nahrung. Blähungen werden in der Sigmaschlinge eingeklemmt und steigen den Dickdarm hinauf, wo sie heftige Koliken verursachen, die durch Kneten und Darmkollern gelindert werden, stechende Schmerzen in der Leber. (LAIRD, N. A. J. H., Februar 1888) Erträgt keine enge Kleidung um die Taille.

Calcarea phos. – Bei gastrischem Fieber ist eine Kur mit diesem Mittel sehr nützlichals interkurrentes Mittel. Schmerz nach dem Essen, schon bei der geringsten Menge an Nahrungszufuhr. Sodbrennen, bei Druck Wundschmerz im Magen, **starkes Verlangen nach Speck, Schinken, gesalzenem und geräuchertem Fleisch**. Bitterer Geschmack am Morgen mit Kopfschmerzen. Dyspepsie mit Hunger, Blähungen und Magenschmerzen, temporär gelindert durch Essen und verstärkte Blähungen. „Ein nahezu unfehlbares Mittel für eine übermäßige Gasansammlung im Magen." (FOSTER) *Calc. phos.* C1 in Wasser eine halbe Stunde nach dem Essen verabreicht ist sehr wirksam bei nicht erfolgender Assimilation der Nahrung. Dyspepsie mit quälendem Schmerz, der zeitweilig durch Essen gelindert wird.

Calcarea fluor. – Erbrechenunverdauter Nahrung; Schluckauf durch Auswurf von Schleim, der sich im Laufe des Tages mal abschwächt und dann wiederkehrt.

Calcarea sulph. – Verlangen nach Obst, Tee, Rotwein und grünem saurem Gemüse. Großer Durst und Appetit. Übelkeit mit Schwindelgefühl. Beim Essen wunder Gaumen, Brennen im Magen.

Silicea – Verhärtung des Magenpförtners (Pylorus). Chronische Dyspepsie mit saurem Aufstoßen, Sodbrennen und Frösteln. Widerwille gegen Fleisch und warmes Essen. Außergewöhnlicher Hunger. Unverträglichkeit alkoholischer Stimulanzien.

Klinische Fälle

Frau B., 58 Jahre alt, anämisch und nervös veranlagt, litt seit über zehn Jahren an heftigen Anfällen von Neuralgien im Magen. Die Anfälle dauerten immer etwa vier bis zehn Stunden und bestanden in einer Serie von Krämpfen, von denen jeder ungefähr fünf bis zehn Minuten anhielt, was eine entsprechende Anzahl von Ruhepausen dazwischen ergab.

Ihr Leiden war einfach schrecklich. Bis zu der Zeit, als ich sie kennenlernte, waren ihr ausschließlich palliative Behandlungen verordnet worden, in erster Linie Morphiumspritzen.

Als ich sie das erste Mal sah, hatte sie eine Stunde lang gelitten. Ich gab ihr sofort fünf Tabletten *Magn. phos.* C3 in heißem Wasser und alle fünfzehn Minuten wiederholte Dosen. Nach der dritten Dosis ließ der Schmerz nach. Diese Attacke war überwunden worden. Ich verschrieb dann das gleiche Mittel als Zehn-Globuli-Dosis nach jeder Mahlzeit, und nach drei leichten Anfällen hatte sie über drei Jahre lang keine weiteren Beschwerden mehr. (Dr. B. A. SONDERS, Winterset, O.)

Plötzliche Anfälle tödlicher Übelkeit im Magen, die zu völlig unterschiedlichen Zeiten auftraten, sogar beim Schlafen, und eine halbe bis eine Stunden andauerten, schlechter Appetit. *Ferrum phos.* heilte, und der Appetit wurde unbändig. (RAUE, *Rec. Hom. Lit.*, 1875)

Kalium Sulph. bei Magenkatarrh – Herr M., 38 Jahre alt, hatte seit einigen Tagen Magenbeschwerden. Er hatte eine gelb belegte Zunge, ein starkes Völlegefühl und Drücken in der Magengrube. Er konnte sich nicht erinnern, wann er keine Magenschmerzen gehabt hätte, sie waren lediglich mal stärker, mal schwächer. Heiße Getränke verschlimmerten die Beschwerden, und er hatte nie Durst. Seine Haut war grundsätzlich trocken und häufig heiß und rau, und der Bauch fühlte sich kalt an. Seine Bronchien waren etwas gereizt. Wenn er sich erkältete, hatte er immer kolikartige Magenschmerzen, die sich bis zum Darm ausdehnten.

Manchmal hatte er einen aufgeblähten Bauch und Blähungen. *Kalium sulph.* C3 wurde verabreicht zusammen mit einigen Hinweisen zu seiner Lebensführung, und nach wenigen Wochen war er gesund. Da er diese Art von Medizin nicht gewohnt war, war er äußerst erstaunt, als er von seinen Beschwerden befreit war. (Dr. O. A. PALMER)

Ein Offizier litt bereits seit langer Zeit an Schmerzen im Abdomen, die begleitet wurden von einem Druck- und Völlegefühl im Magen sowie von Verstopfung. Die Zunge war mit gelbem Schleim belegt. Er war drei Wochen lang ohne jeglichen Erfolg von einem Allopathen behandelt worden. Der Darm war derart verstopft, dass ihm ein Stuhlabgang erst nach Einnahme eines starken Abführmittels möglich war. *Kalium sulph.* C6 in Form von drei Pulverdosen in Wasser, alle zwei Stunden eine Dosis. Das Ergebnis war verblüffend. Am darauf folgenden Morgen hatte der Patient einen ganz natürlich abgehenden Stuhl, und die Bauchschmerzen waren fast vollständig verschwunden. Nach zwei Wochen war er vollkommen geheilt, wobei er lediglich zwei Pulverdosen eingenommen hatte. – *Pop. Zeit.*, Dezember 1885.

Ein junger Mann mit chronischer Dyspepsie. Nachdem ich es mit einigen Mittel ohne Ergebnis versucht hatte, entdeckte ich in seinem Mund einen dünnen, gelben, sämigen Belag am Gaumen. Dies veranlasste mich, dem, Patient *Natrium phos.* zu geben, was ihn in kurzer Zeit heilte. (C. HERING)

Der folgende Bericht ist eine Zusammenfassung eines Falles in *A. H. Z.*, 1882, Seite 51: Eine Frau litt seit fünf Jahren an Dyspepsie. Nach dem Essen Übelkeit und Erbrechen von Nahrung; das Erbrochene ist so sauer, dass einem der Geruch durch Mark und Bein geht; verträgt keine sauren Sachen. Erbrechen erfolgt am Morgen und nach dem Essen und geht einher mit Zephalalgie (Kopfschmerz). Das Hämmern in Stirn und Schläfen ist so stark, dass sie Angst hat, einen Gehirnschlag zu erleiden. Menstruation setzt alle drei Wochen mit starken Blutungen ein. Unruhiger Schlaf, gestört durch Angstträume. Fühlt sich morgens müde und fühlt sich durch ihre Kleidung so sehr eingeengt, dass sie sie lockern muss. *Ferrum phos.* C6 dreimal täglich, je eine Dosis vor den Mahlzeiten heilte diesen Fall. Viele Symptome deuteten auf *Natrium phos.* hin, aber die Gesamtheit der Symptome stand stärker für *Ferrum phos.*

Notizen aus einem Brief von einem Arzt aus Paderborn an Schüßler (A. H. Z.,1882, Seite 102): Ich hatte kürzlich einen Fall, der genau wie der vorangegangene war und der innerhalb von zehn Tagen durch *Ferrum phos.* C10 geheilt wurde, nachdem ich ihn fünf Wochen lang vergeblich mit *Natrium phos.* behandelt hatte.

Ein junger Mann klagte über einen unnatürlichen Appetit. Er muss fast stündlich etwas essen, da er ein derart heftiges Verlangen nach Nahrung hatte, dennoch fühlte er sich erschöpft und träge. Es lagen keine sekundären Symptome vor. Die Zunge war rein, die Menge des abgegebenen Urins war nicht erhöht, Stuhlgang normal. *Kalium phos.* heilte den Patient innerhalb von zwei Tagen. (von Schüßler)

Landwirt B. konsultierte mich wegen eines außergewöhnlichen Leidens. Jegliche saure Nahrung verursachte bei ihm einen Anfall, der mit einem starken Kältegefühl begann, gefolgt von Fieber und übermäßigem schwächendem Schwitzen. *Natrium chlor.* C6. Nach vierzehn Tagen informierte er mich, dass die Anfälle vollkommen aufgehört hatten, und das Einnehmen saurer Nahrung bei den Mahlzeiten bereitete ihm nicht das geringste Unbehagen mehr. (Dr. QUESSE)

Ein Landbesitzer, 44 Jahre alt, schrieb mir vor einigen Wochen: „Ich habe die Medizin regelmäßig eingenommen und habe mich lange Zeit strikt an meine Diät gehalten. Trotz alledem haben sich meine Beschwerden nicht gebessert; ich könnte fast sagen, sie sind eher schlimmer geworden. Die Gegebenheiten waren wie folgt:

1. Ich habe fast ununterbrochen einen galleähnlichen Geschmack im Mund. 2. Meine Zunge hat einen schleimigen, bitteren Belag. 3. Im Laufe des Tages, vor allem nach den Mahlzeiten, leide ich an Aufstoßen von Gas, was entweder bitter schmeckt oder ohne Geschmack ist. 4. Mein Antlitz ist recht gelb. 5. Appetit sehr schwach; kein Durst. Mein Lieblingsgetränk – Bier – ist mit zuwider. 6. Ich neige zu Kälteschauern und bin etwas schwach. 7. Mein Kopf ist kaum betroffen, aber ich verspüre einen permanenten Druck über einem Auge. 8. Der Stuhlgang ist normal, jedoch recht dürftig aufgrund der mageren Diät. Dieser gesamte Zustand offenbart, dass ich Galle im Magen habe." Soweit der Bericht des Patienten selbst. Ich möchte hier ergänzen, dass der fragliche Patient auf meine Anweisung hin bereits *Nux. vom.* und *Pulsat.* eingenommen hatte. Auf Empfehlung eines anderen Mediziners hatte er im vergangenen Sommer Marienbader Heilwasser angewendet. Ich schickte ihm nun *Natrium sulph.* mit der Aufforderung, täglich drei Dosen dieses Pulvers einzunehmen. Der Herr kam sechs oder sieben Tage später in mein Sprechzimmer, um mir für die wertvolle Medizin zu danken. „Das Pulver" sagte er, hat wirklich Wunder gewirkt. Alle meine Beschwerden sind wie durch Zauberei verschwunden, und ich fühle mich endlich vollkommen gesund." (von Schüßler)

Dr. MOSSA, Bamberg, berichtet: Gegen Ende des letzten Jahres erhielt ich einen Brief mit den folgenden Einzelheiten und der Bitte, etwas Medizin zu schicken: „Mein Junge, ein siebenjähriges Kind, das bisher immer gesund und kräftig war, leidet seit einigen Wochen an Magenschmerzen. In letzter Zeit erbricht er all sein Essen, manchmal schon sofort nachdem er es zu sich genommen hat, und manchmal auch erst gegen Abend. Das Kind ist nun sehr abgemagert. Letzte Woche war er oft fiebrig. Dies ist allerdings nicht wieder aufgetreten, seit er die Medizin nimmt, die ihm der Arzt hier bei uns verschrieben hat. Der Junge klagt, dass er sehr erschöpft sei." Eine wissenschaftlich fundierte Diagnose des Falles auf der Grundlage solcher Informationen zu stellen, war ohne Frage völlig unmöglich. Da es mir aber zu diesem Zeitpunkt schlecht möglich war, den Fall persönlich zu begutachten, musste ich auf der Basis der mir vorliegenden Details mein Bestes geben. Das Wesen der Abdominalschmerzen deutete auf eine Schwellung und Vergrößerung der Organe wie Eingeweide, Leber, Milz etc. hin; auch die Fieberattacken, die wahrscheinlich mit Hilfe von Chinin unterdrückt wurden, sowie das Erbrechen von Nahrung deckten sich alle mit meiner Vermutung. Hinsichtlich der Wahl des Mittels zögerte ich sehr und entschied mich dann, *Ferrum phos.* zu verabreichen, zwölf Pulverdosen, einmal abends und einmal morgens. Der Bericht kurze Zeit später war sehr positiv. Das Fieber war nicht mehr aufgetreten; das Erbrechen der Nahrung sowie die Magenschmerzen hatten recht bald nach der Einnahme des Mittels gänzlich aufgehört. Der Bursche war nun so kräftig, dass er wieder in die Schule gehen konnte. (von Schüßler)

W. Watson, 40 Jahre alt. Magengeschwür, erbrach all sein Essen, und in letzter Zeit sahen seine Ausscheidungen aus wie Kaffeesatz. Er hatte mehr oder weniger seit 14 Jahren an Erbrechen und Verdauungsstörungen gelitten, war bei vielen Ärzten gewesen und hatte vergebens viele Medikamente eingenommen. Ich riet ihm, *Ferrum phos.* C6 und *Natrium phos.* C6 in gewöhnlichen Mengen einzunehmen, einen Teelöffel voll alle zwei Stunden im Wechsel vierzehn Tage lang. Bei seinem zweiten Besuch war das Erbrechen verschwunden, er hatte nur noch geringe Schmerzen und fühlte sich in hohem Maße besser. Er setzte die Behandlung weitere zehn Tage mit denselben Mitteln fort und kam völlig gesund wieder. Als ich nochmals gezielt nachfragte, ob er wirklich keine Beschwerden mehr hätte, sagte er: „Nein, das einzige, was mich manchmal beunruhigt, ist, dass ich nach jeder Nahrungsaufnahme darüber nachdenke, ob sie mir wohl schaden wird, aber das geschieht nie." Seine Heilung erwies sich als dauerhaft, da es inzwischen zwei Jahre her ist, und es geht ihm weiterhin gut. (M. D. W. von Schüßler)

Patient mit lästigem Brennen im Magen nach dem Essen, das bis zur jeweils nächsten Mahlzeit anhielt; Schmerz entwickelt sich im Laufe von ein bis zwei Stunden nach dem Essen; Zunge hellgrau, kein schlechter Geschmack, keine Empfindlichkeit, Darmtätigkeit normal, Stuhl normal, kein Durst, das Brennen war so unangenehm, dass es ihn nachts wach hielt. *Natrium phos.* heilte. (*Med. Era.*)

Kind mit Verdauungsstörungen nach Typhus. Alles wurde durch den Magen sauer, Atem sauer, erbrach geronnene Milch und sauer riechende Flüssigkeiten, grüner Stuhl im Wechsel mit Verstopfung, wurde geplagt von Koliken, weiß belegte Zunge und weiß um den Mund, quengelig, unfügsam und unruhig. *Natrium phos.* heilte. (*Med. Era.*)

Ein älterer Mann um die sechzig besuchte mich; die Ärzte sagten, er habe „Dyspepsie". Abgemagert, fahl, dunkelhäutig, appetitlos, unruhig, Darm träge, Stuhl manchmal hell gefärbt, gelegentlich Verstopfung, Zunge dick belegt und von bräunlich-gelber Farbe, bitterer Geschmack, Bindehaut bläulich-weiß, Haut runzlig, Eingeweide eingezogen und zusammengeschrumpft, brennender Schmerz im Magen nach dem Essen; und ganz allgemein gesprochen war bei diesem Fall die Assimilation stark gestört. Der Mann hatte zuvor und bis zu diesem Tag auf Anweisung eines „normalen" Arztes *Argentum* in Pillenform eingenommen, drei Dosen pro Tag, und seit einem Jahr oder länger; all dies umsonst und ohne Ergebnis, außer dass die Auszehrung beschleunigte. Nachdem ich den aktuellen Zustand detailliert untersucht und alle Umstände berücksichtigt hatte, verordnete ich ihm sofort *Natrium sulph.* C6 mit drei Dosen am Tag vor den Mahlzeiten und *Kalium phos.* C6 als Nervenmittel. Diese beiden Heilmittel bewirkten eine vollständige Heilung der „Dyspepsie" sowie aller übrigen Beschwerden, so dass er nach drei Wochen ein gesunder Mann war, wobei *Natrium sulph.* alle Leber- und Magenbeschwerden behob und *Kalium phos.* die Nervenkraft wieder aufbaute. (Dr. A. P. DAVIS)

Nervöse Dyspepsie – Übelkeit kurz nach dem Essen verbunden mit ausgeprägter Trägheit. Aufstoßen mit fauligem Charakter, sowohl in Bezug auf Geschmack als auch auf Geruch. Aufstoßen gelindert durch Übelkeit. Nagende Schmerzen mit Völlegefühl am Nachmittag. Dies sind ausgezeichnete Indikationen für Kalium phos. (Dr. ROYAL)

Malaria – Intermittierendes Fieber

Natrium sulph. – Malaria, auch Wechselfieber genannt, verlangt in allen Stadien hauptsächlich dieses Mittel (C3 trit.). Hydrogenoide Konstitution, schlimmer bei feuchtem Wetter. Tertiana-Form (dreitägiges Fieber). Die Anwendungsmöglichkeiten von *Natrium sulph.* werden in den folgenden physiologisch-chemischen Betrachtungen aufgezeigt. Bei Patienten mit Wechselfieber ist die Wassermenge in den Blutkörperchen und im Blutserum erhöht, und demzufolge wird nur eine verminderte Menge an Sauerstoff vom Blut aufgenommen. *Natrium sulph.* trägt dazu bei, dass der Wasserüberschuss vom Organismus abgebaut wird. Wenn aufgrund seiner Wirkung der Wasseranteil in den Blutkörperchen wieder auf ein Normalmaß reduziert ist, dann sind die Blutkörperchen wieder in der Lage, den gesamten Sauerstoff aufzunehmen und zu den Geweben zu transportieren. Da die Gewebe auf diese Art wieder von ihrem pathologischen in ihren normalen physiologischen Zustand versetzt werden, können sie die Ursache des Fiebers aus dem Organismus entfernen – seien es nun Sumpfgas, Miasmen, Bakterien oder Pilze (*Anm. d. Hrsg.: historischer Irrtum*). Trockene Bergluft, die sehr sauerstoffreich ist, kann Wechselfieber spontan heilen, da der Organismus eine große Menge an Sauerstoff aufnimmt und durch Ausdünstungen viel Wasser abgibt. Fieberpatienten müssen auf Milch auf dem Speiseplan, auf Buttermilch, Eier, Fett und Fisch verzichten. „Wechselfieber, biliös, blutiger Stuhl; grünlicher oder bronzefarbener Belag hinten an der Zunge als sehr konstantes Symptom; Bindehaut gelb." (DUFFIELD)

Natrium phos. – Wechselfieber mit Erbrechen saurer, bitterer Massen.

Magnesium phos. – Intermittierendes Fieber mit Wadenkrämpfen. Schauer laufen gegen 19 Uhr abends den Rücken hinauf und hinab, außerdem heftiger Schüttelfrost um 9 Uhr morgens. Starke Erschöpfung. Fieber mit heftigen Krämpfen und bläulichen Gliedmaßen.

Kalium chloratum – Malaria (Wechselfieber), wenn der hintere Teil der Zunge mit einem gräulich-weißen oder weißen Pelz belegt ist. (Im Wechsel mit *Natrium sulph.*)

Kalium phos. – Intermittierendes Fieber mit zehrender, starker Schweißabsonderung. Viertägige Form.

Ferrum phos. – Malaria (Wechselfieber) mit Erbrechen von Nahrung.

Calcarea phos. – Chronisches intermittierendes Fieber bei Kindern als interkurrentes Mittel.

Natrium chlor. – Frösteln gegen 10 oder 11 Uhr morgens. Großer Durst in allen Phasen. Heftige Kopfschmerzen, die durch Schwitzen gelindert werden. Fieberbläschen um die Lippen herum. Wenn nach Chininmissbrauch beim ersten Einsetzen des Fiebers Schwitzbläschen festzustellen sind, selbst wenn sie danach nicht mehr auftauchen. Beim Stillen von Kindern sind Schwitzbläschen an den Lippen und darauffolgende Geschwüre mit vormittäglichen Anfällen eindeutige Anhaltspunkte. (H. C. ALLEN) Maskierte bzw. überlagerte Formen von Wechselfieber, die als Neuralgie am Kopf und im Gesicht auftreten.

Kalium sulph. – Intermittierendes Fieber mit gelber, schleimig belegter Zunge.

Klinische Fälle

Herr L., seit drei Monaten Schüttelfrost und Fieber. Hatte Chinin und andere Medikamente eingenommen. Jeden zweiten Tag um 11 Uhr morgens Anfälle mit heftigen Schmerzen in den Gliedmaßen und im unteren Rücken; Schüttelfrost dauert fast zwei Stunden, ohne Durst während des Anfalls. Jeden Nachmittag Fieber mit Kopfschmerz, als wolle der Kopf bersten, sowie heftigem Durst auf große Mengen kalten Wassers. Wenig oder keine Schweißbildung, isst und schläft gut und nimmt am nächsten Tag wieder seine Arbeit auf. *Natrium chlor.* in der 30. Verreibung (30 trit.) alle vier Stunden während der Apyrexie (fieberfreien Zeit). Der nächste Schüttelfrost war leichter und trat danach nicht mehr auf. ((H. C. ALLEN)

Dr. SHERBINO aus Dallas, Texas, berichtet von zwei Fällen von Wechselfieber, die mit *Magnesium phos.* C13 geheilt wurden. Folgende Indikationen lagen vor: Vor dem Schüttelfrostanfall Schmerz im Nacken, Steifheit, Schmerz die Wirbelsäule hinunter; während des Anfalls Krämpfe in den unteren Gliedmaßen, die gebessert wurden, indem jemand den Fuß oder die Füße nahm und an ihnen zog oder sie dehnte [was jeglichen Krampf in den Extremitäten lindert. – Anm. Hrsg.]; Durst vor und während des Schüttelfrosts, keiner während der Hitzephasen oder Schwitzen lindert; Krämpfe und Erbrechen gleichzeitig während des Schüttelfrostanfalls. (S. J. H.)

Marasmus – siehe Atrophie

Masern

Ferrum phos. – Masern in allen Stadien, vor allem im Anfangs- und Prodromalstadium, auch bei Symptomen entzündlicher Erkrankungen von Brust, Augen, Nase oder Ohren.

Kalium chloratum – Gegen den heiseren Husten, gegen alle Drüsenschwellungen und die pelzige Zunge mit weißer oder grauer Ablagerung ist dies das zweite Mittel. Für die Spätfolgen der Masern. Durchfall, weißlicher oder heller dünnflüssiger Stuhl, weiße Zunge. Schwerhörigkeit durch Schwellung im Rachen etc.

Kalium sulph. – Unterdrückter Hautausschlag, Ausschlag verschwindet plötzlich und hinterlässt raue und trockene Haut. Dieses Mittel unterstützt das erneute Ausbrechen des Ausschlags.

Natrium chlor. – Masern, wenn übermäßige Tränen- oder Speichelsekretion vorliegt, als interkurrentes Mittel.

Klinische Fälle

Dr. KÖCK aus München schildert wie folgt: Bei den 35 Fällen von Masern, die ich behandelt habe, waren Schnupfen und ein Bronchialkatarrh im Prodromalstadium nur sehr schwach ausgeprägt. Bindehautentzündung und Lichtempfindlichkeit waren dabei wesentlich stärker herausragende Symptome. Wenige Tage später setzte der Hautausschlag ein, dauerte fünf oder sechs Tage und verschwand dann wieder. Aber entweder während der plötzlichen Gesichtsrötung oder während des Abklingens derselben trat eine schmerzhafte Schwellung einer oder zweier Drüsen unter dem Ohr auf. Die Kinder bekamen dann wieder Fieber und weinten und jammerten Tag und Nacht. *Ferrum phos.* war nun das Mittel, das ich auswählte, und je nach Stärke des Fiebers verordnete ich einen Löffel der Lösung alle ein oder zwei Stunden. Ich gab dieses Mittel während des Prodromalstadiums, und als sich herausstellte, dass es sehr befriedigend wirkte, suchte ich nicht mehr nach einem anderen Mittel. Für die Drüsenschwellung, äußere Rötung und Schmerzhaftigkeit verwendete ich dasselbe Medikament, und meine Fälle endeten alle sehr zufriedenstellend. (von Schüßler)

Mechanische Verletzungen

Ferrum phos. – Dies ist das erste Mittel bei Prellungen und Brüchen, um begleitenden Verletzungen der Weichteile zu begegnen. Das erste Mittel bei Schnitten, Stürzen oder Stößen, frischen Wunden und Verstauchungen. Es wirkt vorbeugend gegen Schmerz, Blutstau, Schwellung oder Fiebrigkeit. Kann auch äußerlich angewandt werden. Zerrungen von Bändern oder Sehnen. Tenalgia crepitans. Dr. SARA J. ALLEN aus Charlotte, Michigan, berichtet von erfreulichen Ergebnissen bei der Anwendung von *Ferrum phos.* C6, das gemäß den oben genannten Indikationen bei Verletzungen verabreicht wurde.

Kalium chloratum – Schwellungen an geprellten Körperteilen, Schnitte mit Schwellungen, das zweite Mittel bei Verstauchungen, überbordenden Granulationen, wildem Fleisch. „Ich habe festgestellt, dass *Kalium chloratum*, das mit Kakaobutter vermengt wurde, sehr wirksam ist bei Ekchymose (subkutaner Hautblutung), die sich nach Prellungen und Hämatomen gebildet hat." (E. H. H.)

Calcarea sulph. – Blutergüsse, Schnitte, Wunden etc., die nicht behandelt wurden und begonnen haben zu eitern, Wunde sondert Eiter ab.

Calcarea fluor. – Prellungen an Knochen, Schienbeinen etc.

Silicea – Nicht behandelte Fälle von Verletzungen, Eiterbeulen und drohende Vereiterungen. Wunden, die dicken, gelben Eiter absondern; auch tief sitzende Eiterherde. Dieses Mittel sollte zuerst gegeben werden, danach *Calcarea sulph.*

Natrium sulph. – Schädelverletzungen und sich daraus ergebende Folgen. Geistige Beschwerden durch Erschütterung des Kopfes oder Schlag auf den Kopf. (KENT)

Klinische Fälle

Junger Mann, der bei der Feuerwehr vom Wagen geschleudert wurde. Er schlug sich den Kopf an. In den darauf folgenden fünf oder sechs Monaten hatte er immer wieder Anfälle. Er war sehr reizbar, wollte sterben. Diese Anfälle trieben ihn in den Wahnsinn. Er wusste nie, wann sie herannahten. Sie waren epilepsieartig. Er hatte einen ständigen Schmerz im Kopf; starke Photophobie. *Natrium sulph.* wurde verabreicht, und schon die erste Dosis heilte ihn. Er hat seither nie wieder einen Schmerz im Kopf verspürt, hatte keine weiteren mentalen Probleme und keine neuen Anfälle mehr. (Prof. J. T. KENT, *Medical Advance*, September 1886)

Letzten Herbst im September war ich in den Highlands. Eine Sennerin eines dort ansässigen Bauern sprach mich an und erzählte mir, dass sie ihren Daumen beim Schärfen der Sense verletzt habe. Der Fall stellte sich wie folgt dar: Der ganze Daumen der linken Hand war geschwollen, bläulich-rot und schmerzte sehr bei jeder Berührung, war stark entzündet, und auf der Seite des Streckmuskels am Gelenk über dem Nagel befand sich eine kleine Wunde. Bei Druck trat ein weißlichgelbes Sekret versetzt mit weißen Fetzen aus. Beide Fingerknochen konnten leicht verschoben werden, und man hörte ein ganz spezielles Geräusch, dass ich in ähnlichen Fällen bereits wahrgenommen hatte. Dieser Umstand veranlasste mich zu der Entscheidung, *Calcarea fluor.* zu geben. Der Dorfarzt, den der Bauer konsultiert hatte, meinte, dass eine Amputation das einzige sei, was man in diesem Fall machen könne. Sie nahm *Calcarea fluor.*; und einige Zeit später hatte der Bauer Gelegenheit bei mir vorbeizuschauen und berichtete mir, dass der Daumen der Magd vollständig geheilt sei. (von Schüßler)

Ferrum Phos. bei Schmerzhaftigkeit und Druckempfindlichkeit – Wenn die Biochemie nur dieses Mittel entwickelt hätte, hätte es der Menschheit den größten Segen in der Materia Medica beschert. Ich verwende es häufiger als jedes andere Mittel und erziele damit gute Erfolge.

Ich habe es in äußerst zufriedenstellender Weise bei dem folgenden Fall angewandt: Frau D., 42 Jahre alt, war nie eine kräftige Person gewesen und hatte von ihren bisherigen Ärzten ständig „Stärkungsmittel" verlangt. Sie erkältete sich sehr leicht und hatte große Schmerzen in Rachen und Brust. Sie hatte häufig Kopfschmerzen, das in den Schläfen schlimmer war. Der Schmerz in ihrem Kopf war immer klopfend und pulsierend. Kopf immer schmerzhaft bei Berührung. Sie hatte auch mal mehr, mal weniger Schmerzen in den Augen, die sich durch Bewegung grundsätzlich verschlimmerten. Sie sagte, sie seien schmerzempfindlich. Ihr Gesicht war gerötet und brennend, und ihre Zunge war rein und rot. Sie sagte, sie habe seit Jahren Verdauungsstörungen mit Druckschmerzhaftigkeit und Empfindlichkeit von Magen und Darm. Ihre Sexualorgane waren empfindlich und schmerzend.

Ihr Fleisch schmerzte andauernd und war sehr empfindlich. Die Schmerzhaftigkeit und Empfindlichkeit aller Körperteile lenkte meine Aufmerksamkeit auf dieses Heilmittel. Ich gab ihr allgemeine Instruktionen in Bezug auf ihren Speiseplan, auf Bäder und sportliche Betätigungen und außerdem ausführliche Anweisungen, wie sie Ihren Darm pflegen sollte. Es wurden alle zwei Stunden zwei Tabletten *Ferrum phos.* C3 gegeben, und die Genesung war bemerkenswert. Nach vier Monaten war jegliche Schmerzhaftigkeit und Empfindlichkeit verschwunden, und man konnte wahrhaftig sagen, dass sie sich einer besseren Gesundheit erfreute, als sie das jemals erwartet hätte.

Bei Fällen, die Empfindlichkeit, Reizungen, Blutstau, Fieber oder Entzündungen an einem oder mehreren Körperteilen aufweisen, denke ich immer an dieses Mittel. Wie ich selbst immer wieder bei meiner chirurgischen Arbeit nachweisen konnte, kann man bei allen Verletzungen der Weichteile darauf vertrauen. (Dr. O. A. PALMER)

„Silicea bei nicht behandelten Verletzungen" – Herr G., 40 Jahre alt, hatte sich vor etwa 18 Jahren unterhalb des Knies verletzt, woraufhin sich der Unterschenkel entzündete und an zwei oder drei Stellen zu eitern begann. Er hatte das Bein in diesem Zustand belassen, wobei es sich mal besserte und mal verschlimmerte, bis ich ihn vor vier Monaten sah und ihn zu behandeln begann. Seine Symptome waren grundsätzlich nachts schlimmer, und dann hatte er für gewöhnlich Schmerzen, die Bein hinauf und hinab schossen, vor allem wenn der Raum kalt wurde. Warme Anwendungen und Umschläge linderten den Schmerz in der Regel.

Die Geschwüre sonderten reichlich dicken gelben Eiter ab. Er hatte ein oder zwei seit langer Zeit bestehende fistelartige Abszesse, die von einem dunkelblauen Rand umgeben waren. Sein allgemeiner Gesundheitszustand war stark beeinträchtigt, und es ging ihm sehr schlecht, als ich ihn antraf, nachdem er einen einstündigen heftigen Schüttelfrostanfall gehabt hatte. Er war schwer geplagt durch eine chronische Dyspepsie und saures Aufstoßen mit gelegentlichen Anfällen von Sodbrennen und Frösteln. Ich kam schnell zu dem Schluss, dass *Silicea* das einzige Mittel war, das den Schmerz regulieren und ihm nachts einen erholsamen Schlaf verschaffen sowie seinen allgemeinen Zustand verbessern würde. Seine Besserung war äußerst zufriedenstellend, und es ist sicher ein großer Sieg für dieses Heilmittel, denn alle Mittel aus der gesamten medizinischen Palette waren zuvor angewandt worden, ohne dass sie einen grundlegenden Nutzen gebracht hätten. (Dr. O. A. PALMER)

Frau J., 24 Jahre alt, hatte sich am Steißbein verletzt, als sie bei einem Spaziergang durch ein ausgetrocknetes Flussbett rittlings auf einen Felsbrocken fiel. Am 22. Mai 1893 klagte sie über starke Schmerzen im Hinterkopf, und sie hatte heftige Schmerzen in der Wirbelsäule, wenn sie erschöpft war, was schon nach leichter Arbeit im Haushalt oder nach einem kurzen Spaziergang der Fall war. Ein Stunde Einkaufen hatte zur Folge, dass sie tagelang zu nichts in der Lage war. Musste den Kopf nach vorne bewegen, wenn er jedoch vorne gehalten wurde, überkam sie ein Gefühl von plötzlicher Schwäche. Sie nahm nichts anderes ein als *Kalium phosphoricum* C6, bis ich ihr am 16. Juni *Pulsatilla* gab, da Ihre Periode verspätet war. Da dies bei ihr ungewöhnlich war, prüfte ich, ob das Mittel dafür verantwortlich sein könnte, und fand heraus, dass es zur Folge haben könne, „den Monatsfluss zurückzuhalten oder verspätet einsetzen zu lassen". Ich ordnete an, dass *Kalium phosphoricum* weiter gegeben werden sollte, sobald die Menstruation vorüber war, und es sollten zwei statt wie zuvor vier Dosen täglich eingenommen werden.

Im Verlauf dieser drei Wochen folgte eine stetige und deutliche Besserung. Danach ging sie nach Chicago und arbeitete auf der Messe ebenso lang und zuverlässig wie alle übrigen Beteiligten, die eigentlich gesund sein sollten. Danach gönnte sie sich bis Oktober Ruhe auf dem Land und kam in sehr guter Verfassung wieder zurück. Als sie ihre alten Tätigkeiten wieder aufnahm und wieder in den Alltag zurückkehrte, traten die Symptome erneut auf, und sie kam wieder zu mir in Behandlung. *Kalium phosphoricum* tat ihr immer gute Dienste, aber erst als direkt am Verletzungsherd eine galvanokaustische Behandlung erfolgte, hatte sie einen weiteren Sommer lang Ruhe, und daraufhin fühlte sie sich wieder vollständig hergestellt und gesund.

Ich habe diesen Fall nicht aufgeführt, um zu beweisen, dass *Kalium phosphoricum* einen verletzten Steiß heilen kann; lediglich um seine Fähigkeit aufzuzeigen, viele störende Symptome zu lindern, die sich aus einer solch tiefgreifenden Störung des Nervensystems ergeben können. (Dr. T. C. WIGGINS)

Meningitis (Hirnhautentzündung)

Ferrum phos. – Erstes Stadium einer Meningitis, hohes Fieber, schneller Puls, Delirium etc.

Kalium chloratum – Das zweite Mittel, wenn die Effusion eintritt.

Calcarea phos. – Das Hauptmittel bei Hydrozephalus, akut und chronisch. Hydrozephaloide Bedingungen, offene Fontanellen, flach, zusammengedrückt etc. Beugt Wasserkopf bei hierfür prädisponierten Familien vor. Man gebe morgens und abends eine Pulverdosis der zweiten Verreibung. Wenn er sich bereits gebildet hat, wechsle man ab mit *Argent nit.* C6. (GRAUVOGL)

Natrium sulph. – Extrem heftige Kopfschmerzen, vor allem an der Schädelbasis und hinten im Nacken. Zermalmende Schmerzen, als ob die Schädelbasis in einen Schraubstock gezwängt wäre oder als ob dort etwas nagen würde. Nach Kopfverletzungen.

Klinische Fälle

Herr D. aus Er. litt an Meningitis, und die Prognose des behandelnden Arztes war als zumindest zweifelhaft einzustufen, und es wurde nichts verschrieben. Der Fall war ganz besonders ernst, da es in der Familie eine Historie erblicher Hirnerkrankungen gab, und seine engsten männlichen Verwandten waren daran gestorben. Zum Zeitpunkt als ich gerufen wurde, war der Patient beinahe zwei Tage in einem schrecklichen Delirium, das sich fast bis zum Wahnsinn gesteigert hatte. Er hatte das Bewusstsein verloren; die Temperatur war über 40 °C. Ich verordnete *Ferrum phos.* und *Kalium phos.* C6. Nach einer Woche fand ich den Patienten fieberfrei vor, wobei er noch etwas schwach war, sich aber subjektiv völlig erholt hatte. Um die Rekonvaleszenz zu beschleunigen, gab ich *Calc. phos.*, und acht Tage später war der Patient in Lage aufzustehen und seinem Beruf nachzugehen. (Dr. QUESSE)

Menstruation –
siehe auch Dysmenorrhö und Frauen, Erkrankungen von

Ferrum phos. – Schmerzen bei den monatlichen Perioden mit gerötetem Gesicht und schnellem Puls, mit Erbrechen von unverdauter Nahrung, manchmal saurer Geschmack, übermäßige Kongestion, Blut hellrot. Dieses Mittel muss präventiv vor den Perioden eingenommen werden, wenn diese Symptome wiederholt auftreten. Menstruation alle drei Wochen mit Druck im Abdomen und im unteren Rücken sowie Schmerz am Oberkopf. Senkungsgefühl und permanenter dumpfer Schmerz in den Eierstöcken.

Kalium chloratum – Die monatlichen Blutungen kommen zu spät oder unterdrückt, mit Unterbrechungen, weiße Zunge etc. Zu frühe Menstruation, übermäßige Blutung, dunkel, klumpig oder zäh, schwarz wie Teer. Wen die Periode zu lange, zu häufig kommt.

Kalium phos. – Retention oder verspätete Monatsblutungen mit depressiver Verstimmung, Abgeschlagenheit und allgemeiner Nervenschwäche. Menstruationskoliken oder starke Schmerzen während der Periode bei blassen, weinerlichen, reizbaren, sensiblen Frauen, bei einigen Menstruation zu spät, zu dürftig bei ähnlichen Bedingungen, zu starke Blutung, dunkelrot oder schwarzrot, dünn und nicht gerinnend, manchmal mit starkem Geruch. Zu spät und zu spärlich, unregelmäßig und übel riechend, mit Schwere- und Völlegefühl im Abdomen, gelb belegte Zunge. Menstruation verfrüht und zu stark bei nervösen Personen. Dumpfer Kopfschmerz während der Periode, sehr müde und schläfrig, Rückenschmerzen, starkes sexuelles Verlangen nach der Menstruation.

Magnesium phos. – Das Hauptmittel bei gewöhnlichen Fällen von Menstruationskoliken. Schmerzhafte Menstruation oder Schmerzen vor der Blutung, Vaginismus (Scheidenkrampf). Äußere Geschlechtsteile geschwollen. Starke Schmerzen, mit Unterbrechungen auftretend, schlimmer rechtsseitig, **Linderung durch Wärme. Menstruation zu früh, Blutung dunkel und faserig, zäh.** Menstruationsstörungen während der Wechseljahre. Hitzewallungen mit Schwindelanfällen.

Natrium chlor. – Dünne Absonderung, wässrig oder blass; dünnes, wässriges Blut. „Bei jungen Mädchen, wenn die Periode nicht einsetzt oder wenn sie nur sehr spärlich und mit großen Abständen kommt. Magenschmerzen, Übelkeit, Erbrechen von Nahrung, Kraftlosigkeit und Schwächegefühl, Verlangen nach sauren Sachen, Abneigung gegen Fleisch, Brot und gekochte Nahrung. Die Potenzen von 12 bis 30 sind die wirksamsten." (SULZER) Sehr schwermütig während der Menstruation und jeden Morgen Kopfschmerzen. Blutungen zu stark und zu früh mit unruhigem Schlaf, Träume von Räubern etc. Kopfschmerzen und beim Aufstehen Schmerz im unteren Rücken, besser beim Liegen auf harter Unterlage.

Calcarea phos. – Menstruation zu früh bei jungen Mädchen, zu spät bei erwachsenen Frauen. Blutungen während der Stillzeit. Unstillbares sexuelles Verlangen vor der Periode mit Kraftlosigkeit und Schwächegefühl nach der Regel; Patientin will sich ständig hinsetzen, hasst es aufzustehen und herumzulaufen. Rheumatische Schmerzen. Nach Enttäuschungen, Erkältung bei jedem Wetterwechsel mit Schmerzen in den Gelenken. Für schlaffe, eingefallene, abgemagerte Patienten.

Natrium sulph. – Blutungen scharf, zersetzend, Absonderungen machen die Schenkel wund, voraus geht heftiges, zeitweilig unterbrochenes Nasenbluten, dabei kneifende Koliken im Abdomen und brennender Gaumen, als ob er roh und wund wäre. Sexualorgane entzündet, wund, geschwollen und mit Bläschen übersät. Blutungen fließen verstärkt beim Laufen.

Silicea – Blutung riecht streng, während der Menstruation immer eiskaltes Gefühl mit Verstopfung, Stuhl weicht teilweise zurück in den Enddarm. Rückenschmerzen mit Lähmungsgefühl. Sich lang hinziehende Perioden während der Stillphase. Menstruation früh aber spärlich; aber selten stark.

Calcarea fluor. – Sehr starke Blutungen mit herabziehenden Schmerzen, extrem starker Fluss.

Natrium phos. – Menstruation zu früh und hell einhergehend mit nachmittäglichen Kopfschmerzen über den Augen, Neigung zu seufzen, Schmerz in den Knien, als ob die Bänder verkürzt wären, auch schmerzende Handgelenke, Frösteln und unruhiger Schlaf.

Kalium sulph. – Perioden zu spät und zu spärlich mit Schwere- und Völlegefühl im Oberbauch, Kopfschmerz und gelb belegte Zunge. Metrorrhagie (azyklische Blutungen).

Calcarea sulph. – Menstruation zu spät, lang andauernd, mit Kopfschmerz, Zuckungen und großer Schwäche.

Klinische Fälle

Seit sechs Wochen andauernde Metrorrhagie im Falle einer übergewichtigen, kräftigen Frau mit bräunlichem Antlitz. Sie war Waschfrau in Grenille, und sie kam nur drei- oder viermal in meine Praxis. Die Frau schrieb ihr Leiden der Tatsache zu, dass sie ständig in kaltem Wasser stehen musste. *Silicea* stoppte die Blutung beinahe augenblicklich und bewirkte innerhalb einer Woche eine derartige Besserung, dass ich sie in der zweiten Woche kaum noch erkannte. Sie hatte keine anderen Medikamente eingenommen. (A. TESTE)

Frau S., 22 Jahre alt, brünett, klein, mollig, rundlicher Körper, sehr reger Verstand, gebildet, litt seit ihre Pubertät jeden Monat an Dysmenorrhö (Regelschmerzen), die jeweils mehrere Stunden vor der Periode einsetzte und einen Tag nach der Regel andauerte, mit sehr starken Schmerzen im Uterus, im Rücken und in den unteren Extremitäten, und diese waren so heftig, dass sie unerträglich schienen und Hysterie auszulösen drohten. Aufgrund einer solchen Attacke wurde ich gerufen. Ich traf die Patientin im Bett an; die Füße waren in heißem Wasser gebadet worden, und man hatte über Stunden heiße Tücher auf den Unterbauch gelegt; die Schmerzen besserten sich nicht. Ich gab ihr umgehend eine große Dosis *Magnesium phos.* C6. Nach weniger als einer halben Stunde ließen die Schmerzen nach; ich wiederholte die Dosis; nach wenigen Minuten hatte sich die Patientin erholt, die Blutung setzte ein und hielt für die normale Dauer an. Im darauf folgenden Monat riet ich der Patientin, einen Tag vor der Regel zu beginnen und drei

Dosen einzunehmen und an dem Tag, an dem die Periode einsetzen sollte, alle zwei Stunden eine Dosis einzunehmen. In diesem Monat keine Schmerzen. Das Vorgehen wurde auch im dritten Monat wiederholt; keine Beschwerden mehr; die Patientin ist nun gesund, und über drei Jahre lang sind keine Schmerzen mehr aufgetreten. (*Med. Advance*, Dezember 1889)

Dysmenorrhö – Bei jeder Menstruation wurde eine Membran abgestoßen, die zwischen 2,5 und 5 cm lang war. Ihre Symptome äußerten sich nach Beginn der Blutung in heftigen, scharfen, schießenden Schmerzen tief im Abdomen, die gelindert wurden, indem sie sich zusammengerollt mit einer heißen Wärmflasche auf dem Oberbauch ins Bett legte. Sobald sich die starken Schmerzen verringerten, folgte ein oder zwei Tage ein dumpfes Wehtun, und am nächsten oder darauffolgenden Tag wurde die Membran abgestoßen. Bis auf diesem Umstand war sie vollkommen gesund. Nach einer ihrer Perioden gab ich ihr zwei Tage lang Magnesium phos. CM in Wasser, jeweils eine Dosis am Abend und am Morgen. Die nächste Menstruation verlief beinahe ohne Schmerzen, und die danach folgenden waren schmerzfrei, dennoch wurde wie zuvor die Haut abgestoßen. Davor musste sie jedes Mal im Bett bleiben, ohne dass dies eine Linderung gebracht hätte. In den folgenden sechs bis acht Monaten verliefen die Perioden schmerzfrei, bis sie kurz vor ihrer Menstruation nasse Füße bekam, und sie bekam *Magnesium phos.* CM. Es half ihr, und seither hatte sie keine Beschwerden mehr. (S. A. KIMBALL)

„Verheiratete Frau mit einem Kind hatte jeden Monat Menorrhagie; zwei Mal waren die Blutungen so stark, dass sie Todesangst hatte. Bei einer Untersuchung stellte sich heraus, dass der Uterus sehr weit unten lag und geschwollen war; die gesamte Vagina war angefüllt mit einer verhärteten Gebärmutter; Muttermund schmerzempfindlich, gerötet, etwa 1 cm geöffnet; innen ausgefüllt; außen gestaut. Ich begann die Behandlung mit *Magnes. phos.* C6 drei bis vier Dosen täglich. Im nächsten Monat keine Hämorrhagie. Kein Schmerz, und nach drei Monaten hatte das Organ seine normale Größe erlangt und die Patientin konnte als geheilt entlassen werden." (*Med. Advance*, Dezember 1889)

Morphinabhängigkeit

Natrium phos. – M. J. LUYS beschreibt einen Fall eines Arztes, der gewohnheitsgemäß etwa 450 mg Morphium (*Anm. d. Übers.: lt. Text seven grains; 1 grain = 64,7989 mg*) pro Tag nahm. Es wurde kleine Dosen *Natrium phosphoricum* subkutan (mit Glycerin und Wasser) gegeben, und in dem Maße, wie diese Dosen sukzessive erhöht wurden, wurde das Morphium stufenweise reduziert und schließlich nach zwei Wochen ganz weggelassen. Er hatte kein Verlangen mehr nach Morphium.

Kalium phos. – Junge Dame, 20 Jahre alt, intelligent, attraktiv, in den gehobenen Gesellschaftskreisen zu Hause, und dennoch eine unverbesserliche *Morphiumsüchtige*. Zwei berühmte Allgemeinmediziner und ein Spezialist hatten versucht sie zu heilen, scheiterten jedoch gänzlich aufgrund der, wie ich später erfuhr, extremen Nervenschwäche, die sich beinahe bis zum völligen Kollaps entwickelte.

Voller Angst und Bangen begann ich die Behandlung. Ich beherzigte die Methoden, die von unseren bekanntesten und erfolgreichsten praktizierenden Ärzten angewandt werden. Doch meine Patientin war anscheinend dem Tode geweiht. Ich hatte ein Nerventonikum nach dem anderen verabreicht, alle Mittel, die ich in allen nur erdenklichen Medizinischen Fakultäten finden konnte. Ich war gescheitert und völlig entmutigt.

Auf dem Weg zum Hause meiner Patientin und nachdem ich gerade beschlossen hatte die Behandlung aufzugeben, fiel mir zufällig *Kalium phos.* ein. Ich kehrte in meine Praxis zurück, steckte einen Vorrat davon ein und ließ sie zu Beginn alle 15 Minuten eine Dosis einnehmen. Gleichzeitig stoppte ich die Einnahme aller anderen Herz- und Nervenstärkungsmittel. Der Wandel war erstaunlich. Ich konnte die Anti-Morphium-Behandlung forcieren und die Nervenstärke aufbauen und unterstützen. Die stechenden, starken Kopfschmerzen, die Schlaflosigkeit, die wild starrenden Augen, die braune, trockene Zunge und das schreckliche, bange Schwächegefühl wichen schnell angesichts der Wirkung des Zellsalzes, und sie erholte sich sehr gut. Sie ist heute, vier Jahre später, eine bemerkenswert kraftvolle, gesunde und glückliche Frau ohne das geringste Verlangen nach Opiaten, und sie empfindet, wie sie sich ausdrückte, „eine absolute Abscheu gegenüber Morphium".

Das Verdienst dieser Heilung schreibe ich in seiner Gänze dem Mittel *Kalium phos.* zu (ich habe die C3 Potenz verwendet), denn die andere Behandlung hätte nicht vollendet werden könne ohne die Unterstützung dieses Zellsalzes. (Dr. B. A. SONDERS, Winterset, Ohio)

Mumps

Ferrum phos. – Anfangsstadium mit Fiebersymptomen.

Kalium chloratum – Geschwollene Ohrspeicheldrüse mit Schmerz beim Schlucken. Dieses Mittel allein wird die meisten Fälle heilen, sofern kein Fieber vorliegt.

Natrium chlor. – Mit viel Speichel oder Schwellung der Testikel als Metastasenbildung bei Mumps.

Klinische Fälle

Ich habe im vergangenen Jahr mindestens ein Dutzend Fälle von Mumps behandelt und hatte zuvor nie derart gute Ergebnisse mit anderen Mitteln erzielt. Ein Fall ging mit heftigem Fieber einher, das sogar bis zum Delirium führte, starke Schwellungen und Schmerzen etc. Das Fieber ist innerhalb von fünf oder sechs Stunden vollständig gesenkt worden, und die Schwellung sowie alle anderen Symptome verschwanden innerhalb von drei oder vier Tagen durch die abwechselnde Gabe von *Ferrum phos.* und *Kalium chloratum*. Zwei Fälle innerhalb einer Familie mit ähnlichen Bedingungen wurden in der gleichen Weise und mit denselben Resultaten behandelt. (Dr. S. POWELL BURDICK)

Mund, Erkrankungen des

Ferrum phos. – Zahnfleisch und Gaumen wund, gerötet, heiß und entzündet. Rötung, Trockenheit oder Hitze der Schleimhäute im Mund.

Kalium chloratum – Aphthen, Soor, weiße Geschwüre im Mund bei kleinen Kindern oder stillenden Müttern. Aphthen, Geschwüre im Mund. Zahnabszesse, weiche Schwellung vor der Eiterbildung, Wundheit im Mund. Foetor bzw. übler Mundgeruch. Der Mund ist gerötet und geschwollen, dick, wässrige Sekrete. Zahnfleisch geschwollen, weißlich oder gelb. Zahnfleisch blutet schnell. Schleimhautpapel. Syphilitische Zahnfleischgeschwüre. Echte Gangrän im Mund.

Kalium phos. – Cancrum oris/Noma, Zersetzung der Wange, mit aschgrauen Geschwüren, übelriechendem Atem. Stomatitis (Mundhöhlenentzündung), Zahnfleisch blutet leicht, wenn eine rote Linie oder ein roter Saum zu sehen ist; Wassergeschwüre, gangränöses Mundgeschwür. Schwitzbläschen, wunde Krusten und Pickel auf den Lippen. Zahnfleisch schwammig und zurückgehend. Speichel übermäßig, dick und salzig. Entzündung der Zunge, wenn extreme Trockenheit vorliegt oder Erschöpfung eintritt. Zungenränder gerötet und wund.

Natrium chlor. – Soor mit Speichelfluss, Salivation. Um den Mund Bläschen wie kleine Perlen. Lippen geschwollen; Ausschlag am Kinn. Zahnabszess mit pulsierenden und bohrenden Schmerzen.

Kalium sulph. – Trockenheit und Abschilferung der Unterlippe, sie schält sich in Schuppen ab.

Calcarea phos. – Gaumen und Zahnfleisch schmerzhaft und entzündet bei zahnenden Kindern. Zahnfleisch wirkt blass und farblos, Zeichen von Anämie. Oberlippe geschwollen und schmerzhaft.

Calcarea fluor. – Zahngeschwür, harte Schwellung der Kiefer oder des Gaumens und des Zahnfleischs. Verhärtungen. Lippenherpes in den Mundwinkeln.

Natrium phos. – Es gibt nur wenige Mittel, die diesem ebenbürtig sind in Bezug auf Geschwüre der Wangenschleimhaut. Aphthen an den Lippen und in den Wangen deuten auf dieses Mittel in C3- oder C6-Verdünnung hin, wenn *Borax*, *Antim.*, *Baptisia*, *Kalium chlor.* etc. keine Heilung herbeiführen konnten. (S. J. von H.)

Calcarea sulph. – Innenseiten der Lippen wund, offene wunde Stellen an den Lippen. Zahnfleisch blutet beim Zähneputzen.

Klinische Fälle

Bei einer Tagung von Medizinern in Schaffhausen sagte Prof. Dr. RAPP: „Meiner Ansicht nach bestehen die größten Verdienste der Schüßlerschen Methode in der Einführung von *Kalium phos.* und *Magnes. phos.* Bei einer gewöhnlichen Stomatitis mit geschwollenem Zahnfleisch, Zahnbelag und übel riechendem Atem hat *Kalium phos.* auf äußerst zufriedenstellende Weise seinen Wert bewiesen."

Neuralgien

Kalium chloratum – Lanzinierende, nächtliche Schmerzen vom unteren Rücken bis zu den Füßen, verschlimmert durch Bettwärme. Muss aufstehen und sich auf einen Stuhl setzen, um Erleichterung zu verspüren.

Ferrum phos. – Kongestiv oder entzündlich, durch Frieren oder Erkältung, mit Schmerz, als ob ein Nagel eingetrieben würde. Greller Schmerz, einseitig, in Kopf, Schläfen oder über dem Auge oder auch über dem Kieferknochen. Wenn dies nicht ausreicht, gebe man *Calcarea sulph.* und beachte die Symptome der Zunge. Neuralgie einhergehend mit rotem Gesicht, brennender oder diffuser Hitze, Gefühl von Schwere und Druck. Gesichtsschmerzen mit Fiebersymptomen. Trigeminusneuralgie. Neuralgie entlang der inneren Augenhöhle und der Nase. Neuralgie der Brustdrüsen. Rechtsseitiger Schmerz und morgendliche Verschlimmerung scheinen besondere Indikationen zu sein.

Kalium phos. – Neuralgische Schmerzen in jeglichem Organ, nachlassende Kraft, Gefühl unfähig zu sein aufzustehen oder stehenzubleiben, wobei der Schmerz jedoch als geringer empfunden wird, wenn man steht oder umhergeht. Neuralgie in Verbindung mit schlechter Laune, Licht- und Lärmempfindlichkeit, besser oder sogar nicht einmal spürbar bei freudiger Erregung. Dieses Heilmittel wird benötigt, um die graue Nervensubstanz zu stärken. Neuralgischer Schmerzen in der Nervensubstanz bei drohender Paralyse mit Lähmungs- oder Taubheitsgefühl. Schmerzen besser bei leichter Bewegung, schlimmer beim Aufstehen; die Schmerzen werden am stärksten empfunden, wenn man ruhig oder allein ist. Neuralgische Schmerzen und Summen in den Ohren, Kraft versagt, neuralgische Schmerzanfälle mit anschließender Erschöpfung. Ischiasneuralgie (siehe Ischias). Gesichtsschmerzen. Rechtsseitige Neuralgie, die durch kalte Anwendungen gelindert wird. Stiche von den oberen Zähnen zum Ohr.

Magnesium phos. – Interkostalneuralgie mit ziehenden, konstriktiven Schmerzen. Krämpfe durch Kälte ohne Fieber. Kopfneuralgie, Schmerzen schießend und sehr heftig. Neuralgische Schmerzen in jeglichem Körperteil, wenn die Gefühlsempfindungen akut und zu stark sind; unerträgliche oder spasmodische Schmerzen, Schmerzen in den Enden der Nervenfasern. Schmerzen schlimmer durch Kauen oder jegliche Bewegung. Schmerzen, die periodisch auftreten und dabei sehr heftig, stechend oder schießend sind und entlang der Nervenbahn laufen. Durch starken Nordwind ausgelöste Neuralgie. Spasmodische Schmerzen und Leiden fast jeglicher Art. Neuralgie, die jede Nacht einsetzt, tagsüber geht es dem Patienten gut. Klassische Gesichtsneuralgien. Eine Kontraindikation für dieses Heilmittel ist die Besserung durch Kälte. **Warme Anwendungen lindern, insbesondere trockene Wärme.** Dieses Mittel bezieht sich auf rechtsseitige Leiden.

Natrium chlor. – Neuralgische Nervenschmerzen, die zu bestimmten Zeiten wiederkehren, in Verbindung mit Speichelfluss oder unfreiwilligen Tränen. Stechender, schießender Schmerz entlang der Nervenfasern mit diesen Begleiterscheinungen. Orbitalneuralgie mit Tränenfluss. Reizung des fünften Nervenpaars, auch des Gesichtsnervs. Gesichtsschmerzen mit Verstopfung, morgens schlimmer, durch Lesen, Schreiben und Sprechen, bei Schülerinnen.

Natrium phos. – Gesichtsneuralgie, schießende, stechende Schmerzen,Wundschmerz im rechten Unterkiefer.

Natrium sulph. – Neuralgieattacken ausgelöst durch Aufenthalte in feuchten Behausungen, Kellern etc. Zunge dick, gelb, braun belegt. Dr. J. T. O'CONNORE aus New York berichtet von einer Heilung mit diesem Mittel.

Calcarea phos. – Tief in den Knochen sitzende neuralgische Schmerzen. Schocks wie elektrische Schläge. Neuralgie, die nachts beginnt und periodisch wiederkehrt. Schmerzen nachts und bei schlechtem Wetter schlimmer. Tics. Anusneuralgie, schlimmer nach dem Stuhlgang, lang anhaltend. Schmerzen mit einem Gefühl von Kribbeln, Kälte und Taubheit.

Calcarea sulph. – Dieses Mittel hat seinen Platz zwischen den sehr akuten, starken Schmerzen bei *Magnesium phos.* und den lähmenden bei *Kalium phos.* (eherbei älteren Menschen, wenn die Notwendigkeit besteht, das Nervengewebe zu regenerieren und zu stärken).

Silicea – Schmerz hauptsächlich in den Zähnen. Lumbal-Abdominal-Neuralgie. Besser durch warme Umschläge. Hartnäckige Neuralgie, die durch Ausschweifungen, harte Arbeit oder strenge Haft ausgelöst wurde.

Klinische Fälle

Dr. PARENTEAU der Société Française d'Homoeopathie verlas bei der vergangenen Tagung folgenden Beitrag:

Als wir 1887 im Kreise dieser Société über *Ferrum phosphoricum* diskutierten, versicherte uns Dr. NIMIER, dass dieses Mittel bei rechtsseitigen Supraorbitalneuralgien mit morgendlicher Verschlimmerung seine Anwendung findet.

Zu dieser Zeit hatte ich eine junge fünfzehnjährige Patientin, ein anämisches Mädchen mit mangelhafter Menstruation, dessen Heilung mir seit drei Monaten Kopfzerbrechen bereitete, da ihr Leiden äußerst hartnäckig war und alle Mittel, die ich verschrieb, versagten.

Ich beschloss daher, ihr *Ferrum phosphoricum* C6 zu geben, und zu meinem Erstaunen und meiner Genugtuung konnte ich feststellen, dass kaum zwei Tage nach Verabreichen der ersten Dosis eine gewisse Besserung einsetzte. Selbstverständlich fuhr ich mit diesem Mittel fort, und nach acht Tagen war eine derartige Besserung eingetreten, dass die Patientin sich selbst für geheilt hielt. Nichtsdestotrotz riet ich ihr, die Behandlung noch eine weitere Woche fortzusetzen und mir dann zu berichten. Sie kam erst zwei Monate später wieder zu mir, doch die Heilung war vollkommen und ohne Rückfälle.

Ich muss sicher nicht erwähnen, dass ich, sobald eine rechtsseitige Supraorbitalneuralgie vorlag, ich sofort auf dieses Mittel zurückgriff. Doch nachdem verschiedene Experimente dieser Art, die darauf folgten, völlig misslangen, begann ich anzunehmen, dass meine erste Beobachtung ein simpler Fall von Spontanheilung war, bis ich vor Kurzem zwei Heilungen hintereinander erlebte, die mich zu der Überzeugung brachten, dass die von Dr. NIMIER abgegebene Erklärung absolut richtig war.

Bei dem zweiten Fall, den ich überwachte, handelte es sich nicht um ein junges Mädchen, sondern um eine junge Frau von 27 Jahren, Modistin (Putzmacherin), die seit Monaten Anfälle von rechtsseitiger Supraorbitalneuralgie mit morgendlicher Verschlimmerung oder im Zusammenhang mit der Menstruation hatte, die sehr unregelmäßig war, sowie mit Gebärmutterblutungen etc.

Nachdem ich es vergeblich mit *Nux vomica*, dann mit *Chamomilla*, *Belladonna*, *Colocynth*, *Ignatia* etc. versucht hatte, probierte ich es mit *Ferrum phosphoricum.*

Wie in dem ersten Fall waren kaum drei Tage vergangen, als die Patientin in deutlich gebessertem Zustand wiederkam. Ich fuhr mit Mittel in der C6 dil. acht Tage lang fort, dann folgten die C12 und die C18, und als die drei Wochen vorüber waren, konnte ich eine vollständige Heilung ohne Rückfälle feststellen.

Der dritte war den anderen beiden sehr ähnlich, und ich glaube, dass ich die von Dr. NIMIER gelieferten Indikationen komplettieren kann.

Genau wie er sagte, ist *Ferrum phosphoricum* sehr hilfreich bei Supraorbitalneuralgien der rechten Seite mit morgendlicher Verschlimmerung, doch sein Einfluss konzentriert sich insbesondere auf das weibliche Geschlecht, und vor allem auf junge Menschen. Die Patientinnen leiden an unregelmäßigen Perioden und haben häufig spezielle Gebärmutterbeschwerden mit der Neigung zu Hämorrhagie. Diese Zustände haben gemäß diesem Fall fast immer hartnäckige Kephalalgien und eine unter Umständen mehr oder weniger ausgeprägte Anämie zur Folge.

Der folgende Fall aus der Feder von Dr. C. C. HUFF aus Huron, N. D., aus der Ausgabe I des *Minn. Medical Monthly*, Nr. 9, veranschaulicht die Anwendung eines dieser Mittel bei Neuralgien:

„Schüßler beschreibt *Magnesium phos.* als essentiellen Bestandteil der Muskeln und Nerven. DALTON sagt, dass man festgestellt hat, dass die Magnesiumsalze in größeren Mengen in den Muskeln vorkommen als die Kalziumsalze. Billigen Sie diese Tatsache nun also, und wir haben in *Magnesium phos.* ein Nervenheilmittel, und jegliche Störung des Systems, die eine molekulare Veränderung der Nährstoffelemente dieses Salzes bewirkt, wird die charakteristischen Schmerzen dieses Mittels hervorrufen. Sie werden als schießend beschrieben, wie ein Blitz, ziehend und reißend, mit der Neigung sich von Ort zu Ort zu bewegen; sie sollen außerdem periodisch und immer wieder, jedoch nicht mit einer gewissen Regelmäßigkeit auftreten. Wir finden diese Schmerzen gleichermaßen bei Kopfschmerzen, im Allgemeinen Stirnkopfschmerzen, bei Gesichtsschmerzen, Neuralgien von Magen und Darm sowie der der Eierstöcke und häufig in den Gliedmaßen. Bauchschmerzen breiten sich häufig strahlenförmig vom Nabel aus und werden gelindert durch Druck (sodass sie in diesem Zusammenhang *Coloc.*, *Aloes*, *Caustic.*, *Nux vom.*, *Iris vers.* und *Sulfur* ähneln) sowie durch Wärme, vor allem trockene Hitze, am besten angewandt in Form einer umgedrehten heißen, mit einem Tuch umwickelten Platte. In England wenden die Bauern dieses Mittel mit umgehend eintretendem Erfolg bei Blähungskoliken von Pferden an. Im Folgenden möchte ich meine Erfahrung mit diesem Mittel beschreiben, und alle meine Erfolge beruhen auf der C12-Verreibung:

„Fall 1. Frau S., 24 Jahre alt, dunkles Antlitz, nervöses Temperament, Sekretärin. Sie war die vorangegangenen zwei Wochen wegen einer Gesichtsneuralgie in Behandlung gewesen, wobei im wesentlichen Morphium ohne Erfolg verwendet wurde. Als ich zu dem Fall gerufen wurde, fand ich die Patientin sehr geschwächt vor, die rechte Hälfte des Gesichts und die Supraorbitalregion waren leicht geschwollen, die Schmerzen waren sehr stark, krampfartig, schießend, stechend. Die Region oberhalb der betroffenen Seite war sehr druckempfindlich. Die Schmerzen traten mit Unterbrechungen auf und schienen an verschiedenen Tagen verschiedene Bereiche des Kopfes und des Gesichts zu befallen. *Magnesium phos.* heilte diesen Fall innerhalb von zwölf Stunden."

„Fall 2. Frau B., 22 Jahre alt, dunkles Antlitz, nervöses Temperament, zierlich gebaut, hatte eine Neuralgie, nachdem sie starkem Nordwind ausgesetzt war, und sie befand sich, als ich gerufen wurde, seit drei Tagen in so genannter „normaler" Behandlung. Sie hatte massive Dosen von *Kaliumbromid* und *Chloralhydrat* eingenommen, ohne dass sich irgendeine Besserung eingestellt hätte. Ich fand sie im Bett vor, sie war beinahe außer sich vor Schmerz, hatte ein rotes Gesicht und blutunterlaufene Augen mit hochgradiger Lichtphobie; der Schmerz war linksseitig und betraf den Trigeminus im Bereich des Oberkiefers. Die Schmerzen wurden als lanzinierend, krampfartig, stechend und schießend beschrieben und nötigten ihr häufig Schreie ab. *Magnesium phos.* wurde verabreicht und hatte eine schnelle Erholung zur Folge."

„Fall 3. Frau S., 20 Jahre alt, dunkelhaarig, groß und schlank, mit biliös-nervösem Temperament, arbeitete als Topografin. Sie wurde plötzlich von einem heftigen Schmerz in der rechten Gesichtshälfte befallen, wobei der Schmerz sich über die Supra- und Infraorbitalregion zog, krampfartig, stechend und ziehend war. *Magnesium phos.* heilte sofort."

„Die obigen Fälle habe ich aus meinem Notizbuch entnommen, und sie beschreiben sehr anschaulich die Wirkung dieses Heilmittels bei Neuralgien des fünften Nervs und seiner Verzweigungen. Ich habe ebenso einen Fall von Magenneuralgie geheilt, bei dem die gleichen charakteristischen Schmerzen vorlagen. Ich habe mit demselben Mittel kleine Kinder von Koliken befreit, nachdem *Chamom., Nux vom.* und *Coloc.* nicht geholfen hatten."

Fall von Prosopalgie (Gesichtsschmerz), der bereits einige Wochen angedauert hatte, gelindert durch warme Baumwolle und verschlimmert durch Kälte. *Magnesium phos.* C12 heilte innerhalb von drei Wochen. – *Allg. Hom. Zeit.*, Ausgabe 88, Seite 46.

Dr. H. C. ALLEN beschreibt einen Fall rechtsseitiger Gesichtsneuralgie mit scharfen, schnellen, spasmodischen, blitzartigen Schmerzen, berührungsempfindlich,gelindert durch Wärme und Druck, in Verbindung mit Erschöpfung und Nachtschweiß, geheilt durch *Magnesium phos.* C200, nachdem verschiedene andere Mittel keine dauerhafte Abhilfe schaffen konnten.

Ebenso ein anderer Fall, der mithilfe desselben Heilmittels und derselben Potenz geheilt werden konnte, bei dem die Schmerzen intermittierend, spitz wie ein Pfeil und blitzartig waren und ganz plötzlich auftraten und genauso plötzlich wieder verschwanden, gelindert durch Wärme und Druck; gleichzeitig verschwand eine lästige Verstopfung.

Prompte heilende Wirkung durch *Magnesium phos.* von Dr. GOULLON: „Am 13. April schrieb mir eine Patientin, dass sie seit neun Tagen ohne medizinische Hilfe im Bett ausharrte und an Schmerzen litt, die sie fast zum Wahnsinn trieben. Sie hatte sich zunächst erkältet und daraufhin starke Beschwerden im Ohr, worauf dann eine linksseitige Prosopalgie folgte, die den unteren Backenknochen und auch das Stirnbein befallen hatte und nun auf die ganze linke Kopfseite und bis hin zum Nacken ausstrahlte. Sie ging zu einem Apotheker, um sich Bryon. zu besorgen, doch er riet ihr zu *Bellad.*, was aber nicht half. Tief im Ohr hatte sich ein Abszess entwickelt, der vor zwei Tagen aufgebrochen war und zunächst Eiter und nun Wasser absonderte, das sehr hautreizend wirkte und überall einen Ausschlag hervorrief, sobald es die Haut berührte. Das Ohr schmerzte immer noch; die Prosopalgie blieb wie bisher. Der Schmerz macht sie fast verrückt, und sie leidet an hohem Fieber und Schlaflosigkeit; sie schläft nachts überhaupt nicht und tagsüber nur ein oder zwei Stunden. Sie schwitzt stark, was sie nicht gewohnt ist. Gestern hatte sie nach einem Bad starke Schmerzen in der rechten Hüfte gehabt. Ich konnte sie nicht persönlich aufsuchen, da sie zu dieser Zeit in Leipzig lebte, aber dennoch benötigte sie unverzüglich Hilfe. Was sollte ich ihr geben? *Silicea*? Die nächtliche Verschlimmerung würde zu diesem Mittel passen, aber der Abszess war weg, und dennoch waren die Gesichtsschmerzen geblieben. Spigel.? Einiges wies darauf hin, da ich bereits wusste, dass sie zu Herzbeschwerden neigte. Sie hatte früher Schmerzen in den Gelenken der Hand, des Arms und in der Seite gehabt, und am stärksten waren sie am Herzen gewesen. Sie beschrieb diese, als ob das Herz herausgewunden würde, und mit einem Pochen, als ob etwas aufgewickelt würde. Vielleicht war es Rheumatismus im Gesicht, aber selbst dann wäre *Spigel*. Erforderlich gewesen. Dann gibt es noch *Arnica*, das erst kürzlich zu einem Spezifikum auserkoren wurde. Darüber hinaus hatte ich einiges Vertrauen in Stannum, das bei mir einige Neuralgien geheilt hatte, denen selbst das große Nervenheilmittel *Chinin* nicht gewachsen war. Der Überfluss an möglichen Mitteln stieg weiter. Gegen den unerträglichen Schmerz müsste man *Chamom*. verabreichen. Dann war da noch *Mercur*. wegen der Neigung zum Schwitzen sowie *Arsenic*. im Hinblick auf die Schlaflosigkeit.

„Doch anstelle all dieser Mittel wählte ich Schüßlers *Magnesium phos.*, benetzte Milchzuckerpulver mit der sechsten Verdünnung und ordnete an, dass alle drei Stunden ein Teelöffel voll davon in einem halben Glas Wasser gelöst eingenommen werden sollte. Am 17. April durfte ich mit Genugtuung die folgenden Zeilen lesen: ‚Meinen herzlichsten Dank für Ihre freundliche und schnelle Hilfe. Es ging mir sofort besser, und ich bin glücklich und dankbar. Der entsetzliche Schmerz in meinem Gesicht ist verschwunden; die Kopfhaut ist noch empfindlich, und ein Bereich, der sicherlich mit dem Ohr in Zusammenhang steht, tut noch weh. Das Ohr selbst schmerzt jedoch ein wenig und läuft."
– *Pop. Zeit. F. Hom.*, XVII, 13 und 14.

Rechtsseitige Gesichtsneuralgie, zuckender, schneidender Schmerz, empfindliche Zähne, verschlimmert nach dem Zubettgehen. *Merc.* brachte keine Besserung. *Magnesium phos.* in Wasser verabreicht bewirkte eine sofortige Linderung und hat seither schon zweimal auf die gleiche Weise geholfen. Als dieses Mittel bei einem weiteren Fall von diesmal linksseitiger Gesichtsneuralgie gegeben wurde, half es nicht. Es verursachte hingegen starkes Schwitzen mit großer Angst sich aufzudecken. (Dr. W. P. WESSELHOEFT, von HERING)

M., 47 Jahre alt, verspürt seit einer oder zwei Wochen einen ziehenden, nagenden Schmerz im Bereich des rechten Schulterblatts, der in den rechten Oberarm und dann weiter in den Unterarm bis in den Daumen zieht, mit Taubheit insbesondere des Daumens, jedoch ohne dass die Bewegungs- und Nutzungsfähigkeit des Arms verloren ging. Der Schmerz kommt anfallartig und kann nur durch hartes Reiben und Schlagen gelindert werden, die Beschwerden treten sowohl tagsüber als auch nachts auf. Er hatte verschiedene Mittel, hauptsächlich Rhus tox. Erhalten und bekam seit einer Woche oder länger täglich elektrische Behandlungen, jedoch alles ohne Erfolg. Nachdem er einige Tage lang *Calcarea phos.* C6 eingenommen hatte, waren der Schmerz und das Taubheitsgefühl deutlich besser, und mit Fortführung der Behandlung war die Erkrankung nach etwa drei oder vier Wochen geheilt. Jeglicher Rückfall konnte umgehend durch die erneute Einnahme dieses Mittels gestoppt werden.

Ein ähnlicher Fall einer jungen Dame, 20 Jahre alt, wurde mithilfe desselben Mittelsgeheilt, obwohl die Hand bereits beinahe vollständig gelähmt gewesen war. (C. T. M.)

Neuralgie. Schmerz supra- und infraorbital, dehnt sich aus auf alle rechtsseitigen Vorderzähne, intermittierend, spießend, zwickend, blitzartig und extrem berührungsempfindlich, leidet an Erschöpfung und Nachtschweiß. *Magnesium phos.* C200 brachte sofortige Abhilfe. – Med. Advance, Dezember 1889.

Eine Frau mit gesundem Erscheinungsbild litt seit einigen Wochen an Gesichtsschmerzen, die über das halbe Gesicht ausstrahlten und jeweils fünf oder sechs Stunden anhielten. Warme Watte linderte. Verschlimmert, wenn der Körper kalt wird. *Magnesium phos.* C12 alle drei Stunden ließ den Schmerz innerhalb von drei Tagen verschwinden.

Eine 30 Jahre alte Dame litt seit mehreren Wochen an Schmerzen im Gesicht und an den Zähnen, rechte Seite, Schmerzen wechseln den Ort. Kommt alle zwei oder drei Stunden und zuckt über das Gesicht wie ein Blitzgewitter. *Magnesium phos.* C12 alle drei Stunden eine Dosis schafften Abhilfe innerhalb von zwei Tagen.

Eine Frau, 42 Jahre alt, mit hektischem Auftreten, Menstruation spärlich, bleibt häufig ganz aus. Schmerzen seit zwei Jahren, bohrend über dem rechten Auge, breitet sich nach einigen Minuten über die gesamte rechte Seite zum Unterkiefer aus und treibt sie aus dem Bett. Träger Stuhlgang, wenig Appetit. *Magnesium phos.* besiegte innerhalb von vier Tagen alle Beschwerden. Dieses Mittel regulierte die Menstruation und alle darauf folgenden Anfälle. (Dr. A. PLATE)

Kalium phos. C12 heilte einen Fall von Neuralgie der rechten Gesichtshälfte, wobei diese von einem hohlen Zahn herrührte und durch kalte Anwendungen gelindert wurde. *Magnesium phos.*, das zuerst verabreicht wurde, brachte keine Besserung, wahrscheinlich weil keine Linderung durch Wärme vorlag. Anders als *Phosphor.* oder *Kalium*, aber ähnlich wie *Pulsat.* (Dr. W. P. WESSELHOEFT)

Margaret S. litt an einer Neuralgie, echten Nervenfaserschmerzen, die entlang der Nerven durch ihren Kopf schossen. Sie hatte mit Unterbrechungen seit drei Tagen darunter gelitten. Zwei Dosen *Magnesium phos.* heilten sie dauerhaft. (Dr. W. von Schüßler)

Ein ernster Fall von Kopfneuralgie. Die Dame war fast 100 Kilometer gefahren, um eine Musicalveranstaltung zu besuchen und sah sich aufgrund des Schmerzes gezwungen, sich ins Bett zu legen. Nachdem sie mehrere Stunden gelitten hatte, wurde ich gerufen, und ich konnte sie innerhalb von einer Stunde von ihren Schmerzen befreien, indem ich ihr alle zehn Minuten eine Dosis *Magnesium phos.* C6 verordnete. (E. H. H.)

Ada D., 8 Jahre alt, war ein gesundes, kräftiges Kind. Das einzige Symptom, das sie zeigte, war ein starker Schmerz im unteren Bereich des Kreuzbeins, der nachdem Stuhlgang einsetzte und den ganzen Tag anhielt, bis sie ins Bett ging, und erst dann ließ er nach. Der Schmerz ist so heftig, dass sie nicht mehr laufen oder gar nur stehen konnte. *Calcarea phos.* schaffte sofortige Abhilfe. (Dr. R. T. COOPER)

Magnesium phos. brachte Schmerzlinderung bei einem Fall von Ziliarneuralgie, die das linke Auge befallen hatte und sich bis zum Nacken hinunter ausdehnte, in Verbindung mit blitzartigen Schmerzen, die durch Druck und Wärme gelindert wurden. Dieser Fall zeigte Symptome, die denen von *Mezereum* ähnlich waren, als da wäre das Gefühl, als ob ein kalter Luftstrom auf das Auge treffen würde, (Dr. G. P. HALE)

Herr S., ein schmaler und sehr klein gewachsener Mann mit dunklem Antlitz, dunklen Haaren und sehr dunklen Augen; ein harter Arbeiter, aber nicht gut genährt. Er kam in meine Praxis, stellte sich vor und klagte über äußerst quälende Schmerzen im Gesicht, rechtsseitig, die dem Anschein nach das Jochbein betrafen. Während er auf mich wartete, hatte er einen massiven Krampfanfall, und der Mann litt wirklich sehr stark. Er beschrieb das Leiden als durchbohrend, tatsächlich wie von einem Bohrer, und darauf folgten Schmerzen, die er nicht beschreiben konnte bis auf die Tatsache, dass sie sich wie elektrische Stöße anfühlten. *Mag. phos.* C30 wurde verabreicht, und am nächsten Tag ging er wieder zur Arbeit und hat seither nie wieder Beschwerden gehabt.

Frau C., eine große, schlanke Frau mit einer Tendenz zu Steifheit; braune Haare und etwas fahl; unverheiratet und etwa 35 Jahre alt. Sie hatte einen heftigen Anfall von Neuralgie im rechten unteren Kieferknochen, was bei ihr recht häufig vorkam. Das Gesicht war geschwollen und sehrt hart; berührungsempfindlich und sehr empfindlich in Bezug auf kalten Luftzug. Der Schmerz ist scharf, wie von einem Pfeil, durchbohrend, und er wechselte von einem Bereich zum anderen; kann sich durch heiße, trockene Anwendungen etwas Linderung verschaffen. Ich gab ihr *Mag. phos.* C30 und rief sie am nächsten Tag wieder zu mir. Der Schmerz war vollständig verschwunden, die Schellung stark zurückgegangen, und es war offenkundig eine deutliche Besserung festzustellen. Die Behandlung wurde fortgesetzt, und die äußerlichen Anwendungen wurden alle weggelassen. Sie klagte über einen Zahn, der ihr Beschwerden mache, und sagte, dass er sehr locker sei, und wenn sie ihn nach unten drückte, hatte sie ein pochendes Gefühl mit Wundschmerz. Die Patientin bekam Silicea CM, und dies beseitigte alle noch verbliebenen Beschwerden. Sie hatte seither keine weiteren neuralgischen Attacken mehr.

Frau M., eine schlanke, zierlich wirkende braunhaarige Frau; sehr dunkle Haare; verheiratet; im vierten Monat schwanger. Nach einem Influenzaanfall hatte sie als Komplikation eine rechtsseitige Neuralgieattacke, deren Zentrum über dem rechten Auge lag und das obere Augenlid mit einbezog, das immer dann, wenn der Schmerz sehr stark war, zuckte und bebte; dann sehr häufig lähmende, blitzartig einschießende Schmerzen, die von der Supraorbitalregion bis hinabreichten bis ins Oberlid. *Mag. phos.* C30 brachte bei diesem Fall in sehr kurzer Zeit Erleichterung. (Dr. Chas. C. HUFF)

Fälle, die die Wirkung von Magnesium phosphoricum als schmerzstillendes Mittel bei Neuralgien veranschaulichen

Fall 1 (21. Januar 1895) – Frau G., 48 Jahre alt, betreibt eine Pension und hatte in letzter Zeit viele Probleme und Sorgen. Neigte früher zu neuralgischen Schmerzanfällen in der Wirbelsäule, hatte aber seit zwei Jahren keine mehr gehabt. Nach einem leichten Grippeanfall entwickelten sich starke Schmerzen in der Lendengegend bis hinunter in den rechten Ischiasnerv und hinauf zur Wirbelsäule. Druckempfindlichkeit mit einem Taubheitsgefühl in den betroffenen Bereichen. Die Schmerzen wechseln ihre Position, sind besser bei Ruhe und nachts schlimmer. Manchmal überkommen sie sie in Krämpfen und nötigen ihr Schmerzensschreie ab. Die Patientin ist sehr verzweifelt und hat große Angst vor den Schmerzen; ihr Puls ist schwach und die Lebenskraft ist geschwächt. Sie musste seit Tagen das Bett hüten und war mit *Rhus, Actea racemosa, Bryonia* und *Arsenicum* behandelt worden, jedoch ohne Erfolg. Dann wurde *Magnesium phosphoricum* in der C3-Verreibung verabreicht, 5 Tabletten morgens und abends und jeweils, wenn die Schmerzen heftig waren. Die Schmerzen klangen sofort ab, und die Patientin stellte fest, dass ihr dieses Pulver gut getan hatte und dass es ihr mit jeder Dosis besser ging. Nach wenigen Tagen war sie wieder wohlauf.

Fall 2 – Frau X., 58 Jahre alt, eine augenscheinlich gesunde, kräftige, energische Frau, bis sie vor zwei Jahren, als sie im Ausland war, begann an diffusen neuralgischen Schmerzen am ganzen Körper zu leiden, die mit der Zeit immer stärker wurden, bis sie, als ich sie im vergangenen Juni sah, sehr heftig waren und die Kräfte der Dame dadurch sehr stark nachgelassen hatten. Die Schmerzen waren nachts wesentlich schlimmer, befielen verschiedene Nervenbahnen, hauptsächlich unterhalb der Taille. Sie wanderten umher; an den betroffenen Körperteilen war sie sehr druck- und schmerzempfindlich, und schließlich konnte sie nachts nicht mehr schlafen, lief weinend umher und rang verzweifelt die Hände. Die Zehen waren taub, und ihr Zustand deutete auf einen beginnenden tief sitzenden Schaden im Rückgrat hin. *Arsenicum, Chinin* und *Phosphor* verbesserten den Allgemeinzustand. Aber nichts konnte die Schmerzen beeinflussen, bis *Magnesium phosphoricum* gegeben wurde. Diese bescherte ihr einige Nächte der Ruhe und Erholung und konnte für einige Zeit die Schmerzen besänftigen. Die Patientin hat nun Bournemouth verlassen, und so wie ich höre, geht es ihr schlechter. Es war nicht zu erwarten gewesen, dass *Magnesium phosphoricum* einen solchen Zustand heilen könnte, aber seine Wirkung, die Schmerzen zu lindern und Schlaf zu ermöglichen, war sowohl in der Augen der Patientin als auch ihrer Freunde unverkennbar deutlich.

Fall 3 – Frau F., 36 Jahre alt, litt an chronischer Nephritis, die sich durch eine Behandlung sehr gebessert hatte. Nach mehrfachen psychischer Belastungen und Aufregungen setzte eine starke linksseitige Gesichtsneuralgie ein, die von einem der oberen Backenzähne ausstrahlte, der durch eine periodisch wiederkehrende Wurzelentzündung bereits vorher Beschwerden verursacht hatte. Der Schmerz besserte sich durch Wärme und Druck auf der betroffenen Seite und wurde schlimmer beim Sprechen. *Phosphor* beseitigte den Schmerz zunächst, doch seine Wirkung ließ rasch wieder nach. *Magnesium phosphoricum* wurde gegeben und brachte große Erleichterung. Obwohl der Schmerz gelegentlich einige Tage lang wieder auftrat, konnten wenige Dosen dieses Heilmittels ihn immer vertreiben, und es war kein anderes Mittel von Nöten.

Fall 4 – Frau W., eine alte 74-jährige Dame , hatte stark an Gewicht verloren. Sie war wegen eines leichten Ekzems mit Verstopfung und Magenschmerzen in Behandlung gewesen. Diese Symptome waren besser. Am 10. September klagte sie über eine schreckliche Neuralgie in Gesicht und Oberkiefer. Der Schmerz lief vom Foramen infraorbitale („Unteraugenloch") bis in den oberen Malleolus und entlang des rechten Backenknochens. Nachts war der Schmerz am schlimmsten, gelindert durch Wärme, schlimmer durch die geringste Kälte. Der Schmerz war packend und kitzelnd; dauerte bereits eine Woche an. *Magnesium phosphoricum* beseitigte ihn beinahe sofort, und es war kein anderes Mittel mehr erforderlich.

Fall 5 – Frau B., 50 Jahre alt. Fortschreitende optische Neuritis (Entzündung des Sehnervs), durch die sie nun bereits fast vollständig erblindet ist. Sie war zwei Jahre lang in Behandlung, und für eine gewisse Zeit konnten verschiedene Medikamente das Fortschreiten der Erkrankung zum Stillstand bringen, und so konnte sie bis vor neun Monaten noch große Schriften lesen. Seither hatte nichts mehr geholfen. Es trat häufig eine rechtsseitige Supraorbitalneuralgie auf. Das Augenlicht auf dem linken Auge hatte sie bereits verloren, als ich sie das erste Mal sah. Die genannte Neuralgie wurde durch *Actea racemosa* gebessert, und wenn sie extrem stark war, linderten gelegentliche Gaben von Antipyrin-Pulver (Phenazon). Im vergangenen September setzte der Schmerz mit äußerster Heftigkeit wieder ein. 5 Tabletten *Magnesium phosphoricum* C3 zwei- oder dreimal täglich in heißem Wasser jeweils dann eingenommen, wenn der Schmerz am schlimmsten war, brachten sofortige Linderung. Vierzehn Tage später berichtete sie, dass die Schmerzen praktisch vollständig verschwunden waren, und dieses Pulver hätte sie weit schneller gestoppt als alle anderen zuvor verschriebenen Mittel.

Nierenerkrankungen

Ferrum phos. – Bei der Brightschen Krankheit, wenn Fiebrigkeit vorliegt. Entzündliches Stadium der Nephritis (Nierenentzündung); jeder entzündliche Schmerz wird durch dieses Mittel behoben. „Der Harn weist ein umfangreiches schleimiges Sediment auf; das Blut ist rot übervoll an roten Blutkörperchen." (ARNDT) Kongestive Attacken im Falle chronischer Brightscher Krankheit. Hier wird es mehr bewirken als Aconitum. Es scheint näher an Hyperämie heranzureichen als an aktive Blutüberfüllung. Urämisches Erbrechen.

Natrium chlor. – Verspannung und Hitze in der Nierengegend. Ziegelmehlsediment; Hämaturie. Dr. MENNINGER sagt, dass dieses Mittel eine Verringerung der Eiweißmenge und einen Anstieg des Harnstoffs sowie eine deutliche Steigerung der ausgeschiedenen Menge an Chloriden hervorruft. Bei der Brightschen Krankheit empfiehlt er es als Zusatz zu allen anderen anerkannten Behandlungsmethoden.

Kalium chloratum – Entzündliche Erkrankungen der Nieren, gegen die Schwellung. Kruppöse Nephritis. Herzasthma mit einem Gefühl, als ob Herz und Lungen eingeschnürt würden. Parenchymatöse Nephritis mit viel Eiweiß im Urin. Schmutziges, gelbes Sediment.

Kalium phos. – Für die starke funktionale Störung der Nervenzentren, im Wechsel mit *Calcarea phos.* für das Eiweiß. Lungenödem, intermittierende Herzaktivität.

Calcarea phos. – Eiweißhaltiger Urin verlangt nach diesem Mittel im Wechsel mit *Kalium phos.* Brightsche Krankheit.

Calcarea sulph. – ZWINGENBERG heilte einen Fall von Scharlach-Nephritis mit diesem Mittel.

Kalium sulph. – Erkrankungen der Nieren nach Scharlachfieber, eiweißhaltiger Urin.

Natrium phos. – Nierensteine.

Natrium sulph. – Hilft Nierensteine abzustoßen durch verstärkte Harnabsonderung.

Klinische Fälle

Ich hatte zwei Fälle Brightscher Krankheit mit anschließendem Scharlach. Harnzylinder waren feststellbar. Eiweiß, allgemeine Anasarka (Hautwassersucht). Herzschwäche. Netzhautentzündung mit erhöhter Eiweißkonzentration im Urin (Retinitis albuminurica). Es schien eine beträchtliche Gewebezerstörung vorzuliegen, und da die Fälle auch eine starke Desquamation aufwiesen, gab ich ihnen *Calcarea sulph.* C6, was eine schnelle Heilung bewirkte. (Dr. C. E. FISHER)

G. S., ein alter Mann von 77 Jahren, konsultierte mich wegen einer, wie er es nannte „Faulheit seiner Nieren". Der Urin war tatsächlich sehr spärlich und angereichert mit Eiweiß. Der Fall schien auf den ersten Blick hoffnungslos zu sein; er war auch vergesslich und ziemlich nervös. Ich gab ihm *Calcarea phos.* C6 trit., alle zwei Stunden eine Dosis im Wechsel mit Kalium phos. Nach sechswöchiger Behandlung war der Harn normal, sein Gedächtnis war einigermaßen wiederhergestellt, und seit nunmehr sechs Monaten hatte er keine weiteren Beschwerden. In Bezug auf seinen Speiseplan empfahl ich ihm, so oft wie möglich Spargel zu seinen Mahlzeiten zu sich zu nehmen die Anwendung der vorgenannten Medikamente fortzusetzen. (Dr. E. A. de CAIHOL)

Ödematöse Leiden

Kalium chloratum – Ödeme als Folge von Herz-, Leber- oder Nierenleiden, wenn die führenden charakteristischen Symptome dieses Mittels vorliegen. Ödeme aufgrund verstopfter Gallengänge und Vergrößerung der Leber. Die Zunge ist generell weiß belegt. Ödeme in Folge einer Herzschwäche (im Wechsel mit *Kalium phos.*). Ödeme mit Herzklopfen. Ödeme, deren abgezapfte Flüssigkeit weißlich ist, oder weißer Schleim erscheint als Ablagerung im Urin. Hartnäckiger weißer Belag auf der Zunge. Hodenwasserbruch (Hydrozele).

Natrium sulph. – Einfaches Ödem, die in die Zellgewebe des Körpers eindringt. Ödeme der Vorhaut oder der Hoden. Innere wie auch äußere Ödeme.

Natrium chlor. – Wassersucht und ödematöse Schwellungen jeder Art subkutanen areolen Bindegewebes im Körper. Anasarka (Hautödeme). Vorhaut- oder Hodenödeme.

Ferrum phos. – Wassersucht aufgrund von Blutverlust oder Austrocknung des Systems, im Wechsel mit *Calcarea phos.*

Calcarea phos. – Ödeme durch Nichtassimilation. Anämie oder Verlust von Blut oder lebensnotwendiger Flüssigkeiten. Hydrops genu.

Calcarea fluor. – Wassersucht aufgrund von Herzkrankheiten, Dilatation eines der Hohlräume. Seit langem bestehende Hydrozele.

Kalium sulph. – Ödeme nach Scharlach.

Klinische Fälle

Scharlachwassersucht bei einem Kind, vier Jahre alt; *Digital.*, *Apis*, *Arsen.* und *Apoc.* hatten keinen Erfolg. Die Menge des innerhalb von 24 Stunden gelassenen Urins war sehr dürftig, und während der letzten 48 Stunden hatte das Wasserlassen gänzlich aufgehört. Der Patient war erschreckend anasarkös (hautwassersüchtig). Eine liegende Position war unmöglich. *Natrium chlor.* C6 alle zwei Stunden. In den nächsten 24 Stunden gab das Kind knapp zwei Liter Urin ab, und es folgte eine rasche Genesung. (Dr. med. W. M. PRATT)

Dr. GOULLON jr., der bei Schwellung der Füße und der unteren Extremitäten sehr erfolgreich *Kalium chloratum* anwandte, ergänzt folgende besondere Indikationen zur Anwendung: Das fragliche Mittel scheint indiziert bei chronisch anhaltender Schwellung der Füße und unteren Gliedmaßen, wenn die Schwellung zu Beginn weich ist und sich später hart anfühlt, ohne Schmerz oder Rötung. Sie juckt jedoch; und in einem gewissen Stadium kann man sie als schneeweiß und glänzend bezeichnen. Zu guter Letzt ist die Schwellung morgens weniger erkennbar als abends, kann aber solche Ausmaße erreichen, dass sie eine große Spannung erzeugt mit dem Gefühl, als würde sie platzen.

Ein kleines Mädchen, neun Jahre alt, war von Diphtherie und Scharlach recht leicht genesen und durfte in den Rekonvaleszenzraum. Plötzlich bekam sie ohne ersichtlichen Grund Schwellungen. Ihr Gesicht schwoll an; die Füße ebenso ödematös bis über die Knöchel. Der Urin nahm kaum ab und enthielt kein Eiweiß. Auf Druck hin kein Schmerz oberhalb der Nieren. Puls ein wenig fiebrig, aber Appetit, Schlaf und Stuhl waren noch normal. Ich gab ihr drei verschiedene Medikamente – darunter *Aconitum* – ohne Erfolg. Die Ödeme (Anasarka (Hautwassersucht) und Aszites (Bauchwassersucht)) wuchsen sehr schnell weiter an; Urin dürftig; zeitweise nur sehr geringe Mengen, die leicht trüb waren und viel Eiweiß enthielten. Die Nieren waren nun druckempfindlicher. Zeitweise im Delirium. *Natrium chlor.* allein heilte diesen Fall in etwa 14 Tagen. (Dr. COHN, von Schüßler)

Ohren, Erkrankungen der

Ferrum phos. – Entzündliche Ohrenschmerzen durch Kälte, mit brennendem, klopfendem Schmerz. Geräuschempfindlich. Kongestives Stadium einer Ohrentzündung (Otitis). Ohrenschmerzen mit scharfem, stechendem Schmerz. Ohrgeräusche bedingt durch den Blutdruck aufgrund des schlaffen Zustands der Gefäße, die das Blut nicht ordnungsgemäß wieder zurücktransportieren. Entzündliche Zustände, ausstrahlende Schmerzen, Empfindlichkeit, insbesondere im Falle von Ohrenleiden bei anämischen Personen. Ein klinisches Symptom ist: „Merklicher Pulsschlag im Ohr; jeder Impuls des Herzens kann dort erfühlt werden, Klopfen in Ohr in Kopf; der Puls kann gezählt werden." (HOUGHTON) Chronischer, nicht eiternder Katarrh des Mittelohrs, wo das Trommelfell verdickt ist, und es liegt wahrscheinlich eine Ankylose (Gelenksteife) der Gehörknöchelchen.

Zu seinen Indikationen gehören auch: „1. Eine ausgeprägte Neigung, dass sich der Entzündungsprozess ausbreitet statt begrenzt zu bleiben. 2. Dunkle, fleischige Rötung der Körperteile. 3. Eine schleimig-eiternde Absonderung und eine Neigung zu Hämorrhagie. 4. Der vollständigen Ausprägung der Absonderung folgt keine Linderung des Schmerzes. 5. Der krampfartige Charakter des Schmerzes." (WANSTALL, *American Institute Transactions*, 1886, Seite 389) Ebenso das Fehlen eines Exsudats, die ausstrahlenden Schmerzen und die Empfindlichkeit sowie eine allgemeine anämische und geschwächte Konstitution des Patienten. Schwerhörigkeit durch entzündliche Prozesse oder Vereiterung, wenn schneidende Schmerzen, Spannungsgefühl, Klopfen oder Hitze vorliegen, Tinnitus (Ohrenklingen) aufgrund übermäßigen Blutflusses zum betroffenen Körperteil. Entzündung des Trommelfells, vor allem wenn die Membran trocken ist und die Gefäße angeschwollen sind. Diffuse Entzündung des äußeren Gehörgangs und ein akuter Befall des Mittelohrs. (H. C. F.) Katarrhalische Erkrankungen der Eustachischen Röhren. „Bei Ohrenschmerzen, nachdem der Patient Kälte oder Nässe ausgesetzt war, habe ich kein besseres Heilmittel." (R. S. COPELAND)

Kalium chloratum – Ohrenschmerzen mit weiß oder grau-pelzig belegter Zunge und Schwellung der Drüsen, Schwellung des Rachens. Eustachische Röhren geschwollen, Knacken im Ohr beim Schlucken. Schwerhörigkeit durch Schwellung der Eustachischen Röhren. Es ist auch das wichtigste Mittel bei Schwerhörigkeit durch Schwellung der Ohrmuschel. Schwerhörigkeit durch Schwellung der Drüsen oder knackende Geräusche beim Naseschnäuzen, Zunge weiß. Chronische Dermatitis. Feuchte Exfoliation der Epithelschicht des Trommelfells. Bei Geschwürbildung, wenn der Eiter weißlich ist; granulärer Zustand des Gehörgangs und des Trommelfells; überschießende Granulationen. „Eines der wirksamsten Mittel, das wir je bei chronisch katarrhalischen Entzündungen des Mittelohrs angewandt haben, insbesondere die als fortschreitend bezeichnete Form. Dumpfes Gefühl, subjektive Geräusche, Schwerhörigkeit, Obstruktion des Nasenrachenraums, granuläre Pharyngitis (Rachenentzündung), verschlossene Eustachische Röhren, eingezogenes Trommelfell etc., Wände des äußeren Gehörgangs atrophiert. Scheint deutlich häufiger die rechte Eustachische Röhre zu befallen. Bei chronischer Eiterung reduziert es die Wucherung, kontrolliert die Granulation und beschleunigt die Wiederherstellung." (H. C. HOUGHTON)

„*Kalium chloratum* ist hauptsächlich geeignet für das zweite oder spätere Stadien katarrhalischer Zustände des Nasenrachenraums und der Eustachischen Röhre, die auf sich auf dem Wege der Schleimhäute weiter ausbreiten bis zur Paukenhöhle des Mittelohrs selbst. Der Zustand des Rachens kann bei einfacher Untersuchung als der einer *verdickten Schleimhaut* bezeichnet werden, zusammen mit Entzündung in subakuter oder chronischer Form und die sich für gewöhnlich um die Follikel konzentrieret und der Oberfläche ein raues granuläres Aussehen geben. Es ist weniger eine intensiv rote Membran als vielmehr eine blass erscheinende, die seine Anwendung indiziert, als ob der aktivere hypertrophische Zustand überginge in ein weniger aktives oder passives atrophisches Stadium. Das Vorliegen kleiner Punkte mit weißer Exsudation wäre ein weiteres Indiz für seine Wahl, ebenso wie der Zustand der Zunge, wenn diese weiß oder grau belegt ist. Der begleitende Zustand der Nase ist charakterisiert durch eine Schwellung der Naseninnenhaut, eine verstopfte Nase, einen dicken, gelben Ausfluss oder später durch dicken, weißlichen Schleim. Seine Anwendung soll die Anfälligkeit für diese katarrhalischen Zustände verringern.

„Wenn sich dieser Zustand bis hin zur Eustachischen Röhre erstreckt, führt dies zu einer solchen Verdickung der Schleimhaut, dass die Röhre für eine gewisse Zeit teilweise und manchmal vollständig verstopft ist. Die ohrspezifischen Symptome, die sich aus diesem Leiden der Röhre ergeben, sind gut nachvollziehbar: Es sind dies Schwerhörigkeit unterschiedlicher Schweregrade, subjektive Geräusche in den entsprechenden Graden und jene manchmal erschreckenden und unangenehmen Schnappgeräusche im Ohr, die herrühren von einer plötzlichen teilweisen Öffnung der Röhre während des Schluckens, bei dem die Luft mit Gewalt durch die Röhre in die Paukenhöhle gedrückt wird, was folglich ein partielles Vakuum abbaut, das sich immer dann ergibt, wenn das Tympanum zu einer geschlossenen Höhle wird und die enthaltene Luft abnimmt. Selbstverständlich wird bei einer Untersuchung mit einem Spiegel in dieser Phase das Einziehen des Trommelfells mehr oder weniger sichtbar sein. In diesem Zustand der Röhre lässt sich das Mittel weniger bei solchen Stadien anwenden, die erst seit kurzem bestehen und akut sind, als vielmehr auf ihre späteren Folgen oder auch auf die von Anfang an weniger aktiven Entzündungsformen, und man sagt, seine Wirkung auf die rechte Eustachische Röhre sei größer als die auf die linke."

„Der Prozess langsamer Proliferation (Gewebewucherung) in der Paukenhöhle selbst mit interstitieller Verdickung und daraus folgende langsam fortschreitende Schwerhörigkeit mit oder ohne subjektive Geräusche und ohne Schmerz scheinen eine Indikation dieses Heilmittels zu begründen. Es ist auch ganz besonders nützlich am Ende aktiverer und schmerzhafter Anfälle, um die Überreste der Entzündung zu beseitigen und so weit wie möglich die üblen Folgen zu vermeiden wie die Verdickungen der Paukenhöhlenschleimhaut und bleibende Veränderungen der empfindlichen Strukturen, die in der Paukenhöhle vorliegen. Bei einer eiternden Erkrankung des Ohrs ist dieses Mittel seltener erforderlich als bei einem katarrhalischen Prozess, aber in Fällen, in denen eine exzessive Granulation stattfindet, wird es manchmal angewandt, um ihr überschießendes Wachstum zu regulieren und die Auflösung zu fördern, während sich herausgestellt hat, dass es am Ende eines eitrigen Befalls des Mittelohrs sehr zweckmäßig ist, da es die Neigung zu Adhäsionen, die zu den Hauptrisiken zählen, umwandelt."

„Schließlich kann man sagen, dass die Anwendung dieses Mittels an der Ohrmuschel bis dato vergleichsweise selten vorgenommen wird, da seine Hauptindikation eine trockene und schuppige Proliferation der Epidermis des äußeren Gehörgangs mit Neigung zur Atrophie des Gehörgangswände ist. Geschwollen Drüsen rund um das Ohr, den Kieferwinkel und den Nacken würden zusätzlich auf die Wahl dieses Mittel hindeuten."

„Meine eigene Erfahrung mit *Kalium chloratum* beschränkte sich größtenteils auf chronisch katarrhalische Erkrankungen des Mittelohrs, und nach sorgfältigen Aufzeichnungen über fast 200 solcher Fälle im Zusammenhang mit meiner Tätigkeit als niedergelassener Arzt bin ich überzeugt, dass es eines der wirksamsten Mittel ist, die wir zu ihrer Behandlung haben. Es wird uns sogar helfen, viele jener seit Jahren bestehender, hartnäckiger Fälle in Schach zu halten, die beharrlich beim geringsten Anlass schlimmer und schlimmer werden und die kein Sterblicher je zu heilen erhofft. Äußerst zufrieden stellende ErgebnisseWerde in jenen Fällen erzielt, die sich über Monate oder sogar über zwei bis drei Jahre sukzessive entwickelt haben, die aber noch nicht zu jenen bleibenden Gewebsveränderungen geführt haben, die mit Sicherheit im späteren Verlauf der Erkrankung folgen." (Prof. Dr. med. H. P. BELLOWS) Otitis externa (Entzündung des äußeren Gehörgangs) mit Verdickung und Verengung des Gehörgangs sowie dünne, blättriger Absonderung aus dem Ohr.

„*Kalium chloratum* begünstigt die Öffnung der Eustachischen Röhre. Nach seiner Anwendung wirkt das Einblasen von Luft ganz einfach." (R. S. C.)

Natrium chlor. – Schwerhörigkeit durch Schwellung der Paukenhöhle mit wässrigem Zustand. Ohrensausen, Zunge bedeckt mit Blasen, übermäßiger Speichelfluss etc. Katarrh der Paukenhöhle und der Eustachischen Röhre, eitriger Ausfluss aus den Ohren. Jucken und Brennen im Ohr. Stiche im Ohr.

Kalium phos. – Dumpfes Hören mit Geräuschen im Kopf. Schwerhörigkeit durch mangelnde Nervenimpulse, Geräusche im Kopf sowie Schwäche und Verwirrtheit. Jucken des Gehörgangs; Gehör überempfindlich, erträgt keinen Lärm. Schwäche, allgemeine Erschöpfung der Nerven oder des Nervensystems. „Geschwürbildung des Trommelfells, Mittelohrvereiterung, wobei der Eiter wässrig, schmutzig, bräunlich und **sehr übel riechend** ist. Entzündliche Geschwürbildung, leicht blutend mit geringer Neigung zu granulieren oder wünschenswerten Eiter abzusondern. Es ist besonders nützlich bei alten Leuten. Atrophische Zustände bei alten Menschen, Gewebe trocknen aus, werden schuppig, weisen einen Mangel an Vitalität auf." (HOUGHTON) Wenn das Summen und Brummen in den Ohren durch Kalium phos. nicht beseitigt wird, obwohl es indiziert ist, lasse man *Magnes. phos.* folgen.

Calcarea sulph. – Eiterabsonderung aus dem Ohr, manchmal vermischt mit Blut. Schwerhörigkeit mit Mittelohrvereiterung, Schwellung der Drüsen etc. Empfindliche Schwellung hinter dem Ohr mit Neigung zur Eiterung.

Calcarea phos. – Kältegefühl an der Ohrmuschel. Die Knochen rund um das Ohr tun weh. Ohrenschmerzen mit rheumatischen Beschwerden einhergehend mit geschwollenen Drüsen bei skrofulösen Kindern. Chronische Otorrhö (Ohrenfluss) bei Kindern in Verbindung mit schmerzhaftem Zahnen. (H. C. F.) Loch im Trommelfell mit Schwerhörigkeit und Otorrhö. (COOPER)

Magnesium phos. – Schwerhörigkeit oder dumpfes Hören durch Erkrankungen der Hörnervenfasern. Es ergänzt *Kalium chloratum*. Proliferative Erkrankung (Gewebewucherung) des Mittelohrs. (Dr. ROUNDS) Otalgie rein nervösen Ursprungs.

Kalium sulph. – Ohrenschmerzen mit dickem, gelbem oder grünlichem Sekret nach einer Entzündung. Scharfer, schneidender Schmerz unter den Ohren. Stiche, durchbohrende Schmerzen mit Spannungsgefühl unterhalb des Warzenfortsatzes. Absonderung einer wässrigen Substanz oder gelben Eiters. Taubheitsgefühl im Rachen mit Katarrh, was eine Schwellung der Eustachischen Haut und des Mittelohrs zur Folge hat, mit gelbem, wässrigem Ausfluss und gelbem Zungenbelag. Taubheit schlimmer in beheizten Räumen. Stinkende Otorrhö. Polypenartige Wucherung verschließt den Gehörgang. Bei eiternder Mittelohrentzündung, wenn der Ausfluss dick ist. (H. C. F.)

Silicea – Dumpfes Hören mit Schwellung und Katarrh der Eustachischen Röhren und der Paukenhöhle. Ohrmuschel entzündet, äußerer Gehörgang geschwollen. Mastoiditis (Entzündung des Warzenfortsatzes) (siehe „Klinischer Fälle" unten). Überempfindlichkeit gegen Lärm. Faulige Otorrhö. Ohren gehen zeitweise mit lautem Knall auf. Eiternde Otitis, wenn die Absonderung dünn, jauchig und übel riechend ist und verbunden ist mit Knochenabbau.

Natrium phos. – Ohren wund, äußerer Teil überzogen mit weichem, dünnen, cremeartigem Schorf, Belag auf der Zunge gelb. Ein Ohr rot, heiß, häufig juckend, verbunden mit Magenstörungen und Säure. Eiternder Ausfluss aus den Ohren.

Natrium sulph. – Ohrenschmerzen, als ob etwas mit Gewalt nach außen drängt. Schlimmer bei feuchtem Wetter. Klingen in den Ohren wie Glocken.

Calcarea fluor. – Mastoiditis (Entzündung des Warzenfortsatzes), wenn eher die Knochenhaut als der Knochen selbst befallen ist. (HOUGHTON) Kalkhaltige Ablagerungen auf den Trommelfellen und Tinnitus.

Klinische Fälle

Junge mit einer bereits seit sieben Jahren andauernden Historie von katarrhalischen Ohrerkrankungen, leidet manchmal an Schmerzen und hat häufig Tinnitus; leidet aktuell an einem subakuten Anfall einer katarrhalischen Mittelohrentzündung mit leichtem Schmerz. *Ferrum phos.* linderte dies; beim nächsten Besuch war die Eustachische Röhre immer noch verschlossen; die Schleimhaut im Rachen war blass. *Kalium chloratum* beseitigte dies vollständig, und das normale Hören war wieder hergestellt.

Ein Junge, 15 Jahre alt, hat seit 12 Jahren Ohrenbeschwerden und litt an einem eiternden Mittelohr verursacht durch eine Scharlacherkrankung. Derzeit sind beide Ohren entzündet; kein Schmerz, aber er hört subjektive Geräusche, das Hörvermögen ist stark vermindert, Eiter füllt den Gehörgang, die Eustachische Röhre ist erweiterbar, das rechte Trommelfell ist granulär, im linken ist ein Loch, Rachenschleimhaut verdickt. Mit *Calcarea sulph.* setzte eine sofortige Besserung ein, die sich fortsetzte; das granuläre Erscheinungsbild des rechten Trommelfells verschwand, und die Besserung war phänomenal.

Chronische eiternde Mittelohrentzündung nach Scharlachfieber, beide Ohren eitern, beide Gehörgänge angefüllt mit dunkel gefärbtem, übel riechendem Eiter. *Kalium phos.* brachte vollständige Heilung. (HOUGHTON, *Clinical Otology*)

Kalkhaltige Ablagerungen und Tinnitus Aurium – Fall eines Mannes, 43 Jahre alt, der klagte über Kribbeln der Haut am ganzen Körper, Dröhnen im Ohr, nachts schlimmer, kalte Füße, Knöchel und Handgelenke; kalkhaltige Ablagerungen auf dem Trommelfell des rechten Ohrs, die größte stecknadelkopfgroß. *Calcarea fluor.* C200 heilte ihn innerhalb von vier Monaten. Ablagerungen und das Dröhnen blieben fern und konnten bei einer Untersuchung nach etwas weniger als einem Jahr als definitiv geheilt festgestellt werden. (Dr. ROYAL E. S. HAYES)

Prof. HOUGHTON stellt in seiner herausragenden wissenschaftlichen Abhandlung in *Clinical Otology* viele beeindruckende Fälle vor, die die Wirkung dieser Heilmittel illustrieren. Die oben beschriebenen Fälle wurden als solche ausgewählt, bei denen keine anderen Medikamente oder Hilfsmittel eingesetzt wurden. In diesem Werk finden sich zahlreiche Fälle der heilsamen Wirkung von *Ferrum phos.*, *Kalium chloratum* und *Calcarea sulph.* aus der Praxis der Behandlung von Ohrenerkrankungen.

Akute Mittelohrentzündung, die mit einem Völlegefühl im Ohr und dumpfem Hören begann. Bei Anwendung der Valsalva-Methode (Druckausgleich) traten Schmerzen auf. Dieser Zustand, der sich sehr rasch verschlimmerte, setzte sich 48 Stunden fort, bis der Arzt gerufen wurde und die folgenden Bedingungen vorfand: Der Schmerz war paroxysmal, er hatte ein Gefühl im Ohr, als sei ein Pfropfen darin, Trommelfell entzündet und vorgewölbt, aber kein Exsudat in der Paukenhöhle feststellbar. Hintere Wand des Gehörgangs hellrot, Ohr sehr empfindlich auf Manipulation. *Ferrum phos.* C6 stündlich. Besserung setzte umgehend ein. Medikamentengabe nach 48 Stunden eingestellt.

Dr. H. W. CHAMPLIN beschreibt verschiedene Fälle von Mittelohrentzündung, die erfolgreich mit *Ferrum phos.* behandelt wurden. Er meint, es sei wirksam in den Potenzen von C3 bis C6, und insistiert, dass es ausschließlich verabreicht werden sollte. Man verschreibe kein weiteres medikamentöses Agens gleichzeitig.

Frau ..., 45 Jahre alt, 16. Februar 1887. Vor etwa drei Jahren bekam sie erstmals Beschwerden in Form von Schmerzen und Geräuschen im linken Ohr, die sich massiv verschlimmerten zur Zeit ihrer Menstruation, Schmerz heftig und von neuralgischem Charakter, der sich über die linke Seite des Kopfes. Die Geräusche scheinen ihre Prägung von irgendeinem ausgeprägten Geräusch zu haben, das wahrgenommen wurde, und dies dauerte manchmal über Stunden fort. In den letzten sechs Monaten gab es keinen weiteren Schmerz auf der linken Seite, aber die Schwerhörigkeit ist gleich bleibend. Nun beginnt die rechte Seite taub zu werden, aber ohne Schmerz und ohne Geräusche. Dies war über mehrere Monate auch auf die rechte Seite übergegangen. Die allgemeine Gesundheit war hervorragend mit Ausnahme der Rötung und Völle sowie dem Bedürfnis, einige Tage nach der Menstruation die Haut um den Nacken zu rubbeln und zu zupfen, mit gleichzeitig deutlicher Schwellung der Drüsen im Nacken. Dies wurde nur festgestellt während der Zeit, wenn auch Beschwerden mit den Ohren vorlagen. Die Stimmgabel wird linkes am besten per Knochenschwingung gehört, und rechts am besten durch Schallübertragung. Der Gehörgang ist trocken und verengt. Linke Eustachische Röhre beinahe völlig verschlossen, rechts etwas freier. Häufig Brennen der linken Ohrmuschel. *Kalium chloratum* C6 heilte. (Dr. med. H. P. BELLOWS, in N. E. *Med. Gaz.*, November 1889)

Eine schwache, ausgezehrte Frau litt seit drei oder vier Tagen an Ohrenschmerzen und Schmerzen der rechten Kopfseite. Das Ohr hatte drei Tage lang Ausfluss abgesondert, jedoch ohne Linderung des Schmerzes, der sehr heftig ist und vom Ohr her ausstrahlt, das Trommelfell ist fleischig rot, geschwollen und perforiert, Ausfluss stark und schleimig-eitrig, Gehörgang rot, geschwollen und entzündet. *Ferrum phos.* C2 in Wasser, stündlich. Nach drei Tagen ging es ihr in jeder Beziehung besser, weniger Absonderung und Schmerz. Eine Woche später waren alle entzündlichen Symptome verschwunden.

Dr. WANSTALL berichtet von drei weiteren Fällen, die geheilt worden waren durch die Verabreichung von *Ferrum phos.* in den Potenzen C2 bis C12, was erfreulichste Ergebnisse brachte, da es das hohe Fieber, Delirium und Schmerz, die mit einer akuten Mittelohrentzündung einhergehen, reguliert. – *Transactions American Institute of Homoeopathy*, 1886, Seite 398.

Fall eines jungen Mädchens, helle Gesichtsfarbe, skrofulös, mit braunem, übel riechendem Sekret aus dem rechten Ohr. Polypöses Wachstum oder Wucherung verschließt den Gehörgang nahe der Öffnung. Seit acht Wochen war sie auf diesem Ohr vollständig taub, wobei die Schwerhörigkeit innerhalb von vier Monaten sukzessive zugenommen hatte. *Kali sulph.* C12 wurde verabreicht. Nach zwei Wochen war der üble Geruch vollständig verschwunden. Bei der Untersuchung wurde festgestellt, dass der Polyp zu einer kleinen, harten, schwarzen Masse zusammengeschrumpft war. Das Hörvermögen war wieder vollständig hergestellt, mit einem leichten zischenden Geräusch. Jeden dritten Tag wurden zwei Dosen eingenommen. Dieser Fall wurde vollkommen geheilt. (Dr. med. W. P. WESSELHOEFT)

Otitis Externa (Entzündung des äußeren Gehörgangs) – Dr. STANLEY WILDE beschreibt einen Fall von Otitis externa mit darauf folgender Otorrhö (Ohrenfluss) und Schwerhörigkeit, wobei letztere trotz mehrerer Heilmittel wie Merc. sol., Hydrastis und Sulphur weiter bestand. Bei diesem Fall lag eine Verdickung und Verengung des Gehörgangs vor, aus welchem eine dünne, schuppige Absonderung floss, Uhr wird gehört in 10 cm Entfernung. *Kalium chloratum* C3 stoppte die Absonderung, und die Hörfähigkeit war wieder normal. Dr. WILDE hat dieses Mittel erfolgreich bei Eustachischer Schwerhörigkeit von Kindern mit chronisch vergrößerten Mandeln angewandt. – *Hom. Review.*

Dr. GOULLON erzählt von einem Fall eines älteren Herrn, der sehr unter Ohrensausen litt, das auf der lauten Straße noch weitaus schlimmer wurde. Der Patient hatte wiederholte Anfälle von entzündlichem Rheumatismus, und der Tinnitus war wahrscheinlich rheumatischen Ursprungs. Mental sehr depressiv. Hörvermögen sehr schwierig. Nach wenigen Tagen der Anwendung von *Kalium phos.* C6 waren alle Symptome einschließlich des mentalen Zustands und des schweren Hörens dauerhaft verschwunden. – *Pop. Hom. Zeitung.*

Ein Herr schrieb mir von den Symptomen einer Ohrentzündung eines kleinen Kindes, vier Monate alt, dessen eines Ohr einen jauchigen, dünnen, übel riechenden Ausfluss absonderte, der, wo immer der Eiter mit der Haut in Kontakt kam, einen Hautausschlag hervorrief. Ich schickte sofort *Kalium phos.* C6 und verordnete, dass es alle sechs Stunden gegeben werden sollte. Nach drei Monaten war der Ausfluss gänzlich verschwunden und das Hörvermögen war perfekt. Ich verwende häufig *Silicea* im Wechsel mit *Kalium phos.*, wenn das Bindegewebe involviert ist. (Dr. med. A. P. DAVIS)

Ein weiterer Fall einer katarrhalischen Innenohrentzündung („Otitis catarrhalis interna") kam zu mir in die Praxis, nachdem bereits über 600 $ bei den üblichen approbierten Ärzten ausgegeben worden waren. Dies war der bemerkenswerteste Fall, den ich je erlebt oder behandelt habe. Der Mann war groß, schlank, sanguinisch, ein nervöses Exemplar der Gattung Mensch, ungehobelt, ungebildet, hinterwäldlerisch, sah einfältig und heruntergekommen aus, eine Mischung aus Orang-Utan, Affe und Chinese, aber er hatte Gefühle, Emotionen und Reflektionsvermögen, und er zeigte, dass er ein Mann „für alle Fälle" sei. Nun, ich nahm ein ausreichend gründlich prüfende Untersuchung vor, um die exakten pathologischen Voraussetzungen dieses Leidens zu bestimmen, mit dem ich es zu tun hatte. Es lag eine riesige Schwellung im Mastoidbereich vor, die Haut war rot und glänzend, weich, breiig, wies Anzeichen einer Verhärtung und eines zerstörten Bindegewebes auf, und die ganze Masse war voller Eiter und gab einen Gestank ab, der so unerträglich war wie der von Aas. Ich drang sofort mit einem Messer in den Warzenfortsatz ein, aus dem etwa ein viertel Liter Blut und Eiter rannen. Nachdem ich den Tumor mit Eukalyptus gereinigt hatte, verband ich die Wunde, wobei ich ein Drainageröhrchen darin ließ. Ich behandelte die Wunde täglich und verabreichte gleichzeitig *Silicea*, alle zwei Stunden eine Dosis. Ich stellte zu meiner Zufriedenheit fest, dass sich sein Zustand unter meiner Behandlung von Tag zu Tag besserte, und nach vier Wochen hatten alle Beschwerden aufgehört. Er hatte keinen Rückfall, aber die Heilung schritt stetig weiter voran, bis er vollständig geheilt war. Dieser Fall war von etlichen Allopathen als hoffnungslos eingestuft worden. (Dr. med. A. P. DAVIS)

W. Mc Kee, 27 Jahre alt, leidet an Schwerhörigkeit aufgrund eines chronischen nicht eiternden Katarrhs des Mittelohrs. Als junger Bursche, der im Begriff war zu Mann zu reifen, ging er abends oft aus zum Tanzen und auf Partys, wo er so lange tanzte und herumtollte, bis ihm sehr heiß war und viel schwitzte, worauf er häufig ins Freie ging und seinen Mantel liegen ließ. Auf diese Weise erkältete er sich immer und bekam eine Erkältung nach der anderen, bis er feststellte, dass er nun an chronischen Katarrhen der Nase und des Rachens litt, und der Ausfluss war inzwischen ununterbrochen vorhanden und sehr lästig. Zu dieser Zeit (vor etwa sechs Jahren) bemerkte er zum ersten Mal ein Geräusch in seinen Ohren, und es wurde mit der Zeit immer stärker, bis er sich der Tatsache bewusst wurde, dass sein Hörvermögen geschädigt war. Er ließ sich erstmal ärztlich behandeln, und da er bei seinem ersten Arzt keine sofortige Besserung spürte, wechselte er und wechselte bald wieder, sodass er auf diese Weise bei etlichen Ärzten ein und aus ging, von denen einige noch von der alten Schule waren. Dann gab er entmutigt auf und ließ der Krankheit ungehindert ihren Lauf. Als er zu mir kam (im vergangenen März), sagte er, dass er seit fünf Jahren nichts hörte als konfuse Geräusche, selbst wenn man ihn mit äußerst lautem Tonfall ansprach. Er ist mittelgroß, recht schmächtig, mit Neigung zu rotem Haar; hat blaue Augen, ein hübsches Gesicht und eine leicht anämische Hautfarbe. Er beschreibt das Geräusch in seinen Ohren als dumpf und polternd, wenn er ihm nicht sonderliche Beachtung schenkt; aber wenn er seine Gedanken darauf konzentriert, kann er sich beinahe alle möglichen Arten von Geräusche vorstellen, denen es ähneln könnte. Eine Sache, die ich erwähnen möchte, da sie sehr hervorstach und mithilfe des Mittels schnell verschwand, war die Tatsache, dass er nachts regelmäßige geweckt wurde durch ein Geräusch wie von einer Bombe, und danach konnte er „wegen des Getöses in den Ohren" nicht mehr einschlafen. Es lagen eine Reihe nervöser Symptome in diesem Fall vor, die mich veranlassten, ihn Dr. BARTLETT vorzustellen. 1. Leichte Melancholie, ging häufig alleine los und brütete stundenlang über seinen Problemen. 2. Er schwankte beim Laufen. Ich stellte fest, das sein Kniesehnenreflex sehr schwach war, und wenn er mit geschlossenen Augen dastand, fiel er in meine Arme, war auch in bester Form nicht in der Lage, mit geschlossenen Augen drei Schritte vorwärts zu gehen ohne zu stürzen. Ich behandelte ihn recht kontinuierlich mit *Ferrum phos.*, und die Verbesserung ist frappierend. Wenn man auf Distanz von wenigen Metern zu ihm steht und beim Ansprechen leicht die Stimme anhebt, versteht er jedes Wort auch längster Sätze. Die Geräusche haben sich stark verringert, er schläft gut, und die nervösen Symptome verschwinden schnell. Ich habe kontinuierlich einmal wöchentlich das Mittelohr aufgeblasen mittels der Politzer-Methode. (Dr. F. W. MESSERVE)

Knochenhautentzündung (Periostitis) des Warzenfortsatzes – Silicea. – Dr. A. T. SHERMAN aus Minnesota beschreibt den Fall eines Mannes, der seit sechs Tagen an Schmerzen im Bereich des Warzenfortsatzes litt. Bei der Untersuchung wurde festgestellt, dass das Trommelfell stark entzündet war, die Stimmgabel wurde auf beiden Seiten nur indifferent gehört, wenn sie ans Scheitelbein gedrückt wurde; Hörvermögen auf der beeinträchtigten Seite vermindert. Temperatur 37,8 °C. Sehr schwach, nervös; vollständige Muskellähmung der rechten Gesichtshälfte. Der Zustand des Hörvermögens schloss eine Hirnerkrankung aus. Es lagen keine Schluckbeschwerden vor oder andere Anzeichen von Lähmungen der Rachenmuskeln, womit man als Ursprung der Beschwerden den Felsenbeinnerv ausschließen konnte. Es lag keine Störung des Geschmacksempfindens oder der Speicheldrüsen vor, was die Chorda tympani (Paukensaite) als Ursache für die Beschwerden ausschloss. Er diagnostizierte eine Periostitis des Mastoids mit Druck auf dem siebten Nervunmittelbar nach seinem Austritt aus dem Fazialiskanal. Beim Herausstrecken der Zunge zog diese ein wenig in Richtung der befallenen Seite. Während ich eine Inzision in Betracht zog, erwähnte der Patient, dass er am vorigen Morgen etwas Linderung und ein wenig Schlaf gefunden hatte, indem er den Kopf in einen warmen Maismehlumschlag gelegt hatte. Ich gab *Silicea* C200 alle drei Stunden eine Dosis. Nach 48 Stunden waren alle Schmerzen verschwunden und die Temperatur normal. Linderung durch feuchte Wärme war das Leitsymptom für dieses Mittel.

Menièrsche Krankheit (Morbus Menière) – Dr. FELLOWS berichtet im „Clinique" von zwei Fällen dieser Krankheit, die in großem Umfang und schnell durch mehrmals täglich verabreichte Dosen von *Silicea* C3 und C6 erleichtert wurden.

Eine Frau, 34 Jahre alt, 30. März 1886. Hatte seit einigen Jahren von Zeit zu Zeit Beschwerden durch rechtsseitige Schwerhörigkeit, die einherging mit einem klingelnden und pulsierenden Tinnitus und gelegentlich auch mit Schmerzen. Trommelfell leicht eingezogen und verdickt auf der rechten Seite. Leichter Nasenkatarrh.

H. D. R. w. = *22" = 29" Cath.*[2] *Calc. phos.* C2 N. und M.
Nasenlöcher mit weicher, warmer Kochsalzlösung einsprühen.

7. April H. D. R. w. = *21" = 31" Cath.*[2] *Kalium chloratum* C6 N. und M.
14. April H. D. R. w. = *22" = 52" Cath.*[3] *Kalium chloratum* C6 N. und M.
21. April H. D. R. w. = *36" = 6ft. Cath.*[3]
Tinnitus hatte aufgehört. Kalium chloratum C6 N.

27. April H. D. R. w. = *46" = 7 ft Cath.*[3]
Kein erneuter Tinnitus. Kalium chloratum C6 alt.

Es ist nun drei Jahre her, dass dieser Fall entlassen wurde, und nach Ablauf von zwei Jahren erfuhr ich, dass nicht eine der Beschwerden je erneut aufgetreten war. Da nun ein weiteres Jahr ohne Neuigkeiten von der Patientin verstrichen ist, ist die Besserung zweifelsfrei dauerhaft. Es ist unnötig zu erwähnen, dass das Sprayen der Kochsalzlösung in diesem Fall nicht stark genug war, um die Heilung zu beeinträchtigen, wohingegen der Katheter lediglich als Unterstützung hätte dienen können, insbesondere wenn man die Beständigkeit der Linderung in Betracht zieht.

Als Abschluss meiner Ausführungen zur Verwendung von *Kalium chloratum* bei diesen Ohrerkrankungen möchte ich nur noch feststellen, dass meine Erfahrungen übereinstimmen mit den Beobachtungen anderer, dass es besonders wirksam auf *Ferrum phos.* oder *Mercur.* folgt und dass es selbst gut und sinnvoll gefolgt wird von *Calcarea sulph.* (Dr. med. H. P. BELLOWS, in *N. E. Med. Gaz.*, Nov. 1889)

Silicea bei eiternder Otitis – Dr. BELLOWS beschreibt einen Fall quälender und häufig wiederkehrender Stirnkopfschmerzen, die offenbar auf eine chronische Mittelohrvereiterung zurückzuführen waren. Das Trommelfell hatte ein Loch. *Silicea* C3 das über einige Monate eingenommen wurde, trocknete die Absonderung aus, heilte das Trommelfell und brachte ein normales Hörvermögen zurück, wobei die Kopfschmerzen bald verschwanden. – *N. E. Med. Gazette*, Februar 1893.

Orchitis / Hodenentzündung

Ferrum phos. – Orchitis nach unterdrücktem Tripper (Gonorrhö).

Kalium phos. – Primäres Heilmittel, wenn sie durch Unterdrückung einer Gonorrhö ausgelöst wurde.

Calcarea phos. – Kann später erforderlich sein.

Calcarea fluor. – Induration und Verhärtung der Testikel.

Pocken

Kalium chloratum – Dies ist das Hauptmittel; es steuert die Bildung der Pusteln. Dr. SAUNDER aus London versichert, dass *Kalium chloratum* dieser Krankheit vorbeugen kann. Er hat es nie erlebt, dass eine Impfung notwendig gewesen wäre, wenn dieses Mittel, sei es kurz vorher oder hinterher, in der dritten Potenz verabreicht wurde. Bei Epidemien hat keiner seiner Patienten die Krankheit bekommen, wenn *Kalium chloratum* zuvor als Prophylaktikum gegeben worden war.

Ferrum phos. – Wenn das Fieber hoch ist, im Wechsel mit *Kalium chloratum*.

Kalium phos. – Fäulniszustände, starker unangenehmer Geruch, Erschöpfung und Stupor. Adynamische Symptome, die auf eine Zersetzung des Blutes hinweisen.

Calcarea sulph. – Pusteln, die Eiter absondern.

Natrium chlor. – Speichelfluss, Zusammenwachsen der Pusteln und Schläfrigkeit.

Kalium sulph. – Um die Bildung gesunder Haut und das Abfallen der Krusten voranzutreiben.

Natrium phos. – Wenn die Pusteln zu eitern beginnen.

Rachitits

Calcarea phos. – Bei schmächtigen, anfälligen Kindern, ausgelöst durch weiche, schwammige Knochen (Spongiosität) aufgrund eines Mangels an Kalziumphosphatmolekülen. Schädelknochen weich und dünn mit knisterndem Geräusch beim Draufdrücken, Fontanellen schließen sich spät, teigiges, erdfarbenes Antlitz, Gesicht pickelig, verspätetes Zahnen, Abmagerung, Wirbelsäulenskoliose, geschwollene Gelenkköpfe an beiden Extremitäten, Spina bifida, gebrochene Knochen wachsen nicht mehr zusammen, systematische Dyskrasie. Pott'sche Krankheit, abgemagerte Kinder, harte Knoten am Schädel, während des Zahnens Durchfall mit starken Blähungen, Kältezittern, Kind kann den Kopf nicht aufrecht halten. Seine Hauptindikationen sind die Fontanellen, die weit offen bleiben, die Diarrhö und die Abmagerung des Kindes.

Kalium phos. – Knochenatrophie mit Verwesungsgeruch der Darmabsonderungen. Verdauungsstörungen mit nervöser Depression.

Natrium chlor. – Ganz besonders nützlich, wenn die Oberschenkel deutlich abgemagert sind und die Krankheit sich noch im frühen Anfangsstadium befindet, wobei die Knochen leicht biegsam sind. (GILCHRIST)

Silicea – Offene Fontanellen, Kopf zu groß und der Rest des Körpers abgemagert, bleiches Gesicht, Abdomen geschwollen, heiß; schwache Knöchel, viel Schweiß auf dem Kopf und dabei ein trockener Körper, mag es warm eingewickelt zu werden, übel riechender Durchfall, Stuhl enthält unverdaute Nahrung, starke Erschöpfung, aber schmerzfrei; Drüsen und Knochen entzündet, geschwollen und eitrig, Geschwürbildung und Nekrose, zelluläre Entzündungen, Furunkel. Abszesse etc., die nur sehr langsam heilen und in der Folge verhärten.

Natrium phos. – Dieses Heilmittel ist sehr empfehlenswert bei schlecht genährtenKindern, die rachitisgefährdet sind und stets lehmfarbenen Stuhl abgeben. Dosis 10 Globuli viermal täglich. Rachitis mit überhöhter Säure.

Klinische Fälle

Dr. KNÜPPEL aus Magdeburg berichtet (*Allg. Hom. Zeit.*, 1882) von einigen Fällen, bei denen Kinder mit Rachitis geboren wurden, alle darauffolgenden Kinder jedoch durch Verabreichung von *Calcarea phos.* C3 an die Mutter in den letzten Monaten der Schwangerschaft vollkommen gesund auf die Welt kamen.

Kind, zwei Jahre alt, dessen rechter Oberschenkel vom Hüftgelenk bis zum Knie auf das Dreifache seiner natürlichen Größe angeschwollen war, steinhart, seit sechs Wochen in diesem Zustand; sprach sofort auf die Gabe von *Calc. fluor.* an. Bei diesem Fall hatte allein die Berührung des Schenkels heftige Schmerzen zur Folge und verschlimmerter und verlängerte das Weinen. (Dr. J. W. WARD)

Raynaud-Syndrom

Ferrum phos. – Dr. H. V. HALBERT aus Chicago beschreibt einen Fall, bei dem, obwohl zunächst eine Amputation der Finger und Zehen unvermeidlich schien, im Zuge der stetigen Behandlung mit *Ferrum phos.* C6 die Heilung einsetzte und weiter fortschritt.

Rheumatismus – siehe auch Arthritis

Ferrum phos. – Wenn dieses Mittel von Beginn an kontinuierlich eingenommen wird, ist häufig die einzig erforderliche Medizin bei rheumatischem Fieber. Akuter Gelenkrheumatismus, der sehr schmerzhaft ist, ist eine fiebrige Entzündungskrankheit im ersten Stadium. Akuter Rheumatismus, wenn jegliche Bewegung den Schmerz auslöst oder die Tendenz hat ihn zu verschlimmern. Gelenkrheumatismus vor allem der Schulter; Schmerzen breiten sich in den oberen Brustraum aus und befallen ein Gelenk nach dem anderen. Das erste Mittel bei allen akuten rheumatischen Beschwerden, muskulär, akut oder subakut. Schlimmer bei Bewegung; besser durch Wärme. Wundschmerz in allen Körperteilen, insbesondere in den Gelenken, schlimmer bei Bewegung. Lumbago (Hexenschuss), steifer Rücken etc. Steifer Nacken durch Kälte. „Schmerzen, die besonders nachts sehr heftig sind und am Schlafen hindern. Ausgeprägter Steifigkeit bei der ersten Bewegung nach dem Ruhen." (ARNDT) Verschlimmerung durch Bewegung oder auch nur die leiseste Idee einer Bewegung. Hände sind geschwollen und schmerzen.

Kalium chloratum – Zweites Stadium von rheumatischem Fieber, wenn rund um die Gelenke die Exsudation einsetzt. Dieses Heilmittel beseitigt die Schwellung, indem es in den nichtfunktionalen Zellen die ausscheidende und absorbierende Funktion wiederherstellt. Rheumatische und gichtige Schmerzen, wenn Bewegung verschlimmert und wenn die Zunge weiß oder grau-pelzig ist. Schwellungen in den betroffenen Körperteilen. Schmerzen die ausschließlich bei Bewegung verspürt werden oder dadurch verstärkt werden, wenn *Ferrum phos.* sie nicht gänzlich beheben kann. Chronischer Rheumatismus mit Schwellungen oder wenn alle Bewegungen Schmerzen verursachen. Grau oder weiß belegte Zunge oder weiße Absonderungen.

Kalium phos. – Akuter und chronischer Rheumatismus mit Schmerzen, die beim Herumlaufen und bei Bewegung verschwinden, sehr stark morgens beim Aufstehen oder beim ersten Aufstehen nach dem Sitzen. Äußerst schmerzhafter Rheumatismus, beim ersten Versuch aufzustehen fühlen sich die Körperteile völlig steif an; bessert sich langsam, wird jedoch verschlimmert durch jegliche körperliche Anstrengung oder Erschöpfung. Steifigkeit, Neigung zu Lähmungserscheinungen. Lähmende Schmerzen, besser durch leichte körperliche Betätigung.

Natrium phos. – In einer kürzlich erfolgten schriftlichen Mitteilung an Dr. GOULLON macht Schüßler auf *Natrium phos.* als Mittel gegen entzündlichen Rheumatismus aufmerksam, nachdem er es bei mehreren Fällen mit sehr schnellen Heilungserfolgen angewandt hatte. Während *Ferrum phos.* zu einfachen, unkomplizierten Fällen passt, steht es außer Zweifel, dass *Natrium phos.* viel eher solchen Fällen entspricht, die sich auszeichnen durch eine gelb belegte Zunge, Säuresymptomen oder eine skrofulöse Konstitution. Rheumatische Schmerzen in den Gelenken mit starker, sauer riechender Schweißbildung. Akute Gicht, chronische Gicht, chronischer Gelenkrheumatismus. *Natrium phos.* wirkt auf die Harnsäure in den Zellen ein und macht sie unschädlich. „Große Steifigkeit und Knacken der Gelenke. Verschlimmerung gegen Abend." (Dr. J. W. WARD)

Kalium sulph. – Rheumatisches Fieber, wenn die Gelenkschmerzen wechseln, wandern oder springen. Rheumatische Kopfschmerzen. Schmerzen in den Gelenken, die die Lage ständig ändern, chronisch oder akut. Akuter Gelenkrheumatismus mit veränderlichen Schmerzen, die sich erst in einem Körperteil festsetzen und dann in einem anderen. Chronischer Gelenkrheumatismus, Schmerzen schlimmer am Abend und bei warmer Luft, besser in kühler Luft. Schmerzen im Rücken, im Nacken oder in den Gliedmaßen. „Ich habe *Kalium sulph.* wiederholt bei wanderndem Rheumatismus getestet, und ich habe damit sehr positive Ergebnisse erzielt." (Dr. SCHLEGELMAN) Rheumatische oder neuralgische Fälle, Patienten klagen über Schmerzen ab 3 Uhr morgens bis zum Aufstehen.

Magnesium phos. – Akuter Rheumatismus in den Gelenken gegen die extrem heftigen Schmerzen, als ergänzendes Mittel. Qualvolle krampfartige Schmerzen bei rheumatischem Fieber. „Die Schmerzen werden durch die geringste Berührung verschlimmert und durch Wärme und harten Druck gebessert." (PUHLMANN)

Natrium chlor. – Nach dem zweiten Mittel (Kalium chloratum), wenn die Symptome entsprechend sind. Symptome der Zunge etc. Chronischer Gelenkrheumatismus; Gelenke knacken.

Natrium sulph. – Rheumatische Schmerzen, Schmerzen und Steifigkeit in Nacken und Rücken, Schmerzen in den Gelenken, insbesondere in den Gelenken der Zehen und Finger sowie in den Handgelenken, Schmerzen in den Hüftgelenken, die verschlimmert werden beim Aufstehen aus einer sitzenden Position oder beim Umdrehen und Bewegen im Bett. (PERKINS)

Calcarea phos. – Rheumatismus, der nachts schlimmer ist und verstärkt wird durch Hitze oder Kälte, schlimmer bei schlechtem Wetter (auch *Ferrum phos.*), schlimmer durch Wetterwechsel. Gelenkrheumatismus mit Kälte- oder Taubheitsgefühl, kribbelndes Gefühl in den betroffenen Körperteilen. Gefühl von Ameisenkribbeln in den befallenen Bereichen. Taubheit, Lähmung. Jede Erkältung ruft rheumatische Schmerzen in den Gelenken hervor. Schmerzen in den Knochennähten. Nackensteife, nachdem der Patient Feuchtigkeit ausgesetzt war; Gliedmaßen tun weh, fühlen sich wund an. Schmerzen in den Kreuzdarmbeingelenken, schlimmer bei jedem Wetterumschwung.

Klinische Fälle

Frau R., 22 Jahre alt, hatte seit Jahren an Schwäche und Verdauungsstörungen gelitten. Sie war sehr anfällig für Erkältungen sowie rheumatische Schmerzen, die sich ständig verlagerten und im ganzen Körper umherwanderten. Abends in einem warmen Raum ging es ihr grundsätzlich schlechter, jedoch besser draußen an der frischen Luft.

Die Zunge war immer leicht gelb belegt. Sie hatte viele große Hautgeschwüre, die für gewöhnlich nach einem Rheumaanfall auftraten. *Kalium sulph.* brachte derart zufriedenstellende Ergebnisse, dass sie es immer im Haus hat, um es bei jeglichem erneuten Auftreten auch nur eines der alten Symptome jederzeit anwenden kann. (Dr. O. A. PALMER)

Kalium chloratum – Dies ist ein großartiges Mittel, und alle seine Indikationen sind damit zu meistern. Der folgende Fall veranschaulicht sehr gut seine Wirkungsfähigkeit:

Herr M., 78 Jahre alt, war seit vier oder fünf Jahren krank, und am stärksten litt er an Beschwerden der Verdauungsorgane. Er hatte zumeist einen schlechten Appetit und eine weiß belegte Zunge. Die Augen waren groß und vorgewölbt. Immer wenn er stark fetthaltige Nahrung zu sich nahm, verstärkten sich seine Beschwerden. Er hatte Blähungen und Magenschmerzen mit Verstopfung und Durchfall, was alle drei oder vier Wochen wechselte. Er litt seit Jahren an chronischem Rheumatismus, und viele seiner Gelenke waren die ganze Zeit mehr oder weniger geschwollen, verschlimmert durch Bewegung. Er hatte starke Verdauungsbeschwerden und musste sich alle paar Tage erbrechen, was ihm dann wiederum für eine Weile Erleichterung verschaffte. In seinen besten Jahren war er ein starker Mann gewesen, und nun war er nur noch ein mürrisches Wrack. Nachdem ich ihm einige allgemeine Anweisungen in Bezug auf seine Ernährung, Bäder etc. gegeben hatte, verabreichte ich ihm *Kalium chloratum* C3 alle zwei Stunden drei Tabletten, was nicht nur seine katarrhalischen Probleme behob, sondern alle seine Beschwerden in jeder Beziehung linderte, sodass er nach sechs Wochen umherspazieren konnte uns sich wohl fühlte. Er ließ mich verstehen, dass dies die erste Medizin gewesen war, das ihm tatsächlich gut getan und geholfen hatte. (Dr. O. A. PALMER)

Dr. FEICHTMANN aus Álso Lendra in Ungarn berichtet von 15 Fällen von akutem Gelenkrheumatismus, die sehr schnell mithilfe von *Ferrum phos.* geheilt werden konnten. – *Allg. Hom. Zeit.*

Dr. SCHLEGELMANN beschreibt folgende Fälle: L. aus Regensburg, ein kräftiger, gesunder Mann von 26 Jahren hatte sich durch starkes Schwitzen erkältet und war außerdem an akutem Gelenkrheumatismus erkrankt (rheumatisches Fieber). Zuerst war die rechte Schulter betroffen, der Patient hatte extrem heftige Schmerzen und hohes Fieber. *Bryon*, das hier zweifelsfrei indiziert war, zeigte keinerlei Wirkung bis auf die Tatsache, dass der Schmerz den Ort gewechselt hatte und nun im linken Knie saß. Er machte einige Tage so weiter und wandte verschiedene Medikamente an. Es war immer entweder jeweils das eine oder das andere mehrerer Gelenke befallen. Die äußerst quälenden Schmerzen hielten Tag und Nacht an, und ganz offensichtlich hatte der Patient stark abgenommen. Zu guter letzt entschied ich mich dazu, Schüßlers Heilmittel auszuprobieren. Ich gab *Kalium sulph.* Das Ergebnis war sehr positiv. Die zuvor umherwandernden Schmerzen wechselten nicht mehr ihren Ort, der Schmerz beschränkte sich nun wieder auf die rechte Schulter, war jedoch wesentlich weniger heftig als zuvor. Unter der kontinuierlichen Weiterbehandlung mit dieser Medizin verschwanden sukzessive sowohl das Fieber als auch die Schmerzen. Schlaf und Appetit stellten sich wieder ein, und es wurde kein anderes Gelenk mehr in Mitleidenschaft gezogen. Acht Tage nachdem die erste Dosis *Kalium sulph.* verabreicht worden war, wurde der Patient als genesend entlassen. Es gab keinen Rückfall. (von Schüßler)

Dr. SCHLEGELMANN schreibt im Januar 1876: „Letzten November ereilte mich ein Rheumaanfall, nachdem ich mit der Bahn gereist und dabei nahe am Fenster eines zugigen Waggons gesessen war. Meine ganze rechte Seite war bei meiner Anreise betroffen, und als ich zurückkehrte, waren die Schmerzen äußerst stark; sie waren ganz besonders dann am schlimmsten, wann immer ich mich bewegte. *Bryon.* brachte mir vorübergehend Erleichterung. Ich kam erst um Mitternacht nach Hause und hatte eine äußerst schlimme Nacht. *Bryon.* half nun nur noch wenig. Am nächsten Morgen machte ich wiederholt einige elektrische Anwendungen, doch auch diese waren vergebens. Dann nahm ich eine Messerspitze *Ferrum phos.*, und wie durch ein Wunder verschwanden die Schmerzen und kehrten nicht mehr wieder." (von Schüßler)

Im Jahre 1875 berichtete Dr. SCHLEGELMANN aus Regensburg: „D. A., 20 Jahre alt, eine zierliche junge Dame, die in ihrer Kindheit erheblich an Skrofulose gelitten hatte, bekam nach einer Erkältung im letzten Winter äußerst heftige Schmerzen im Rücken. Die Rippen von der dritten bis zur fünften waren druckempfindlich. Extrem starkes Zittern des rechten Fußes und gleichzeitig des rechten Armes, was immer dann einsetzte, sobald sie versuchte den Arm zu bewegen oder die Hand auszustrecken, was infolgedessen jegliche Form von Arbeit unmöglich machte. Die Patientin war umso deprimierter darüber, da sie von Berufs wegen sehr viel Schreibarbeit zu erledigen hatte. Ich gab ihr viele Mittel, *Pulsat.*, *Rhus. tox.*, *Bellad.*, *Nux vom.*, *Platina* etc., alles ohne jegliche Wirkung. Ich schickte die junge Dame aufs Land; ihr Zustand blieb gleich. Weitere Medikamente ergaben keine besseren Resultate. Schließlich glaubte ich, mit *Zinc. met.* das richtige Mittel für sie gefunden zu haben, da ich vier Wochen lang nichts mehr von ihr hörte. Daher war ich äußerst erstaunt, als ich meine geheilt geglaubte Patientin am 30. September in mein Behandlungszimmer eintreten und stärker denn je zittern sah. Auf meine Frage, warum sie mich nicht schon früher gerufen habe, erzählte sie mir etwas verschüchtert, dass sie nach Mariabrunn gegangen war, um sich von einem Kräuterarzt behandeln zu lassen, und während dieser Zeit diese Kur angewandt hatte. Wie ich deutlich sehen konnte, war die Behandlung erfolglos. Infolgedessen begab sie sich wieder in meine Behandlung. Ich sagte ihr, dass ich sie gerne weiter behandeln wolle, und öffnete SchüßlerS THERAPY. Ich wählte *Magnesium phos.*, und ich bereute meine Entscheidung nicht, denn nach den ersten wenigen Dosen (dreimal täglich zehn Globuli) war eine eindeutige Besserung festzustellen, was ich am 11. Oktober erfuhr, als ich sie wiedersah. An diesem Tag konnte ich nicht die leiseste Spur eines Zitterns erkennen. Danach hat sie wiederholt geschrieben, und auch da hatte sie keinerlei Zittern mehr festgestellt. Die Heilung war abgeschlossen, denn bis zum heutigen Tage hat sie allerlei Näharbeiten verrichtet und eine große Menge an Schreibarbeit erledigt, ohne dass das Leiden jemals wieder aufgetreten war." (von Schüßler)

Dr. BRISKEN war am achten Tag nach einer Rheumaattacke zu einem Fall gerufen worden. Alle Gelenke waren geschwollen, und der Patient hatte nicht eine einzige Nacht im Bett verbringen können. Am Morgen bekam er *Kalium chloratum*, und das mit derart gutem Erfolg, dass er in der darauffolgenden Nacht im Bett bleiben konnte und nach zwölf Tagen gänzlich geheilt war. (von Schüßler)

Ein 70 Jahre alter Herr hatte akuten Rheumatismus in der Schulter und in den Ellbogengelenken. Er war geschröpft worden, was sein Leiden jedoch verschlimmert hatte. Seine Gelenke waren umwickelt mit in Terpentin getränkter Wolle, jedoch ohne jegliche Wirkung. Er war in den letzten beiden Nächten nicht im Bett gewesen, da die Schmerzen beim Hinlegen schlimmer wurden. Am dritten Tag kam er bei Dr. BRISKEN in Behandlung. Nachdem er ihm *Ferrum phos.* gegeben hatte, verschwand das Fieber innerhalb weniger Tage, woraufhin *Kalium chloratum* gegeben wurde. Nach kurzer ergab sich eine vollständige Genesung. (von Schüßler)

Dr. BRISKEN erwähnt drei Fälle von rheumatischem Fieber. Ein Fall war der eines Buchbinders mittleren Alters, den Dr. BRISKEN drei Jahre zuvor wegen dieses Leidens behandelt hatte. Damals hatte seine Genesung acht bis zehn Wochen gedauert. Der Patient litt nun wieder an Schmerzen in den Handgelenken und den Knien und bekam nun stündlich *Ferrum phos.*; und als das Fieber gesenkt war, wurde im gleichen Rhythmus *Kalium chloratum* verabreicht. Am fünften Tag konnte er wieder zur Arbeit gehen. (von Schüßler)

Edward B., 12 Jahre alt, klagte seit einigen Tagen über Schmerzen in allen wichtigen Gelenken, hauptsächlich jedoch in den Handgelenken und den Ellbogen, in Verbindung mit Rötungen und Schwellungen und mit etwas Fieber; die Schmerzen waren am stärksten bei Bewegung, und er musste ruhig sitzen, um es einigermaßen bequem zuhaben. Ich gab ihm *Ferrum phos.* C6 aufgelöst in einem Glas und *Kalium chloratum* C6 in einem anderen Glas, was alle zwei Stunden im Wechsel einzunehmen war, solange das Fieber anhielt. Danach sollte mit *Kalium chloratum* allein die Behandlung fortgeführt werden. Diese Mittel befreiten ihn sehr bald von seiner Erkrankung, under war nach wenigen Tagen wieder draußen. Ein zweiter Anfall im darauf folgenden Jahr wurde in kurzer Zeit mit den selben Mitteln geheilt. (C. T. M.)

Robert D., 34 Jahre alt. Er wohnt am Seeufer und geht häufig ans und ins Wasser. Und er wird häufig nass, wenn er fischen und jagen geht. Er hatte seit einem oder zwei Jahren manchmal Schmerzen. Manchmal sind sie in einem Gelenk, manchmal in einem anderen, scheinen ihren Platz zu wechseln, und werden ab und zu lästig, da sie ihn am Arbeiten hindern, und daher sehnt er sich wenn möglich nach einem entsprechendem Medikament. Ich gab ihm *Kalium sulph.* C6, verschiedene Pulverdosen, eine gelöst in Wasser, eine Dosis vier Mal täglich. Nach wenigen Wochen heilte dieses Mittel sein Leiden, und seit einem Jahr oder länger hatte er keine Beschwerden mehr. (C. T. M.)

Mai 1879. J. D., ein Mann von 69 Jahren, klagte seit mehreren Wochen über Schmerzen in den Gliedmaßen, die sich im rechten Bein festsetzten, von der Hüfte bis hinunter zum

Knöchel, jedoch schlimmer waren in den Gelenken, dauernd wandernd und wechselnd – zeitweise – manchmal schießend und spitz wie ein Pfeil oder wie ein Blitz, die den Patient dazu zwangen, häufig seine Position zu wechseln. Wärme lindert. Er ist nicht in der Lage, das Bett zu verlassen; er ist der Verzweiflung nahe und glaubt, er müsse sterben. *Magnes. phos.* alle drei Stunden eine Dosis. Die Besserung nach Einnahme dieses Mittels war deutlich und schnell, doch sobald er mit der Einnahme des Mittels aufhörte, ging es ihm wieder schlechter. Durch kontinuierliche Einnahme von *Magnes. phos.* wurde eine vollständige Heilung erzielt. (von Schüßler)

Ich wurde zu einem 12 Jahre alten Mädchen gerufen, um es zu behandeln; sie hatte vor längerer Zeit einen Anfall von rheumatischem Fieber gehabt. Ich fand die kleine Patientin, die einen Tag zuvor erkrankt war, im Bett vor. Die Gelenke an beiden Knien waren geschwollen und etwas gerötet und taten ihr sehr weh. Die Gelenke der Nackenwirbel waren befallen, und jede Bewegung aus der krampfhaften Haltung von Nacken und Rücken heraus war äußerst schmerzhaft. Ihre Freunde erwarteten, dass ihr Salicylsäure verabreicht würde, da sie dies schon gesehen hatten, wie dies angewandt wurde, aber ich gab ihr *Ferrum phos.* und *Kalium chloratum* alle drei Stunden im Wechsel. Zum Erstaunen dieser Freunde war das Fieber am nächsten Tag gesunken und die Schmerzen geringer, und die Knie waren bereits völlig schmerzfrei. Nun ordnete ich an, dass nur noch *Kalium chloratum* gegen die Schwellung verabreicht werden sollte, und als ich am darauf folgenden Morgen zurückkehrte, hatten sich alle Symptome wieder verschlimmert. Ich wiederholte die Behandlung mit *Ferrum phos.*, und es stellte sich eine rasche Besserung ein. Aber im selben Grade wie die Schmerzen verschwanden und die Schwellung zurückging, setzten krampfartige Schmerzen im Abdomen ein. Außerdem erbrach sie gelegentlich eine gallige Masse. Sowie sich die letzteren Symptome zeigten, verordnete ich der kleinen Patientin, ein wenig in Wasser gelöstes *Magnes. phos.* in kleinen häufigen Schlucken einzunehmen, was all diese Symptome innerhalb von 24 Stunden verschwinden ließ. Dann wurde wieder mit *Ferrum phos.* und *Kalium chloratum* in weniger häufigen Dosen fortgefahren. Sechs Tage nach meinem ersten Besuch konnte die Patientin das Bett verlassen und war vollkommen gesund. (Dr. SCHLEGEL)

29. Juli 1879. Aus den Berichten des Medizinischen Kongresses in Dortmund, von Dr. STENS jr.: „Ich möchte gerne von einem Fall von Rheumatismus erzählen, der innerhalb von sehr kurzer Zeit mit Hilfe von *Ferrum phos.* geheilt wurde, nachdem man es zuvor mit einigen der best beleumundetsten Medikamente, die in diesem Fall angezeigt schienen, probiert hatte. Eine 42 Jahre alte Frau (Menstruation normal, wenngleich spärlich) war in den letzten paar Jahren bei mir in Behandlung gewesen. Sie litt an Verdauungsstörungen und manchmal an heftigen Migräneattacken.

Die Dame wachte eines Morgens mit heftigen, reißenden Schmerzen im rechten Oberarm und im Bereich der rechten Schulter auf. Sie war am Abend zuvor über eine feuchte Wiese gelaufen und hatte dabei nasse Füße bekommen. Die Schmerzen waren bei schnellen Bewegungen schlimmer, jecoh besser bei sehr behutsamer Bewegung. Daher hielt sie ihn ständig in Bewegung. Die betroffenen Körperteile taten bei Berührung weh. Einige Nächte lang hatte sie stark geschwitzt, danach beschränkte sich die Schweißbildung auf jeden Morgen zwischen zwei und drei Uhr, während die Schmerzen am schlimmsten waren. Die Patientin klagte außerdem über Schmerzen in der rechten Hand sowie über Kraftlosigkeit, die sie daran hinderte, irgendetwas Schweres hochzuheben. Sie fühlte sich oft sehr erschöpft und musste sich dann hinlegen. Ich gab ihr nicht weniger als fünf Mittel, die nahe zu liegen schienen, jedoch ohne Erfolg. Der anämische Zustand der Patientin und teilweise auch Dr. Schüßlers Empfehlung ließen mich an Eisen denken. Och verschrieb sein spezielles Präparat in Form von *Ferrum phos.*, wobei die Dosis so viel war, wie auf ein Sixpence-Stück passt (*Anm. d. Übers.: ca. 19 mm Durchmesser*) und morgens und abends einzunehmen war. Das Ergebnis war, dass, nachdem die Medizin sechs Tage lang eingenommen worden war, die Schmerzen mit all ihren Begleitsymptomen nicht mehr wieder kamen, und das trotz der Tatsache, dass kurz darauf ein feuchtkaltes Wetter herrschte, bei dem sie ihre Schmerzen üblicherweise als wesentlich schlimmer empfand. (von Schüßler)

A. W., ein Mädchen von 10 ½ Jahren, hatte sich am 1. Januar 1884 eine Erkältung geholt. Am nächsten Tag fand ich sie mit hohem Fieber und einem Puls von 120 vor; starke Schmerzen im Rücken und den Gliedmaßen; Übelkeit und Erbrechen; Gelenke, sowohl große als auch kleine, stark entzündet; Hände, Füße und Gliedmaßen ödematös. Ertrug keine Berührung und keine Bewegung. Extreme Empfindlichkeit aller Körperteile und Extremitäten. Schmerzen wurden nachts sehr viel stärker und stiegen in solchem Maß an, dass ihre Schreie links und rechts des Hauses bei den Nachbarn zu hören waren. Schrie ständig nach kaltem Wasser; Erbrechen von Nahrung und Getränken beinahe umgehend, nachdem sie etwas heruntergeschluckt hatte. Zunge gelb belegt mit entsetzlichem bitter-metallischem Geschmack. Große Schwäche. Erbliche Neigung zu Gicht und Rheuma sowie Wassersucht. Vor längerer Zeit hatte sie immer regelrechten Heißhunger gehabt, insbesondere auf süße Sachen, und dem wurde großzügig nachgegeben. Behandlung. Nach dem ein Großteil der ersten Woche auf verschiedene Medikamente ohne jegliche Besserung verschwendet wurde, beschloss ich, an Schüßlers Methode festzuhalten. Gegen das Fieber, das Erbrechen von Nahrung und Getränken und die Entzündung gab ich *Ferrum phos.* C6. Schmerzen nachts schlimmer: *Calcarea phos.* C6; gegen rheumatische Gicht, Ödeme, Wassersucht, gelb belegte Zunge mit bitterem Geschmack *Natrium sulph.* C3, etwa 10 Tabletten in einem halben Krug Wasser einen Teelöffel voll stündlich im Wechsel mit den ersten beiden Mitteln, die trocken und gleichzeitig verabreicht wurden. Ab Beginn dieser Behandlung setzte eindeutige Besserung ein, und am vierzehnten Tag ihrer Erkrankung war sie in der Lage, sich aufzusetzen. Vor ihre Krankheit war sie so korpulent geworden, dass sie sich nicht mehr bücken konnte, um sich die Schuhe zu binden, und es war kaum noch möglich gewesen, ihren Mantel zuzuknöpfen. Ja, er war ihr in zugeknöpfter Form derart unbequem, dass sie ihn fast die ganze Zeit offen gelassen hatte. Nach ihrer Genesung war sie wieder in der Lage sich zu bücken, und ihr Mantel war ihr um einige Zentimeter zu weit. – Dr. E. H. HOLBROOK in *Eclectic Medical Journal*.

Dr. SULZER aus Berlin berichtete von einem Fall mit Fieber und starken Schmerzen im rechten Schultergelenk, hohe Temperatur, voller und schneller Puls, Durst und Appetitlosigkeit. Schulter rot und geschwollen sowie druckempfindlich. Der Druck des Kissens war unerträglich. *Ferrum phos.* C6 heilte. *Allg. Hom. Zeit.*

Rippenfellentzündung (Pleuritis)

Ferrum phos. – Gegen das Fieber, Schmerz, Stechen in der Seite, kann nicht frei atmen, kurzer Husten. Atmung kurz, flach und hastig.

Kalium chloratum – Das zweite Mittel bei plastischem, teigigem Auswurf . Es wird die Heilung vollenden.

Natrium chlor. – Wenn während und nach seinem Verlauf seröse Exsudationen vorliegen.

Calcarea sulph. – Empyem, Eiterbildung in der Pleurahöhle oder in den Lungen. Dr. O. S. HAINES glaubt, dass das Mittel ganz besonders wirkungsvoll ist bei Empyemen nach einer Pleurapunktion und berichtet von einem geheilten Fall. (*Hahn. Mo.*, 1901)

Calcarea phos. – Chronische Pleuritis, Wundschmerz, ein „Schmerz bei jedem Atemzug", Husten nachts schlimmer, weniger oder kein Fieber, Schmerzen nicht scharf. Schlimmer bei plötzlichem Wetterumschwung.

Klinische Fälle

Junge, 5 Jahre alt, mit rechtsseitigen pleuritischen Stichen, schlimmer, wenn er hustet oder tief einatmet. Rheumatische Schmerzen im rechten Schultergelenk. Allgemeine Hitze im Körper, sehr wenig Durst. *Bryon.* half nicht. *Ferrum phos.* C12 alle zwei Stunden gegeben brachte am zweiten Tag eine vollständige Heilung. Am Tag nachdem es *Ferr.*

phos. eingenommen hatte, beobachtete ich bei dem Kind eine unnatürliche Aufgeregtheit. Es wollte aus dem Bett aufstehen und herumrennen, war aber zu schwach und fiel hin, war sehr redselig und ausgelassen.

Eine ähnliche Erregung stellte ich bei einem siebenjährigen Knaben fest, dem ich mit großem Erfolg *Kalium chloratum* anlässlich eines gastrischen Fiebers verabreicht hatte. (Dr. W. P. WESSELHOEFT, vom HERING)

Frau G. R., 20 Jahre alt. Ich wurde gegen Mitternacht zu dieser jungen Dame gerufen, und mir wurde gesagt, sie hätte Schmerzen in der Seite. Ich stellte fest, dass sie an Symptomen litt, die bei einem akuten Anfall von Rippenfellentzündung typisch sind, hohes Fieber, heftige Schmerzen in der linken Brustseite. Ich gab ihr *Bryon.* C3 in Wasser. Ich rief am nächsten Morgen an und erfuhr, dass das Fieber leicht gesunken war, der Schmerz sich jedoch nicht gebessert hatte; ich verordnete weiterhin *Bryon.* C3. Um 16 Uhr rief ich wieder an; in etwa gleicher Zustand, Schmerzen immer noch stark; ich gab *Ferrum phos.* in einer Lösung; rief um 21 Uhr wieder an; das Fieber war abgeklungen und der Schmerz war deutlich weniger. Ich rief am nächsten Morgen an; kein Fieber mehr, Schmerz fast völlig verschwunden. Ihr Zustand besserte sich kontinuierlich, und nach wenigen Tagen war sie wohlauf und wieder auf den Beinen wie gewohnt. (C. T. M.)

Rückenmarkreizung

Natrium chlor. – Schnell erschöpft, Schwäche nach der geringsten Anstrengung, Ruhelosigkeit in den Gliedmaßen, Rückenschmerzen und empfindliche Wirbelsäule. Schlaflos, unruhig und schwach. Kopfschmerzen beim Laufen. Salziger Geschmack und Widerwille gegen Nahrung. Sicht wird trübe nach dem Lesen, manchmal wird nur noch die Hälfte eines Objekts wahrgenommen. *Natrium chlor.* bewirkt zu allererst eine Stimulierung des Nervensystems, was Muskelkontraktionen zur Folge hat, die denen sehr ähnlich sind, die durch Galvanismus ausgelöst werden. Es steigert außerdem die Menge der roten Blutkörperchen, die Drüsensekretion, die Verdauung etc. Aufgrund dieser stimulierenden Wirkung ist das Salz äußerst effektiv, wenn es mittels Einreibungen bei schwachen Muskeln lokal angewandt wird etc. Später erschöpft *Natrium chlor.* jedoch die Nerven, vermindert die Aktivität der Drüsen und führt zu Asthenie und Anämie in Verbindung mit starker Auszehrung. Die Haut ist trocken, rau und fahl; die Schleimhäute sind trocken, eingerissen und glasig, brennen und sind rau oder sondern nur unzureichende, zersetzende Sekrete ab. Patienten klagen sehr darüber, dass der Mund trocken ist, wobei es tatsächlich so ist, dass diese Beeinträchtigung daher rührt, dass die Sekrete nicht wie normalerweise flüssig sondern klebrig sind. Durch die atonische Wirkung des Salzes stellen wir eine Spinalneurasthenie fest. Der untere Rücken fühlt sich wie gelähmt an, insbesondere am Morgen beim Aufstehen. Rücken fühlt sich an wie durchgebrochen. Beine schwach, zittern; schlimmer am Morgen. Füße schwer wie Blei. Im Zusammenhang mit all diesem kann es leicht passieren, dass die Blase schwach wird; lästiges Harnträufeln nach normalem Stuhlgang. Und wir können dieses Harnblasensymptom als Begleiterscheinung einer spinalen Schwäche gelten lassen, obwohl es bei dem Probanden keinen solchen Zusammenhang gab, da eine solche Kombination durchaus in Einklang mit dem Genius dieses Heilmittels steht. Sowohl eine Atonie des Rückenmarks als auch eine atonische Blase kann als Teil einer allgemeinen Eigenschaft des Salzes, Erschöpfung auszulösen, angesehen werden, und demzufolge sind es keine Symptome für Lähmungserscheinungen, sondern vielmehr von Neurasthenie.

Silicea – Rückenmarkreizung im Wechsel mit äußerst übel riechendem Fußschweiß. Rückenmarkreizung bei Kindern durch Würmer (*Natr. phos.*), deutlich schlimmer während Neumond. Rückenmarkreizung mit Steifigkeit im Nacken sowie Kopfschmerzen. Schwacher Rücken und Lähmungsgefühl in den unteren Extremitäten. Brennen im Rücken, permanenter Schmerz in der Mitte des Rückens. Steißbein tut weh. Patient reagiert sehr empfindlich auf den geringsten Lärm, hat raue und gelbe Fingernägel, eiskalte Füße sogar im Bett. Ungesunde Haut, jede kleine Verletzung eitert. Fühlt sich ganz allgemein in Wärme besser.

Kalium phos. – Neurasthenie, vor allem aufgrund von sexuellen Exzessen, geprägt von einer heftigen Rückenmarkreizung.

Calcarea fluor. – Rückenschmerzen, die einer Rückenmarkreizung gleichen, mit schwachem, ziehendem, abwärts zerrendem Schmerz. Darmverstopfung.

Rückenschmerzen

Silicea – Spasmodisches Ziehen im Rücken, das zum Stillliegen zwingt. Anhaltender Schmerz in der Mitte der Wirbelsäule.

Ferrum phos. – Schmerzen im Rücken und in den Lenden sowie über den Nieren. Rheumatische Schmerzen, die nur bei Bewegung verspürt werden. Ist manchmal beinahe ein Spezifikum mit sicherer Wirkung.

Kalium chloratum – Hilfreich nach *Ferrum phos.*, wenn letzteres keine Linderung bringen konnte.

Kalium phos. – Schmerzen, die lähmen. Die betroffenen Teile fühlen sich kraftlos an, wobei sanfte Bewegung graduell den Schmerz und die Steifigkeit verringert, zu große Anstrengung jedoch den Schmerz verstärkt (zum Beispiel zu weites Laufen). Diese Art von Schmerz verschlimmert sich immer nach dem Aufstehen aus einer sitzenden Position und am Beginn einer Bewegung.

Calcarea phos. – Schmerzen mit einem Gefühl von Taubheit, Kälte, oder mit einem kriechenden Gefühl; schlimmer nachts und während Ruhepausen. Kann auch abwechselnd mit *Ferrum phos.* gegeben werden. Nach einer anstrengenden Krankheit. Rückenschmerzen in der Lendengegend am Morgen beim Aufwachen.

Kalium sulph. – Schmerzen, die in warmen Räumen und am Abend schlimmer sind, besser an der frischen (kühlen) Luft. Verlagern sich und wandern.

Magnesia phos. – Schmerzen heftig, schießend, bohrend, periodisch, wandernd und neuralgisch; gelindert durch Wärme.

Calcarea fluor. – Rückenschmerzen, die einer Rückenmarkreizung ähneln. Ein Gefühl von Müdigkeit und Schmerzen im unteren Teil des Rückens, mit einem Völlegefühl und brennendem Schmerz sowie einem verstopften, trägen Darm. Lumbago (Hexenschuss) verschlimmert bei beginnender Bewegung, aber besser nach kontinuierlicher Bewegung.

Natrium chlor. – Schmerzen im unteren Rücken gelindert durch Liegen auf einer harten Unterlage, mit charakteristischer Zunge, Blasen oder schaumigem Speichel. Schmerz nach länger andauernder gebeugter Haltung, wie zerschlagen. Schwacher Rücken, schlimmer am Morgen. Wirbelsäule sehr empfindlich. Nacken steif und ausgemergelt. Große Schwäche und Schlappheit.

Natrium sulph. – Schmerz im Rücken, als ob er eitern würde, jede Nacht; kann nur auf der rechten Seite liegen, Wundschmerz entlang der Wirbelsäule und im Nacken.

Natrium phos. – Schmerzen in der Lendengegend beim Aufwachen am Morgen.

Scharlach

Ferrum phos. – Einfache Fälle von Scharlachfieber. (Im Wechsel mit *Kalium chloratum*)

Kalium chloratum – Reicht bei leichten Fällen zusammen mit *Ferrum phos.* oft schon aus, bringt den Ausschlag voran und verhindert Spätfolgen. Dr. P. D.

PELTIER glaubt, dass dieses Mittel zusammen mit *Ferrum phos.* in seiner Heilwirkung *Belladonna* noch übertrifft, und dass es genauso wirksam ist wie ein prophylaktisches Mittel. Lymphknotenvergrößerungen etc.

Kalium sulph. – Desquamation, Haut schält sich, es unterstützt die Abschuppung und die Bildung neuer Haut, auch bei der Entwicklung des Hautausschlags. Absonderung von fauligem, übel riechendem, jauchigem Eiter aus den Ohren, stinkende Sekretion aller Schleimhautoberflächen.

Kalium phos. – Auf Scharlach folgende Wassersucht.

Natrium chlor. – Schläfrigkeit, Muskelzucken und Erbrechen wässrigerFlüssigkeiten.

Silicea – Skrofulose, Drüsen sind geschwollen und drohen zu eitern, Furunkel, Abszesse, in der Folge verhärtete Drüsen durch langsame Rekonvaleszenz.

Natrium sulph. – Hautausschlag rau und picklig, Schleim steigt im Rachen auf.

Klinische Fälle

A. S., das Kind eines Postbeamten, der hier zu Besuch war, erkrankte an einem sehr leichten Scharlachanfall. Der Hautausschlag war nach kaum 24 Stunden verschwunden. Die Symptome im Rachen, die zunächst ernst zu werden drohten, verschwanden innerhalb von drei oder vier Tagen. Am siebten Tag setzte eine fast vollkommene Harnverhaltung ein, denn innerhalb von 24 Stunden wurde nur eine winzige Menge Urin abgegeben, obwohl das Kind recht viel trank. Der Harn enthielt etwas Eiweiß, die Füße waren geschwollen, der Bauch war stark aufgetrieben. Da das Kind die ganze Zeit hohes Fieber hatte und nachts im Delirium lag, riet ich den Eltern bei meinem Besuch am Morgen des achten Tages, einen zweiten Arzt zu konsultieren. Dr. GERSTER, der gerufen wurde, um sich mit mir zu beratschlagen, stimmte meiner Diagnose in vollem Umfang zu. Als ich ihm erzählte, dass keines der verabreichten Medikamente wie *Bellad., Canthar.* und *Arsenic* irgendeinen Erfolg gebracht hatte, kamen wir überein, alle zwei Stunden eine kleine Pulverdosis *Kalium chloratum* zu geben. Am Abend ging es der Kleinen schon besser. Sie hatte eine passable Menge Urin ohne Eiweiß abgegeben, der Puls war stabiler, die Haut feucht. In der folgenden Nacht schlief das kleine Mädchen mehrere Stunden ganz ruhig. Am nächsten Morgen war sie fast fieberfrei, und man konnte sagen, dass sie auf dem Wege der Besserung war. Wir fuhren mit der Behandlung mit *Kalium chloratum* fort, und nach einigen wenigen Tagen konnte sie völlig gesund wieder nach Hause zurückkehren. (von Schüßler)

Dr. HOLBROOK beschreibt einen Fall von Scharlach (*Southern Journal of Homoeopathy*), der allein durch die Behandlung mit *Kalium chloratum* C200 gut geheilt wurde, und bei dem den anderen Kindern im Haus das gleiche Mittel verabreicht wurde, was verhinderte, dass auch diese erkrankten, obwohl sie fast andauernd mit dem kranken Kind in Kontakt waren.

Der Pfarrer aus W. schreibt: „Vor einigen Tagen hatten zwei meiner Kinder Scharlach, wobei es bei einem Komplikationen in Verbindung mit einer Diphtherie gab. Der allopathische Arzt erklärte letzteren Fall als hoffnungslos. Was mir am meisten Angst machte, war die völlige Schlaflosigkeit Tag und Nacht. Die Konvulsionen und die Typhussymptome sprachen auf kein einziges Medikament an. Ich probierte mehrere Heilmittel aus, jedoch ohne jeglichen Erfolg. Als ich mir zu guter Letzt Schüßlers Werk genauer anschaute, fand ich heraus, dass *Natrium chlor.* das in diesem Fall indizierte Heilmittel war. Ich wendete es umgehend an, jedoch nur mit wenig Zuversicht. Jedoch das Ergebnis war verblüffend; nach der ersten Dosis schlief das Kind friedlich, und es schlief auch die ganze Nacht hindurch ruhig. Ich setzte die Behandlung mit dem Mittel fort, und mein Kind, das als hoffnungsloser Fall bezeichnet worden war, war nach wenigen Tagen geheilt." (*Jour. Pop. de Hom.*)

Mehrere Fälle von Scharlach in diesem Winter wurden mit den üblichen Medikamenten einfach nicht besser, wurden dann aber aufgrund der Behandlung mit *Natrium sulph.* sehr schnell gelindert und schließlich geheilt. Der Ausschlag war rau und picklig statt gleichmäßig und weich, und bei einigen Fällen stieg Schleim im Hals auf. (E. H. H.)

Schlaf, Störungen des

Magnesium phos. – Schlaflosigkeit nach Erschöpfung oder mangelnde Nährstoffzufuhr im Gehirn. (J. C. MORGAN) Insomnie durch Nervosität und starke Gefühlswallungen.

Ferrum phos. – Insomnie aufgrund hyperämischer Konstitution. Ein wunderbares Hypnotikum, aber Menschen, die für gewöhnlich gut schlafen, werden dadurch wach gehalten. Nachts unruhig, Angstträume. Nachmittags müde und schläfrig.

Kalium chloratum – Schreckt bei dem leisesten Geräusch auf. Somnolenz, unruhiger Schlaf.

Kalium phos. – Schlaflosigkeit nach Sorgen, Erregung, beruflichen Problemen und allgemein bei nervösen Fällen. Schlaflos durch Überanstrengung. Häufig in Verbindung mit Reizbarkeit, großer Niedergeschlagenheit und häufigem Wasserlassen. Das richtige Mittel sorgt für die Wiederherstellung der normalen stimulierenden Kraft in der grauen Substanz des Rückenmarks und der daraus erfolgenden Kontraktion der Arterien, die die Blutzufuhr ins Gehirn verringert, und die Folge ist ein natürlicher, gesunder Schlaf. Manchmal ist eine Kur mit diesem Heilmittel vonnöten. Schlafwandeln bei Kindern erfordert eine Dauerbehandlung mit diesem Mittel. Gähnen, Strecken und Abgespanntheit. Träumt dauernd von Feuer, Räubern, vom Fallen, von Geistern etc. Nachtangst bei Kindern, wacht aus tiefem Schlaf auf, schreit vor Angst. Lustträume. Muskelzucken beim Einschlafen.

Natrium phos. – Fühlt sich schläfrig, ist aber nicht müde.

Kalium sulph. – Äußerst lebhafte Träume.

Natrium chlor. – Übermäßiges Schlafen, zurückzuführen auf einen Überschuss an Flüssigkeit in der Hirnsubstanz. Schläfrigkeit, die normale Schlafdauer erfrischt nicht. Permanentes und übertriebenes Verlangen nach Schlaf. Trägheit, Speichel tropft vom Mund herab. Schlaflosigkeit mit starker nervöser Reizbarkeit in Verbindung mit Kälte in den Beinen. Schlaf ist unruhig und setzt spät ein – schreckt oft aus dem Schlaf auf.

Natrium sulph. – Schläfrigkeit ist häufig ein Vorbote von Gelbsucht, wenn die Zunge gräulich oder bräunlich-grün belegt ist und andere biliöse Symptome vorliegen. Wird durch Asthma geweckt.

Calcarea fluor. – Lebhafte Träume, nicht unangenehm, aber mit dem Gefühl einerdrohenden Gefahr, Tod, neue Schauplätze, Orte etc.

Calcarea phos. – Schläfrigkeit bei alten Leuten, die düsteren Gedanken nachhängen, morgens schwer zu wecken, andauerndes Strecken und Gähnen, Kinder schreien nachts auf.

Klinische Fälle

Kalium Phos. bei Schlaflosigkeit – Herr S., 51 Jahre alt, war fünf Wochen krank gewesen aufgrund eines von den Ärzten so bezeichneten Typhusfiebers. Er hatte seit fast zwei Jahren kontinuierlich abgebaut. Er hatte beinahe seine ganze Stärke verloren, war vollkommen abgemagert und konnte nicht schlafen, obwohl er alle altbekannten Medikamente eingenommen hatte. Als ich zu ihm gerufen wurde, war er sehr verängstigt und sehr nervös. Während seiner Erkrankung hatte er sehr oft Kopfschmerzen gehabt und war stark depressiv gewesen. Seine Zunge war dunkelbraun belegt, und sein Atem roch sehr übel. Er klagte über ein „flaues Gefühl" im Magen. Sein Stuhl stank sehr übel und faulig, er hatte erhebliche Blähungen.

Sein Fieber war nicht sehr hoch und hatte eine Abweichung in Höhe von zwei Grad im Vergleich vom Morgen zum Abend. Ich verabreichte *Kalium phos.* gegen die Schlaflosigkeit und die Nervosität sowie *Ferrum phos.* gegen das Fieber. Die Folge des ersteren war, dass er gut schlief, und er wollte wissen, was er da eingenommen hatte. Ich experimentierte ein wenig, indem ich ihm das Mittel nicht täglich gab, und fand so heraus, dass er ohne das Mittel nicht zur Ruhe kam. Er stellte sich als das richtige Heilmittel für ihn heraus. (Dr. O. A. PALMER)

„Frau C. erzählte, dass sie starke Schmerzen in Kopf und Nacken hatte und so nervös war, dass sie es nicht ertrug, wenn jemand sie ansprach, dass sie nicht still liegen oder schlafen konnte, dass dann aber eine Pulvergabe *Kalium phos.* ihr innerhalb weniger Minuten Erleichterung brachte und sie für gewöhnlich so tief schlafen würde, als hätte sie Morphium genommen, und dass sie dann am nach der Dosis folgenden Tag und in der darauffolgenden Nacht die ganze Zeit müde sei." Dr. J. C. NOTTINGHAM, der ihr das *Kalium phos.* verschrieben hatte, denkt, dass die Symptome von sexuellen Exzessen herrührten. – *Medical Advance.*

Ein Herr, der sehr stark unter Schlaflosigkeit und Depressionen litt und zuweilen zu Selbstmordgedanken neigte, schreibt: Ich weiß nicht, wie ich Ihnen danken soll für das Medikament, das Sie mir gegeben haben; es hat mir sehr gut getan. Ich habe sehr gewissenhaft das *Kalium phos.* und gelegentliche Dosen von *Kalium chloratum* genommen, und ich werde dies auch weiter tun, da es mich gesund erhält. (von Schüßler)

Frau W., 60 Jahre alt, seit drei Monaten starke Schlaflosigkeit in Verbindung mit großer nervöser Reizbarkeit und Kältegefühl in den Extremitäten. Sie ist nicht in der Lage, die Gliedmaßen auf welche Art auch immer warm zu halten, die Kälte ist subjektiv, aber nicht objektiv. *Natrium chloratum*, sechste Verreibung, heilte umgehend die Schlaflosigkeit, „beruhigte ihre Nerven" und heilte auch die anderen Symptome. (Dr. J. C. BURNETT)

Ich habe viele Fälle dieses Leidens mit *Magnes. phos.* C3 behandelt, bei denen ich vermutete, dass die Ursachen nervöser Art waren. Im Allgemeinen wurden diese Schwierigkeiten bewältigt, indem eine gute Dosis dieses Medikaments in zwei oder drei Esslöffeln Wasser aufgelöst wurde und davon alle vier oder fünf Minuten ein Teelöffel voll eingenommen wurde. Nach etwa sechs Teelöffeln dieser Lösung waren die Beschwerden verschwunden. (Dr. E. A. de CAILHOL)

Schleimhäute – siehe auch Katarrhalische Beschwerden

Farbe und Konsistenz der Sekrete bestimmen die Wahl des jeweiligen Mittels. Sekret eiweißartig: *Calc. phos.*; verursacht Wundsein und Wundscheuern: *Natrium chlor.*; fibrinös: *Kalium chloratum, Magnes. phos.*; goldfarben: *Natrium phos.*; grünlich: *Kalium sulph.*; übel riechend: *Kalium phos.*; eiternd: *Calc. sulph., Silicea*; schleimig: *Kalium sulph.*; gelblich, klumpig: *Calc. fluor.*

Schluckauf

Magnesium phos. – Ohne bekannte Ursache (idiopathisch) oder Reflex, nachdem Morphin und andere Medikamente versagt haben. Sehr hartnäckiger Schluckauf, der lang anhaltende Schmerzen nach sich zieht.

Natrium chlor. – Schluckauf nach Missbrauch von oder in Folge von Chinin.

Klinische Fälle

Dr. BURNETT berichtet in seinem Werk über *Natrium chlor.* von einem Fall eines seit zehn Jahren andauernden Schluckaufs, der durch den Missbrauch von Chinin hervorgerufen worden und nach jeder Dosis verstärkt wurde. Dieser Fall wurde dauerhaft mit Hilfe von *Natrium chlor.* geheilt worden war.

Hartnäckiger Fall von Singultus eines Patienten, der beinahe kontinuierlich an Typhus gelitten hatte, wobei der Schluckauf so heftig war, dass der Patient drei Tage lang Schmerzen hatte. Man hatte andere Mittel ausprobiert, jedoch ohne Erfolg; ich verschrieb *Magnesium phos.* Das Ergebnis war bemerkenswert: Innerhalb einer Stunde veränderten sich die Beschwerden, und am nächsten Tag ging es ihm bereits wesentlich besser, und er willigte sehr schnell ein, das Mittel kontinuierlich anzuwenden. (Dr. JOHN FEARN, *California Med. Journal*, August 1887).

Schreibkrampf

Natrium phos. – Beim Schreiben zittert die Hand. Krampfartige Schmerzen. Rheumatische Schmerzen in den Fingergelenken. Schmerzen in den Handgelenken.

Kalium chloratum – Hände werden beim Schreiben steif.

Magnesium phos. – Wird häufig mit Erfolg angewendet.

Calcarea phos. – Krampfähnliche Schmerzen in Fingern und Handgelenken.

Schwindelgefühl

Bei nervösen Personen, die ohne jegliche aktive Symptome von Dyspepsie die Nährstoffe aus der Nahrung schlecht assimilieren. *Calcarea phos.* C1 nach den Mahlzeiten verabreicht wird Wirkung zeigen. (C. R. FLEURY)

Seelische Leiden

Ferrum phos. – Folgen von Zorn und Ärger. Gleichgültigkeit gegenübergewöhnlichen, alltäglichen Angelegenheiten, Mut- und Hoffnungslosigkeit, stört sich an Bagatellen.

Kalium phos. – Geistige Erschöpfung durch Überarbeitung mit Appetitlosigkeit, Stupor, depressive Verstimmung, Reizbarkeit oder starke Impotenz, Gedächtnisschwund oder Schlaflosigkeit. Verdrießlichkeit bei Kindern; schlechte Laune ist oft bedingt durch nervöse Störungen. Angst, Verdrießlichkeit bei Kindern, weinen und schreien. Somnambulismus. Sehr nervös, schreckt bei dem kleinsten Geräusch auf, spricht im Schlaf, wenn es wach ist, möchte es von Raum zu Raum getragen werden. Wacht leicht auf. Redet zusammenhanglos im wachen Zustand. Verzagtheit in Bezug auf Beruf, Geschäfte und Geldangelegenheiten. Abneigung, sich unter Menschen zu mischen. Niedergeschlagenheit, Gefühl der Schwäche und Mattigkeit. Scheu vor Lärm. Überempfindlichkeit gegen Lärm. Trägheit, Unlust, Energiemangel, Zaghaftigkeit. Halluzinationen, Heimweh. Krankhafte Gedächtnistätigkeit, wird von Bildern aus der Vergangenheit verfolgt und sehnt sich danach. **Hypochondrie, Melancholie**, übellaunig durch nervliche Erschöpfung. Mentale Sinnestäuschungen (ein abnormaler Zustand der grauen Nervensubstanz), falsche Sinneseindrücke und Phantasien. Abgeschlagenheit, depressive Stimmung, Energielosigkeit. Wahnsinn, der Verlust einer korrekten Urteilsfähigkeit verlangen nach diesem Mittel. Manie in den verschiedenen Phasen und Ausprägungen. Melancholie in Verbindung mit erschöpfendem Kräfteverlust, der die Nervenzentren des Rückenmarks angreift. **Gedächtnisschwund**. Melancholie durch geistige Überanstrengung. Bei **Parese** wird es diese unheilbare Krankheit ein wenig bessern, und dies kann für eine gewisse Zeit so bleiben. Nachtängste bei Kindern; sie wachen schreiend und voller Angst auf. Ruhelosigkeit und Reizbarkeit. Zu stark ausgeprägte Empfindlichkeit und Feinfühligkeit. Seufzen und Depression mit der Neigung, an allem das Negative zu sehen. Seufzen und

Stöhnen im Schlaf. Schüchternheit, übermäßiges Erröten durch emotionale Empfindlichkeit, mangelnde Geisteskraft, eine Errötung zu unterdrücken. Schreckt bei Berührung oder plötzlichenGeräuschen auf; wehleidig veranlagt, macht „aus einer Mücke einen Elefanten". Spätfolgen von Trauer und Kummer. Es ist ein Mittel von unschätzbarem Wert in den Rekonvaleszenzphasen aller Formen mentaler Erkrankungen.

„Wenn Wahnsinn durch Masturbation ausgelöst wurde und der Patient in seinen Handlungen nicht geistesgestört agiert, aber ruhelos und missmutig und manchmal streitsüchtig ist, selbst wenn es sich verschlimmert hat aber noch nicht zu lange andauert, weist dies viel eher auf *Kalium phos.* als auf jedes andere Heilmittel hin, das wir bisher verwendet haben." (W. E. TAYLOR, Supt. Western Asylum for the Insane)

Natrium sulph. – Selbstmordneigung, muss viel Kraft aufbringen, um sich zurückzuhalten. Mentale Störungen, die von Stürzen und Verletzungen am Kopf herrühren. Musik unerträglich. Macht ihn melancholisch.

Magnesium phos. – Sinnestäuschungen. Sehr vergesslich. Stumpfsinnigkeit und Unfähigkeit klar zu denken. Abneigung gegen und Unfähigkeit zu jeglicher geistiger Anstrengung.

Natrium chlor. – Große Traurigkeit, Angst vor der Zukunft, beschäftigt sich lange mit unangenehmen Vorkommnissen, Trost macht die Dinge nur noch schlimmer. Hypochondrie in Verbindung mit trockenen und gereizten Schleimhäuten und Verstopfung mit hartem Stuhl. Traurigkeit mit Herzklopfen, meidet Gesellschaft, da er zu leicht gereizt reagiert.

Natrium phos. – Nervös, reizbar, schnell gereizt angesichts von Bagatellen. Ängstlich und besorgt. Bildet sich ein, Möbelstücke seien Menschen; dass er Schritte im angrenzenden Raum hört.

Silicea – Bildet sich ein, gleichzeitig an zwei Orten zu sein. Monomanie = Furcht vor spitzen Gegenständen, z. B. Stecknadeln. Sehnt sich nach Zuhause und nach Verwandten, nachdenklich, starrköpfig, jähzornig. Erschöpfung und Nervenschwäche, Ruhelosigkeit und bedrückende Träume begleiten die Symptome, die sich auch um die Vollmondzeit, bei Wetterwechsel und während Gewittern verschlimmern.

Calcarea fluor. – Stark depressiv mit grundloser Angst vor finanziellem Ruin. Unentschlossenheit.

Klinische Fälle

Idiotie – Im Januar 1891 kam eine Dame zu mir wegen des geistigen Zustands ihres jüngsten Sohnes. Ihr Junge, C. S., war zu dem Zeitpunkt 26 Jahre alt, 173 cm groß, und obwohl er physisch ziemlich kräftig war, sein Appetit gut etc., so war er gleichzeitig hochgradig schwachsinnig, nicht in der Lage irgendeine Frage mit ja oder nein zu beantworten, und selbst diese Antworten waren dumm. Sein äußerliches Erscheinungsbild und sein Verhalten waren die eines Kindes, das erst wenige Jahre alt ist. Ich stellte fest, dass alle seine Zähne kariös und verfault waren und dass die linke Kopfhälfte ungleich kleiner war als die rechte. Sein Gebaren war sehr nervös, und er war unfähig, auch nur fünf Minuten lang ruhig auf dem Stuhl zu sitzen, und wenn diese nervösen Anfälle sich bis zu einem Krampf auswuchsen, riss er in der Regel alle Kleider von sich und schleuderte sie in alle Richtungen des Raumes, bis er vollständig nackt war. Gegenüber seiner alten Mutter zeigte er jedoch eine gewisse Furcht oder Respekt, wobei sie tatsächlich die einzige war, die in der Lage war, mit ihm umzugehen. Er betrieb keine Masturbation, aber es schien ihn absolut nichts zu interessieren.

Von Zeit zu Zeit war der Junge einige Jahre lang von mehreren Ärzten der alten Schule behandelt worden, jedoch ohne jeglichen Erfolg. Der Patient war das siebte Kind der Familie; alle anderen Kinder waren gesund, ebenso wie Vater und Mutter. Ich erkundigte mich, ob der Mutter während der Schwangerschaft mit diesem Kind irgendein Unfall oder großer Schrecken widerfahren sei. Ihre Antwort war nein; im Gegenteil habe sie immer ein ruhiges und glückliches Leben geführt.

Ich verschrieb für diesen Patienten: *Magnesium phos., Calcarea phos.*, beides C3 in Dosen zu je 5 Globuli, die während des Tages, da der Junge nachts für gewöhnlich sehr ruhig schlief, stündlich im Wechsel eingenommen werden sollten; ich empfahl, dass der Patient einmal pro Woche zu mir gebracht werden sollte; natürlich versprach ich keine Heilung, sondern ermahnte die Mutter, geduldig mit dem armen Jungen zu sein, da die Behandlung langwierig und schwierig werden würde.

Nach dem die Behandlung wie oben angegeben einen Monat durchgeführt worden war, teilte mir die Mutter mit, dass die üblen nervösen Anfälle, sich die Kleider vom Leib zu reißen, aufgehört hatten; der Junge war ruhiger, folgte ihr im Haus überall hin und schien Interesse an ihrer Hausarbeit zu zeigen.

Zwei Monate nach Beginn der Behandlung schienen sich sein Auffassungsvermögen und seine Intelligenz in gewisser Weise zu entwickeln; er half der Mutter, die Räume zu fegen und das Geschirr zu spülen, ohne dabei etwas zu zerbrechen, interessierte sich für viele andere Dinge, insbesondere für das Betrachten von Bildern oder Fotos, und zeigte durch korrektes Deuten, dass er erkannte, dass dies Bilder von dieser oder jener Schwester oder diesem oder jenem Bruder waren etc. Nach vier Monaten Behandlungsdauer empfahl ich der Mutter, ihn mit seinen Brüdern, die Schreiner waren, gehen zu lassen und zu sehen, ob er sich bei ihnen bei der Arbeit nützlich machen konnte. Genau das tat er; er begann damit ihnen zu helfen, Bretter zu tragen und diese manchmal, wenn nötig, zu hobeln; von Woche zu Woche interessierte er sich mehr für ihre Arbeit.

Nach achtmonatiger Behandlung mit *Magnesium phos.* und *Calcarea phos.* war er in der Lage, acht Stunden einfache Schreinerarbeiten für seine Brüder zu erledigen und 2$ pro Tag zu erarbeiten, ohne dass er irgendein Zeichen von Widerwillen, Müdigkeit oder Faulheit gezeigt hätte. Er arbeitet immer noch stetig, selbstverständlich wie eben ein Mann mit mangelndem Verstand, aber zur großen Zufriedenheit seiner alten Mutter ist er keine Last mehr wie zuvor.

Die Besserung dieses geistig kranken Mannes hat bis zum heutigen Tage angehalten. (Dr. E. A. DE CAILHOL, Los Angeles, Cal.)

Gemütskrankheit – Eine Frau, 26 Jahre alt, geistesgestört aber nicht gewalttätig, Melancholie aufgrund familiärer Probleme; schwache Psyche, depressives Gemüt, verdrießlich, gereizt, sieht alles negativ; akustische Halluzinationen. Abgemagert, nachts schlaflos, tagsüber schwermütig. Große Furcht, weint viel, isst nur mit viel Überredung. Viele scheinbar indizierte Medikamente waren ohne jegliche Wirkung verabreicht worden; die Geschichte nahm nun einen besseren Verlauf, *Kalium phos.* wurde verschrieben. Nach nur wenigen kurzen Tagen war sie bereits viel heiterer, spielte Klavier und sang, und es ging ihr sowohl mental als auch physisch von Tag zu Tag besser, bis sie völlig gesund zu sein schien und nach Hause geschickt werden konnte. (W. E. TAYLOR, Supt. Western Asylum for Insane)

Ein Patient, 89 Jahre alt, litt an schwerwiegender Hypochondrie, Melancholie, Lebensüberdruss, Todesangst, Misstrauen, war niedergeschlagen und missmutig. Nachdem die üblichen homöopathischen Mittel versagt hatten, konnte er mit Hilfe von *Kalium phos.* C6 wiederhergestellt werden.

Ein weiterer Fall religiöser Melancholie, die bei einer Frau seit drei Wochen andauerte, wurde innerhalb von einer Woche mittels *Kalium phos.* C6 vollständig geheilt. (Dr. ARNBERG, *Allg. Hom. Zeit.*, 1881) Detaillierte Beschreibung des Falles im Folgenden:

Frau M., Tochter des verstorbenen Dr. M., hatte seit ihrem 18. Lebensjahr an gelegentlichen Anfällen geistiger Verwirrung gelitten. Im Laufe der Jahre waren diese Anfälle jedoch schlimmer und häufiger geworden, sodass ihr Bruder es für angebracht hielt, in Absprache mit dem Arzt der Irrenanstalt des örtlichen Distrikts Vorkehrungen zu treffen, sie dorthin bringen zu lassen. Als letzten Ausweg rief ein Freund der Familie mich an, um herauszufinden, ob bei einem solch hoffnungslosen Fall nicht neue Medikamente von irgendwelchem Nutzen sein könnten. Nachdem ich ihm versichert hatte, dass *Kalium phos.* ihr sicher gut tun würde, gaben sie ihr davon über mehrere Wochen hinweg kontinuierlich vier Dosen täglich. Dies ist nun vier Jahre her. Das Ergebnis war äußerst zufriedenstellend. Nachdem sie das Mittel eingenommen hatte, hatte sie keinen einzigen Anfall mehr gehabt, und sie ist heute vollständig geheilt; sie ist in der Lage, die Hausarbeiten zu beaufsichtigen, Anrufe entgegenzunehmen und selbst zu tätigen, was sie über Jahre hinweg zuvor nicht gekonnt hatte, da sie sich zwischen den Anfällen extrem nervös und gehemmt gefühlt hatte. Es sind mehrere Fälle ähnlicher Art mit gleichem Erfolg behandelt worden – zwei davon mit Kindbettpsychose. (Dr. W. von Schüßler)

Fall einer 44 Jahre alten Frau: Dr. A. aus Arnsberg schreibt am 7. Februar „Ich hatte eine Patientin, die an einer Geisteskrankheit litt. Im Kern handelte es sich um religiös motivierte Melancholie, obwohl sie vor dem Auftreten des Leidens nicht zu religiösem Wahn neigte. Sie erklärte nun, sie sei für immer verloren – jammerte, weinte, rang die Hände und zerriss ihre Kleidung oder Papierstücke, die überall bereit lagen, um sie davon abzuhalten, sich weiter ihre Kleider zu zerreißen. Sie erkannte die Menschen, die um sie herum waren, nicht und konnte nicht schlafen. Sie hatte einen unbewusst starren Blick, und häufig waren zwei Personen erforderlich, um sie festzuhalten. Nur indem man ihre Nase hielt und nur unter Zwang war es möglich, ihr ein wenig Nahrung oder Medizin einzuflößen. Ich verschrieb *Kalium phos.*, da ihr Zustand, obwohl er sich als Erregung darstellte, im Ursprung eine Depression war, zu der *Kalium phos.* passt. Dr. Schüßler sagt in seinem Buch: „Eine funktionale Störung der Moleküle dieses Salzes löst im Gehirn eine psychische Depression aus, die sich in Reizbarkeit, Terror, Weinen, Nervosität etc. äußert, sowie Hirnerweichung." Sie nahm das *Kalium phos.* mit ausgezeichneten Ergebnissen. Eine frühere Erfahrung, die ich mit diesem Mittel gemacht hatte, hat mich dazu bewogen, es zu wählen."

„Diesmal handelte es sich um den Fall eines alten Mannes von 88 Jahren. Er litt an einer psychischen Störung, die sich in Form einer starken Hypochondrie und Melancholie darstellte. Er war des Lebens müde, fürchtete sich aber gleichzeitig vor dem Tod. Er war wochenlang erfolglos mit vielen Heilmitteln behandelt worden, die allem Anschein nach angezeigt waren, wie z. B. *Nux. vom., Aurum, Bromum, Kalium brom.* in allopathischen Dosen. Doch durch die kontinuierliche Gabe von *Kalium phos.* wurde er schnell geheilt.

Sogar schon acht Stunden nach Beginn der Behandlung empfand er ein gewisses Gefühl der Gelassenheit, und in dieser Nacht hatte er einen ruhigen Schlaf. So sah ich keine Veranlassung, die bereits gewählte Behandlung nochmals zu überdenken, zumal sich sein Zustand stetig besserte, sodass ich am 25. Februar meine Arztvisiten einstellen konnte."

„Ich habe meine frühere Patientin häufig sehen können, wie sie mit ihrer üblichen Heiterkeit eifrig ihrer Hausarbeit nachging, und sie spricht äußerst gelassen über ihre frühere Erkrankung." (von Schüßler)

Dr. ALICE I. ROSS berichtet von einem Fall einer psychischen Störung bei einem Mann über fünfzig. Er hatte nächtelang nicht geschlafen. Er hielt sich selbst für mittellos und ohne Freunde. Kalium phos. bewirkte eine allmähliche Besserung in Bezug auf Schlaf, Appetit etc., bis er sich wieder vollständig erholt hatte und ein normaler, kräftiger und gesunder Mann war. – *Iowa Hom. Journal*, Oktober 1913.

Sepsis

Kalium phos. – Septische Hämorrhagien mit fauligem Blut. Heilte einen Fall von Blutvergiftung am Fuß mit Infiltration, abstoßendem Geruch.

Skrofulose und Tuberkulose

[Der folgende Text wurde übernommen aus Schüßlers 24. Ausgabe, veröffentlicht 1897]

Magnesium phosphoricum und Natrium phosphoricum – Dadurch dass Leukozyten Eiweiß und Fett enthalten, ist es möglich, dass sie eine Verkäsungsmetamorphose durchmachen. Eine Zusammenballung oder eine Masse von Leukozyten, die noch nicht durch Verkäsung degeneriert wurde, kann Skrofulose erzeugen, wogegen Tuberkulose der Zustand nach einer solchen Degeneration ist. Folglich kommt Skrofulose zuerst, und Tuberkulose folgt an zweiter Stelle. Durch den Einsatz von Phosphaten, die gemäß ihrer charakteristischen Indikationen ausgewählt werden, kann man in beinahe jedem Stadium und bei allen skrofulösen Erkrankungen vieles ausrichten.

Hinsichtlich der Tuberkulose verdient *Magnesium phos.* ein besonderes Augenmerk, und die aktuellen Erfahrungen bestätigen es als Heilmittel gegen Lupus. Solange noch keine Verkäsungsdegeneration vorliegt, kann *Natrium phos.* die eingeschlossenen Leukozyten wieder freisetzen.

Eine Leukozytenmasse, die eine Verkäsungsdegeneration durchmacht, bietet einen Nährboden für Bazillen und muss demzufolge als Fremdkörper durch normale Zelltätigkeit abgestoßen und eliminiert werden. Jede gesunde Zelle hat die Fähigkeit, schädliche Substanzen zu erkennen und abzuwehren. In der Umgebung von Tuberkeln findet man keine vollkommen gesunden Zellen. Diese müssen durch den Einfluss der indizierten Phosphate, die eine neue Zellbildung herbeiführen und außerdem in deren Zusammensetzung mit eingehen, gebildet werden.

KOCHs *Tuberkulin* kann solche Ergebnisse nicht bewirken, da es eine den Zellen fremde Substanz ist und somit von ihnen abgestoßen wird.

Die Expulsion eines Tuberkels mittels der normalen Zellaktivität ist ein Ausdruck der natürlichen Heilungskraft. Jeder vernünftige Mensch kann die Möglichkeit einer solchen natürlichen Selbstheilung nachvollziehen.

ANMERKUNG

[In einer vorherigen Ausgabe, der 20., finden wir folgenden Text, den wir als Anmerkung zu Skrofulose und Tuberkulose anfügen möchten.]

Tuberkulin, aus dem kürzlich das tuberkulöse Serum hergestellt worden ist, wird jedoch noch viele Metamorphosen durchmachen müssen, bevor man entdecken wird, dass die, die es verwenden, auf dem falschen Weg sind.

„Man dreht sich rechts,
man dreht sich links,
doch der Zopf hängt stets hinten."

Man findet hier und da immer noch Mediziner, die in die Bakteriologie vernarrt sind und mit Hilfe des Tuberkulins versuchen, tuberkulöse Zustände zu heilen.

Sie weisen auf ihre Erfolge hin, doch diese beruhen auf Irrtümern, und selbst angesichts ihrer zahlreichen Misserfolge sind sie nicht gewillt daran zu zweifeln.

Es mag nicht auszuschließen sein, dass man Bazillen im Sputum aller Menschen finden kann, die einen Bronchialkatarrh haben, ansonsten aber vollkommen gesund sind, wobei diese gerade eingeatmet worden sein und im zähflüssigen Sekret eingefangen und festgehalten worden sein könnten.

Ein enthusiastischer Anhänger Kochs, der von der Bazillen-Manie erfasst wurde, wird umgehend nach der Entdeckung der Bazillen im Sputum schlussfolgern, dass im Lungengewebe Tuberkel vorhanden sind, und er wird aufgrund dieser irrtümlichen Schlussfolgerung sofort Tuberkulin ins Feld bringen.

Nachdem die Heilung abgeschlossen ist, was so viel heißt wie, wenn sich der Katarrh durch den positiven Einfluss äußerer Umstände selbst geheilt hat, wird der Patient, der selbst glaubt, an Tuberkulose erkrankt gewesen zu sein, gerne die Kosten für die Jagd nach den Bazillen zu bezahlen.

Bazillen, die an gesunden Zellen zu finden sind, werden abgestoßen und eliminiert. Bazillen, die wie oben erwähnt über die Atemwege auf eine katarrhalische Absonderung treffen, werden mit dem Sekret ausgeworfen. Bazillen, die auf eine Ansammlung von Leukozyten treffen, die eine Verkäsungsdegeneration durchgemacht haben, bleiben dort haften und gedeihen, da diese Masse sie aufgrund ihrer Inaktivität nicht abstoßen kann. So wird diese zu ihrer Brutstätte[1], und die Bazillen wirken in diesem Moment als Ursache der Erkrankung. Wenn dieser Nährboden aufgrund rationaler Methoden jedoch ausgeschaltet und eliminiert wird, werden die Bazillen denselben Weg gehen oder demselben Schicksal überlassen wie die Käsemilben – wenn sie verdaut werden.

Wenn die Bazillen nicht diese Anhäufung verkäster degenerierter Leukozyten als Nährboden benötigen würden, wenn sie sich an gesunden Orten vermehren könnten, würden sie sehr bald den gesamten Organismus schwächen, und die Tuberkulose würde wohl gar nicht genug Zeit haben chronisch zu werden, und der Patient stürbe, bevor beide Lungen überhaupt durch die Bazillen zersetzt wären.

Anders ist es bei den Krankheitserregern, die akute infektiöse Erkrankungenverursachen wie Masern, Scharlach, Typhus, Pocken etc. Diese Keime finden keinenpathologischen Nährboden, auf dem sie sich vermehren könnten, und sie werden durchgesunde Zellaktivitäten verhältnismäßig schnell wieder abgestoßen und eliminiert.

1 Da niemand mit Bestimmtheit sagen kann, ob solch ein pathologisches Leiden in einem Organismus vorliegt oder nicht, ist es klug, solche Zustände zu vermeiden, die zu solch einem Leiden führen könnten.

Ein weiser Daniel mag dennoch ein Heilmittel gegen Masern oder Scharlachfieber herstellen, das ebenso wertlos und vielleicht so schädlich wie Tuberkulin sein wird und wie der antihydrophobe Virus des Franzosen PASTEUR, mit dem er nicht nur bemüht Hydrophobie sondern sogar Epilepsie zu heilen.[2]

Tuberkulin kann in einigen Fällen positive Veränderungen, jedoch keine Heilung beibestimmten Leiden von längerer oder kürzerer Dauer bewirken, und in vielen Fällenwerden Verschlechterungen hervorgerufen, die das Leben der Patienten verkürzen.

Kürzlich berichtete Dr. HENOCH von der Berlin Medical Society von der Kinderstation der „Charité". Er wies zunächst auf die Untauglichkeit von Statistiken und statistischen Tabellen hin, die dem praktizierenden Arzt nichts belegen. Hier kann ausschließlich die Erfahrung von Menschen ausschlaggebend sein. Auch der Begriff Besserung besagt nichts, da die eigentliche und genaue Bedeutung von „Besserung" subjektiv und willkürlich gewählt ist. Es verhält sich jedoch etwas anders mit den deutlichen Verschlechterungen, die er beobachtet hat. Bei den 22 kranken Kindern seiner Abteilung, die mit äußerster Sorgfalt und Vorsicht mit KOCHs Serum behandelt worden waren, lässt sich kein einziger Fall einer gar nur unklaren Besserung finden, dafür verschlimmerten sich jedoch andererseits mehrere Fälle in Folge neuer Komplikationen, die durch diese Anwendung hervorgerufen wurden.

Verbesserungen oder augenscheinliche Besserungen können leicht erklärt werden. Tuberkulin kann wie jedes andere Experiment einen verstärkten Auswurf generieren, und vielleicht kann dadurch eine gewisse Menge der Bazillen von ihrem Nährboden getrennt werden, und auf diese sogenannte Sekundärwirkung folgt natürlich eine Abnahme des Auswurfs. Wenn eine solche Sekundärwirkung einige Zeit anhält, wird die der allgemeine Gesundheitszustand des Patienten verbessern, und bei gutem Appetit und mit ordentlicher Fürsorge wird er wieder an Gewicht zulegen.

Die Freude, die eine solch positive Wendung mit sich bringt, wird solange anhalten, bis die Sekundärwirkung verpufft ist und sich neue Bazillenkolonien auf dem infizierten Nährboden ansiedeln.

---

2 PASTEUR, der ein berühmter und gefeierter Chemiker, jedoch kein Mediziner war, wusste nichts über Pathologie und Therapeutika und erinnert einen an den Schneider von Ludwig XIV., der diesem Monarchen eines Tages ein Memorandum über Haushaltswirtschaft und Innenpolitik überreichte.
Es ist ganz offensichtlich, dass man eine gute Vorbildung in Physiologie, physiologischer und pathologischer Chemie, Pathologie und pathologischer Anatomie benötigt, um sinnvolle und rationale Heilungsmethoden herauszufinden. Chemie allein reicht nicht aus, diese hat andere Probleme zu lösen.

Und dies wird sehr schnell geschehen, denn der Nährboden der Bazillen kann durch das Tuberkulin nicht ausgemerzt werden, sondern bleibt weiter bestehen.

Der Versuch, den infizierten Nährboden mittels Tuberkulin beseitigen zu wollen, erinnert an ein Sprichwort des Dichters HALLER, der über die Menschheit sagt:

Unselig Mittelding von Engel und von Vieh,
Du prahlst mit der Vernunft, und du gebrauchst sie nie.

Sonnenstich

Natrium chlor. – Die pathologischen Bedingungen dieses Leidens ergeben sich aus der plötzlich fehlenden Feuchtigkeit in den Geweben der Hirnbasis; Natrium chlor. ist das Hauptmittel bei solchen Konditionen. Verstopfte Sinusvenen mit der Neigung zu Paravasation; temporäre Blutandrang im Gehirn.

Spasmen, Krämpfe, Konvulsionen etc.

Ferrum phos. – Konvulsionen mit Fieber bei zahnenden Kindern.

Kalium phos. – Panikkrämpfe mit blassem oder fahlem, bleifarbenem Anzlitz. Hysterische Krämpfe mit Bewusstlosigkeit und Delirium mit leisem Gemurmel.

Magnesium phos. – Krämpfe in jeglichem Körperteil, in Beinen, im Rachen, im Kehlkopf etc. Schreibkrampf. Muskelkontraktion, Zuckungen und Krämpfe. Konvulsionen mit Starre in den Mundwinkeln. Krampf im Rachen beim Versuch zu schlucken, spasmisches Stottern. Tonische Spasmen, heftige Kontraktionen sowie Steifheit der Muskeln während längeren oder kürzeren Intervallen. Wundstarrkrampf, Kiefersperre (man reibe es ins Zahnfleisch ein). Tetanische Krämpfe wie bei *Bellad.*, wenn letzteres nicht hilft. (J. C. M.)

Calcarea phos. – Konvulsionen wegen Zahnens ohne Fieber, wenn *Magnesium phos.* versagt. Passt während der Entwicklungsphasen in Kindheit, Jugend oder im Alter, wenn die Kalziumsalze Schuld sind. Bei anämischen, blassen Patienten, bei strumösen und skrofulösen Menschen. Krämpfe und konvulsive Bewegungen aller Art, wenn *Magnesium phos.* nicht wirkt.

Klinische Fälle

Krämpfe mit Kontraktionen der Finger, offenen Augen, hat in Intervallen auch spasmischen Husten. *Magnesium phos.* C9 heilte. *Record Homoeopathic Literature*.

A. R. V. G., eine junge Dame von 18 Jahren, hatte im vergangenen Sommer (1875) zusammen mit ihrer Mutter eine Wasserheilanstalt besucht. Ohne überhaupt krank zu sein, hatte sie die Bäder genutzt, selbst während ihrer Menstruation. Unmittelbar danach bekam sie heftige Spasmen und Krämpfe, die täglich auftraten und sich auch fortsetzten, als sie wieder nach Hause zurückkehrte. Da sich die Krankheit trotz der Anwendung verschiedener Medikamente verstärkte, wurde ein Mediziner konsultiert. Es wurde ein zweiter Arzt hinzugezogen, der mit seinem Kollegen einig war, was die Diagnose und auch die Behandlung betraf, die dieser angewandt hatte. Die in der Hauptsache verabreichten Mittel waren sehr starke und täglich mehrmals wiederholte Morphiuminjektionen; doch das quälende Leiden ließ sich nicht beheben; ganz im Gegenteil wurden die Krämpfe heftiger und häufiger. Der behandelnde Arzt erklärte schließlich, dass es keine Chance auf Besserung gäbe, bis die Patientin im Frühling einige Stahlbäder nähme. Die Eltern fürchteten, dass ihre Tochter den Frühling nicht mehr erleben würde, und dass sie, selbst wenn sie es täte, nicht gesund genug sein würde, um zu reisen. Daher telegrafierten sie und baten mich um einen Besuch. Am 6. September des vergangenen Jahres sah ich die Patientin zum ersten Mal. Ich hatte sie von früher gekannt und war erstaunt, statt des blühenden gesunden Mädchens, das sie einmal gewesen war, eine bleiche, abgemagerte Gestalt vorzufinden, die ich nicht wiedererkannt hätte. Während meiner Anwesenheit hatte sie einen Anfall, ihre Gesichtszüge waren verzerrt, die Augen waren nach oben verdreht, Schaum trat aus ihrem Mund hervor, und dann folgten erschreckende Krämpfe von Stößen und Schlägen mit Händen und Füßen, wie ich nie zuvor gesehen hatte. Das war nur der Anfang. Plötzlich wand und verdrehte sich ihr Rumpf auf unbeschreibliche Art und Weise, der Hinterkopf wurde tief ins Kissen gedrückt, die Füße stemmten sich gegen das Fußende des Bettes, Brust und Bauch krümmten sich wie eine Brücke beinahe 40 oder 50 cm nach oben. In dieser unnatürlichen Position verharrte sie mehrere Sekunden. Plötzlich zuckte der ganze Körper mit einem Satz nach oben, und die arme Leidtragende wurde einige Sekunden lang mit kontrahiertem Rückgrat umhergeworfen. Während der ganzen Attacke, die mehrere Minuten andauerte, war sie vollkommen ohne Bewusstsein, Kneifen und Schlagen wirkten nicht, es half auch nichts, ihr kaltes Wasser ins Gesicht zu spritzen oder angebrannte Federn unter die Nase zu halten, die Pupillen waren völlig lichtunempfindlich. *Ignat.*, das ich verordnet hatte, war wirkungslos; *Cupr. met.* wirkte besser, aber nur für kurze Zeit; *Bellad.*, *Ipecac.* und *Pulsat.* (letzteres wegen der unterdrückten Monatsblutung) nutzten nichts. Die Anfälle wurden weder stärker, noch wurde sie um den geringsten Grad schwächer. Auf Wunsch ihrer Freunde wurden auch weiterhin Morphiumspritzen verabreicht. Als bei meinem Besuch am 4. Oktober die Spasmen wieder einsetzten, und diesmal mit solcher Heftigkeit, dass das Bettgestell zusammenbrach, nahm ich Schüßlers THERAPIE zur Hand und verordnete *Magnes. phos.* Nachdem sie das Mittel am 10. Oktober eingenommen hatte, setzte die Menstruation wieder ein, aber ihr übriger Zustand veränderter sich in keiner Weise. Die Krämpfe traten weiterhin mit derselben Heftigkeit auf. Dann erinnerte ich mich an Schüßlers Aufforderung, *Calcarea phos.* zu verwenden, wenn sich *Magnes. phos.* trotz Indikation aufgrund der entsprechenden Symptome als nutzlos erweist, und so gab ich hier am 16. Oktober *Calcarea phos.* alle zwei Stunden eine volle Dosis. Augenblicklich wurden die Spasmen seltener. Am sechsten Tag hatte sie eine schwache und nur kurz andauernde Attacke. Von diesem Tag an hatte sie Ruhe bis zum 6. November, dem Tag, an dem ihre Periode wieder einsetzte, wobei ein kurzer, leichter Anfall dieser vorausging. Am 14. Dezember rief mich die junge Dame an, sie sehe wieder gesund und blühend aus, sei vollständig von ihren Anfällen geheilt, und seit Anfang Dezember ginge es ihr recht gut, und sie habe keinerlei Probleme mehr gehabt. (von Schüßler)

Ich hatte einen sehr interessanten Fall in Behandlung, der die Aufmerksamkeit unseres ganzen Berufsstandes verdient. Ich wurde zu einer Dame im fortgeschrittenen Alter gerufen. Sie hatte schon fast fünf Wochen an konvulsiven Spasmen gelitten. In den letzten 24 Stunden hatte sie 30 Anfälle gehabt. Die Krämpfe durchzuckten ihren Körper wie elektrische Schläge, so dass sie zu Boden fiel. Die Attacke dauerte einige wenige Minuten, und danach fühlte sie sich relativ gut, war jedoch ziemlich erschöpft. Die Kranke wagte nicht mehr, das Bett zu verlassen, aus Angst sich zu verletzten. Von ihrem ersten Arzt war sie mit *Flor. zinci.*, FOWLERs Lösung und Abreibungen behandelt worden, jedoch ohne Erfolg. Als ich die Dame traf, dachte ich darüber nach, Schüßlers Funktionsmittel anzuwenden. Da ich wusste, dass *Magnes. phos.*, *Kalium phos.* und *Calcarea phos.* verschrieben werden, um Krämpfe zu lindern, wählte ich unter den gegebenen Umständen letzteres, *Calcarea phos.* Am nächsten Tag fand ich die Dame im Raum umherlaufend vor, zur großen Verwunderung der Menschen um sie herum. Sie begrüßte mich mit einem Lächeln und rief aus, „Ah! Herr Doktor, meine Krämpfe sind geheilt." Und so war es auch. Sie hatte keine weiteren Attacken mehr. (Dr. FRECHTMANN; von Schüßler)

Dr. F. aus Alsó in Ungarn berichtet: Man bat mich, aufs Land zu fahren, um einen Mann zu besuchen, der seit drei Tagen an spasmodischem, krampfartigem Schluchzen litt. Er lag im Bett. Subkutane Morphiuminjektionen, Einreibungen mit Chloroform und Sinapismen (Senfumschläge) nutzen alle nichts. Obwohl das Schluchzen für zwei oder drei Stunden etwas abgeschwächt wurde, setzte es später noch heftiger als je zuvor wieder ein. Ich gab ihm eine Pulverdosis *Magnes. phos.* in einem halben Becher Wasser. Nach dem zweiten Teelöffel davon verschwand das Schluchzen zum Erstaunen aller Anwesenden vollkommen. (von Schüßler)

Seit der letzten Ausgabe dieses Werkes sind zahlreiche Berichte über Schreibkrämpfe, die mittels *Magnesium phosphoricum* geheilt wurden, veröffentlicht worden.

Spermatorrhö

Natrium phos. – Jede Nacht Samenergüsse, sexuelles Verlangen beinahe vollständig verschwunden. Sperma ist dünn, wässrig, riecht wie abgestandener Harn. Bei den Probanden verursachte es jede Nacht Samenergüsse; zunächst schien Erethismus mit Lustträumen vorzuliegen, doch später stellten sich Absonderungen, eine oder zwei pro Nacht ein, die mit keinerlei Empfindung einhergingen. Darauf folgten Schwäche im Rücken und Zittern der Knie, die sich anfühlten, als ob sie einknicken würden. (FARRINGTON)

Kalium phos. – Nervosität, die aus übermäßiger sexueller Erregung erwächst, egal ob dieser nun nachgegeben wird, oder ob sie unterdrückt wird. Impotenz und nächtliche oder andere Absonderungen mit diesen nervösen Indikationen. (NOTTINGHAM) Starkes sexuelles Verlangen. Schmerzhafte nächtliche Samenabgänge. Erschöpfung und schwaches Sehvermögen nach dem Koitus.

Natrium chlor. – Absonderung von Prostataflüssigkeit. Pollutionen gefolgt von Frösteln, Abgeschlagenheit und gesteigerter sexueller Begierde. Impotenz.

Silicea – Sexueller Erethismus mit paralytischer Erkrankung. Permanente sexuelle Gedanken; häufig nächtliche Samenabgänge.

Calcarea fluor. – Permanentes Tröpfeln von Samen- oder Prostataflüssigkeit in Verbindung mit Schwund der Hoden.

Spinalmeningitis

Natrium sulph. – Heftige Schmerzen im Nacken und im Kopf. Nacken wird zurückgebogen, Rückenspasmen, in Verbindung mit geistiger Reizbarkeit und Delirium. „Wenn mir alle Medikamente der Materia Medica weggenommen würden, und wenn ich nur ein Mittel haben dürfte, mit dem ich diese Krankheit heilen könnte, würde ich bei der Spinalmeningitis von heute *Natrium sulph.* nehmen, denn es kann die Attacke abwandeln und in der Mehrzahl der Fälle Leben retten. Es kürzt die Dauer der Erkrankung auf ganz erstaunliche Weise ab, wenn es das wirklich exakt indizierte Mittel ist. Der heftige

Blutandrang zum Kopf, den wir klinisch betrachtet bei dieser Krankheit vorfinden, wird schnell gelindert bzw. behoben. (J. T. KENT)

Syphilis

Ferrum phos. – Geschwollene Lymphknoten, heiß, pochend oder druckempfindlich.

Kalium chloratum – Weicher Schanker, in C3 durchweg das wichtigste Mittel und auch äußerlich als Lotion; chronisches Stadium der Syphilis. Bei Bubo gegen die weiche Schwellung. Condyloma latum (flache bzw. breite Feigwarzen). Syphilitische Vereiterung des Zahnfleisches. Dr. C. S. SAUNDER aus London versichert, dass dieses Arzneimittel durchaus genauso charakteristisch für die Syphilis ist wie *Mercurius*. Er hat diese Behauptung viele Male in seiner Praxis bewiesen.

Kalium phos. – Phagedänischer Schanker und geschwollene Lymphknoten.

Kalium sulph. – Syphilis mit den charakteristischen Symptomen, abendlicheVerschlechterung etc. Chronische Syphilis.

Natrium chlor. – Schüßlers letzte Ausgabe gibt dieses Heilmittel als eines der herausragendsten Mittel, wenn nicht sogar als das Hauptmittel, bei Syphilis an. Chronische Syphilis, seröse Absonderungen.

Natrium sulph. – Kondylome am After mit syphilitischem Ursprung, äußerlich und innerlich.

Silicea – Chronische Syphilis mit Vereiterungen oder Verhärtungen. Geschwürige Hauterkrankungen, bei denen zu viel Mercur gegeben wurde, Knoten bei tertiärer Syphilis; Karies und Nekrose mit Absonderung von übel riechendem Eiter.

Calcarea sulph. – Bei Lymphknotenschwellungen, um den Eiterungsprozess zu kontrollieren (mit *Silicea*). Chronisch eiterndes Stadium der Syphilis.

Calcarea fluor. – Harter und verhärteter Schanker.

Klinische Fälle

Schankerbedingte Geschwüre, die von einem blutüberfülltem, entzündlichem Hof umgeben sind, wobei die Oberfläche von einem gräulichen Sekret bedeckt ist. Tiefe Aushöhlungen, am Grund breiter, schmerzhafte Miktion. *Kalium chloratum* C6 (*Kali mur.* 6) alle drei Stunden. Es setzte sehr schnell Besserung ein, der Schmerz beim Urinieren verschwand, und die Geschwüre heilten schnell. (F. A. ROCHWITH)

Tonsillitis

Ferrum phos. – Mandeln rot und entzündet, Schmerzen beim Schlucken. Dieses Mittel zuerst allein geben.

Kalium chloratum – Das zweite Mittel, sobald eine Schwellung im Hals erkennbar ist. Rachen weiß oder grau gesprenkelt. Chronische oder akute Mandelentzündung mit starker Schwellung.

Kalium phos. – Mandeln vergrößert und wund, weißer, fester Belag auf den Mandeln, wie ein diphtherischer Belag.

Natrium phos. – Mandelkatarrh mit goldgelbem Exsudat, aufgrund eines sauren Milieus im Magen. Chronische Schwellung der Mandeln.

Calcarea phos. – Chronische Schwellung der Mandeln, die Schmerzen beim Öffnen des Mundes, Schwerhörigkeit und Probleme beim Schlucken verursacht; interkurrent. Heisere Stimme. „Bei einer schwammigen Hypertrophie der Mandeln bei Kindern haben wir in vielen Fällen mit der C2-Potenz eine getreue und seit langem praktizierte Verwendung dieses Mittels gefunden, die eine deutliche Verkleinerung der Mandeln hervorruft." (Dr. H. C. FRENCH)

Calcarea sulph. – Tonsillitis, letztes Stadium, wenn sich Eiter bildet oder Abszesse entstehen.

Natrium chlor. – Gaumenzäpfchenentzündung (Uvulitis); in diesem Fall sind die Schleimzellen der Krankheitsherd. Infolgedessen ist nicht Kalium chloratum,sondern Natrium chlor. das richtige Mittel. Chronische Mandelvergrößerungen wurden durch dieses Mittel in der 30sten Potenz geheilt.

Magnesium phos. – Mandelentzündung rechtsseitig schlimmer. Rachen sehr rot und geschwollen. Patient fröstelt und ist müde, Kopf schmerzt, gerötetes Gesicht.

Klinische Fälle

Ich habe *Natrium chlor.* wiederholt verwendet und habe vor allem bei hartnäckigen Fällen mit Speichelfluss exzellente Resultate erzielt. Insbesondere ein Fall wurde durch dieses Mittel bemerkenswert schnell geheilt. Eine junge Dame, 20 Jahre alt, die an einer heftigen Mandelentzündung litt, die so schlimm war, dass sie kaum Milch oder Wasser schlucken konnte, hatte von mir ein Quecksilberpräparat erhalten. Die Entzündung der Mandeln ging sehr schnell zurück, aber es setzte dafür ein neues Übel ein – nämlich extrem starker Speichelfluss. Das Zahnfleisch lockerte sich, blutete sehr leicht und stand von den Zähnen ab, die Zähne wurden schwarz. Ich gedachte diese Erkrankung ebenfalls mit *Mercur.* zu heilen, womit ich in solchen Fällen früher sehr oft Erfolg gehabt hatte, doch während ich mit diesem Mittel fortfuhr, verschlimmerte sich das Übel nur noch mehr. Nun vergewisserte ich mich bei der Patientin, dass sie im vergangenen Sommer in N. erkrankt gewesen war, und der Arzt hatte ihr eine Menge Kalomel (Hornquecksilber) verabreicht, was einen furchtbaren und lang anhaltenden Speichelfluss zur Folge hatte. Sie fürchtete dass dieses Übel nun wieder sehr langwierig sein würde, da es in N. schon so schlimm gewesen war. Ich setzte nun das *Quecksilber* ab und verordnete *Natrium chlor.* alle zwei Stunden eine Dosis von der Größe einer Bohne. Der Erfolg übertraf meine optimistischsten Erwartungen. Innerhalb von 24 Stunden war die Schwellung der Drüsen deutlich zurückgegangen, und nach drei Tagen war die Heilung vollständig abgeschlossen. (von Schüßler)

Vergrößerte Mandeln mit partieller Taubheit von Dr. R. T. Cooper. J. D., 5 Jahre alt, ein dünner, zart wirkender Junge, sehr groß für sein Alter, litt seit zwei Jahren an partieller Taubheit, die sich stark verschlimmerte, als er vor zwei Monaten nach Southampton kam. Seine Mutter war sehr verängstigt, da sie fürchtete, dass er unheilbar taub werden würde. Zunächst wollte oder besser konnte er mir nicht gestatten, seinen Rachen zu untersuchen, da ihm dies extreme Schmerzen bereitete (er litt zu diesem Zeitpunkt an einem Krankheitsschub); aber aufgrund der äußeren Schwellung und der Historie war es evident, worin die eigentliche Ursache dieser Hörempfindungsstörung (Dysakusis) bestand. Die Geschichte der Mutter gab preis, dass er im Alter von drei Jahren geimpft worden war, dass darauf eine starke Beeinträchtigung seiner körperlichen Verfassung folgte, der Ausschlag abklang und sich seither die Mandeln in diesem geschwollen Zustand befanden. Die Symptome verschlimmern sich, wenn er aus dem Freien wieder nach Hause kommt, und bei feuchtem Wetter. *Calcarea phos.* hatte eine sofortige positive Wirkung, sodass der Rachen drei Tage später untersucht werden konnte. Beide Mandeln waren geschwollen und rot und bildeten einen fast kompletten Wall zwischen Mund und Rachen. Nach drei Wochen war das Hörvermögen wieder vollständig hergestellt und die Schwellung abgeklungen. – *Monthly Homoeopathic Review,* September 1867.

Dr. W. hatte einen heftigen Anfall von Tonsillitis, der beide Mandeln befallen hatte, die sehr stark vergrößert waren, was das starke Schwierigkeiten und Schmerzen beim Schlucken verursachte. Temperatur 38,9 °C; Puls 130; Patient äußerst nervös. Gab *Ferrum phos.* C6 und *Kalium phos.* C6 alle 15 Minuten im Wechsel. Ich sah den Patienten sechs Stunden später wieder, und alle Symptome waren sehr viel schlimmer, dann gab ich *Kalium chloratum* C6 statt *Kalium phos.*, gab weiterhin *Ferrum*. Am nächsten Morgen erfuhr ich, dass der Patient eine harte Nacht durchgemacht hatte. Gab dann *Ferrum phos.* C12 und *Kalium chloratum* C12. Nach sechs Stunden fand ich den Patienten in wesentlich besserer Verfassung vor, weniger Schmerzen, geringere Schwellung, Temperatur 37,8 °C, Puls 100; ich machte mit diesen Mitteln weiter, und nach zwei Tagen war der Patient wieder auf, und eine Vereiterung setzte nicht ein. Dies war wahrhaftig ein Fall von Mandelentzündung, der üblicherweise in eine Vereiterungsphase eintritt und sieben Tage andauert, trotz aller Maßnahmen, die wir ergreifen können, wie ich das bei allen meiner Fälle beobachten konnte. Die Verschlimmerung, die nach der Gabe der Heilmittel in der 6ten Potenz eintrat, und die Besserung, die sich nach ihrer Verabreichung in der C12 vonstatten ging, waren interessante Tatsachen. Der Patient merkte an, dass er die Wirkung der letzten Mittel im ganzen Körper spüren konnte, wie sie sofort nach jeder Dosis die gereizten Nerven beruhigten und besänftigten. (Dr. G. H. MARTIN)

Eines Abends brachte ein Herr seinen acht oder zehn Jahre alten Sohn zu mir in die Praxis. Als er vor mir stand, bemerkte ich, dass er sich schrecklich mühte und quälte um zu atmen und dass seine Brust vorgewölbt war wie die eines Hühnchens. Ich schaute in seinen Hals und stellte fest, dass beide Mandeln entzündet und so stark vergrößert waren, dass zwischen ihnen kaum so viel Platz übrig gewesen wäre, um auch nur ein Blatt Papier dazwischen zu schieben. Er war leicht fiebrig, und die Zunge war weiß belegt. Ich bereite einige Pulverdosen *Kalium chloratum* C200 (B. & T.) zu und ordnete an, ihm drei Stunden lang alle halbe Stunde eine trockene Dosis zu geben, und danach stündlich im Verlauf der Nacht. Am nächsten Morgen rief ich recht früh an und fand ihn zu meinem Erstaunen im Bett sitzend, in heiterer Stimmung und ganz natürlich atmend an. Seine Brust hatte eine normalere Form angenommen, und die Mandeln hatten sich stark verkleinert. Am nächsten Tag wurde mit dem gleichen Mittel weiterbehandelt, und am darauffolgenden Tag begrüßte mich der kleine Bursche verhältnismäßig gesund. (E. H. H.)

Tumore

Kalium chloratum – Junge Fälle von Brustkrebs, bei denen die **Druckschmerzhaftigkeit** das herausragende Symptom ist, die Bündel in der Brust fühlen sich weich an, man verwende C3. – E. G. JONES.

Kalium phos. – Krebs, Schmerz, übelriechende Absonderung und Verfärbung. Hilfreich, wenn der Krebs beseitigt wurde und man sich im Heilungsprozess befindet.

Kalium sulph. – Epitheliom (Geschwulst aus Epithelzellen). Hautkrebs in der Nähe von Schleimhäuten mit Absonderung eines dünnen, gelben, serösen, eitrigen Sekrets. In der Praxis von Dr. H. S. PHILLIPS aus Toledo, Ohio, heilte es ein Epitheliom auf der linken Seite der Nase, ein hornartiger Schorf mit einem dunklen, geschwollenen, entzündeten Hof. Es hatte über sechs Monate bestanden. Es sind etliche weitere Heilungen von Epitheliomen durch dieses Heilmittel dokumentiert.

Natrium chlor. – Ranula.

Ferrum phos. – Alternierend ein ausgezeichnetes Mittel gegen starke Schmerzenbei Krebs. Zungenkrebs wurde dadurch positiv beeinflusst. Nävus.

Calcarea phos. – Krebs bei skrofulöser Konstitution. „Putzfrauenknie" (Bursitis praepatellaris). Akute oder chronische Zysten erfordern dieses Mittel. Bronchozele, Kropf, Zysten. Schleimbeutelentzündungen.

Calcarea sulph. – Seröse Schwellungen, zystische Tumore. Überschießende Granulation und Eiterbildung.

Calcarea fluor. – Bluttumore am Kopf von Neugeborenen. Knoten, Körnchen, verhärtete Drüsen in der weiblichen Brust. Tumore der Augenlider. Vergrößerte Meibom-Drüsen. Harte Schwellung des Kieferknochens. Überbein, runde Schwellung bestehend aus verkapselten Tumoren, wie man sie aufgrund einer Überbeanspruchung der elastischen Fasern auf dem Handrücken findet. Harte Schwellungen, die ihren Sitz in den Faszien und den kapsulären Bändern der Gelenke oder in den Sehnen haben. Verhärtete Knoten im Zökalbereich. Knochige Infiltration der Knochenhaut.

Silicea – Vergrößerte Drüsen. Chronisch vergrößerte Lymphdrüsen. Schwellungen, Knoten, Tumore etc., die verhärtet sind, aber zu eitern drohen. Szirrhöse Verhärtung der Oberlippe und des Gesichts. Gebärmutterkrebs. Eisige Kälte und stinkender, bräunlicher, purulenter, jauchiger Weißfluss (Leukorrhö).

Natrium phos. – Hat sich bei Zungenkrebs als nützlich erwiesen. Kropf, wenn dieser aufgrund einer sauren Konstitution entstanden ist.

Klinische Fälle

Calcarea fluorica – Eine jungfräuliche Dame von 60 Jahren konsultierte mich am 13. Oktober 1883 und erzählte mir, dass sie schon seit etwa 18 Monaten eine glänzende Schwellung auf ihrem rechten Zeigefinger habe. Der Knoten war hart und schmerzte, und er hatte etwa die Größe einer kleinen halbierten Walnuss, nur flacher, die Patientin war nervös und schwermütig. Es setzte eine sofortige Besserung ein, und nach zweieinhalb Monaten war sie wieder vollkommen gesund. (J. COMPTON BURNETT)

Calcarea phosphorica – Ein Säugling, 14 Tage alt, wurde zu mir gebracht. Gleich nach seiner Geburt war eine Schwellung an seinem Kopf festgestellt worden, die im Laufe der Zeit immer größer wurde. Sie saß am linken Vorsprung des Scheitelbeins, hatte einen Durchmesser von ca. 7 cm und war etwa 3 cm hoch: Sie fühlte sich zäh an, nicht veränderlich. Eine eingehende Untersuchung ergab, dass das Scheitelbein unter dieser Stelle beschädigt war. Daraus war der Tumor hervorgebrochen. Es war ganz offensichtlich eine Meningozele von mäßiger Größe. Die Prognose war unklar. Es gab keine Anzeichen von Druck auf das Gehirn, und das Kind war bis auf einen doppelten Leistenbruch gesund. Ich verschrieb *Calc. phos.* C6 dreimal täglich. Nachdem die Arznei drei Tage lang eingenommen worden war, war der Tumor offenkundig kleiner geworden, und nach zehn Tagen war er vollkommen verschwunden. Das Loch im Knochen schloss sich sukzessive und war nach insgesamt3 ½ Wochen ganz geschlossen. (FROHLING, A. h. Z., CXXXII, 65)

Blutgefüllte Zyste an der rechten Seite des Hinterhauptbeins mit offener kleiner Fontanelle. *Calcarea phos.* C2 heilte. – RAUE, *Record Homoeopathic Literature*,1873.

Calcarea fluorica – Ein rezidives Fibrom in der Kniekehle wurde einmal mit dem Skalpell entfernt, bildete sich jedoch wieder neu und wuchs bis auf die Größe einer Faust an. Das Bein wurde bis zu 45 Grad angezogen, und das Knie war nun unbeweglich. Dieses wunderbare Heilmittel wurde angesichts der Symptome in diesem Fall sowie des harten Tumors verschrieben. Der Tumor schrumpfte nach und nach, das Bein wurde wieder normal und so gesund wie eh und je. (Dr. T. J. KENT)

Fall eines Polypen im linken Nasenloch, geheilt durch *Calcarea phos.* – BEEBE, *Trans. American Institute*, 1886.

Dr. ORTH berichtet: Elisabeth F., eine 70 Jahre alte Witwe, konsultierte mich am 5. April wegen eines Epithelioms, das sich an der rechten Wange befand und sich vom unteren Augenlid bis zum Nasenloch erstreckte. Es war fast kreisrund und hatte einen Durchmesser von ca. 3 cm. Sie hatte das Epitheliom bereits seit einigen Jahren, und nun war es im

Begriff, ein Geschwür zu bilden, das einen harten Untergrund und kallöse Ränder hatte. Ich verordnete eine Pulvergabe *Kalium sulph.* an jedem Abend sowie eine mit einer *Kalium sulph.*-Lotion getränkten Mullbinde zur äußeren Anwendung, die häufig gewechselt werden sollte. Am 6. Mai stellte ich fest, dass sich das Geschwür sichtbar verkleinert hatte, und am 23. Mai war das Geschwür auf die Größe einer Sixpence-Münze (ca. 19 mm) vernarbt. Einige Tage später reiste die Dame ab, um nach Hause zurückzukehren, und bedauerlicherweise habe ich seither nichts mehr von ihr gehört. (von Schüßler)

Dr. SPIETHOFF aus Lübeck beschreibt die prompte Wirkung von *Calcar. fluor.* C6 und *Silicea*. Den Patienten plagte ein großes Sarkom am Oberkiefer, das seinem Gesicht ein froschartiges Aussehen verlieh. Acht Monate lang hatten Ärzte der alten Schule versucht, den Eiterungsprozess auszulösen, waren jedoch gescheitert. Sie generierten lediglich zahlreiche fistelartige Öffnungen, die eine übel riechende, beinahe durchsichtige Flüssigkeit absonderten. Ohne viel Hoffnung, dass damit der Eiterungsprozess hervorgerufen werden könnte, wurde *Silicea* C6 gegeben. Zwei Wochen lang ergab sich keine Veränderung bis auf die Neubildung von zwei Auswüchsen an der Mittellinie des Tumors. Nun wurde *Calcar. fluor.* C6 verabreicht, und am darauffolgenden Tag begann das Sarkom sehr stark zu eitern, was den Fall außerordentlich besserte. Die prompte Wirkung der Mittel war sehr eindrucksvoll.

Dr. C. H. THOMPSON aus Santa Rosa liefert uns einen Fall eines neuralgischen Knotens in der Brustdrüse, der einem Szirrhus (harte Geschwulst) glich und der durch *Calcarea fluor.* vollständig geheilt wurde.

William W., ein Fabrikarbeiter, kam am 4. September zu mir. Er litt an einem Epitheliom, das sich auf der rechten Seite seiner Nase befand, fast direkt unter dem Augenwinkel, und etwa 3 cm im Durchmesser maß. Das Auge selbst schien mit beeinträchtigt zu sein, vielleicht aufgrund der Reizung durch die Absonderung, die ihren Weg ins Auge möglicherweise über den Rand des Augenlids gefunden haben könnte, das wiederum hingegen nicht sehr zerstört war. Wie dem auch sei, es lag eine Bindehautentzündung des Augenlids und des Augapfels sowie eine Hornhauttrübung vor. Das Geschwür seitlich der Nase hatte der Mann seit vier Jahren. Zunächst war nur ein leicht roter Punkt zu sehen gewesen, der ein wenig erhaben und geschwollen war. Später wurde er von verhorntem Schorf bedeckt, der nach einer gewissen Zeit abfiel und eine kleine wunde Stelle zurückließ. Diese breitete sich langsam aber kontinuierlich aus. Der Patient hatte seit dem Bestehen dieser Wunde sehr viele Ärzte aufgesucht, er war auch zwei Monate lang von einem Augenspezialisten behandelt worden, nachdem dieses mit befallen war; doch all diese Behandlungen blieben ohne Erfolg. Ihm wurde nun *Kalium sulph.*, je eine Dosis abends und morgens, verabreicht; und äußerlich wurde eine *Kalium sulph.*-Lösung angewandt. Nach nur wenigen Tagen verschwand die Entzündung. Unter der kontinuierlichen Behandlung begann auch das Geschwür zu heilen. Am 8. Oktober hatte sich die Wunde soweit vernarbt, dass nur noch ein kleiner Fleck übrig war, während der Patient am 9. Oktober in der Lage war, seine Arbeit wieder aufzunehmen. (von Schüßler)

Eine harte Schwellung unter dem Kinn von der Größe eines Taubeneis verschwand innerhalb von vier Wochen vollständig mittels der Anwendung von *Calcarea fluor.* Sowohl Ärzte der alten als auch der neuen Medizin hatten keine Heilung erzielen können. (Dr. F.; von Schüßler)

Dr. FUCHS aus Regensburg berichtet: Im August 1875 heilte ich eine vierzigjährige Dame, die geraume Zeit an einem Erguss im Schleimbeutel der Kniescheibe gelitten hatte. Zwölf Dosen *Calcarea phos.*, zwei Dosen pro Tag nach Maßgabe von Schüßler, beseitigte diesen chronischen Zustand eines „Putzfrauenknies" (Bursitis praepatellaris). (von Schüßler)

Nasenpolypen – Frau R. hatte Nasenpolypen in beiden Nasenlöchern, groß, grau und schnell blutend. *Calcarea phos.* C30 eine Woche lang eine Pulverdosis jeden Morgen. In der dritten Woche berichtet sie, dass die Nase vollkommen frei sei. Die größeren gingen leicht weg; die kleineren wurden absorbiert. (J. G. GILCHRIST)

Multiples Keloid, das nach der Exzision eines Tumors in der Narbe aufgetreten war. Es wurde am St. Bartholomew's Hospital herausgeschnitten, kehrte jedoch sehr schnell und noch größer als vorher wieder, bis die Patientin, ein Mädchen, mit Silicea C3, morgens und abends, behandelt wurde. Das sukzessive Verschwinden der Wucherung war eines der schönsten Dinge, die ich jemals in der Medizin gesehen habe. – JOHN H. CLARKE in *Homoeopathic World,* August 1885.

Strumöse Daktylitis – Am London Homoeopathic Hospital stellte GERARD SMITH ein vierjähriges Kind vor, das sich zwei Jahre zuvor den Zeigefinger verletzt hatte. Diese Verletzung löste eine Knochenhautentzündung und einen Abszess aus, jedoch keine Symptome von Nekrose, und bei einer Sondierung wurde kein Sequester (abgestorbenes Gewebe- bzw. Knochenstück) gefunden. Die Schwellung des Fingers wuchs im Laufe von sechs Monaten so stark an, dass der Knochen eine beinahe kugelartige Form annahm. Nach Ablauf dieser Zeit wurde der Knochen unter der Behandlung mittels einer lang andauernden Kur mit *Silicea* wurde der Knochen wieder viel kleiner. Nach Ablauf weiterer sechs Monate bildete sich ein neuer Abszess, der geöffnet wurde, und eine Sonde drang in eine weiche Masse ein. Der Finger besserte sich erneut deutlich und wurde durch eine Kur mit *Hepar* und *Silicea* kleiner. BYRES MOIR und EPPS hatten beide sehr häufig ähnlicher Fälle strumöser Daktylitis (Entzündung aller Strukturen des Fingers), bei denen durch die Behandlung mit *Silicea, Calcarea* und *Calc. fluor.* eine vollständige Genesung herbeigeführt wurde.

„*Calcarea fluorica* bei Knoten und chronischen harten Schwellungen in der weiblichen Brust."

Ich weiß, wovon ich spreche, wenn ich sage, dass diese Schwellungen leicht mit diesem Mittel behandelt werden können.

Fall 1: Frau C., 52 Jahre alt, kam äußerst beunruhigt und verängstigt zu mir, weil ein führender Chirurg ihr gesagt hatte, sie habe Brustkrebs, der sofort herausgeschnitten werden müsste. Nach einer sorgfältigen Untersuchung der Brust und nachdem ich ihre Historie aufgenommen hatte, sagte ich zu ihr, dass ich glaubte, den harten Klumpen mit Hilfe einer Arznei beseitigen zu können. Nachdem sie einige Augenblicke nachgedacht hatte, sagte sie: „Machen Sie sich an die Arbeit." Ich stellte eine 120-mg-Lösung des Mittels her, in dem ich 120 mg der Tabletten in 120 mg weiches Wasser gab, und sagte ihr, sie solle die Schwellung damit die meiste Zeit feucht halten, was sie auch tat. Innerlich verordnete ich ihr alle drei Stunden drei Dosen C30 und hieß sie an, mir in einer Woche Bericht zu erstatten. Die einwöchige Behandlung hatte den Knoten um ein Viertel verkleinert, und sie glaubte nun voll und ganz daran, dass sie wieder gesund werden würde, und nach einer sechswöchigen Behandlung war sie das auch.

Fall 2: Eine mit der oben genannten Patientin befreundete Dame von 42 Jahren begab sich bei mir in Behandlung wegen eines harten Knotens, der seit drei oder vier Jahren in ihrer rechten Brust immer weiter gewachsen war. Er schmerzte sehr, und wenn sie ihren Arm über längere Zeit benutzte, wurde das gesamte Organ empfindlich und tat so weh, dass sie nicht schlafen konnte. Sie war magenkrank, und nachdem diese Beschwerden erfolgreich beseitigt worden waren, bekam sie die gleiche Behandlung wie die oben genannte Dame. Nach drei Monaten war sie vollständig gesund.

Dieses Heilmittel hat in meiner Praxis bei harten Schwellungen des Kiefers, die durch Zahnschmerzen oder Verletzungen hervorgerufen worden waren, noch nie versagt ebenso wie bei eingerissenen und aufgeplatzten Lippen. Ich habe es in einem Fall bei einem sehr schnellen Verfall der Zähne, bei dem der Zahnschmelz abbröckelte, angewandt und habe damit gute Ergebnisse erzielt. (Dr. O. A. PALMER)

Dr. MOSSA erzählte in der Berliner Zeitschrift von einem interessanten Fall, bei dem *Silicea* C30 zystisches Wachstum hervor rief und auch heilte. Ein Schreiner wies eine

Schwellung in der linken Ellbogenbeuge auf, die er bereits seit über einem Jahr gehabt hatte. Sie war weich, hatte jedoch in der letzten Zeit zu schmerzen begonnen. *Silicea* C30 zweimal täglich eingenommen stoppte den Schmerz nach drei Tagen, doch auf dem linken Handrücken bildete sich ein haselnussgroßes Ganglion. Nach zehn Tagen weiterer Behandlung mit *Silicea* verschwanden beide Zysten.

Veitstanz / Chorea Huntington

Calcarea phos. – Bei skrofulösen Kindern. Chorea während der Pubertät sowohl bei Mädchen als auch bei Jungs, die mangelhaft entwickelt sind.

Magnesia phos. – Dies ist das Hauptmittel. Unfreiwillige Bewegungen und Verdrehungen der Gliedmaßen, mit stummen, nach Sympathie heischenden Blicken. Es ist insbesondere ein Mittel für lokal begrenzte Chorea wie zum Beispiel beruflich bedingte Spasmen, Schreibkrämpfe, Klavier- und Geigenspielerkrämpfe etc. Folge auf oder wechsle ab mit *Calcarea phos.*

Silicea – Wenn als Folge von Würmern, Krämpfe, Schlaf gestört durch Angstträume, verdrehte Augen, blasses Gesicht, Heißhunger, Reizung der Nasenlöcher, Verstopfung, starker Durst, Ödeme im Gesicht und an den Extremitäten.

Natrium chlor. – Passend für chronische Fälle, nach Angst oder Unterdrückung von Ausschlägen im Gesicht, Anfälle von Springen ohne Berücksichtigung von Hinder-nissen, Zucken rechtsseitig, schlimmer bei Vollmond, vor allem bei malariaartigen, anämischen oder bleichsüchtigen Zustandsbildern, mit Durst und Fieber.

Natrium phos. – Wenn aufgrund von Würmern, oder wenn saure Symptome feststellbar sind. (siehe *Silicea*)

Klinische Fälle

Fall von Chorea; Gesicht und obere Körperhälfte befallen; Zucken des Mundes seit- und abwärts, Klappen der Augenlider, plötzliche Vorwärtsbewegung des Kopfes und andere irreguläre Bewegungen. Besser beim Schlafen; schlimmer beim Stuhlgang und bei Emotionen, *Ignat.* hilft nicht. *Magnesium phos.* C3 über drei Monate hinweg brachte erfreuliche Ergebnisse, konnte aber nicht vollständig heilen. Ich handelte gemäß Dr. Schüßlers Rat und gab *Calcarea phos.* C6 im Wechsel mit *Magnesium phos.*, ersteres einmal täglich, letzteres zweimal. Nach einem Monat war das Kind geheilt. (Dr. med. D. B. WHITTIER)

Chorea-Patientin, die ununterbrochen mit sich selbst sprach oder mürrischer und still da saß oder Dinge von einem Ort zum anderen und wieder zurück trug. *Magnesium phos.* C12 heilte. (Dr. SAGER)

H. S., sieben Jahre alt. Seit zwei Jahren Chorea, ausgelöst durch Angst; blass, schmächtig, anämisch, trinkt viel Wasser, fiebrig, weiße Zunge, wunder Mund. *Natrium chlor.* C200 heilte dauerhaft. (Dr. med. C. P. HART)

Chorea geheilt durch Magnesium Phos. – Von Dr. JOHN H. CLARKE. – Gertrude S., sechs Jahre alt, wurde am 30. März 1887 in das LONDON HOMOEOPATHIC HOSPITAL eingewiesen. Sie hatte während der acht vorangegangenen Monate an einer ausgeprägten Chorea gelitten, und es waren ihr als Tagespatient während der letzten zwei Monate die für dieses Leiden üblichen Medikamente verabreicht worden, aber mit wenig Erfolg. Es konnte keine eindeutige Ursache festgestellt werden. Das Kind litt nicht an Würmern, und es gab in seiner Historie keinen Vorfall mit großer Angst oder einem Schrecken. Bei ihrer Einweisung zuckte sie während ihrer wachen Stunden am ganzen Körper, war jedoch im Schlaf relativ ruhig. Sie konnte recht gut laufen und konnte selbständig essen, aber ihre Sprachfähigkeit war in hohem Maße gestört. Ihre Herztätigkeit war beschleunigt, aber es war kein abnormales Geräusch auszumachen. In der Folgezeit war jedoch manchmal ein sachtes, präsystolisches, blasendes Geräusch zu hören, als ob die Muskelfasern des Herzens bei den allgemeinen Krämpfen beteiligt wären. Die Pupillen waren symmetrisch geweitet. *Magnesium phos.* wurde verschrieben – zwei Tabletten C6 dreimal täglich. Die Besserung, die folgte, ging sehr langsam voran, war jedoch ohne Einschränkungen ganz offensichtlich. Das allgemeine Zucken wurde weniger, das Kind nahm seine Mahlzeiten problemlos selbst ein; schlief nachts gut und verlor den verängstigten Ausdruck, der so charakteristisch für dieses Leiden ist. Am 17. Mai war keine Spur von Chorea mehr festzustellen. Als sie aufgefordert wurde aufzustehen, die Augen zu schließen und die Arme ausgestreckt zu halten, tat sie dies ohne Schwierigkeiten. Als sie des schwierigen Tests unterzogen wurde, mit verbundenen Augen zu laufen, bestand sie diesen triumphal. Zu guter Letzt hatte sich ihre Sprachfähigkeit so sehr verbessert, dass, während bei ihrer Einweisung der Sinn ihrer Äußerungen eine Frage von reiner Mutmaßung gewesen war, ihre Anmerkungen an diesem Tag recht verständlich und einleuchtend waren. Somit wich dieser hartnäckige Fall einer sehr plagenden Krankheit innerhalb von sieben Wochen vollständig durch *Magnesium phos.* – eines von Schüßlers so genannten „Gewebesalzen“. Keine andere Medizin war verabreicht worden. – *Hom. World*, Juli 1887.

Venen, Erkrankungen der

Calcarea fluor. – Krampfadern, variköse Geschwürbildung der Venen (auch als Lotion). Scharfe, durchbohrende Schmerzen, Patienten sind nicht in der Lage, sich auf den Beinen zu halten. Das Hauptmittel bei Krampfadern. Dr. PORTER empfiehlt dieses Mittel bei Krampfadern um die Vulva und bei einer Erweiterung der Venen des Plexus ovaricus und des Plexus subovaricus. Bei der Unterscheidung zwischen *Silicea* und *Calcarea fluor.* findet er heraus, dass letzteres Mittel einen stärkeren Bezug zum Muskelgewebe hat und Linderung durch Kälte aufweist, wohingegen *Silicea* durch Kälte verschlimmert wird. Er führt mehrere Symptome von FARRINGTON auf, wobei er Kalziumfluorid bei Erkrankungen der tieferen Gewebe angibt. Kleine Vesikel rund um Narben; Einrisse am Gebärmutterhals mit umfangreichem Anteil von Narbengewebe.

Ferrum phos. – Varikozele mit Schmerzen in den Hoden. Dies ist ein ausgezeichnetes Venenmittel, obwohl sein eigentlicher Hauptwirkungsbereich die Arterien sind. Es hat kleine Aneurysmen geheilt, und seine wichtigste Indikation ist das **Pochen**. Krampfadern bei jungen Menschen.

Klinische Fälle

Junger Mann, 18 Jahre alt, klagte über tägliche Schmerzen am linken Testikel, die es ihm unmöglich machten zu arbeiten. Die Untersuchung ergab eine stark ausgeprägte Varikozele, die wahrscheinlich durch schweres Heben verursacht worden war. Nach fünfwöchiger Anwendung von *Ferrum phos.* täglich eine Dosis geheilt. (Dr. MAYER, Stuttgart)

Ein Arzt aus Bogota, Südafrika, berichtet von einem Fall bereits seit längerem bestehender variköser Geschwüre sowohl an den Armen als auch an den Beinen. *Calc. fluor.* C6 wurde morgens und abends verabreicht. Nach 15 Tagen geheilt.

Verbrennungen

Kalium chloratum – Verbrennungen ersten Grades, ebenso die des zweiten Grades. Blasen bilden sich, auch Verbrühungen mit kochendem Wasser. Kann äußerlich angewendet werden. Weißes oder gräuliches Exsudat über der Wunde.

Calcarea sulph. – Verbrennungen, wenn sie eitern.

Natrium phos. – Verbrennungen mit Eiterungen; auch äußerlich.

Natrium chlor. – Wenn sich Blasen gebildet haben.

Klinische Fälle

Dr. J. T. FRAWLEY aus Cleveland, Ohio, wendet *Ferrum phos.* C2 als Puder an, um es über Verbrennungen zu streuen, bei denen große Hitze und eine starke Rötung vorherrschen.

Verstopfung

Hinweis: Man möge nicht auf Einläufe zurückgreifen. Verstopfung tritt häufig auf als Folge einer primären Störung. Schauen Sie nach den Symptomen dieser Störung. Das richtige Mittel wird den Darm in Bewegung bringen. (Schüßler)

Kalium chloratum – Verstopfung einhergehend mit einer weißbelegten Zunge, ebenso wenn Fett und Fettgebackenes abgelehnt werden. Hervorragend seit Langem bestehenden Fällen. Träge Leber, heller Stuhl aufgrund von Gallemangel wegen einer geschwächten Leber.

Kalium phos. – Stuhl dunkelbraun, durchzogen von gelblich-grünem Schleim. Paretischer Zustand von End- und Dickdarm.

Natrium chlor. – Zerrissenes, blutendes, schmerzendes Gefühl nach dem Stuhlgang. Verstopfung mit großer Darmschwäche und wenn sie auf den Mangel von Feuchtigkeit zurückzuführen ist. Trockenheit der Darmschleimhäute mit wässrigen Sekretionen in den anderen Bereichen; wässriges Erbrechen, tränende Augen, Speichelüberschuss im Mund oder auf der Zunge. Schläfrigkeit und Sodbrennen bzw. wässrigem Aufstoßen. Stuhl ist hart und trocken und schwer abzugeben. Begleitet von Kopfschmerzen. Verstopfung mit Hämorrhoiden. Proktalgie (Afterschmerzen). Schmerzen in den inneren Leistenringen. „Verstopfung bei sehr dicken Menschen, insbesondere solchen mit schwachem Herz." (FRAWLEY)

Calcarea phos. – Verstopfter, harter Stuhl mit Blut, vor allem bei älteren Leuten, in Verbindung mit seelischer Depression, Schwindelgefühl und Kopfschmerz.

Calcarea fluor. – Unfähigkeit, den Stuhl aus dem Darm zu pressen.

Natrium phos. – Hartnäckige Verstopfung. Habituelle Verstopfung mit zeitweiligen Durchfallanfällen bei kleinen Kindern. Dieses Mittel ist ein großartiges Laxativ, wenn es im Essen von Kleinkindern verabreicht wird. Dosis 5 bis 10 Globuli dreimal täglich bei einem sechs Monate alten Kind.

Natrium sulph. – Harter, knolliger Stuhl, mit Blut durchzogen, mit vorherigem oder begleitendem Brennen am Anus; schwieriges Ausscheiden von weichem Stuhl; Abgabe großer Mengen übel riechender Blähungen. (STRONG)

Ferrum phos. – Verstopfung mit Hitze im unteren Darmtrakt verursacht durch eine Atonie der Darmmuskelfasern. „*Ferrum phos.* ist indiziert bei hartnäckiger Verstopfung mit Prolaps des Anus und mit Hämorrhoiden in Verbindung mit Anämie; blasses Gesicht, errötet leicht, kalte Hände und Füße, Herzklopfen, permanentes Frieren, Blähungen und Völle im Epigastrium, mit starker Aversion gegen Fleischkost." (DONALDSON)

Silicea – Rektum scheint seine Fähigkeit Stuhl auszutreiben verloren zu haben. Stuhl weicht zurück, nachdem er teilweise ausgeschieden wurde. Wundschmerz, Stiche und schießender Schmerz im Anus. Verstopfung in Verbindung mit chronischen, skrofulösen und eitrigen Krankheiten. Verstopfung bei unterernährten Kindern mit blassem, erdfarbenem Gesicht. Übermäßige Schweißabsonderung am Kopf im Zusammenhang mit Lähmungsleiden.

Klinische Fälle

Frau H., 26 Jahre alt, Mutter dreier Kinder; Verstopfung seit der Geburt des letzten Kindes vor drei Monaten. Abführmittel hatten keinen Erfolg. Der Stuhl war hart und trocken, wurde mit viel Anstrengung teilweise ausgeschieden und zog sich dann in den Enddarm zurück. *Silicea* C30 heilte nach vier Dosen, die am Abend und am Morgen eingenommen worden waren. (I. P. JOHNSON)

Dr. GROSS, Schüler von HAHNEMANN, berichtet von einem bemerkenswerten Fall von chronischer Verstopfung, die durch *Natrium chlor.* C30 geheilt wurde. Der Patient, ein elfjähriger Junge, dessen Eltern skrofulös waren, hatte einen geisteskranken Bruder; der Patient selbst war stumm und beinahe ebenfalls geistesgestört. Die arme Kreatur litt seit ihrer Geburt an Verstopfung. Es vergingen in der Regel drei bis vier Wochen ohne Stuhlgang. Nach einer Kur mit *Natrium chlor.* C30 war er vollständig geheilt. (Vollständiger Bericht des Falles in STRONGs *Constipation*, Seite 72)

Hartnäckige Verstopfung, die über viele Jahre hinweg angedauert hatte, in wenigen Tagen geheilt mit *Natrium chlor.* Von C. STIRLING SAUNDER L. R. C. P., Lond.

Herr X., 25 Jahre alt, kam Ende Januar dieses Jahres zu dem Verfasser. Er litt an solch hartnäckigen Symptomen einer Verstopfung, dass er über viele Jahre gezwungen war, gewohnheitsmäßig und beinahe täglich künstliche Abführmittel und Laxative einzunehmen. Er bekam *Natrium chlor.* in der sechsten Potenz verrieben, und nichts weiter, und *nach wenigen Tagen arbeitete sein Darm wieder völlig normal*, dennoch wurde die Behandlung sechs Wochen fortgeführt, und danach war er in der Lage, selbst auf dieses Mittel vollständig zu verzichten.

Vertigo / Schwindel

Ferrum phos. – Schwindelgefühl durch Blutandrang in Richtung Kopf mitHitzewallungen und pochendem oder drückendem Schmerz.

Kalium phos. – Schwindelanfälle, Schwindelgefühl, wenn die Ursache im Gehirn oder den Nerven liegt, sowie Schwäche, nicht vom Magen aus. Schwindel durch Anämie. Schwindelgefühl, schlimmer beim Aufstehen und beim Nachobensehen.

Kalium sulph. – Schwindel, insbesondere beim Nachobensehen und beim Aufstehen.

Natrium sulph. – Schwindelgefühl mit biliösem Zungenbelag oder bitterem Geschmack im Mund; Verdauungsbeschwerden; Gallenüberschuss. Schwindel mit der Neigung, auf die rechte Seite zu fallen.

Natrium phos. – Schwindelgefühl mit Verdauungsstörungen, Säure und Appetitlosigkeit, goldfarbener, sämiger Zungenbelag.

Magnesium phos. – Schwindel durch Sehfehler.

Klinische Fälle

Dr. E. B. RANKIN aus Washington D.C. beschreibt im *Southern Journal of Homoeopathy* im April 1886 einen Fall mit seit mehreren Wochen andauernden Schwindelanfällen einhergehend mit dem Erbrechen saurer Substanzen, der mittels *Natrium phos.* innerhalb einer Woche geheilt wurde.

Ich habe Dr. Schüßlers *Kalium phos.* bisher nur sehr selten angewendet, habe aber nichtsdestoweniger einige sehr interessante Heilungen damit erzielen können.

Eine 64 Jahre alte Frau, die bereits viele Jahre lang erfolglos behandelt worden war, kam zu mir in die Praxis. Sie hatte einige Stahlbäder genommen, sowie eine große Menge Stahlpillen, -drops und Chinin eingenommen. Sie klagte über heftiges Schwindelgefühl, das am stärksten war beim Aufstehen aus einer sitzenden Position sowie beim Nachobenschauen. Sie permanent Angst zu fallen und wagte nicht, ihren Raum zu verlassen. Ich gab ihr alle in diesem Falle üblichen Mittel, jedoch ohne jegliche Besserung. Schließlich verabreichte ich ihr im Mai 1875 täglich zwei Dosen von Dr. Schüßlers *Kalium phos.* Mit großer Freude durfte ich eine darauf folgende sehr schnelle und deutliche Heilung beobachten. Die Patientin kann nun ihre Hausarbeit wieder aufnehmen; sie kann allein und selbst über größere Distanzen das Haus verlassen und ist beinahe vollständig von ihrem unangenehmen Schwindelgefühl geheilt. (von Schüßler)

Wehen, Schwangerschaft etc.

Ferrum phos. – „Es bei mir zur Gewohnheit geworden, dieses Mittel nach der Entbindung zu verabreichen, was die Nachwehen deutlich linderte, sowie vorbeugend gegen Stillfieber." (Dr. W. M. PRATT, *North American Journal Homoeopathy,* Mai 1883) Erstes Stadium einer Mastitis. Erstes Stadium einer Metritis (Gebärmutterentzündung). Morgendliche Übelkeit, Erbrechen von unverdauter Nahrung. Muttermund starr, gerötetes Gesicht, unruhig, ängstlich und ungeduldig. Morgendliche Übelkeit mit Erbrechen von Nahrung.

Kalium phos. – Schwache und ineffektive Wehen, unechte Geburtswehen. Langwierige Wehen aufgrund konstitutioneller Schwäche; dieses Mittel gibt Kraft und hilft ganz erheblich. Geburtswehen schwach und unregelmäßig. Starrer Muttermund mit dicken, teigigen Schamlippen, Patientin ruhelos, weinerlich und nervös. „Drei Jahre lang habe ich *Kalium phos.* C4 als Mittel verabreicht, um die Geburtswehen zu fördern, und zwar in Dosen in der Größe einer Bohne, alle 10 bis 15 Minuten trocken auf die Zunge. Es hat nie versagt, und ich musste selten eine dritte Dosis geben. Meine praktische Erfahrung ist weitreichend und umfangreich; ich hatte innerhalb von sechs Jahren über 90 Fälle. *Magnesium phos.* hat mir bei spasmodischen Schmerzen und Eklampsien (plötzliche, krampfartige Schmerzen während der Schwangerschaft oder kurz nach der Geburt) gute Dienste geleistet. Nach einer Entbindung verabreiche ich grundsätzlich *Ferrum phos.*, eine Dosis täglich, um Entzündungen vorzubeugen." (Dr. ROZAS, Pop. Zeit., April 1887) Für Nachwehen im Allgemeinen das beste Heilmittel. Wenn es regelmäßig schon einige Wochen vor den Geburtswehen gegeben wird, ist die Entbindung weniger schmerzhaft.

Kalium chloratum – Hauptmittel bei Wochenbettfieber. Mastitis, um die Schwellung einzudämmen, bevor sich Eiter bildet. Erbrechen von weißem Schleim.

Magnesium phos. – Spasmodische Wehen mit Krämpfen in den Beinen, unverhältnismäßige Austreibungsbemühungen. Wochenbettkrämpfe. Starrer Muttermund, schmale Schamlippen. Schmerzen schwach und kurz.

Calcarea phos. – Brennende Schmerzen, Härte und Schmerzhaftigkeit in den Brüsten, sie fühlen sich größer an. Verdorbene Muttermilch, salzig und bläulich, das Kind verweigert die Milch. Gewichtsverlust nach dem Wochenbett oder während der Schwangerschaft. Prolaps bei geschwächten Frauen. Ganz besonders geeignet für Rheumapatienten. Menstruation während der Stillphase. Wundschmerz in den Kreuzdarmbeingelenken. Schlappheit in allen Gliedmaßen während der Schwangerschaft.

Calcarea sulph. – Mastitis, wenn nach längerem Stillen Eiter abgesondert wird. *Silicea*.

Calcarea fluor. – Bei zu schwachen Geburtswehen, kraftlosen Kontraktionen. Harte Knoten in der Brust. Hämorrhagien. Dieses Mittel stärkt die elastischen Gewebe des schwangeren Uterus' und erleichtert somit den Geburtsvorgang. (Dr. S. J. HOGAN)

Natrium chlor. – Morgendliche Übelkeit, Erbrechen von schaumigem, wässrigem Schleim, Milch wässrig und bläulich.

Natrium phos. – Morgendliche Übelkeit mit Erbrechen saurer Massen. Wenn dieses Mittel frühzeitig bei Mastitis verabreicht wird, wendet es eine Vereiterung ab.

Natrium sulph. – Vermindert die Milchsekretion.

Silicea – Vereiterte Brüste, chronische fistelartige Öffnungen. Harte Knoten in den Brüsten. Kind verweigert die Milch oder erbricht sie sofort nach der Aufnahme. Brustwarzen werden rissig und eitern.

Klinische Fälle

„Je vertrauter ich mich mit dieser Methode mache, desto mehr gefällt sie mir. Im Falle von zu schwachen und unregelmäßigen Schmerzen bei den Geburtswehen habe ich kein Mittel kennengelernt, das schneller und wirksamer hilft, als *Kalium phos.* Für spasmodische, krampfartige Schmerzen ist *Magnes. phos.* ein Kleinod. Nach einer Entbindung verabreiche ich *Ferrum phos.*, wo ich früher für gewöhnlich *Acon.* und *Act. rac.* Gab, und lasse folgen, was auch immer dann indiziert sein mag. Außerdem verwende ich eine C3-Spüllösung, um Vulva und Abdomen zu waschen und morgens und abends eine Scheidenspülung vorzunehmen. Durch diese Behandlung heilen die entsprechenden Bereiche sehr schnell, und mit Unterstützung weiterer indizierter Heilmittel erholt sich die Patientin sehr gut." – *Eclectic Medical Journal*, Dr. E. H. HOLBROOK)

Einer portugiesischen Haushälterin, Mutter von drei gesunden Kindern, ging es seit Beginn ihrer vierten Schwangerschaft nicht gut. Etwa sechs Wochen vor dem Termin der Niederkunft drohte eine Fehlgeburt. Wasser und Blut waren abgegangen; die Schmerzen wurden stärker und waren sehr zielgerichtet; der Muttermund weitete sich, und ich war mir so sicher, dass die Geburtswehen nun unvermeidlich waren, dass ich ihr riet weiter zu arbeiten und gab ihr *Kalium phosphoricum* C6,um nachzuhelfen. Zu meinem großen Erstaunen verschwanden die Schmerzen vollständig, und sie trug ihr Kind bis zur normalen Schwangerschaftsdauer aus. Ich entband sie dann von einem dürren, unterentwickelten Kind, das drei Tage lebte. (Dr. T. C. WIGGINS)

Weißfluss / Leukorrhö – siehe auch Frauen, Krankheiten von

Kalium chloratum – Absonderung von milchig-weißem, nicht reizendem Schleim, mild, profus. Hilft hervorragend bei bereits seit langem bestehenden Fällen.

Kalium phos. – Weißfluss (Leukorrhö), brennend und beißend scharf, gelblich, Blasen bildend, orange gefärbt.

Kalium sulph. – Weißfluss, Absonderung gelber, grünlicher, schleimiger oder wässriger Sekrete.

Natrium chlor. – Weißfluss (Leukorrhö), eine wässrige, brennende, reizende Absonderung, schmerzhaft nach oder zwischen den Perioden. Grünlich, nach dem Laufen, am Morgen, mit Kopfschmerzen, Koliken, juckende Vulva und ein Druck wie durch Presswehen. Nach örtlich begrenzter Anwendung von Silbernitrat.

Natrium phos. – Weißfluss, Sekret cremig oder honigfarben oder aber sauer und wässrig, Absonderungen aus dem Uterus herb riechend, sauer.

Natrium sulph. – Weißfluss (Leukorrhö), sauer, ätzend, löst Entzündungen an den Körperteilen aus.

Calcarea phos. – Weißfluss, als konstitutionelles Tonikum und als interkurrentes Heilmittel mit dem Hauptmittel; Absonderung proteinartigen Schleims. Leukorrhö verschlimmert nach der Menstruation, sieht aus wie das Weiße eines Eis, mit Gefühl von Schwäche in den Sexualorganen, schlimmer nach Stuhlgang und Wasserlassen. Bereiche pulsieren durch wollüstige Gefühle. Patientin erkältet sich leicht.

Silicea – Weißfluss (Leukorrhö) statt Menstruation, wobei kolikartige Schmerzen vorausgehen, auch während des Urinierens und nach hartnäckiger Verstopfung. Mangel an Lebenswärme. Vor allem geeignet für überempfindliche, schwächliche Frauen, deren Konstitution von einer schlechten Ernährung aufgrund mangelhafter oder unzureichender Assimilation gekennzeichnet ist.

Klinische Fälle

M. M., eine junge Dame von 17 Jahren, konsultierte mich wegen einer hartnäckigen ätzenden Leukorrhö. Ich probierte die ganze Palette an Heilmitteln aus, die in solchen Fällen angezeigt sind. Alle blieben ohne Wirkung, so dass ich mich nur über die Geduld und das Durchhaltevermögen der Patientin, die ich einmal pro Woche sah, wunder konnte. Auch in diesem Fall half mir Schüßler, mich aus diesem Dilemma zu befreien. *Kalium chloratum* führte eine schnelle und dauerhafte Heilung herbei. (Dr. S., von Schüßler)

Windpocken

Ferrum phos. – Dieses Mittel allein oder im Wechsel mit dem Mittel, das durch den Ausschlag indiziert ist, wie z. B. *Kalium chloratum, Calcarea sulph., Natrium sulph.* oder *Silicea*.

Wirbelsäule, Erkrankungen der

Kalium chloratum – Tabes dorsalis, Rückenmarkschwindsucht.

Kalium phos. – Idiopathische Rückenmarkserweichung in Verbindung mit Gewebszerfall der Nervenzentren. Verminderte Durchblutung der Rückenmarkshäute durch auszehrende Krankheiten wie Diphtherie, Reflexparaplegie mit lähmenden Schmerzen, die sich durch Ruhe und Liegen verschlimmern, am deutlichsten jedoch zu Tage treten, wenn man beginnt sich zu bewegen und herumzulaufen." (ARNDT)

Natrium phos. – Verminderte Durchblutung der Rückenmarkshäute. „Paralytische Schwäche der unteren Extremitäten mit allgemeiner Erschöpfung, Schwere und Gefühl der Ermüdung, insbesondere nach einem kurzen Spaziergang oder nach dem Treppensteigen, Beine geben nach, sodass der Patient nicht mehr in der Lage ist weiter zu laufen." (ARNDT)

Calcarea phos. – Verminderte Durchblutung der Rückenmarkshäute. Wirbelsäulenverkrümmung, Wirbelsäuleninsuffizienz. „Krampfartige Schmerzen im Nacken, Schmerzen und Wehtun zwischen den Schulterblättern, Rückenschmerzen und Schmerzen im Lendenbereich, Wirbelsäulenverkrümmung in der Lendenregion, Abszess in der Nähe des Lendenbereichs, Tabes mesenterica, Rachitis, offene Fontanellen, schlaffe, abgemagerte, eingefallene Kinder, schlimmer durch körperliche Ertüchtigung, schlimmer an der frischen Luft." (ARNDT) Entzündung, die von einer Erkrankung der Knochenstruktur der Wirbelsäule herrührt.

Calcarea fluor. – Spina ventosa (winddornartige Auftreibung der Mittelhand-, Mittelfuß, Finger- und Zehenknochen durch tuberkulöse Entzündung). Verminderte Durchblutung der Rückenmarkshäute.

Silicea – Wenn die Knochenstruktur der Wirbelsäule angegriffen ist, Myelitis (Rückenmarksentzündung), Kokzygodynie (chronischer Steißbeinschmerz),Spondylitis (Wirbelsäulenentzündung). Tabes dorsalis.

Klinische Fälle

Dr. THOS. T. Mc NISH, Allegheny (heute Pittsburgh), Pennsylvania, im American Homoeopathist, 15. Oktober 1897. Vor zwei Jahren wurde ich von einem Bauern aufgesucht, sechzig Jahre alt, schlank, nervös veranlagt, der mich wegen einer Dyspepsie um Hilfe bat, unter der er bereits seit drei Jahren litt. Es handelte sich um einen schweren und gravierenden Fall, aber ich werde nicht weiter ins Detail gehen und sage an dieser Stelle nur, dass ich ihm *Sepia* in der 30sten Potenz verabreichte, und dieses eine und einzige Mittel bewirkte eine vollständige Heilung.

Der Patient teilte mir daraufhin mit, dass er ein noch viel älteres Leiden hätte, das er bisher nicht erwähnt hatte, da er es für unheilbar hielt, doch die erfolgreiche Behandlung seiner Dyspepsie gab ihm die Hoffnung, dass auch diese andere Erkrankung geheilt werden könnte. Die Historie des Falles war in kurzen Worten wie folgt: Vor 19 Jahren hatte er sich beim Graben eines Brunnens den Rücken gezerrt; die Auswirkungen gingen jedoch schnell vorüber, und er dachte, er sei wieder gesund, als ihn plötzlich ein, wie er es nannte, „Krampf" im unteren Rückenbereich und der oberen Lendenregion befiel, der ihn sich winden und krümmen ließ, bis „er sich seinem Hinterteil gegenüber sah". Der Spasmus, der sehr schmerzhaft war, wiederholte sich mehrere Male. Nach einer Pause von einigen Wochen hatte eine neue Attacke, und von diesem Zeitpunkt an wurden sie immer häufiger, bis er eine oder zwei pro Tag durchmachte. Sein allgemeiner Gesundheitszustand schien nicht darunter zu leiden.

Er war bei vielen Ärzten in Behandlung gewesen (alles Ärzte der alten Schule) mit nur äußerst geringer Linderung, und begab er sich schließlich selbst in die Hände eines Spezialisten, der ihm ein- oder zweimal wöchentlich Elektromassagen verschrieb. Diese Behandlung wurde vier Jahre lang regelmäßig durchgeführt, und während dieser Zeit nahm die Häufigkeit der Anfälle ab (nicht jedoch ihre Intensität), sodass sie nur noch maximal einmal wöchentlich auftraten, und gelegentlich betrug der Abstand zwei Wochen. (Ich habe versäumt, an der richtigen Stelle zu erwähnen, dass der Patient immer zur rechten Seite verdreht wurde. Es lag eine leichte Druckschmerzempfindlichkeit über dem ersten Lendenwirbel vor.)

Sie werden sicher verstehen, dass ich von diesem Fall nicht sonderlich begeistert war, und tatsächlich zögerte ich, ihn überhaupt zu übernehmen, doch die Beharrlichkeit des Patienten überzeugte mich, und nach zwei Wochen der Analyse und des Nachdenkens verschrieb ich *Mag. phos.* C6 vier Dosen täglich. Diese Behandlung wurde einen Monat lang fortgesetzt. Die Wirkung des Heilmittels war bemerkenswert. Ab dem Zeitpunkt der ersten Einnahme hörten die Spasmen auf, und obwohl seither 18 Monate vergangen sind, sind sie nie wieder aufgetreten.

Würmer

Ferrum phos. – Darmwürmer, Prädisposition unverdaute Nahrung auszuscheiden. Fadenwürmer.

Kalium chloratum – Kleine weiße Fadenwürmer, die Anusjucken verursachen; bei weißer Zunge gebe man *Natrium phos.* im Wechsel.

Calcarea fluor. – Darmwürmer, lang, rund, oder Fadenwürmer mit den charakteristischen Säuresymptomen oder Zupfen der Nase, gelegentliches Schielen. Schmerzen im Darm, unruhiger Schlaf. Anusjucken, vor allem nachts im Bett, Gesicht rund um Mund oder Nase weiß. Zähneknirschen bei Kindern. Madenwürmer. Dieses Mittel wirkt wahrscheinlich, indem es den Überschuss an Milchsäure zerstört, die für diese Würmer lebensnotwendig zu sein scheint.

Klinische Fälle

Natr. Phos. ein Heilmittel gegen Würmer – Dr. Schüßler empfiehlt dieses Mittel als äußerst effizient bei Wurmerkrankungen. Dr. A. C. KIMBALL aus Barteville Station, Nebraska, beschreibt einen Fall aus seiner Praxis mit folgenden Ergebnissen: Der Patient, ein fünf Jahre alter Junge, hatte Krämpfe und war von mehreren Ärzten behandelt worden, ohne dass eine Besserung eingetreten war. Nachdem er sechs Wochen lang drei Mal täglich *Natrium phos.* C3 bekommen hatte, schied er zum Erstaunen aller interessierten Personen im Umfeld einen 130 cm langen Bandwurm aus. Dies ist der erste dokumentierte Fall, dass Natrium phos. ein solches Ergebnis bringt. Es wird angenommen, dass der Wurm vollständig ausgeschieden wurde, da es keine Anzeichen für weitere verbleibende gab. *Natrium phos.* ist ganz besonders erfolgreich bei Fällen mit Madenwürmern.

Zahnschmerzen

Ferrum phos. – Zahnschmerzen mit heißer Wange, entzündetem Zahnfleisch oder entzündeter Zahnwurzel. Schlimmer durch heiße, besser durch kalte Flüssigkeiten, Zahnfleisch wund, rot und entzündet. Starke Schmerzempfindlichkeit der Zähne, fühlen sich an wie langgezogen. Odontalgie.

Kalium chloratum – Zahnschmerzen mit Schwellung des Zahnfleischs und der Wangen, um die ausgeschwitzten Eiweißbausteine abzustoßen.

Kalium phos. – Zahnschmerzen bei extrem nervösen, zarten oder blassen, reizbaren, emotionalen Personen. Zahnschmerzen mit leicht blutendem Zahnfleisch. Das Zahnfleisch weist einen hellroten Saum oder eine Linie auf. Zähne fühlen sich wund an; Zähneknirschen; heftiger Schmerz in verfaulten oder gefüllten Zähnen.

Kalium sulph. – Zahnschmerzen schlimmer in warmem Raum oder am Abend, jedoch besser im Freien an der kühlen Luft.

Magnesium phos. – Zahnschmerzen, wenn heiße Flüssigkeiten den Schmerz lindern (wenn kalte Flüssigkeiten lindern, *Ferrum phos.*). Neuralgische, rheumatische Zahnschmerzen, sehr stark und schießend, gelindert durch Hitze. Schmerzen werden durch Druck gemildert, durch die geringste Bewegung jedoch verschlimmert. Zahnschmerzen schlimmer nach dem Zubettgehen und durch kaltes Waschen und durch kalte Dinge im Allgemeinen; bei gefüllten Zähnen. Nicht-entzündlicher Zahnschmerz.

Natrium chlor. – Zahnschmerzen mit ungewolltem Tränenfluss oder starkem Speichelfluss.

Silicea – Zahnschmerz, wenn er nachts ganz besonders stark ist, wenn weder Hitze noch Kälte Linderung bringen, und wenn diese ausgelöst wurden durch kalte Füße.

Zahnschmerzen, wenn der Schmerz tief verwurzelt ist im Periosteum oder der fibrösen Membran, die die Zahnwurzel umhüllt, und wenn sich Abszesse bilden. Zahnschmerz verursacht durch plötzliches Kaltwerden der Füße, wenn diese durch Schweißbildung feucht waren. Lockere Zähne.

Calcarea phos. – Zu schneller Verfall der Zähne. Strumöse Konstitution. Zahnleiden während der Schwangerschaft. Zahnschmerzen nachts schlimmer.

Calcarea fluor. – Zahnschmerz, wenn Nahrund die Zähne berührt. Zahnschmerzenund lockere Zähne; Zahnschmelz rau und defizient, unnatürliche Lockerheit der Zähne. „Bei Anwendung von *Calcarea fluor.* über viele Wochen hinweg habe ich negative Einflüsse auf den Zustand der Zähne festgestellt, was nahelegt, dass es bei Zahnkaries, vor allem bei Kindern, nützlich sein kann." (R. S. COPELAND)

Klinische Fälle

Drei Fälle von Odontalgie wurden innerhalb weniger Stunden durch *Ferr. phos.* C6 behoben. Die Symptome waren: Elongation des Zahnes, starkes Schmerzempfinden des Zahnes bei Druck, anhaltender Schmerz, konnte nicht schlafen, keine Schwellung von Gesicht oder Zahnfleisch, gelindert weder durch Wärme, noch durch Kälte. – N. A. J., 1893, Seite 54.

Zuckererkrankung / Diabetes Mellitus

Natrium chlor. – Polyurie; unlöschbarer Durst; Abmagerung, Schlaf- und Appetitlosigkeit; große Schwäche und Niedergeschlagenheit. Verschlimmerung an alternierenden Tagen; hämmernde Kopfschmerzen.

Natrium sulph. – Dies ist das Hauptmittel. Schüßler gibt als besonderen Grund für seine Verwendung **eine mangelhafte Pankreassekretion** an.

Kalium chloratum – Übermäßige Urinabgabe, zuckerhaltiger Urin. Große Schwäche und Somnolenz.

Kalium phos. – Die Symptome, bei denen dieses Mittel zusätzlich gegebenwerden muss, sind Nervenschwäche, allgemeine Schwäche, Schlaflosigkeit und Heißhunger; es stellt die normale Funktion des verlängerten Rückenmarks und des pneumogastrischen Nerv, wobei letzterer auf die Verdauung oder den Magen und auf die Lunge einwirkt.

Ferrum phos. – Als hinzukommendes Mittel bei Diabetes, wenn der Puls beschleunigt ist oder wenn Schmerzen, Hitze oder eine Kongestion in irgendeinem Teil des Systems vorliegen.

Calcarea phos. – Polyurie mit Schwäche, großem Durst, trockenem Mund und trockener Zunge; schwabbeliger, eingesunkener Abdomen; sehnt sich nach Speck und Salz. Glukosurie (hoher Glukosegehalt im Urin), wenn die Lungen ebenfalls betroffen sind.

Calcarea sulph. – Schüßler sagt, dass dieses Mittel möglicherweise nützlich sein kann bei dieser Krankheit; auch *Kalium sulph.*

Klinische Fälle

Ein Verfasser erklärt die biochemische Behandlung von Diabetes wie folgt:

Milchsäure setzt sich zusammen aus *Acidum carbonicum* (*Kohlensäure*) und Wasser und muss auf seinem Weg zur Lunge aufgespaltet werden. Dies geschieht aufgrund der katalytischen Wirkung von *Natriumphosphat* im Blut. Jeder Mangel an *Natriumphosphat* ruft eine Störung im Wasser des gesamten Systems hervor, da hierdurch eine Akkumulation von Milchsäure zugelassen wird. Durch die Bemühungen der Natur, das Wasser zu beseitigen, entstehen die Symptome, die Diabetes genannt werden.

Aber während der Mangel an *Natriumphosphat* der Hauptgrund für Diabetes ist, ist das Hauptmittel hierfür Natriumphosphat; denn es regelt die Wasserversorgung im Blut. *Natriumphosphat* gibt auch Sauerstoff ab, der für so nötig ist für die Spaltung von Zucker, und verhindert somit, dass dieser als Zucker die Nieren erreicht, und es verdünnt außerdem die Galle, die durch Mangel an *Natriumphosphat* eingedickt ist, zu ihrer normalen Konsistenz.

Wenn ein Fall von Diabetes in erheblichem Maße vorangeschritten ist, werden die Nieren durch die *Milchsäure* und durch den Zucker, der sie passiert, entzündet sein. Diese Schädigung des Nierengewebes nötigt die roten Blutkörperchen, *Eisenphosphat* bereit zu stellen, was in den meisten Fällen einen Mangel dieses anorganischen Salzes hervorrufen wird. Die Natur wird in ihrem Bemühen, Eisen zu liefern, wahrscheinlich auf die Nervenflüssigkeit zurückgreifen, *Kaliumphosphat* wird zu schnell verbraucht, und der Patient leidet an Nervenschwäche.

Daher gehören zur Behandlung von Diabetes mellitus: die *Phosphate* von *Natrium, Eisen* und *Kalium* und die *Sulfate* von *Natrium*. Im Falle der starken funktionalen Störung des Nervenzentrums, die durch die Forderung an das Blut nach *Kaliumphosphat* Schlaflosigkeit und Heißhunger hervorruft, ist *Kaliumphosphat* ein unfehlbares Mittel. Es stellt die normale funktionale Tätigkeit des verlängerten Rückenmarks und des pneumogastrischen Nervs wieder her, wobei letzterer auf Magen und Lunge wirkt. Gegen den großen Durst und die Abmagerung sowie die Niedergeschlagenheit gebe man *Natriumchlorid*. Es verteilt das Wasser gleichmäßig im System und stellt schnell die normalen Bedingungen wieder her.

Die Phosphate können kombiniert werden, wenn zwei oder mehr indiziert sind, aber *Natriumsulfit* und *Natriumchlorid* sollten in getrennten Lösungen verabreicht werden. Bei starker Abmagerung oder mangelndem Appetit sollte *Kalziumphosphat* gegeben werden, eine kleine Dosis nach jeder Mahlzeit.

Meiner Meinung nach spielen die Ernährung bzw. Diäten nur eine kleine Rolle bei der Behandlung von Diabetes, mit Ausnahme der Menge der Nahrung, die eingenommen wird. Das Hauptziel ist, dass die Nahrung verdaut wird. Diabetespatienten sollten sich niemals überessen; besser sechs Mal am Tag essen, als einmal zuviel zu essen.

Selbstverständlich kann ein Speiseplan mit fettem Fleisch und fetthaltiger Nahrung nicht zuträglich sein, einfach aufgrund der äußerst wichtigen Tatsache, dass dies die Leber überstrapaziert, eine Defizienz sowie eine daraus resultierende Eindickung der Galle und des Schleims verursacht, und manchmal eine Kristallisation des Cholesterins im Gallengang, was zu Symptomen führt wie hepatischen Koliken, Gelbsucht oder Gallenkopfschmerz.

Dr. W. J. HAWKES aus Los Angeles schildert folgenden interessanten Fall im *Pacific Coast Journal of Homoeopathy* im Oktober 1913: Miss Barr, Musiklehrerin, Tochter von Dr. James Barr, 1400 West 36th Place (Name und Adresse gebe ich mit Genehmigung der Dame bekannt), konsultierte mich am 22. Juli 1911. Sie litt an Diabetes in verschärfter Form. Sie war so abgemagert, dass sie weniger als 40 kg wog, und so schwach, dass sie nur kurze Strecken laufen konnte. Die Abmagerung des Nackens war beachtlich. Sie hatte einen enormen Appetit – war ständig hungrig. Ihr Durst war ebenso groß wie ihr Appetit; sie sagte, sie trinke literweise Wasser jeden Tag und sei immer durstig. Mund und Lippen trocken und teigig. Große Mengen Zucker im Urin.

Die Abmagerung trotz des umfangreichen Essens und Trinkens deutete zunächst auf *Natrium chloratum* hin. Eine Befragung auf dieser Grundlage ergab derart klares Bild dieses Mittels, wie man es sich nur wünschen kann – vormittags schlimmer an wechselnden Tagen, typischer Kopfschmerz; Verlangen nach Salz etc. Ich gab ihr einige Pulverdosen in der 30sten Potenz und bat sie um Bericht in einer Woche. Ich wies sie außerdem an, in der Zwischenzeit an mehreren Tagen die Menge Urin zu messen, die sie innerhalb von 24 Stunden abgab. Eine Woche später, am 29. Juli, erzählte sie, dass sich an den Symptome nicht viel geändert hätte und dass sie rund 7 Liter Urin innerhalb von 24 Stunden abgegeben habe! Ich war natürlich skeptisch und glaubte, dass beim Messen ein Fehler unterlaufen sei, und so bat ich ihren Vater, die Messung zu übernehmen. Er bestätigte ihre Aussage – sie *ließ 7 Liter Harn in 24 Stunden*! Von Juli bis September erstattete sie jede Woche Bericht. Es stellte sich eine stetige und deutliche Besserung zur jeweiligen Vorwoche ein. Sie meldete sich einmal im November, kein einziges Mal im Oktober, einmal im Dezember und jeweils einmal in den Monaten Januar, Februar und März, April, Juni und September 1912.

Nach allem äußeren Anschein war sie in den vergangenen sechs Monaten absolut gesund; sie sagte, sie fühle sich so gut wie nie zuvor, und sie wirkte absolut glaubwürdig, als sie zum letzten Mal am 18 September anrief. Sie gibt nun etwa 1,5 Liter Urin innerhalb von 24 Stunden ab. Das einzige Anzeichen, dass sie nicht gesund ist, ist die Tatsache, dass sie etwa 340 mg / dl Zucker im Urin hat und dass sie ihr normales oder gewohntes Gesicht nicht ganz wieder erreicht hat. Sie hatte etwa 5 kg wieder hinzugewonnen.

Als ich es dieser Patientin zum ersten Mal verschrieben hatte, hatte ich zuvor noch nie davon gehört, dass dieses Mittel bei Diabetes verschrieben worden wäre.

Dr. E. B. RANKIN berichtet von einem Fall von Diabetes insipidus, der sich durch die Gabe von *Natrium phos.* C6 gebessert hatte in Bezug auf Durst, Appetit und allgemeiner Stärke sowie in der Menge des ausgeschiedenen Urins. Allerdings wurde in diesem Fall kein bleibendes Resultat erzielt. *Southern Journal of Homoeopathy*, April 1886.

Schüßler hat zwei Heilungen dieser Krankheit niedergeschrieben, die ihm aus Schottland berichtet worden waren, und eine, bei der ein italienischer Arzt erfolgreich *Natrium sulph.* bei Diabetes angewandt hatte. Die Einzelheiten dieser Fälle fehlen.

Ich hatte Gelegenheit, viele Fälle dieses Leidens zu behandeln, von dem ich annehme, dass es nervösen Ursprungs ist. Die Behandlung, die immer erfolgreich war, beinhaltete bei mir ausnahmslos *Natrium sulph.* und *Magnesium phos.* C6 trit.; die Behandlungsdauer ging von 48 Stunden bis zu einer Woche; eine Dosis von jedem dieser Salze stündlich im Wechsel. (Dr. med. E. A. DE CAILHOL)

Frau M., 42 Jahre alt, die mich aufsuchte, gab an, dass sie fast 15 Liter Harn innerhalb von 24 Stunden ließ; seine relative Dichte betrug 1.040. Ich erfuhr von ihr, dass die Krankheit von einem nervlichen Schock herrührte (Koitus interruptus). Ich heilte die Krankheit innerhalb von drei Monaten mit *Natr. sulph., Natr. phos., Kali phos.* und *Mag-*

nes. phos., die entsprechend den Symptomen, gegen die ich anzugehen hatte, gegeben wurden. Als ich sie drei Jahre später sah, war die Heilung abgeschlossen, und es gab kein Anzeichen eines Rückfalls. (Dr. med. E. A. DE CAILHOL)

Zunge

Calcarea sulph. – Belag lehmfarben, an der Zungenbasis gelb. Schlaff; Geschmack bitter, seifig, ätzend. Entzündung der Zunge, wenn mit Vereiterung.

Ferrum phos. – Entzündung der Zunge mit dunkelroter Schwellung. Krebs.

Kalium chloratum – Gegen die Schwellung bei einer Glossitis. Belag weiß, trocken, gräulich-weiß, schleimig.

Kalium phos. – Entzündung der Zunge, wenn extreme Trockenheit vorliegt oder Erschöpfung. Belag wie alter, bräunlicher, flüssiger Senf, morgens extrem trocken, als ob sie am Gaumen fest hängen würde. Braune Zunge. Zungenränder rot und wund. Zunge am Morgen äußerst trocken.

Kalium sulph. – Belag gelb, schleimig, manchmal mit weißlichem Rand. Fader, pappiger Geschmack.

Calcarea phos. – Geschwollen, steif, taub, weiß pelzig, pickelig. Krebs.

Natrium chlor. – Belag schleimig, klar und wässrig, insbesondere wenn kleine Bläschen aus schaumigem Speichel die Seiten und die Spitze bedecken. Geschmacksverlust, Landkartenzunge. Reine, feuchte Zunge. Zunge taub und steif. Kindern lernen nur langsam sprechen. Gefühl eines Haars auf der Zunge. Zunge und Mund trocken, eher ein Gefühl.

Natrium phos. – Belag am Zungengrund feucht, sahneartig oder goldgelb. Bläschen und Gefühl eines Haars an der Zungenspitze. Krebs.

Natrium sulph. – Belag schmutzig bräunlich-grün. Geschmack bitter und sauer. Schleimige Zunge, brennende Blasen an der Spitze. Rote Zunge.

Silicea – Verhärtung der Zunge, Versteifung. Aus Vereiterung resultierende Entzündung.

Magnesium phos. – Gelber, glänzender Belag, vor allem wenn einhergehend mit Schmerzen im Darm und Druck im Magen.

Hinweis: Der Zungenbelag hat nicht immer völligen Einfluss auf die Wahl des Mittels bei allen Gewebserkrankungen. Wenn jemand, der an einem chronischen Magenkatarrh leidet, an einem anderen (akuten) Leiden erkrankt, wird der Zungenbelag nicht immer das charakteristische Aussehen aufweisen, das auf das zu der akuten Erkrankung passende Mittel hinweisen würde. Wenn irgendeine Krankheit, insbesondere eine chronische Krankheit, keine eindeutigen Symptome zeigt, wird uns der Zungenbelag in den meisten Fällen zu der Wahl des geeigneten Mittels führen. (Schüßler)

Teil 4

Repertorium

Zustände und Erkrankungen der Seele

ABNEIGUNG GEGEN KONVERSATION: *Kalium phos.*
  sich unter Menschen zu mischen: *Kalium phos.*
ÄNGSTE in der Nacht bei Kindern: *Kalium phos.*
ÄNGSTLICHKEIT: *Kalium phos.*
ÄRGER, Folgen von: *Calc. phos., Kalium phos.*
AGORAPHOBIE: *Kalium phos.*
ALLEINSEIN, sehnt sich nach: *Calc. phos.*
AMBITIONSLOS: *Natr. phos.*
ANGST VOR FINANZIELLEM RUIN: *Calc. fluor.*
ANGST VORM FALLEN: *Kalium sulph.*
AUFFAHREN, nervöses: *Kalium phos., Kalium chloratum*
AUFMERKSAMKEIT, schwierig beizubehalten: *Silicea*
AUSGELASSENHEIT: *Natr. chlor.*
AUSWIRKUNGEN VON,
  Ärger: *Calc. phos.*
  Enttäuschung: *Calc. phos.*
  Kummer: *Calc. phos., Kalium phos.*
  Schreck, Entsetzen: *Kalium phos.*
BEKLOMMENHEIT: *Natr. phos., Kalium phos., Natr. chlor.*
BESSERUNG NACH SCHLAF: *Ferr. phos.*
BEWUSSTLOSIGKEIT, plötzliche: *Calc. sulph.*
DELIRIUM,
  allgemein: *Ferr. phos., Kalium phos., Natr. chlor.*
  leises Murmeln: *Kalium phos.*
  phantasierend: *Natr. chlor.*
  sehr gesprächig, hellwach: *Natr. chlor., Ferr. phos.*
  tremens: *Ferr. phos., Kalium phos., Natr. chlor.*
DENKEN, Schwierigkeiten zu: *Silicea*
DENKSCHWIERIGKEITEN: *Silicea*
DEPRESSIVE STIMMUNG: *Calc. fluor., Calc. sulph., Kalium phos., Natr. chlor.*
DÜSTERE STIMMUNG: *Kalium phos., Natr. chlor.*

DUESTERE VORAHNUNGEN: *Kalium phos.*
EINBILDUNG,
dass Möbel Menschen seien: *Natr. phos.*
dass er verhungern muss: *Kalium chloratum*
EINGEBILDETE GEGENSTÄNDE, greift nach: *Kalium phos.*
EMOTIONEN,
plötzliche Hysterie aufgrund von: *Kalium phos.*
Erröten aufgrund von: *Kalium phos.*
EMPFINDLICHKEIT: *Kalium phos., Silicea*
ENERGIE, Mangel an: *Kalium phos.*
ENTTÄUSCHUNG, nach: *Calc. phos.*
ERINNERUNGEN an die Vergangenheit, verfolgen einen: *Kalium phos.*
ERINNERUNGSVERMÖGEN, VERLUST DES: *Kalium phos., Calc. phos., Magnes. phos.*
ERREGUNG, nervöse: *Kalium phos.*
ERRÖTEN, durch Emotionen: *Kalium phos.*
FALSCHE SINNESEINDRÜCKE: *Kalium phos., Natr. phos.*
FEHLWAHRNEHMUNGEN: *Magnes. phos.*
FURCHT,
nervöse: *Kalium phos.*
vor Geräuschen oder Lärm: *Kalium phos., Silicea*
FOLGEERSCHEINUNGEN VON
Ärger: *Calc. phos.*
Angst: *Kalium phos.*
Enttäuschung: *Calc. phos.*
Trauer, Kummer: *Calc. phos., Kalium phos.*
GEDÄCHTNISSTÖRUNGEN: *Calc. phos.*
GEDÄCHTNISSCHWUND: *Kalium phos.*
plötzlicher: *Calc. sulph.*
GEFÜHLE, Täuschung der / Fehlwahrnehmungen: *Kalium phos., Magnes. phos.*
GEISTIGE ERSCHÖPFUNG, durch Überarbeitung: *Kalium phos., Silicea, Natr. chlor.*
GEISTESGESTÖRTHEIT: *Kalium phos.*
GERÄUSCH, Überempfindlichkeit bei: *Kalium phos., Silicea, Kalium chloratum*
GLEICHGÜLTIGKEIT gegenüber allem: *Ferr. phos.*
GREIFEN NACH IMAGNINÄREN GEGENSTÄNDEN: *Kalium phos.*
GRIESGRÄMIGKEIT bei Kindern: *Calc. phos.*
GROSSE UNGEDULD: *Kalium phos.*
HALLUZINATIONEN: *Kalium phos., Natr. phos.*
HEFTIGE GEFÜHLSAUSBRÜCHE, Jähzorn: *Natr. chlor.*

HEIMWEH: *Kalium phos.*
HÖRT nachts beim Aufwachen Schritte: *Natr. phos.*
HOFFNUNGSLOSIGKEIT im Hinblick auf die Zukunft: *Natr. phos., Ferr. phos.*
HYPOCHONDRIE: *Kalium phos., Natr. chlor.*
HYSTERIE, durch plötzliche Emotionen: *Kalium phos.*
IRRESEIN: *Ferr. phos., Kalium phos., Silicea*
JAMMERN: *Kalium phos.*
KLEINIGKEITEN
    wirken wie Berge: *Ferr. phos.*
    ärgern: *Natr. phos.*
KRETINISMUS: *Calc. phos.*
KRIBBELIG, wie auf Kohlen oder Nadeln sitzen: *Silicea*
KUMMER, Nachwirkungen von: *Calc. phos., Kalium phos.*
LACHEN: *Kalium phos.*
LÄRM, Überempfindlichkeit bei: *Kalium phos., Silicea, Kalium chloratum*
LAMENTIEREN: *Magnes. phos.*
LANGSAM IN DER AUFFASSUNGSGABE: *Calc. phos.*
LEBEN, des Lebens müde: *Silicea*
LEBENSÜBERDRUSS: *Silicea*
LUST ZU TANZEN und zu singen: *Natr. chlor.*
MANGEL AN ENERGIE: *Kalium phos.*
MELANCHOLIE: *Kalium phos., Natr. sulph.*
MELANCHOLISCH während der Pubertät: *Natr. chlor.*
MENTALE ZERSTREUTHEIT, geistesabwesend: *Silicea*
STÖRUNGEN,
    geistesgestört: *Kalium phos.*
    durch Kopfverletzung: *Natr. sulph.*
MISSTRAUEN: *Kalium phos.*
MUSIK VERSCHLIMMERT: *Natr. sulph.*
NACHTÄNGSTE bei Kindern: *Kalium phos.*
NEIGUNG ZUM SUIZID: *Natr. sulph.*
NERVÖSE FURCHT: *Kalium phos.*
NIEDERGESCHLAGENHEIT: *Natr. chlor.*
OBJEKTE, eingebildete, greift nach: *Kalium phos.*
PHANTASIEREIEN, EINBILDUNGEN: *Kalium phos.*
PLATZANGST: *Kalium phos.*
PLÖTZLICHE EMOTIONEN, die Hysterie auslösen: *Kalium phos.*
PSYCHOSE: *Ferr. phos., Kalium phos.*
    Kindbett-: *Kalium phos.*

REDSELIG: *Ferr. phos., Natr. chlor.*
REIZBARKEIT: *Kalium phos., Natr. sulph., Natr. phos., Silicea*
SCHLECHTE LAUNE: *Calc. phos., Kalium phos.*
SCHLECHTE LAUNE, bei Kindern: *Kalium phos.*
SCHLUCHZEN: *Magnes. phos.*
SCHRECK, Folgen von: *Kalium phos.*
SCHREIEN: *Kalium phos.*
SCHÜCHTERNHEIT, übertriebene: *Kalium phos.*
SEHNEN NACH VERGANGENEM: *Kalium phos.*
SEUFZEN: *Kalium phos., Natr. chlor.*
SIEHT ALLES NEGATIV: *Kalium phos.*
SINNE, Täuschung der / Fehlwahrnehmungen: *Magnes. phos.*
SOMNAMBULISMUS, SCHLAFWANDELN: *Kalium phos.*
SPRICHT ständig mit sich selbst: *Magnes. phos.*
SPRICHT
    unzusammenhängend: *Kalium phos.*
    im Schlaf: *Kalium phos.*
STIMMUNG,
    wechselhaft: *Calc. sulph.*
    weinend: *Kalium phos.*
    depressiv, schwermütig: *Kalium phos., Natr. chlor.*
    klagend, lamentierend: *Magnes. phos.*
    wahnsinnig: *Ferr. phos.*
    hypochondrisch: *Kalium phos., Natr. chlor.*
    hysterisch: *Kalium phos.*
STIMMUNGSSCHWANKUNGEN: *Calc. sulph., Kalium phos.*
STUMPFSINNIG: *Calc. phos.*
STUPOR: *Kalium phos.*
SUIZIDNEIGUNG: *Natr. sulph.*
TÄUSCHUNG,
    Gefühls-: *Kalium phos.*
    Sinnes-: *Magnes. phos.*
TIEFER SCHLAF UND STUPOR bei akuten Krankheiten: *Natr. chlor.*
TRÄGHEIT, UNLUST: *Kalium phos., Magnes. phos., Natr. phos.*
TRÄGT DINGE von Ort zu Ort: *Magnes. phos.*
TRAURIGKEIT mit Herzklopfen: *Natr. chlor.*
TROST, verschlimmert durch: *Natr. chlor.*
ÜBELLAUNIGKEIT bei Kindern: *Calc. phos., Kalium phos.*
ÜBERARBEITUNG, geistige Erschöpfung, von: *Kalium phos.*

ÜBERTRIEBENE SCHÜCHTERNHEIT: *Kalium phos.*
UNENTSCHLOSSENHEIT: *Calc. fluor., Kalium phos.*
UNGEDULD: *Kalium phos.*
UNRUHE, ängstliche: *Calc. phos., Kalium phos., Natr. phos.*
UNZUSAMMENHÄNGENDES REDEN: *Kalium phos., Natr. chlor.*
VERDRIESSLICHKEIT: *Calc. phos., Kalium phos.*
VERDRIESSLICHKEIT, bei Kindern: *Kalium phos.*
VERGESSLICHKEIT: *Calc. phos., Magnes. phos.*
VERSTAND, Geist, überanstrengt: *Kalium phos., Silicea*
VERWENDET falsche Wörter beim Schreiben oder Sprechen: *Kalium phos.*
VERFOLGT VON ERINNERUNGEN: *Kalium phos.*
VERGANGENHEIT lässt nicht los: *Kalium phos.*
VERWIRRUNG, geistige: *Kalium phos.*
VERZAGT: *Natr. sulph.*
VERZAGTHEIT in Bezug auf die Arbeit: *Kalium phos.*
VERZWEIFLUNG WEGEN SORGE WIEDER GESUND ZU WERDEN: *Natr. sulph.*
WAHNSINN: *Ferr. phos.*
WEGLASSEN VON BUCHSTABEN ODER WÖRTERN BEIM SCHREIBEN: *Kalium phos.*
WEINEN, Neigung zu: *Natr. chlor.*
WEINERLICH: *Kalium phos.*
WILDHEIT: *Natr. sulph.*
WILL GETRAGEN WERDEN: *Kalium phos.*
WÜTEND, REIZBAR: *Natr. chlor.*
ZURÜCKHALTUNG, BESCHRÄNKUNG NOTWENDIG: *Natr. sulph.*
ZUSAMMENZUCKEN,
    nervöses: *Kalium phos., Kalium chloratum*

Kopf, Sensorium und Kopfhaut

ANÄMIE, zerebrale: *Kalium phos.*
AUSFALLEN DER HAARE: *Kalium sulph., Natr. chlor., Silicea*
AUSSCHLAG
    am Haarrand im Nacken: *Natr. chlor.*
    am Hinterkopf, übel riechend: *Silicea*
    auf der Kopfhaut, juckend: *Natr. chlor.*
BESSER bei heiterer Erregung: *Kalium phos.*
BEWEGUNG
    bessert: *Kalium phos.*
    verschlimmert: *Ferr. phos., Natr. sulph.*

BLUT
    schießt in den Kopf: *Ferr. phos., Natr. sulph.*
    Tumore auf der Kopfhaut: *Calc. fluor.*
BLUTANDRANG im Kopf: *Ferr. phos.*
BRENNEN am Scheitel: *Natr. sulph.*
DUMPFER, RECHTSSEITER KOPFSCHMERZ: *Ferr. phos.*
DURCHSICHTIGER SCHLEIM, Erbrechen von: *Natr. chlor., Ferr. phos.*
ERBRECHEN
    von durchsichtigem Schleim: *Natr. chlor.*
    von Galle: *Natr. sulph.*
    von saurem Schaum: *Natr. phos.*
    von unverdauter Nahrung: *Ferr. phos.*
FOLGEN VON STÜRZEN oder Verletzungen des Kopfes: *Natr. sulph.*
FONTANELLEN schließen sich nicht: *Calc. phos., Silicea*
GEFÜHL
    als ob der Kopf sich öffnen würde: *Natr. chlor.*
    pochendes: *Ferr. phos.*
    von Druck im und durch den Kopf: *Natr. sulph.*
GEHIRN,
    Beschwerden bei Kindern: *Magnes. phos.*
    Entzündung des, erstes Stadium: *Ferr. phos.*
    -erschütterung: *Kalium phos.*
    -erweichung: *Kalium phos.*
    fühlt sich an wie lose: *Natr. sulph.*
    heftige Schmerzen an der Schädelbasis: *Natr. sulph.*
    Wasser im: *Kalium phos.*
GEHIRNERSCHÜTTERUNG: *Kalium phos.*
    Spätfolgen einer: *Natr. sulph.*
GEHIRNSCHLAG: *Silicea*
GEISTIGE ERSCHÖPFUNG: *Calc. phos., Kalium phos., Natr. chlor., Silicea*
GELBE KRUSTEN auf der Kopfhaut: *Calc. sulph.*
GERÄUSCH, empfindlich gegenüber: *Kalium phos., Silicea, Kalium chloratum*
GERÄUSCHE im Kopf: *Kalium phos.*
GESCHWÜRE
    auf der Kopfhaut, skrofulös: *Calc. phos.*
    mit kallösen Rändern: *Calc. fluor.*
GEWICHT am Hinterkopf: *Kalium phos.*

HAAR,
    fällt aus: *Kalium sulph., Natr. chlor., Silicea*
    schmerzt beim Kämmen: *Natr. sulph., Ferr. phos.*
HALBSEITENKOPFSCHMERZ / HEMIKRANIE: *Natr. chlor.*
HINTERHAUPTKOPFSCHMERZ: *Natr. phos., Silicea, Kalium phos., Natr. sulph.*
HITZE am Scheitel: *Natr. sulph., Natr. phos.*
HITZSCHLAG: *Natr. chlor.*
HYDROZEPHALUS: *Calc. phos., Kalium phos., Natr. chlor.*
JUCKENDER AUSSCHLAG auf der Kopfhaut: *Natr. chlor.*
KÄLTEGEFÜHL im Kopf: *Calc. phos.*
KAHLE FLECKEN: *Kalium sulph., Calc. phos.*
KEPHALHÄMATOM: *Calc. fluor., Silicea*
KLOPFEN im Kopf: *Ferr. phos.*
KNÖTCHEN auf dem Kopf: *Silicea*
KNOTEN auf der Kopfhaut: *Silicea*
KONGESTIVER KOPFSCHMERZ: *Ferr. phos., Natr. sulph., Silicea, Natr. chlor.*
KOPF,
    Druck auf: *Calc. phos.*
    Druck und Hitze am Scheitelpunkt: *Natr. phos.*
    fühlt sich kalt an: *Calc. phos.*
    große Schädelknochen separiert: *Calc. phos.*
    Hinter-, Wundschmerz: *Kalium phos.*
    nickt unfreiwillig nach vorne: *Natr. chlor.*
    Schwitzen bei Kindern: *Calc. phos., Silicea*
    Völlegefühl im: *Calc. phos., Ferr. phos.*
KOPFHAUT,
    Ausschläge auf der: *Ferr. phos.*
    empfindliche: *Natr. sulph.*
        gegenüber Kälte und Berührung: *Ferr. phos.*
    feuchte Hautausschläge auf der: *Kalium sulph.*
    fühlt sich rau an: *Magnes. phos.*
    Geschwürbildungen der: *Calc. phos., Silicea*
        mit kallösen Rändern: *Calc. fluor.*
    Jucken der: *Calc. phos., Kalium phos.*
    juckende Pusteln auf der: *Silicea*
    juckender Ausschlag am Haarrand: *Natr. chlor.*
    klebrige Ausschläge auf der: *Kalium sulph.*

Leeregefühl im Magen: *Kalium phos.*
nach und vor der Menstruation: *Natr. chlor.*
    dem Gehen: *Natr. chlor.*
Neigung zu spasmodischen Symptomen: *Magnes. phos.*
Niedergeschlagenheit: *Kalium phos.*
pelzige Zunge: *Ferr. phos.*
pochendes Gefühl: *Ferr. phos.*, *Silicea*
Pulsieren am Oberkopf: *Natr. sulph.*
Reizbarkeit: *Kalium phos.*
rote Augen und rotes Gesicht: *Ferr. phos.*
schießende Schmerzen: *Magnes. phos.*
Schlaflosigkeit: *Ferr. phos.*, *Kalium phos.*
Schmerzhaftigkeit auf Berührung: *Ferr. phos.*
Schwindelanfall: *Natr. sulph.*
Sehstörungen: *Magnes. phos.*
stechende Schmerzen: *Magnes. phos.*
Strecken: *Kalium phos.*
Übelkeit: *Calc. sulph.*, *Natr. sulph.*
    und Frösteln: *Magnes. phos.*
Übelkeit mit Schwindel: *Calc. fluor.*
übermäßiger Tränenfluss: *Natr. chlor.*
unerträgliche Schmerzen: *Magnes. phos.*
Unlust, Trägheit: *Calc. phos.*
veränderliche Schmerzen: *Kalium sulph.*, *Magnes. phos.*
Vergesslichkeit: *Calc. phos.*
Verschlafenheit: *Natr. chlor.*
Verstopfung: *Natr. chlor.*
Vertigo: *Ferr. phos.*, *Natr. sulph.*, *Silicea*
viel Speichel im Mund: *Natr. chlor.*
Völlegefühl im Kopf: *Calc. phos,*
bei:
    blassen, empfindlichen Personen: *Kalium phos.*
    kachektischen Menschen: *Natr. chlor.*, *Silicea*
    Kindern: *Calc. phos.*, *Ferr. phos.*
    Schülerinnen: *Calc. phos.*, *Natr. chlor.*
    skrofulösen Leuten: *Silicea*
beim Erwachen am Morgen: *Natr. phos.*
blind: *Ferr. phos.*
chronisch: *Calc. phos.*, *Natr. chlor.*, *Silicea*

dauert bis mittags: *Natr. chlor.*
dumpf: *Natr. chlor.*
dumpf und stark, am Oberkopf: *Ferr. phos.*
durch Abdominalreizung: *Silicea*
ganz plötzlich einsetzend: *Natr. sulph.*
gebessert
  durch äußere Wärme: *Magnes. phos., Silicea*
  durch Essen: *Kalium phos.*
  durch freudige Erregung: *Kalium phos.*
  durch Kälte: *Ferr. phos.*
  durch kalte frische Luft im Freien: *Kalium sulph.*
  durch leichte Bewegung: *Kalium phos.*
  durch Nasenbluten: *Ferr. phos.*
  durch Ruhe: *Natr. sulph.*
  durch warmes Einwickeln des Kopfes: *Silicea*
hämmernd: *Natr. chlor., Ferr. phos.*
heftig: *Natr. chlor.*
intermittent: *Magnes. phos.*
Kälte
  bessert: *Ferr. phos.*
  verschlimmert: *Calc. phos.*
katarrhalisch: *Natr. chlor.*
kongestiv: *Ferr. phos., Silicea*
kühle frische Luft im Freien lindert: *Kalium sulph.*
leichte Bewegung bessert: *Kalium phos.*
Magen: *Calc. phos., Natr. sulph., Silicea*
Menstruation, mit Hunger: *Kalium phos.*
Migräne: *Natr. chlor., Silicea*
nach dem Gehen: *Natr. chlor.*
nach der Menstruation: *Natr. chlor.*
  dem Gehen: *Natr. chlor.*
Nacken und Scheitel: *Silicea, Magnes. phos.*
nervös: *Kalium phos., Silicea,* Magnes. phos
neuralgisch: *Kalium phos., Magnes. phos.*
okzipital (Hinterkopf): *Kalium phos., Magnes. phos,, Natr. phos., Silicea,*
  Natr. sulph.
paroxysmal (krampfartig): *Magnes. phos.*
rechtsseitig: *Ferr. phos.*
rheumatisch: *Calc. phos., Kalium sulph., Magnes. phos., Silicea*

Ruhe bessert: *Natr. sulph.*
Scheitel: *Ferr. phos., Natr. sulph.*
schlimmer
  auf der rechten Seite: *Ferr. phos.*
  nahe der Knochennähte: *Calc. phos.*
sich bis zur Wirbelsäule erstreckend: *Magnes. phos.*
Stirn: *Natr. phos.*
übel: *Calc. phos., Ferr. phos., Kalium chloratum, Natr. chlor., Natr. phos., Natr. sulph., Calc. sulph., Kalium phos.*
verschlimmert
  am Abend: *Kalium sulph.*
  durch Anstrengung: *Silicea*
  durch Bewegung: *Natr. sulph., Ferr. phos.*
  durch das Bewegen des Kopfes von einer Seite zur anderen oder nach hinten: *Kalium sulph.*
  durch Druck von einem Hut: *Calc. phos.*
  durch gebeugte Haltung: *Ferr. phos.*
  durch geistige Anstrengung: *Calc. phos., Magnes. phos., Silicea*
  durch Geräusch oder Lärm: *Silicea*
  durch Hitze: *Calc. phos.*
  durch Kälte: *Calc. phos.*
  durch Kopfschütteln: *Ferr. phos.*
  durch Lesen: *Natr. sulph.*
  durch Licht: *Silicea*
  durch Wetterwechsel: *Calc. phos.*
  in warmen Räumen: *Kalium sulph.*
  von geistiger Anstrengung: *Magnes. phos., Silicea*
  gichtiger Veranlagung: *Ferr. phos., Natr. sulph.*
  Hunger: *Silicea*
  Kälte: *Ferr. phos.*
  nervlicher Anstrengung: *Silicea*
  oben nach unten: *Calc. phos.*
  Sonnenhitze: *Ferr. phos.*
  Überhitzung: *Silicea*
  Verletzungen am Kopf: *Natr. sulph.*
  Verlust von Körpersäften: *Calc. phos., Natr. chlor.*
vor und nach der Menstruation: *Natr. chlor.*
während
  des Essens: *Kalium phos.*

der Menstruation: *Natr. chlor., Natr. sulph.*
des Zahnens: *Calc. phos.*
des Studiums (Studenten): *Kalium phos., Magnes. phos.*
KRANIOTABES: *Calc. phos., Calc. sulph.*
KRUSTEN, gelb, auf der Kopfhaut: *Calc. sulph.*
LÄRM, empfindlich gegenüber: *Kalium phos., Silicea, Kalium chloratum*
MENINGITIS: *Ferr. phos., Kalium chloratum*
MENSTRUATIONSKOPFSCHMERZ mit Hunger: *Kalium phos.*
MIGRÄNE: *Natr. chlor., Silicea*
MILCHSCHORF: *Kalium chloratum*
MUND voller Speichel: *Natr. chlor.*
NAGEN an der Schädelbasis: *Natr. sulph.*
NASENBLUTEN erleichtert Kopfschmerz: *Ferr. phos.*
NEIGUNG zu spasmodischen Symptomen: *Magnes. phos.*
OBERKOPF empfindlich gegenüber kalter Luft: *Ferr. phos.*
OFFENE FONTANELLEN: *Calc. phos., Silicea*
über den Augen: *Kalium phos.*
OKZIPITALKOPFSCHMERZ: *Natr. phos., Silicea, Kalium phos., Natr. sulph.*
POCHEN im Kopf: *Ferr. phos.*
PRELLUNGEN der Schädelknochen: *Calc. fluor.*
QUETSCHENDER SCHMERZ im Kopf: *Ferr. phos.*
REISSEN in den Schädelknochen: *Calc. phos.*
SCHÄDELERWEICHUNG: *Calc. phos., Calc. sulph.*
SCHEITEL schmerzt: *Natr. phos., Natr. sulph.*
SCHLEIM, wässrig, abgehustet: *Natr. chlor.*
SCHMERZ,
als ob ein Nagel eingeschlagen wird: *Ferr. phos.*
Schädel zu voll wäre: *Natr. phos.*
brennend stechend: *Ferr. phos.*
drückend: *Calc. phos., Ferr. phos.*
am Oberkopf: *Natr. phos.*
Hinterkopf: *Kalium phos.*
periodisch: *Natr. chlor.*
pochend und stampfend: *Ferr. phos.*
um den Kopf herum, schlimmer an der Stirn: *Calc. sulph.*
verschlimmert
durch Bewegung und gebeugte Haltung: *Calc. phos.*
durch Druck vom Hut: *Calc. phos.*
durch Hitze oder Wärme: *Calc. phos.*

durch Kälte: *Calc. phos.*
wechselnd, schießend, fein stechend: *Magnes. phos.*
SCHÜLERINNEN, Kephalalgie bei: *Calc. phos., Natr. chlor.*
SCHUPPEN: *Kalium sulph., Magnes. phos., Natr. chlor., Kalium chloratum*
SCHWEISS AUF DEM KOPF von Kindern: *Calc. phos., Silicea*
SCHWINDEL: *Calc. phos., Ferr. phos., Kalium phos., Natr. sulph., Silicea*
SCHWINDEL
bei Aufstehen: *Kalium sulph., Kalium phos.*
Bewegung und beim Laufen: *Calc. phos.*
nach oben Sehen: *Kalium sulph., Kalium phos.*
durch nervöse Erschöpfung: *Kalium phos.*
Anämie: *Kalium phos.*
im Alter: *Calc. phos.*
Labyrinthschwindel: *Silicea*
mit Blutandrang im Kopf: *Ferr. phos.*
mit gastrischen Beschwerden: *Natr. phos.*
tödlicher Übelkeit: *Calc. phos.*
Tendenz, auf die linke Seite zu fallen: *Silicea*
SEBORRHOISCHES EKZEM („GRINDKOPF") bei Kindern, gelbes Sekret:
Calc. sulph., Kalium sulph., Kalium chloratum
SKROFULÖSE Geschwüre der Kopfhaut: *Calc. phos.*
SONNENHITZE, schädliche Wirkungen durch: *Ferr. phos.*
SONNENSTICH: *Natr. chlor.*
SPASMODISCHE Symptome: *Magnes. phos.*
SPEICHEL profus, mit Kopfsymptomen: *Natr. chlor.*
STECHENDE SCHMERZEN: *Ferr. phos.*
STUDENTEN, Kopfschmerzen bei: *Kalium phos.*
STÜRZE ODER VERLETZUNGEN, Folgen von: *Natr. sulph.*
UNERFRISCHENDER SCHLAF mit Kopfschmerzen: *Kalium phos., Natr. chlor.*
UNERTRÄGLICHE KOPFSCHMERZEN: *Magnes. phos.*
VEREITERUNGEN der Kopfhaut: *Calc. phos., Silicea*
VÖLLEGEFÜHL im Kopf: *Calc. phos.*
WÄSSRIGER SCHLEIM aufgehustet oder erbrochen: *Natr. chlor., Ferr. phos.*
WASSERKOPF: *Calc. phos., Kalium phos., Natr. chlor.*
WUCHERUNGEN auf der Kopfhaut: *Calc. fluor.*
WUNDSCHMERZ am Kopf bei Berührung: *Ferr. phos.*
ZEREBRALE APOPLEXIE: *Silicea*

Augen

ABSONDERUNG von

dickem, gelbem Eiter: *Calc. sulph.*

gelb-grünlichem Eiter: *Kalium sulph., Kalium chloratum*

gold-gelbem, sämigem Eiter: *Natr. phos.*

grünem Eiter: *Natr. sulph.*

klarem Schleim: *Natr. chlor.*

weißem Schleim: *Kalium chloratum*

ABSZESS DER HORNHAUT: *Calc. sulph., Silicea, Kalium chloratum, Kalium sulph.*

AMAUROSE: *Calc. phos.*

AMBLYOPIE nach unterdrücktem Fußschweiß: *Silicea*

ASTHENOPIE, muskuläre: *Natr. chlor., Kalium phos., Magnes. phos.*

AUGÄPFEL schmerzen: *Calc. fluor.*

Schmerzen in den, verschlimmert durch Bewegung: *Ferr. phos.*

Wundschmerz: *Kalium phos.*

AUGAPFEL, Schmerzen im, verschlimmert durch Bewegen der Lider: *Ferr. phos.*

AUGEN,

blutunterlaufen: *Natr. phos.*

brennendes Gefühl in den: *Ferr. phos., Kalium phos.*

empfindlich gegen Licht: *Magnes. phos.*

Entzündung der,

Absonderung von dickem, gelbem, Schleim: *Calc. sulph.*

mit akutem Schmerz: *Ferr. phos.*

ohne Sekret: *Ferr. phos.*

trocken: *Calc. phos.*

Flecken von Eiter auf den: *Kalium chloratum*

Flimmern vor den: *Calc. fluor.*

fühlen sich an, als ob Sand darin sei: *Kalium chloratum, Kalium phos., Ferr. phos.*

Funken vor den Augen: *Calc. fluor., Magnes. phos.*

Gefühl eines Fremdkörpers in den: *Calc. sulph.*

gelbe Krusten auf den: *Kalium sulph.*

Gerstenkörner auf den: *Silicea*

Jucken der: *Magnes. phos.*

können nicht gut sehen bei Gaslicht, schummrigem, künstlichem Licht: *Calc. phos.*

rot: *Ferr. phos.*

Schleier vor den: *Natr. chlor.*

Schmerz über den: *Natr. phos., Natr. chlor., Magnes. phos.*

Schmerzen der: *Natr. chlor.*
sieht Farben vor den Augen: *Magnes. phos.*
Funken: *Calc. fluor., Magnes. phos.*
spasmodische Leiden der: *Calc. phos., Magnes. phos.*
starres Aussehen der: *Kalium phos.*
verschwimmen: *Kalium phos.*
Winkel, Erkrankungen: *Silicea*
Wundschmerz der: *Kalium phos.*
Zucken: *Kalium phos.*
Zucken der: *Magnes. phos., Calc. sulph.*

AUGENENTZÜNDUNG (siehe Ophthalmie)

AUGENHÖHLEN,
Druck und Wundschmerz in den: *Silicea*
Karies der: *Silicea*

AUGENLIDER,
brennen: *Natr. chlor., Kalium phos.*
Furunkel rund um die: *Silicea*
granulär: *Natr. chlor.*
Herabhängen der: *Kalium phos., Magnes. phos.*
Ränder der, brennen: *Natr. sulph.*
zusammengeklebt: *Natr. phos., Silicea, Calc. phos., Kalium phos., Natr. chlor., Calc. fluor.*
zystische Tumore rund um die: *Silicea, Ferr. phos.*

AUGENLIDWINKEL entzündet: *Calc. sulph.*

AUGENTRÜBUNG: *Natr. chlor., Natr. phos., Magnes. phos.*

AUSSCHLAG mit kleinen Bläschen um die Augen: *Natr. chlor.*

AUSSEHEN, starrendes, erregtes: *Kalium phos.*

BEIM LESEN, Buchstaben laufen ineinander: *Natr. chlor.*

BEWEGUNG DER AUGEN verschlimmert den Schmerz: *Ferr. phos.*

BINDEHAUT gerötet oder gelb: *Natr. chlor., Natr. sulph.*

BINDEHAUTENTZÜNDUNG: *Calc. fluor., Ferr. phos., Kalium sulph., Natr. chlor., Natr. phos.*
Absonderung,
gelber, sämiger Schleim: *Natr. phos.*
grünlicher: *Natr. sulph.*
weißer: *Natr. chlor.*
chronische: *Natr. sulph.*
granuläre: *Natr. phos.*
phlyktenulär, bläsig: *Calc. sulph.*

BLASEN auf der Hornhaut: *Natr. chlor.*
BLASENÄHNLICHE GRANULATIONEN: *Natr. phos., Natr. sulph.*
BLEPHARITIS: *Natr. chlor., Silicea*
BLINDHEIT: *Calc. phos.*
BLUTUNTERLAUFENE Augen: *Natr. phos., Ferr. phos., Natr. chlor.*
BRENNEN von Bereichen um die Augen: *Natr. chlor.*
BRENNEN der Lidränder: *Natr. sulph.*
  Brennendes Gefühl in den Augen: *Ferr. phos.*
BUCHSTABEN LAUFEN ZUSAMMEN beim Lesen: *Natr. chlor.*
CHROMATOPSIE (falsche Farbwahrnehmungen): *Magnes. phos.*
DIPHTHERIE, Strabismus oder Schielen nach: *Kalium phos.*
DIPLOPIE, Doppeltsehen: *Magnes. phos., Kalium phos.*
DUNKLE FLECKEN vor den Augen: *Magnes. phos., Kalium chloratum*
EITER IN DER VORDERKAMMER (siehe HYPOPYON)
EITERNDE ABSONDERUNG aus den Augen: *Calc. sulph., Kalium sulph.*
EMPFINDLICHKEIT gegen Licht: *Magnes. phos.*
ENTZÜNDUNG DER AUGENLIDWINKEL: *Calc. sulph.*
  Absonderung gelben Eiters: *Calc. sulph.*
  Augen: *Calc. phos., Calc. sulph., Ferr. phos.*
  mit stechendem Schmerz: *Ferr. phos.*
  ohne Sekret: *Ferr. phos.*
  trockene: *Calc. phos.*
ENTZÜNDUNG EINER ODER ALLER SCHICHTEN DES AUGES,
  Absonderung dick und gelb: *Calc. sulph.*
  sämig: *Natr. phos.*
  Neugeborenen, bei: *Kalium sulph.*
  skrofulöse: *Natr. phos.*
ERKRANKUNGEN, spasmodische, der Augenlider: *Calc. phos., Magnes. phos.*
ERREGTES, starrendes Aussehen der Augen: *Kalium phos.*
FLACHES GESCHWÜR auf der Hornhaut: *Kalium chloratum*
FLECKEN
  auf der Hornhaut: *Calc. fluor.*
  weiße: *Natr. chlor.*
  dunkle: *Magnes. phos.*
FLECKEN von Eiter auf den Augenlidern: *Kalium chloratum*
FLIMMERN vor den Augen: *Calc. fluor.*
FREMDKÖRPER, Gefühl eines: *Calc. sulph.*
FUNKEN vor den Augen: *Calc. fluor., Magnes. phos., Natr. phos.*
FUNKENSEHEN: *Magnes. phos., Calc. fluor.*

FURUNKEL um die Augenlider: *Silicea*
GEFÜHL
  von Fremdkörper im Auge: *Calc. sulph., Ferr. phos.*
  von Splittern im Auge: *Kalium phos.*
GELBE
  Absonderung aus den Augen: *Calc. sulph., Kalium chloratum, Kalium sulph.*
    goldfarben und sämig: *Natr. phos.*
  Bindehaut: *Natr. sulph.*
  Krusten auf den Augenlidern: *Kalium sulph.*
GERSTENKÖRNER auf den Augen: *Silicea, Ferr. phos.*
GESCHWÜRE
  auf der Hornhaut, tiefe: *Calc. sulph.*
  oberflächliche, flache: *Kalium chloratum*
  skrofulöse: *Calc. phos., Natr. chlor*
GETRÜBTE SICHT: *Magnes. phos., Natr. phos.*
GLAUKOM: *Natr. chlor.*
GRANULÄRE
  Konjunktivitis: *Natr. phos., Natr. sulph.*
  Augenlider: *Natr. chlor.*
GRANULATIONEN sehen aus wie kleine Bläschen: *Natr. phos., Natr. sulph.*
GRAUER STAR: *Calc. fluor., Calc. phos., Kalium sulph., Kalium chloratum*
  nach unterdrücktem Fußschweiß: *Silicea*
  rauchiger Eiter, in der Vorderkammer: *Calc. sulph.*
GRÜNLICHE Absonderung aus den Augen: *Kalium chloratum, Kalium sulph.*
HÄNGENDE AUGENLIDER: *Magnes. phos., Kalium phos.*
HALBSICHTIGKEIT: *Calc. sulph.*
HORNHAUT,
  Abszess auf der: *Calc. sulph., Silicea, Kalium sulph., Kalium chloratum*
    erstes Stadium: *Ferr. phos.*
  Blasen auf der: *Natr. chlor., Kalium chloratum*
  Flecken auf der: *Calc. fluor., Natr. sulph.*
    weiß: *Natr. chlor.*
  Geschwüre, tiefe, auf: *Calc. sulph., Calc. phos.*
  rauchig: *Calc. sulph.*
  skrofulöse: *Calc. phos., Natr. chlor.*
    oberflächlich, flach: *Kalium chloratum*
  trüb: *Calc. phos., Silicea*
HORNHAUTABSZESS: *Kalium chloratum*
HORNHAUTENTZÜNDUNG,

parenchymatöse: *Calc. phos., Kalium chloratum*
pustulöse: *Calc. sulph., Silicea*
HYPOPYON: *Calc. sulph., Kalium chloratum, Silicea, Kalium sulph., Natr. phos.*
IRITIS: *Kalium chloratum, Natr. chlor.*
KANN NICHT GUT SEHEN bei Gaslicht, schummrigem, künstlichem Licht: *Calc. phos.*
KATARAKT: *Calc. fluor., Calc. phos., Kalium sulph., Kalium chloratum*
nach unterdrücktem Fußschweiß: *Silicea*
rauchiger Eiter, in der Vorderkammer: *Calc. sulph.*
KERATITIS,
parenchymatöse: *Calc. phos., Kalium chloratum*
pustulöse: *Calc. sulph., Silicea*
KONTRAHIERTE, enge Pupillen: *Magnes. phos.*
KRANKHEITEN des Tränenapparates: *Silicea*
KRUSTEN, gelbe, auf den Augenlidern: *Kalium sulph.*
LICHT, empfindlich gegen (siehe PHOTOPHOBIE)
LICHTERSEHEN: *Magnes. phos., Calc. fluor.*
LICHTSCHEUE: *Calc. sulph., Kalium chloratum, Magnes. phos., Natr. chlor., Natr. sulph., Calc. phos.*
LIDER (siehe AUGENLIDER)
LIDKNORPEL: *Silicea*
LINSE, Trübung der: *Kalium sulph.*
MOUCHES VOLANTES: *Silicea*
MÜCKENSEHEN: *Silicea*
MUSKULÄRE ASTHENOPIE: *Natr. chlor., Magnes. phos., Kalium phos.*
NACH AUGENVERLETZUNGEN: *Calc. sulph.*
NETZHAUTENTZÜNDUNG: *Calc. sulph., Ferr. phos., Kalium chloratum*
NEURALGIE,
gelindert durch Wärme: *Magnes. phos.*
periodische: *Natr. chlor.*
mit Tränenfluss: *Natr. chlor.*
schlimmer auf der rechten Seite: *Magnes. phos.*
supraorbital: *Magnes. phos., Ferr. phos.*
über dem rechten Auge: *Silicea*
Ziliar-: *Natr. chlor.*
NYSTAGMUS / AUGENZITTERN: *Magnes. phos.*
ÖBERFLÄCHLICHE FLACHE GESCHWÜRE: *Kalium chloratum*
ONYX: *Kalium chloratum*

OPHTHALMIE,
  Absonderung dick und gelb: *Calc. sulph.*
  sämig: *Natr. phos.*
  Neugeborenen, bei: *Kalium sulph.*
  skrofulöse: *Natr. phos.*
PARENCHYMATÖSE Keratitis: *Calc. phos., Kalium chloratum*
PHOTOPHOBIE: *Calc. sulph., Kalium chloratum, Magnes. phos., Natr. chlor., Natr. sulph., Calc. phos.*
PHOTOPSIE: *Magnes. phos., Calc. fluor.*
PTOSIS: *Kalium phos., Magnes. phos.*
PUPILLEN verengt: *Magnes. phos.*
PUSTULÄRE KERATITIS: *Calc. sulph., Silicea*
RÄNDER DER AUGENLIDER brennen: *Natr. sulph.*
REGENBOGENHAUTENTZÜNDUNG: *Kalium chloratum, Natr. chlor.*
RETINITIS: *Calc. sulph., Ferr. phos., Kalium chloratum*
RÖTUNG der Augen: *Ferr. phos., Natr. chlor.*
SAND, Gefühl von, in den Augen: *Ferr. phos., Kalium chloratum, Kalium phos.*
SCHIELEN
  durch Darmreizung: *Natr. phos.*
  nach Diphtherie: *Kalium phos.*
  spasmodisches: *Magnes. phos.*
SCHLEIER vor den Augen: *Natr. chlor.*
SCHLEIMIGE ABSONDERUNGEN,
  klar: *Natr. chlor.*
  weiß: *Kalium chloratum*
SCHMERZ,
  in den Augäpfeln, verschlimmert durch ihre Bewegung: *Ferr. phos.*
  in den Augen: *Ferr. phos.*
  Neuralgie: *Magnes. phos., Natr. chlor.*
  wie von einem Splitter: *Calc. sulph.*
SCHWACHES Sehvermögen: *Kalium phos.*
SCHWARZE PUNKTE vor den Augen: *Kalium phos.*
SEHKRAFT verloren: *Kalium phos.*
SEHVERMÖGEN,
  beeinträchtigt, sieht Farben: *Magnes. phos.*
    sieht Funken: *Calc. fluor., Magnes. phos.*
      sieht verschwommen: *Calc. fluor.*
  trüb: *Magnes. phos., Natr. chlor.*

SICHT,
schwach: *Kalium phos.*
trüb: *Natr. phos.*
SKROFULÖSE OPHTHALMIE: *Natr. phos.*
Geschwüre der Hornhaut: *Natr. chlor.*
SPASMODISCHE Leiden der Augenlider: *Calc. phos., Magnes. phos.*
STARRENDES, aufgeregtes Aussehen: *Kalium phos.*
STRABISMUS: *Kalium phos., Magnes. phos., Natr. phos.*
SUPRAORBITALE NEURALGIEN: *Magnes. phos., Natr. chlor.*
TIEFE ABSZESSE der Hornhaut: *Calc. sulph., Silicea*
TRACHOM: *Kalium chloratum*
TRÄNENFLUSS: *Magnes. phos., Natr. chlor., Natr. sulph.*
beißender: *Natr. chlor.*
brennender: *Natr. sulph., Natr. phos.*
mit Ausschlag aus kleinen Bläschen: *Natr. chlor.*
mit Neuralgie: *Natr. chlor.*
schlimmer nach Silbernitrat: *Natr. chlor.*
TRÄNENSACK, Krankheiten des: *Silicea*
Tränengang, Striktur des: *Natr. chlor.*
TRÜBE HORNHAUT: *Calc. phos., Silicea*
TRÜBHEIT der Augenlinse: *Kalium sulph.*
VERKLEBTE Augenlider: *Natr. phos., Silicea*
VERLUST DER SEHKRAFT
nach Diphtherie: *Kalium phos.*
nach Überanstrengung: *Kalium phos.*
VERSCHWOMMENES SEHEN: *Kalium phos., Calc. fluor.*
VERSTOPFTER Tränengang: *Natr. chlor.*
VESIKEL, Ausschlag mit: *Natr. chlor.*
VORDERKAMMER, Eiter in der: *Calc. sulph., Kalium chloratum, Silicea*
WÄRME lindert Neuralgien: *Magnes. phos.*
WEISSE, SCHLEIMIGE Absonderung aus den Augen: *Kalium chloratum*
WUNDSCHMERZ der Augäpfel: *Kalium phos.*
ZILIARNEURALGIE: *Natr. chlor.*
über dem rechten Auge: *Silicea*
ZUCKEN der Augenlider: *Magnes. phos., Calc. phos.*
ZUSAMMENKLEBEN der Augenlider: *Natr. chlor., Silicea*
ZYSTISCHE TUMORE um die Lider: *Silicea*

Ohren

ABLAGERUNG von kalkartigem Material auf dem Trommelfell: *Calc. fluor.*
ABSONDERUNGEN AUS DEM OHR,
dick, eiterähnlich: *Calc. sulph.*
die den Schmerz nicht lindern: *Ferr. phos.*
eiternd: *Calc. phos., Kalium sulph., Natr. chlor.*
mit Blut vermischt: *Calc. sulph., Kalium phos.*
hellgelb: *Kalium phos.*
mukopurulent: *Ferr. phos.*
schmutzig: *Kalium phos.*
stinkend: *Kalium phos.*
übel riechend: *Kalium phos.*
wässriger Eiter: *Kalium sulph.*
ÄUSSERER GEHÖRGANG
geschwollen: *Silicea, Kalium chloratum*
Wände atrophiert: *Kalium chloratum*
ANÄMISCHE PERSONEN, Ohrenbeschwerden bei: *Ferr. phos.*
ANKYLOSE der Ohrknöchelchen: *Ferr. phos.*
ATROPHISCHE Ohrbeschwerden: *Kalium phos.*
Jucken bei: *Kalium phos.*
AUSSENOHR bedeckt mit dünner Ablagerung: *Natr. phos.*
AUSSTRAHLENDE SCHMERZEN: *Ferr. phos.*
BEHEIZTE RÄUME verschlimmern Schwerhörigkeit: *Kalium sulph.*
BEIM EINSCHLAFEN, Geräusche: *Kalium phos.*
BEREICHE INNERHALB des Ohrs dunkelrot: *Ferr. phos.*
BESCHWERDEN, rheumatische, der Ohren: *Calc. phos.*
BRENNEN der Ohren: *Natr. phos., Natr. chlor.*
CHRONISCHER KATARRHALISCHER ZUSTAND des Mittelohrs: *Kalium chloratum, Kalium sulph., Natr. chlor.*
DIFFUSE ENTZÜNDUNG: *Ferr. phos.*
DRÖHNEN in den Ohren: *Natr. chlor., Silicea*
DRÜSEN rund ums das Ohr schwellen an: *Kalium chloratum*
DUMPFES HÖREN: *Ferr. phos, Kalium phos., Silicea*
Nervenbeschwerden, aufgrund von: *Magnes. phos.*
DUNKELROTE FÄRBUNG der inneren Bereiche: *Ferr. phos.*
EIN OHR ROT, heiß und juckend: *Natr. phos.*
EINGEZOGENES TROMMELFELL: *Kalium chloratum*
ENTZÜNDLICHE Ohrenschmerzen durch Kälte: *Ferr. phos.*

ENTZÜNDUNG
der Ohrmuschel: *Kalium chloratum, Silicea, Ferr. phos.*
diffus: *Ferr. phos.*
mit brennendem, pochendem Schmerz: *Ferr. phos.*
Mittelohr, wuchernde: *Kalium chloratum*
EUSTACHISCHE RÖHREN,
Katarrhe der: *Natr. chlor., Kalium chloratum, Kalium sulph., Silicea*
schwellen an mit der Folge von Schwerhörigkeit: *Kalium chloratum, Kalium sulph., Silicea*
verschlossen, verstopft: *Kalium chloratum*
EXFOLIATION, feuchte, des Trommelfells: *Kalium chloratum*
FEUCHTES WETTER verschlimmert Ohrenschmerzen: *Natr. sulph.*
GEHÖRGANG, geschwollen: *Silicea, Kalium chloratum*
GEHÖRGANG
INNERER, granuläre Zustände des: *Kalium chloratum*
VERSCHLOSSEN durch polypenartige Wucherung: *Kalium sulph.*
GEHÖRSINN hochempfindlich: *Kalium phos.*
GERÄUSCHE IN DEN OHREN: *Ferr. phos., Kalium chloratum, Kalium phos.*
beim Einschlafen: *Kalium phos.*
beim Naseschnäuzen: *Kalium chloratum*
beim Schlucken, Knacken: *Kalium chloratum, Natr. chlor.*
GESCHWÜRBILDUNGEN
schlimme: *Ferr. phos., Kalium phos.*
schwache Formen: *Kalium phos.*
GEWEBE
trocknen aus: *Kalium phos.*
werden schuppig: *Kalium sulph., Kalium chloratum, Natr. chlor., Calc. phos.*
GRANULÄRE Pharyngitis: *Kalium chloratum*
Rachenentzündung: *Kalium chloratum*
Verfassung des Trommelfells: *Kalium chloratum*
GRANULATIONEN, überschießende: *Kalium chloratum*
HÄMMERN in den Ohren: *Kalium phos.*
JUCKEN DER OHREN: *Natr. phos., Natr. chlor.*
im Gehörgang: *Kalium phos., Natr. chlor.*
KÄLTEGEFÜHL am Außenohr: *Calc. phos.*
KALKABLAGERUNGEN in der Paukenhöhle: *Calc. fluor.*
KATARRH der
Eustachischen Röhre: *Kalium sulph., Natr. chlor., Kalium chloratum*
Paukenhöhle: *Kalium sulph.*, Natrium chlor., *Kalium chloratum*

KLINGEN in den Ohren wie von Glocken: *Natr. sulph.*
KLOPFENDER SCHMERZ: *Ferr. phos.*
KNACKENDE GERÄUSCHE beim
  Kauen: *Natr. chlor.*
  Naseschnäuzen: *Kalium chloratum*
  Schlucken: *Kalium chloratum*
KNOCHEN rund ums Ohr schmerzen: *Calc. phos.*
KONGESTIVES STADIUM einer Ohrentzündung: *Ferr. phos.*
KONTRAHIERTES TROMMELFELL: *Kalium chloratum*
LÄRM, überempfindlich bei: *Silicea, Ferr. phos., Kalium phos.*
MITTELOHR,
  chronische katarrhalische Zustände des: *Kalium chloratum*
  Vereiterung des: *Calc. sulph., Kalium phos., Silicea*
MUKOPURULENTE Absonderungen: *Ferr. phos.*
NASENRACHENRAUM verstopft: *Kalium chloratum*
NASESCHNÄUZEN, krachende Geräusche beim: *Kalium chloratum*
NASOPHARYNGEALE Verstopfungen: *Kalium chloratum*
NEIGUNG zu Hämorrhagien: *Ferr. phos.*
NERVÖSE OTALGIE (OHRENSCHMERZEN): *Magnes. phos.*
OHREN,
  äußerlich wund / schmerzend: *Natr. phos.*
  Atrophie, Beschwerden durch: *Kalium phos.*
  außen, Entzündung der: *Silicea*
  bedeckt mit dünnem Schorf: *Natr. phos.*
  brennen: *Natr. phos., Natr. chlor.*
  Brummen in den: *Kalium phos.*
  Dröhnen in den: *Natr. chlor.*
  eingerissene: *Kalium chloratum*
  Entzündungen der, nach dem Baden: *Silicea*
  Erkrankungen der, bei
    anämischen Personen: *Ferr. phos.*
    Rheumapatienten: *Calc. phos.*
    skrofulösen Kindern: *Calc. phos.*
  Gefühl wie verstopft: *Kalium chloratum*
  Geräusche in den: *Ferr. phos., Kalium phos., Kalium chloratum, Natr. chlor.*
  Hitze in den: *Ferr. phos.*
  Jucken in den: *Natr. chlor.*
  Kältegefühl in den äußeren: *Calc. phos.*
  Klingeln in den, wie von Glocken: *Natr. sulph.*

PAUKENHÖHLE,
geschwollen: *Natr. chlor., Silicea*
Katarrh: *Natr. chlor., Kalium sulph., Kalium chloratum*
vereitert: *Kalium chloratum*
PERIOSTEALE ERKRANKUNGEN des Wurmfortsatzes: *Calc. fluor.*
PICKEL rund ums Ohr: *Calc. sulph.*
POCHENDER SCHMERZ: *Ferr. phos.*
POLYPENARTIGE WUCHERUNG, die den Gehörgang verschließt: *Kalium sulph.*
PROLIFERATIVE ENTZÜNDUNG des Mittelohrs: *Kalium chloratum, Magnes. phos.*
PULS im Ohr kann gezählt werden: *Ferr. phos.*
PURULENTE ABSONDERUNG aus dem Ohr: *Natr. chlor., Kalium phos., Silicea, Calc. sulph.*
übel riechend: *Kalium phos., Kalium sulph., Silicea*
RACHEN schwillt an: *Kalium chloratum, Kalium sulph.*
RHEUMATISCHE OHRBESCHWERDEN: *Calc. phos.*
SKROFULÖSE KINDER, Ohrenbeschwerden bei: *Calc. phos.*
SCHARFER SCHMERZ
im Ohr: *Ferr. phos., Magnes. phos.*
unter dem Ohr: *Kalium sulph.*
SCHLEIMIG-EITRIGE Absonderungen: *Ferr. phos.*
SCHLUCKEN, knackende Geräusche beim: *Kalium chloratum*
SCHMERZ,
brennend: *Ferr. phos.*
krampfartig, paroxysmal, ausstrahlend und scharf: *Ferr. phos.*
mit Spannungsgefühl unter dem Wurmfortsatz: *Kalium sulph.*
pochend, klopfend: *Ferr. phos.*
schneidend unter dem Ohr: *Kalium sulph.*
stechend: *Ferr. phos., Kalium sulph.*
SCHMERZEN DER KNOCHEN rund ums Ohr: *Calc. phos.*
SCHMERZHAFTIGKEIT der Ohren: *Natr. phos.*
SCHNAPPEN im Ohr: *Kalium chloratum*
SCHNEIDENDER SCHMERZ
im Ohr: *Ferr. phos.*
unter dem Ohr: *Kalium sulph.*
SCHWACHE FORMEN VON GESCHWÜRBILDUNG: *Kalium phos.*
SCHWELLUNG von
Außenohr: *Kalium chloratum*
Drüsen um die Ohren: *Kalium chloratum*
Eustachischen Röhren: *Kalium chloratum, Silicea*

Gehörgang: *Silicea*
Paukenhöhle: *Natr. chlor., Silicea*
Rachen: *Kalium chloratum, Kalium sulph.*
SCHWERHÖRIGKEIT/TAUBHEIT durch
entzündliche Prozesse: *Ferr. phos.*
Nervenbeschwerden: *Magnes. phos.*
Schwellung von
Außenohr: *Kalium chloratum*
Drüsen rund um die Ohren: *Kalium chloratum*
Eustachischen Röhren: *Kalium chloratum, Kalium sulph., Silicea*
Innenohr: *Kalium sulph.*
Paukenhöhle: *Natr. chlor., Silicea*
Rachen: *Kalium sulph.*
Vereiterung: *Calc. sulph., Ferr. phos., Silicea, Kalium chloratum, Kalium phos.*
SCHWERHÖRIGKEIT/TAUBHEIT
mangelndes Wahrnehmungsvermögen: *Kalium phos.*
schlimmer in geheizten Räumen: *Kalium sulph.*
SPANNUNGSGEFÜHL IN DEN OHREN: *Ferr. phos.*
STECHENDE SCHMERZEN in den Ohren: *Ferr. phos., Natr. chlor.*
STINKENDE OTORRHÖ: *Kalium phos., Silicea, Kalium sulph.*
TINNITUS AURIUM: *Ferr. phos., Kalium phos., Kalium chloratum, Natr. sulph., Natr. chlor.*
TROMMELFELL,
dunkel, fleischig rot: *Ferr. phos.*
eingezogenes: *Kalium chloratum*
Entzündung, wuchernde, des: *Kalium chloratum, Magnes. phos.*
feucht: *Kalium chloratum*
feuchte Exfoliation des: *Kalium chloratum*
granulär: *Kalium chloratum*
kalkartige Ablagerungen auf dem: *Calc. fluor.*
kontrahiertes: *Kalium chloratum*
verdicktes: *Ferr. phos.*
vereitertes: *Kalium phos.*
ÜBEL RIECHENDE oder stinkende Absonderungen aus dem Ohr: *Kalium phos.*
ÜBEREMPFINDLICH gegen Lärm: *Silicea, Ferr. phos., Kalium phos.*
ÜBERMÄSSIGE Granulationen innerhalb des: *Kalium chloratum*
ÜBERMÄSSIGER Blutfluss in Richtung Ohr: *Ferr. phos.*
VEREITERUNG des Mittelohrs: *Calc. sulph., Kalium phos., Silicea*

VEREITERUNGEN
schlimme: *Ferr. phos., Kalium phos.*
schwache Formen: *Kalium phos.*
VEREITERUNGEN, Trommelfell: *Kalium phos.*
weißliche Absonderung: *Kalium chloratum*
VERSTOPFTES Gefühl in den Ohren: *Kalium chloratum*
WAHRNEHMBARER PULS in den Ohren: *Ferr. phos.*
WARZENFORTSATZ,
Erkrankungen des: *Silicea*
geschwollen, wund: *Ferr. phos.*
Karies des: *Silicea*
Periosteum (Knochenhaut) erkrankt: *Calc. fluor.*
Schmerzen unter dem: *Kalium sulph.*
WUCHERUNG, polypenartig, das Ohr verschließend: *Kalium sulph.*
WUNDSEIN
der Ohren: *Natr. phos.*

Nase

ABNORMALER GERUCHSSINN: *Magnes. phos.*
ADHÄRENTE KRUSTEN, im Rachen: *Kalium chloratum*
ANÄMISCHE PATIENTEN, Erkältungen bei: *Calc. phos.*
ANFÄLLIGKEIT für Erkältungen: *Ferr. phos., Silicea*
ANFÄLLIGKEIT für Nasenbluten: *Kalium phos.*
AUSSCHLÄGE,
herpetisch, um die Nase: *Silicea*
vesikulär, bei Erkältungen: *Natr. chlor.*
AUSWÜCHSE von Knochen: *Calc. fluor.*
BITTERE ABSONDERUNG aus der Nase: *Silicea*
BRENNEN in der Nase: *Natr. sulph.*
BÜCKEN verursacht Nasenbluten: *Natr. chlor.*
EIWEISSARTIGE ABSONDERUNG: *Calc. phos.*
EPISTAXIS: *Calc. sulph., Ferr. phos., Kalium phos., Kalium sulph., Natr. phos., Natr. sulph., Natr. chlor., Kalium chloratum*
Anfälligkeit für: *Kalium phos.*
bei Kindern: Ferr. phos.
hellrotes Blut: *Ferr. phos.*
vom Bücken: *Natr. chlor.*
vom Husten: *Natr. chlor.*

während der Monatsblutung: *Natr. sulph.*
ERFOLGLOSES Bedürfnis zu niesen: *Calc. fluor.*
ERKÄLTUNGEN
Anfälligkeit für: *Ferr. phos., Calc. phos.*
bei anämischen Personen: *Calc. phos.*
im Kopf: *Ferr. phos., Kalium sulph., Natr. chlor.*
verstopft: *Calc. fluor., Kalium chloratum, Natr. sulph., Kalium sulph.*
verursachen Blasen bildende Ausschläge: *Natr. chlor.*
ERKÄLTUNGEN MIT FLIESSSCHNUPFEN: *Natr. chlor.*
ERSTES STADIUM VON ERKÄLTUNGEN im Kopf: *Ferr. phos.*
FLÜGEL der Nase jucken: *Natr. sulph.*
GERUCH, stinkend, aus der Nase: *Calc. fluor., Kalium phos., Natr. phos.*
GERUCHSSINN verloren oder abnormal: *Kalium sulph., Magnes. phos., Natr. chlor., Silicea*
GESCHWOLLENE NASE bei skrofulösen Kindern: *Calc. phos.*
GESCHWÜRBILDUNG der Nase, hartnäckig, tief verwurzelt: *Silicea, Kalium phos.*
GRÜNLICHES SEKRET: *Calc. fluor., Kalium sulph.*
HERVORRÄUSPERN von Schleim aus den hinteren Nasenöffnungen: *Kalium phos.*
HEUSCHNUPFEN / HEUFIEBER: *Natr. chlor.*
HINTERE NASENÖFFNUNGEN
gelbes Sekret aus den: *Kalium sulph.*
Hochräuspern von Schleim aus den: *Kalium phos.*
trocken: *Natr. chlor.*
HUSTEN verursacht Nasenbluten: *Natr. chlor.*
HYPERÄMISCHE NASENSCHLEIMHAUT: *Ferr. phos.*
INFLUENZA: *Natr. chlor., Natr. sulph.*
JUCKEN der
Nasenflügel: *Natr. sulph.*
Nasenspitze: *Silicea, Natr. phos.*
KÄLTE an der Nasenspitze: *Calc. phos.*
KARIES der Nasenknochen: *Silicea*
KATARRHALISCHES Fieber: *Ferr. phos., Natr. sulph.*
KATARRHE: *Ferr. phos., Kalium chloratum*
alte, der Nase, mit Verlust des Geruchssinns: *Natr. chlor.*
chronische: *Natr. chlor., Silicea*
der hinteren Nasenöffnungen: *Natr. phos.*
Gefühl, dass etwas rinnt: *Ferr. phos.*
mit allgemeiner morgendlicher Verschlechterung: *Natr. chlor.*
nasopharyngeal: *Natr. phos.*

trockene Erkältung: *Kalium sulph.*
KNOCHEN DER NASE,
erkrankt: *Calc. fluor.*
Karies an den: *Silicea*
KNOCHENAUSWÜCHSE: *Calc. fluor.*
KNOCHENHAUT der Nasenknochen befallen: *Silicea*
KRUSTEN haften
im Rachenraum: *Kalium chloratum*
in der Nase: *Natr. chlor., Silicea*
übel riechend, gelb: *Kalium phos.*
KRUSTEN in der Nase: *Natr. chlor.*
NASE,
eine Seite taub: *Natr. chlor.*
eiternd bei skrofulösen Menschen: *Calc. phos.*
Flügel der: *Natr. sulph.*
fühlt sich auf einer Seite taub an: *Natr. chlor.*
geschwollen und Schorf und Krusten darin: *Natr. chlor.*
juckt an der Spitze: *Silicea, Natr. phos.*
kalt an der Spitze: *Calc. phos.*
Krusten in der: *Natr. chlor., Silicea*
Rötung der, mit Pickeln: *Natr. chlor.*
Trockenheit und Brennen in der: *Natr. sulph.*
verstopft: *Kalium sulph., Natr. sulph.*
Verstopfung der: *Calc. fluor., Kalium chloratum, Natr. sulph., Kalium sulph.*
Wundsein in der: *Silicea*
Zupfen an der: *Natr. phos.*
NASENBLUTEN: *Calc. sulph., Ferr. phos., Kalium phos., Kalium sulph., Natr. phos., Natr. sulph., Natr. chlor., Kalium chloratum, Calc. phos.*
Anfälligkeit für: *Kalium phos.*
aufgrund von Husten oder Bücken: *Natr. chlor.*
bei Kindern: *Ferr. phos.*
hellrotes Blut: *Ferr. phos.*
nach dem Ausschnauben dicker gelber Krusten aus der Nase: *Kalium phos.*
nachmittags: *Kalium chloratum*
während der Menstruation: *Natr. sulph.*
NASENKATARRH
dickes Sekret: *Calc. fluor.*
Polypen, groß und stielartig: *Calc. phos.*
räuspert salzigen Schleim herauf: *Natr. sulph.*

NASENKNOCHEN
Erkrankungen der: *Calc. fluor.*
Karies der: *Silicea*
NASENLÖCHER,
Jucken der: *Silicea*
Wundsein der: *Calc. phos., Calc. sulph.*
NASENSPITZE
kalt: *Calc. phos.*
rot und juckt: *Silicea*
NIESEN: *Silicea, Ferr. phos., Calc. phos.*
durch die geringste Exponierung: *Kalium phos.*
erfolgloses Bedürfnis zu: *Calc. fluor.*
OBSTRUKTION der Nase: *Kalium sulph., Kalium chloratum*
OZAENA: *Calc. fluor., Calc. phos., Kalium phos., Silicea, Kalium sulph.*
syphilitische: *Natr. sulph.*
PERIOSTEUM der Nasenknochen befallen: *Silicea*
PICKEL an der Nase: *Natr. chlor.*
PIEKSEN IN DEN NASENLÖCHERN: *Natr. phos.*
POLYPEN groß und stielartig: *Calc. phos.*
RACHEN, Krusten haften im: *Kalium chloratum*
RÄNDER der Nasenlöcher wund: *Calc. sulph.*
RÖTUNG der Nase: *Natr. chlor.*
an der Spitze: *Silicea*
SCHLEIM SCHMECKT salzig: *Natr. chlor.*
SCHLEIMHAUT
geschwollen: *Silicea*
hyperämisch gestaut: *Ferr. phos.*
trocken: *Silicea*
SCHMERZEND: *Magnes. phos.*
im rechten Nasengang: *Ferr. phos.*
SCHNUPFEN,
abwechselnd trocken und fließend: *Magnes. phos., Natr. chlor.*
chronisch: *Silicea*
gelb, schleimig: *Kalium sulph.*
klar wässrig: *Natr. chlor.*
trocken: *Calc. fluor., Kalium chloratum, Natr. chlor.*
SCHORF in der Nase: *Natr. chlor.*
SCHWELLUNG der Schleimhaut: *Silicea*

SEKRETE,
beißend: *Silicea*
dick: *Calc. fluor., Calc. sulph., Kalium chloratum, Kalium sulph., Kalium phos.*
durchsichtig: *Natr. chlor.*
einseitig: *Calc. sulph.*
eiternd: *Calc. sulph., Silicea*
eiweißartig: *Calc. phos.*
gelb: *Calc. fluor., Calc. sulph., Kalium sulph., Natr. phos., Kalium phos.*
grünlich: *Calc. fluor., Kalium sulph.*
herausströmend: *Magnes. phos.*
klumpig: *Calc. fluor.*
milchig trüb, weiß: *Kalium chloratum*
mit Blut durchzogen: *Calc. sulph.*
nicht durchsichtig: *Kalium chloratum*
purulent: *Calc. sulph., Silicea*
salziger Geschmack: *Natr. chlor.*
schleimig: *Kalium sulph.*
stinkend: *Kalium phos., Silicea*
übel riechend: *Calc. fluor., Kalium phos., Silicea*
wässrig: *Kalium sulph.*
weiß: *Kalium chloratum*
zähflüssig: *Kalium sulph.*
zersetzend: *Silicea*
SKROFULÖSE KINDER, Erkrankungen der Nase bei: *Calc. phos.*
SPITZE DER NASE kalt: *Calc. phos.*
STECHEN IN DEN NASENLÖCHERN: *Natr. phos.*
STINKENDES SEKRET aus der Nase: *Kalium phos., Silicea*
STINKNASE (siehe Ozaena)
SYPHILITISCHE OZAENA: *Natr. sulph.*
TROCKENER SCHNUPFEN: *Calc. fluor., Kalium chloratum, Natr. chlor.*
alte Katarrhe: *Kalium sulph.*
TROCKENHEIT der
hinteren Nasenöffnungen: *Natr. chlor.*
Schleimhäute: *Natr. sulph., Silicea*
VEREITERTE Nase bei skrofulösen Kindern: *Calc. phos.*
VERLUST DES Geruchssinns: *Magnes. phos., Natr. chlor., Silicea*
VERSTOPFTE Nase bei Erkältung: *Calc. fluor., Kalium chloratum, Natr. sulph.*
VESIKULÄRER AUSSCHLAG bei Erkältungen: *Natr. chlor.*
WÄHREND DER MENSTRUATION, Nasenbluten: *Natr. sulph.*

WEISS um die Nase: *Natr. phos.*
WUNDHEIT in der Nase: *Silicea*
ZUPFEN an der Nase: *Natr. phos.*

Gesicht

AKNE: *Calc. sulph., Kalium chloratum, Silicea, Kalium sulph.*
ANÄMISCHES Gesicht: *Calc. phos.*
ANTLITZ (siehe Gesicht)
ASCHGRAUES Gesicht: *Kalium phos.*
AUGEN, tief liegend, hohl: *Kalium phos.*
AUSFALLEN der Barthaare: *Natr. chlor.*
AUSSCHLÄGE,
herpetische: *Calc. sulph.*
sykotisch: *Natr. chlor., Silicea*
BARTHAARE fallen aus: *Natr. chlor.*
BEULEN oder Knötchen im Gesicht: *Silicea*
BLÄSCHEN,
an den Wangen, wund: *Ferr. phos.*
Fieber-: *Calc. fluor., Natr. chlor.*
herpetische, hart, auf den Lippen: *Calc. fluor.*
im Gesicht: *Natr. chlor., Natr. sulph.*
BLÄULICHES Gesicht: *Natr. phos.*
BLASSES Gesicht: *Kalium phos., Kalium sulph., Natr. phos., Silicea, Natr. chlor., Natr. sulph., Calc. phos.*
BLEICHSÜCHTIGES Gesicht: *Calc. phos., Ferr. phos.*
BLEIFARBENES Gesicht: *Natr. chlor.*
EINGEFALLENES GESICHT: *Kalium phos.*
ENTZÜNDLICHE Neuralgie: *Ferr. phos.*
EPITHELIOM: *Kalium sulph.*
ERDIGES AUSSEHEN DES GESICHTS: *Calc. phos., Silicea, Ferr. phos.*
FACIES hippocratica: *Kalium phos.*
FETTIG AUSSEHENDES Gesicht: *Calc. phos.*
FIEBERBLÄSCHEN auf den Lippen, klein: *Calc. fluor., Natr. chlor.*
FLECKIGES Gesicht: *Natr. phos.*
GEHEIZTE RÄUME verschlimmern Gesichtsschmerzen: *Kalium sulph.*
GELBLICHES Gesicht: *Calc. phos., Natr. sulph., Kalium phos.*
GELBSÜCHTIGES Gesicht: *Natr. sulph.*

GESICHT,
anämisches: *Calc. phos., Ferr. phos.*
aschfahl: *Kalium phos.*
Bläschen im: *Natr. sulph.*
blass, kränklich und eingefallen: *Kalium phos.*
blass: *Kalium phos., Silicea, Natr. sulph., Natr. chlor., Natr. phos., Calc. phos., Kalium sulph., Ferr. phos.*
bleich: *Kalium phos.*
bleichsüchtig: *Calc. phos., Ferr. phos.*
bleifarben: *Natr. chlor,*
brennendes: *Kalium phos.*
erdig aussehendes: *Calc. phos., Natr. chlor., Ferr. phos., Silicea*
errötet: *Ferr. phos.*
fettiges: *Calc. phos., Natr. chlor.*
fleckig und bläulich: *Natr. phos.*
gelblich: *Calc. phos., Natr. sulph., Kalium phos.*
gelbsüchtig: *Natr. sulph.*
gerötetes: *Natr. phos., Ferr. phos.*
Gesichtszüge entstellt und verzerrt: *Kalium sulph., Kalium phos.*
grünlich-weißes: *Calc. phos.*
herpetische Ausschläge im: *Calc. sulph.*
hervorstehende Bereiche kalt: *Calc. phos.*
juckt: *Natr. chlor., Kalium phos.*
kalter Schweiß: *Calc. phos.*
Pickel im: *Kalium phos., Calc. sulph.*
Pusteln im: *Calc. sulph., Kalium phos.*
  an der Stirn: *Natr. chlor.*
rissig: *Silicea*
rot, mit verzerrten Gesichtszügen: *Kalium sulph.*
rot: *Natr. phos., Kalium phos., Ferr. phos.*
schmutzig aussehendes: *Calc. phos.*
Schwellung des: *Kalium chlor.*
schwitzt beim Essen: *Natr. chlor., Kalium phos.*
teigig: *Kalium phos., Natr. chlor., Natr. sulph., Calc. phos., Ferr. phos.*
übersät mit Bläschen: *Natr. chlor., Natr. sulph.*
übersät mit Pickeln: *Calc. phos., Silicea, Natr. sulph., Kalium phos.*
wächsern: *Calc. phos.*
weiß um die Nase: *Natr. chlor.*
  wenn sie Eiter enthalten: *Calc. sulph.*

GESICHTSSCHMERZEN,
- am Oberkieferknochen: *Calc. phos.*
- aufgrund einer Schwellung: *Kalium chlor.*
- gebessert
  - durch kalte Anwendungen: *Kalium phos., Ferr. phos.*
  - durch Wärme: *Magnes. phos., Silicea*
  - im Freien durch kühle Luft: *Kalium sulph.*
- im Zusammenhang mit
  - Beulen oder Knötchen im Gesicht: *Silicea*
  - Gesichtsröte: *Ferr. phos.*
  - großer Erschöpfung: *Kalium phos.*
  - Kälte im Genick: *Ferr. phos.*
  - Konstipation: *Natr. chlor.*
- neuralgische: *Kalium chlor., Kalium phos., Natr. phos.*
- rechte Seite des Unterkiefers: *Natr. phos.*
- Schmerz im Jochbein: *Natr. sulph.*
- verschlimmert
  - am Abend: *Kalium sulph.*
  - auf der rechten Seite: *Magnes. phos.*
  - beim Bewegen: *Ferr. phos.*
  - in geheizten Räumen: *Kalium sulph.*
  - nach dem Zubettgehen: *Magnes. phos.*
  - wenn der Körper kalt wird: *Magnes. phos.*

GRÜNLICH-WEISSES Gesicht: *Calc. phos.*

HARTE SCHWELLUNG
- an der Wange: *Calc. fluor.*
- am Kiefer: *Calc. fluor.*

HAUT im Gesicht rissig: *Silicea*

HEISSE WANGEN: *Ferr. phos.*

HERPESBLÄSCHEN auf den Lippen, klein: *Calc. fluor., Natr. chlor.*

HERPETISCHE Ausschläge im Gesicht: *Calc. sulph., Natr. chlor.*

HIPPOKRATISCHES Antlitz: *Kalium phos.*

JUCKREIZ im Gesicht: *Natr. chlor., Kalium phos.*

KALTE Anwendungen lindern: *Ferr. phos.*

KARIES am Unterkiefer: *Silicea*

KIEFERKNOCHEN,
- harte Schwellung des: *Calc. fluor.*
- Karies des: *Silicea*
- Nekrose des: *Silicea*

KINN: Ausschläge auf dem: *Natr. chlor.*
KNÖTCHEN oder Beulen im Gesicht: *Silicea*
KRÄNKLICHES GESICHT: *Kalium phos., Calc. phos.*
KRAFTVERLUST der Gesichtsmuskeln: *Kalium phos.*
LIPPEN,
  Haut schält sich ab: *Kalium phos., Kalium sulph.*
  Herpesbläschen an den: *Calc. fluor., Natr. chlor.*
  Ober-, geschwollen und schmerzhaft: *Calc. phos.*
  Schwitzbläschen auf den: *Kalium phos., Natr. chlor.*
  Tumore an den: *Silicea*
  untere, geschwollen: *Kalium sulph.*
  weiß: *Kalium sulph.*
LIVIDES Gesicht: *Kalium phos.*
LUPUS: *Silicea, Calc. phos.*
NACH CHININ, Neuralgie: *Natr. chlor.*
NEKROSE des Kieferknochens: *Silicea*
NEURALGIE, nach Chinin: *Natr. chlor.*
  (siehe auch: Gesichtsschmerzen)
OBERKIEFERKNOCHEN, Schmerz im: *Calc. phos.*
PICKEL UND PUSTELN im Gesicht: *Calc. phos., Calc. sulph., Kalium chlor., Natr. sulph., Natr. chlor.*
POCHEN im Gesicht: *Ferr. phos.*
PROSOPALGIE: *Magnes. phos., Natr. phos.*
RHEUMATISMUS im Gesicht: *Calc. phos.*
RISSIGE Gesichtshaut: *Silicea*
ROTES GESICHT: *Natr. phos., Ferr. phos., Kalium phos.*
SCHMERZ
  blitzartig: *Magnes. phos.*
  drückender: *Ferr. phos.*
  gelindert durch
    Kälte: *Kalium phos.*
    Wärme: *Magnes. phos.*
  im Oberkieferknochen: *Calc. phos., Kalium phos.*
  in den Wangen: *Kalium chlor.*
  pochender: *Ferr. phos.*
  schlimmer nach dem Zubettgehen: *Magnes. phos.*
  schneidender: *Magnes. phos.*
  zuckender, zerrender: *Magnes. phos.*
SCHMUTZIGES AUSSEHEN des Gesichts: *Calc. phos.*

SCHNEIDENDE SCHMERZEN im Gesicht: *Magnes. phos.*
SCHWEISS, kalter, auf dem: *Calc. phos.*
SCHWELLUNG
  der Oberlippe: *Calc. phos.*
  der Ohrspeicheldrüse: *Calc. phos.*
  der Unterkieferspeicheldrüse: *Calc. phos.*
  der Wangen: *Kalium chlor.*
    harte: *Calc. fluor.*
  des Kieferknochens: *Calc. fluor.*
SCHWITZEND beim Essen: *Natr. chlor., Kalium phos.*
SOMMERSPROSSEN: *Calc. phos.*
SPASMODISCHE Neuralgie: *Magnes. phos.*
STIRN, pustulöser Ausschlag auf der: *Natr. chlor.*
SYKOSE: *Natr. chlor.*
TEIGIGES GESICHT: *Kalium phos., Natr. chlor., Natr. sulph., Calc. phos.*
TRÄNENFLUSS in Verbindung mit einer Neuralgie: *Natr. chlor.*
TRIGEMINUSNEURALGIE: *Ferr. phos.*
VEREITERUNG der Wangen droht: *Calc. sulph.*
VERHÄRTUNG des Zellgewebes im Gesicht: *Silicea*
VERSCHLIMMERUNG der Symptome im Gesicht nachts: *Calc. phos.*
VERZERRUNGEN durch Kraftverlust der Gesichtmuskeln: *Kalium phos.*
VESIKEL im Gesicht: *Natr. chlor., Natr. sulph.*
WÄRME lindert Gesichtsschmerzen: *Magnes. phos.*
WANGEN,
  Schwellung der: *Calc. sulph., Kalium chloratum*
  harte Schwellung der: *Calc. fluor.*
  heiß und wund: *Ferr. phos.*
WEISS um die Nase: *Natr. phos.*
ZUCKENDER SCHMERZ im Gesicht: *Magnes. phos.*

Mund

ABSCHUPPUNG der Lippen: *Kalium sulph.*
ABSZESSE in den Mundwinkeln (Rhagaden): *Natr. chlor.*
APHTHEN: *Kalium chlor.*
  hervorgerufen durch den Gebrauch von Borax: *Natr. sulph.*
  mit starkem Speichelfluss: *Natr. chlor.*
ASCHGRAUE GESCHWÜRE im Mund: *Kalium phos.*

ATEM,
  stinkend: *Kalium phos.*, *Natr. chlor.*
  übel riechend: *Kalium phos.*, *Natr. chlor.*
BELAG, gelb und sämig, am Gaumendach: *Natr. phos.*
BITTERER GESCHMACK: *Natr. sulph.*, *Kalium chlor.*
BLÄSCHEN, perlartige, in den Mundwinkeln: *Natr. chlor.*
BRENNENDE
  Hitze im: *Kalium sulph.*
  Risse in den Lippen: *Natr. chlor.*
DESQUAMATION der Lippen: *Kalium sulph.*
DRÜSEN, Speichel-, eitern: *Silicea*
DURCHBRECHENDES GAUMENGESCHWÜR: *Silicea*
EKELHAFTER GESCHMACK: *Calc. phos.*
ENTZÜNDUNG
  der Speicheldrüsen: *Natr. chlor.*
  des Zahnfleischs: *Ferr. phos.*
EPITHELIOM: *Kalium sulph.*
FIEBERBLÄSCHEN in den Mundwinkeln: *Calc. fluor.*
GANGRÄNÖSES Mundgeschwür: *Kalium phos.*, *Silicea*
GAUMENZÄPFCHEN
  entzündet: *Natr. chlor.*
  schlaff: *Natr. chlor.*
GELBER; SÄMIGER BELAG am Gaumendach: *Natr. phos.*
GESCHWÜRE IM MUND,
  aschgrau: *Kalium phos.*
  durchbrechende: *Silicea*
  in den Mundwinkeln: *Silicea*
  perforierende: *Silicea*
  weiß: *Kalium chlor.*
HARTE SCHWELLUNG am Kieferknochen: *Calc. fluor.*
HAUTABSCHÜRFUNGEN im Mund: *Kalium chlor.*
HEISSES, entzündetes Zahnfleisch: *Ferr. phos.*
HERPESBLÄSCHEN in den Mundwinkeln: *Calc. fluor.*
INNENSEITEN DER LIPPEN wund: *Calc. sulph.*
KIEFERKNOCHEN, harte Schwellung am: *Calc. fluor.*
KIEFERSPERRE: *Magnes. phos.*
KINDER, weiße Geschwüre im Mund bei: *Kalium chlor.*

LIPPEN,
  geschwollen: *Natr. chlor.*
  Risse in den: *Natr. chlor.*
  schmerzen und brennen: *Natr. chlor.*
  wund an der Innenseite: *Calc. sulph.*
MUND,
  Aufsteigen von Schleim im: *Natr. sulph.*
  beim Essen: *Calc. sulph.*
  Bläschen rund um den: *Natr. chlor.*
  Gaumendach, schmerzt bei Berührung: *Natr. sulph.*
  gelber, sämiger Belag am Gaumendach: *Natr. phos.*
  Hitze im: *Kalium sulph.*
  Mundgeschwür: *Kalium chlor., Kalium phos.*
    eingerissen: *Natr. chlor.*
    gangränös: *Kalium phos., Silicea*
    Wasser: *Kalium phos.*
  Mundwinkel,
    zucken: *Magnes. phos.*
    vereitert: *Silicea*
  Pickel und wunde Krusten um den: *Kalium phos.*
  roh, wund und gerötet: *Kalium chlor.*
  vesikulärer Ausschlag rund um den: *Natr. sulph.*
  voller Schleim: *Natr. sulph.*
  weiße Geschwüre im: *Kalium chlor.*
MUNDGESCHWÜR: *Kalium phos.*
  gangränös: *Kalium phos., Silicea*
  Wasser: *Kalium phos.*
MUNDHÖHLENENTZÜNDUNG: *Kalium phos.*
MUNDWINKEL,
  eingerissen: *Natr. chlor.*
  feuchte Abszesse in den: *Natr. chlor.*
  Herpesbläschen in den: *Calc. fluor.*
  konvulsive Zuckungen der: *Magnes. phos.*
  vereitert: *Silicea*
NOMA (Wangenbrand): *Kalium phos.*
RANULA: *Natr. chlor.*
RÖTUNG der Schleimhäute: *Ferr. phos., Kalium chlor.*
ROHES FLEISCH im Mund: *Kalium chlor.*
SABBERN: *Natr. chlor.*

SAURER GESCHMACK: *Natr. phos., Natr. chlor., Silicea*
SCHLEIMHÄUTE gerötet: *Ferr. phos., Kalium chlor.*
SCHMERZHAFTE RISSE in den Lippen: *Natr. chlor.*
SCHRUNDEN (RHAGADEN) in den Mundwinkeln: *Natr. chlor.*
SCHWELLUNG, harte, des Kieferknochens: *Calc. fluor.*
SCHWITZBLÄSCHEN auf den Lippen: *Kalium phos., Natr. chlor.*
SOOR: *Kalium chlor., Natr. chlor.*
SPEICHELDRÜSEN,
  Entzündung der: *Natr. chlor.*
  Vereiterung der: *Silicea*
SPEICHELFLUSS: *Natr. chlor., Kalium phos.*
STILLENDE MÜTTER, Geschwüre im Mund bei: *Kalium chlor.*
STINKENDER ATEM: *Kalium phos.*
STOMATITIS: *Kalium phos.*
TRISMUS: *Magnes. phos.*
TROCKENE Lippen: *Kalium sulph.*
ÜBEL RIECHENDER ATEM: *Natr. chlor., Kalium phos., Natr. phos.*
UNTERLIPPE,
  Desquamation der: *Kalium sulph.*
  geschwollen: *Kalium sulph.*
  trocken: *Kalium sulph.*
UVULITIS: *Natr. chlor.*
WEISSE GESCHWÜRE im Mund: *Kalium chlor.*
WIDERLICHER GESCHMACK: *Calc. phos.*
WUNDHEIT im Mund: *Kalium chlor.*
ZÄPFCHEN,
  entzündet: *Natr. chlor.*
  schlaff: *Natr. chlor.*
ZAHNFLEISCH,
  Bläschen auf dem: *Natr. sulph.*
  blutet beim Zähneputzen: *Calc. sulph.*
  heiß und entzündet: *Ferr. phos.*
  schwammig und zurückgehend: *Kalium phos.*
  weiß: *Kalium sulph.*
ZAHNGESCHWÜR: *Calc. phos., Silicea, Kalium chlor., Natr. chlor.*
ZUCKUNGEN der Mundwinkel: *Magnes. phos.*

Zunge und Geschmackssinn

BELAG AUF DER ZUNGE,
- bräunlich: *Kalium phos., Natr. sulph.*
- feucht: *Natr. chlor., Natr. phos.*
- gelb: *Kalium sulph., Natr. phos.*
  - an der Zungenbasis: *Calc. sulph.*
- goldgelb: *Natr. phos.*
- gräulich: *Kalium chlor.*
- graugrün: *Natr. sulph.*
- grün: *Natr. sulph.*
- lehmfarben: *Calc. sulph.*
- rein und feucht: *Natr. chlor.*
- rein und trocken: *Magnes. phos.*
- rissig: *Calc. fluor.*
- sämig: *Natr. phos.*
- schaumig: *Natr. chlor.*
- schleimig: *Kalium sulph., Natr. chlor., Natr. sulph., Kalium phos., Kalium chlor.*
- schmutzig: *Natr. sulph., Kalium phos., Kalium sulph.*
- weiß an den Rändern: *Kalium sulph.*
- weiß-pelzig: *Calc. phos., Kalium chlor.*

BITTERER Geschmack: *Natr. sulph., Kalium chlor.*
- am Morgen: *Calc. phos.*

BLÄSCHEN an der Zungenspitze: *Natr. phos., Natr. sulph., Natr. chlor.*

BRÄUNLICHE Zunge: *Kalium phos., Natr. sulph.*

DUNKELROTE Schwellung der Zunge: *Ferr. phos.*

EINGERISSENE Zunge: *Calc. fluor.*

ENTZÜNDUNG der Zunge: *Ferr. phos.*
- mit Trockenheit: *Kalium phos.*
- Schwellung: *Kalium chlor.*
- Vereiterung: *Calc. sulph.*

FADER Geschmack: *Kalium sulph.*

FEUCHTER, sämiger Zungenbelag: *Natr. phos.*

GALLIGER Geschmack: *Calc. sulph.*

GEFÜHL
- als ob die Zunge am Gaumen kleben würde: *Kalium phos.*
- eines Haars auf der Zunge: *Silicea, Natr. chlor.*
  - an der Zungenspitze: *Natr. phos.*

GELB AN DER ZUNGENBASIS: *Calc. sulph.*

GESCHMACK,
bitter: *Natr. sulph., Kalium chlor.*
bitter am Morgen: *Calc. fluor., Calc. phos.*
ekelhafter: *Calc. phos.*
fader: *Calc. sulph., Kalium sulph.*
kupferartig: *Natr. phos.*
pappiger: *Kalium sulph.*
säuerlicher: *Calc. sulph., Natr. chlor.*
Säuren: *Calc. sulph.*
sauer: *Natr. phos.*
seifiger: *Calc. sulph.*
Verlust des: *Natr. chlor., Kalium sulph.*
widerlicher: *Calc. phos.*
GESCHWOLLENE Zunge: *Calc. phos., Kalium chlor.*
GESCHWÜRE auf der Zunge: *Silicea*
GLOSSITIS: *Ferr. phos.*
Schwellung bei einer: *Kalium chlor.*
Vereiterung bei einer: *Calc. sulph.*
GOLDGELBER Zungenbelag: *Natr. phos.*
GRAUE Zunge: *Kalium chlor., Natr. sulph.*
GRÜNLICHE Zunge: *Natr. sulph.*
HAAR, Gefühl eines,
auf der Zunge: *Silicea, Natr. chlor.*
auf der Zungenspitze: *Natr. phos.*
HELLROT und wund: *Magnes. phos.*
INDURATION der Zunge: *Calc. fluor., Silicea*
KUPFERARTIGER Geschmack: *Natr. phos.*
LANDKARTENZUNGE: *Natr. chlor., Kalium chlor.*
LEHMFARBENE Zunge: *Calc. sulph.*
PAPPIGER GESCHMACK: *Calc. sulph.*
PELZIGE Zunge: *Ferr. phos.*
RÄNDER
mit Schaum bedeckt: *Natr. chlor.*
rot und wund: *Kalium phos.*
weiß: *Kalium sulph.*
REINE ZUNGE: *Ferr. phos., Magnes. phos., Natr. chlor.*
RISSIGE Zunge: *Calc. fluor.*
ROTE ZUNGE: *Ferr. phos., Natr. sulph.*
SÄMIGER BELAG auf der Zunge: *Natr. phos.*

SÄUERLICHER GESCHMACK: *Calc. sulph.*
SAURER Geschmack: *Natr. phos.*
SCHAUMIGER SPEICHEL auf der Zunge: *Natr. chlor.*
SCHLAFFE Zunge: *Calc. sulph.*
SCHLEIMIGER Zungenbelag: *Natr. chlor., Natr. sulph., Kalium sulph.*
SCHMUTZIGE ZUNGE: *Natr. sulph., Kalium phos., Kalium sulph.*
SCHWELLUNG, dunkelrote, der Zunge: *Ferr. phos.*
SEIFIGER GESCHMACK: *Calc. sulph.*
SPEICHEL, Bläschen aus, auf der Zunge: *Natr. chlor.*
SPRECHEN FÄLLT SCHWER: *Natr. phos.*
SPRECHEN, langsames Erlernen des: *Natr. chlor.*
STEIFE ZUNGE: *Calc. phos., Natr. chlor.*
TAUBE ZUNGE: *Calc. phos., Natr. chlor.*
TROCKENE Zunge: *Kalium chlor., Kalium phos., Natr. chlor.*
VERHÄRTUNG der Zunge: *Calc. fluor., Silicea*
VERLUST DES GESCHMACKSSINNS: *Natr. chlor.*
VESIKEL an der Zungenspitze: *Natr. chlor.*
WEISSER BELAG,
  an den Rändern: *Kalium sulph.*
  auf der: *Calc. phos., Kalium chlor.*
ZUNGE,
  bedeckt mit Speichel: *Natr. chlor.*
  Blasen auf der: *Natr. chlor.*
  bräunlich: *Kalium phos., Natr. sulph.*
  dunkelrote Schwellung der: *Ferr. phos.*
  entzündet: *Ferr. phos.*
    mit Trockenheit: *Kalium phos.*
      Schwellung: *Kalium chlor.*
      Vereiterung: *Calc. sulph.*
  feucht: *Natr. phos.*
  Gefühl eines Haars auf der: *Silicea, Natr. chlor., Natr. phos.*
  gelb an der Basis: *Calc. sulph.*
  geschwollen: *Calc. phos., Kalium chlor.*
  Geschwüre auf der: *Silicea*
  goldgelb: *Natr. phos.*
  grünlich: *Natr. sulph.*
  Induration der: *Calc. fluor., Silicea*
  Landkartenzunge: *Natr. chlor., Kalium chlor.*
  lehmfarben: *Calc. sulph.*

pelzig: *Ferr. phos., Natr. phos., Natr. sulph., Kalium sulph., Kalium chlor., Calc. phos.*
Pickel auf der: *Calc. phos.*
Ränder rot und wund: *Kalium phos.*
rein: *Ferr. phos., Magnes. phos.*
rissig: *Calc. fluor.*
rot: *Ferr. phos., Magnes. phos., Natr. sulph.*
sämiger Belag an der Zungenwurzel: *Natr. phos.*
schlaff: *Ferr. phos.*
schleimig: *Kalium chlor., Natr. chlor., Natr. sulph., Kalium phos.*
schmutzige: *Natr. sulph.*
Speichel, bedeckt mit: *Natr. chlor.*
steif: *Calc. phos., Natr. chlor.*
taub: *Calc. phos., Natr. chlor.*
trockene: *Kalium chlor., Kalium phos., Natr. chlor.*
verbrüht, wie: *Magnes. phos.*
Verhärtung der: *Calc. fluor., Silicea*
weiß: *Calc. phos., Kalium chlor., Kalium sulph.*
an den Rändern: *Kalium sulph.*

ZUNGENBELAG,
bräunlich: *Kalium phos., Natr. sulph.*
feucht: *Natr. chlor., Natr. phos.*
gelb: *Kalium sulph., Natr. phos.*
an der Zungenbasis: *Calc. sulph.*
goldgelb: *Natr. phos.*
gräulich: *Kalium chlor.*
graugrün: *Natr. sulph.*
grün: *Natr. sulph.*
lehmfarben: *Calc. sulph.*
rein und feucht: *Natr. chlor.*
rein und trocken: *Magnes. phos.*
rissig: *Calc. fluor.*
sämig: *Natr. phos.*
schaumig: *Natr. chlor.*
schleimig: *Kalium sulph., Natr. chlor., Natr. sulph., Kalium phos., Kalium chlor.*
schmutzig: *Natr. sulph., Kalium phos., Kalium sulph.*
weiß an den Rändern: *Kalium sulph.*
weiß-pelzig: *Calc. phos., Kalium chlor.*

ZUNGENSPITZE,
Blasen auf der: *Natr. phos., Natr. sulph.*
Gefühl eines Haars an der: *Natr. phos., Silicea, Natr. chlor.*
Vesikel an der: *Natr. chlor.*

Zähne und Zahnfleisch

ARTIKULATION langsam: *Kalium phos.*
BESCHWERDEN während des Zahnens: *Calc. phos.*
BLASSES Zahnfleisch: *Calc. phos.*
BLUTENDES Zahnfleisch: *Kalium phos., Natr. chlor.*
BRAUNER BELAG auf den Zähnen: *Kalium phos.*
DENTALFISTEL: *Silicea*
DENTITION (siehe Zahnen)
EMPFINDLICHES Zahnfleisch: *Natr. chlor.*
auf Druck oder Berührung: *Ferr. phos.*
ENTZÜNDETES Zahnfleisch: *Calc. phos.*
KARIES, Schmerzen bei: *Kalium phos.*
KONVULSIONEN während des Zahnens: *Ferr. phos., Magnes. phos., Calc. phos.*
KRÄMPFE während des Zahnens: *Magnes. phos.*
KÜHLE FRISCHE Luft lindert Zahnschmerzen: *Kalium sulph.*
LEICHT BLUTENDES Zahnfleisch: *Natr. chlor., Kalium phos.*
LOCKERE Zähne: *Calc. fluor., Natr. chlor., Silicea*
MALNUTRITION der Zähne: *Calc. fluor.*
NACH WARMEM ESSEN, Zahnschmerzen: *Ferr. phos.*
NERVÖSES Zähneklappern: *Kalium phos.*
RANULA: *Natr. chlor.*
RAUCHEN lindert Zahnschmerzen: *Natr. sulph.*
RHEUMATISCHE Zahnschmerzen: *Calc. sulph.*
ROTER RAND am Zahnfleisch: *Kalium phos.*
SABBERN: *Natr. chlor.*
SCHMERZENDE Zähne: *Kalium phos.*
SCHMERZENDES Zahnfleisch: *Calc. phos.*
SPEICHELDRÜSEN, Entzündung der: *Natr. chlor.*
SPEICHELFLUSS mit Zahnschmerzen: *Natr. chlor.*
SPRACHE langsam und undeutlich: *Kalium phos.*
TABAKRAUCH lindert Zahnschmerzen: *Natr. sulph.*
UNDEUTLICHE Aussprache: *Kalium phos.*
VEREITERTES ZAHNFLEISCH: *Natr. chlor.*

ZÄHNE,
    Beschwerden während der Schwangerschaft: *Calc. phos.*
    empfindliche: *Calc. sulph., Magnes. phos., Kalium phos.*
    entwickeln sich langsam: *Calc. phos.*
    fühlen sich wund an: *Kalium phos., Ferr. phos.*
    Knirschen mit den, während des Schlafes: *Natr. phos., Kalium phos.*
    lockere: *Calc. fluor., Natr. chlor., Silicea*
    Mangelernährung der: *Calc. fluor.*
    nervöses Klappern der: *Kalium phos.*
    rapider Verfall: *Calc. phos.*
    zu lang: *Ferr. phos.*
ZÄHNEKLAPPERN, nervöses: *Kalium phos.*
ZÄHNEKNIRSCHEN: *Natr. phos., Kalium phos.*
ZAHNEN,
    Beschwerden während: *Calc. phos.*
    Beschwerden während, im Verlauf der Schwangerschaft: *Calc. phos.*
    Konvulsionen während: *Magnes. phos.*
    Krämpfe während: *Magnes. phos.*
    mit Fieber: *Ferr. phos.*
    mit Speichelsabbern: *Natr. chlor.*
    problematisches: *Silicea*
    verspätetes: *Silicea*
ZAHNFISTEL: *Silicea*
ZAHNFLEISCH,
    Blasen am: *Natr. sulph.*
    Blass: *Calc. phos., Kalium sulph.*
    blutet leicht: *Natr. chlor., Kalium phos., Calc. sulph.*
    brennt: *Natr. sulph.*
    empfindlich: *Natr. chlor., Silicea*
        auf Berührung, Kälte oder Wasser: *Magnes. phos.*
    entzündet: *Calc. phos.*
    Neigung zu bluten: *Kalium phos.*
    roter Rand am: *Kalium phos.*
    schmerzt: *Calc. phos., Kalium sulph.*
    schwammig, zurückgehend: *Kalium phos.*
    vereitert: *Natr. chlor.*
    weiß: *Kalium sulph.*

ZAHNGESCHWÜR,
bevor sich Eiter bildet: *Kalium chlor., Natr. chlor.*
mit harter Schwellung: *Calc. fluor.*
Vereiterung: *Calc. sulph., Silicea*
ZAHNSCHMELZ
rau: *Calc. fluor.*
schadhaft: *Calc. fluor.*
ZAHNSCHMERZEN,
bohrender Schmerz: *Calc. phos.*
entzündliche: *Ferr. phos., Magnes. phos.*
gebessert
durch frische Luft: *Kalium sulph., Natr. sulph.*
durch heiße Flüssigkeiten: *Magnes. phos.*
durch Kälte: *Ferr. phos.*
durch Tabakrauch: *Natr. sulph.*
durch Wasser: *Ferr. phos., Natr. sulph.*
hyperämisch gestaute: *Ferr. phos., Magnes. phos.*
im Wechsel mit Stirnkopfschmerz: *Kalium phos.*
kongestive: *Ferr. phos., Magnes. phos.*
mit
Dentalfistel: *Silicea*
geschwollener Wange: *Kalium chlor., Calc. sulph.*
heißer Wange: *Ferr. phos.*
leicht blutendem Zahnfleisch: *Kalium phos.*
lockeren Zähnen: *Calc. fluor.*
unbeabsichtigtem Tränenfluss: *Natr. chlor.*
nach dem Zubettgehen: *Magnes. phos.*
neuralgische: *Magnes. phos.*
rheumatische: *Calc. sulph.*
schießende: *Magnes. phos.*
Schmerzen,
bohrende: *Calc. phos.*
kribbelnde: *Calc. phos.*
verlagern sich: *Magnes. phos.*
Speichelfluss, mit: *Natr. chlor.*
verschlimmert
am Abend: *Kalium sulph.*
bei Wärme: *Kalium sulph.*
durch Essen: *Calc. fluor.*

durch Kaltes: *Magnes. phos.*
nachts: *Calc. phos., Silicea*
verursacht durch Verkühlen der Füße: *Silicea*
wechseln schnell ihre Position: *Magnes. phos.*
ZAHNVERFALL, Schmerzen beim: *Kalium phos.*

Rachen

ABSZESS
der Mandeln: *Calc. sulph., Silicea*im
Rachen: *Ferr. phos.*
ADHÄRENTE KRUSTEN im Rachen: *Kalium chlor.*
AUSWURF von
salzigem Schleim: *Kalium phos., Natr. sulph.*
übel riechenden, käseartigen Klumpen: *Kalium chlor.*
BEDÜRFNIS zu schlucken, permanentes: *Kalium phos.*
BEIM SCHLUCKEN
Gefühl wie Kloß im Hals: *Natr. sulph.*
Schmerzen: *Calc. phos., Ferr. phos., Kalium chlor.*
von Flüssigkeiten, Verengung: *Magnes. phos.*
BRENNEN im Rachen: *Ferr. phos., Calc. phos.*
CHRONISCH ENTZÜNDETER HALS: *Natr. chlor.*
trockener Hals: *Natr. chlor.*
DIPHTHERIE
des Gaumensegels: *Calc. sulph.*
erstes Stadium: *Ferr. phos.*
falsche: *Natr. phos.*
Hauptmittel: *Kalium chlor.*
mit aufgedunsenem, bleichem Gesicht: *Natr. sulph.*
grünem Erbrochenem: *Natr. sulph.*
Schläfrigkeit: *Natr. chlor.*
wässrigem Stuhl: *Natr. chlor.*
Spätfolgen einer: *Kalium phos.*
wenn sie sich auf die Luftröhre ausweitet: *Calc. fluor., Calc. phos.*
DRÜSEN
äußerlich, schmerzhaft: *Calc. phos.*
eitern: *Calc. sulph., Silicea*
geschwollen: *Ferr. phos., Natr. chlor., Kalium chlor., Natr. phos., Kalium sulph.*
Unterkieferspeicheldrüse, geschwollen: *Natr. chlor.*

ENTZÜNDUNG
der Mandeln: *Ferr. phos.*
des Rachens: *Ferr. phos., Natr. phos.*
des Schlunds: *Ferr. phos.*
ERMÜDUNGSKATARRH durch zu langes Reden: *Calc. phos.*
ERSTICKUNGSGEFÜHL im Hals: *Magnes. phos.*
FOLLIKULÄRE PHARYNGITIS: *Kalium chlor., Natr. chlor.*
GANGRÄNÖSE HALSSCHMERZEN: *Kalium phos.*
GAUMEN
empfindlich: *Natr. sulph.*
entzündet: *Ferr. phos.*
gelber Belag am: *Natr. phos.*
GAUMENZÄPFCHEN
verlängertes: *Calc. fluor., Natr. chlor.*
verursacht Husten: *Calc. fluor.*
schlaffes: *Natr. chlor., Calc. fluor.*
GAUMENZÄPFCHENENTZÜNDUNG: *Natr. chlor.*
GEFÜHL des Erstickens: *Magnes. phos.*
GEFÜHL VON KLUMPEN
im Hals beim Schlucken: *Natr. sulph., Natr. phos., Natr. chlor.*
GELBER
Belag am Gaumen: *Natr. phos.*
Schleim tropft aus den hinteren Nasenöffnungen: *Natr. phos.*
GESCHWOLLENE DRÜSEN: *Ferr. phos., Calc. phos., Kalium chlor.*
GESCHWÜRIGER RACHEN: *Ferr. phos., Kalium chlor.*
GLOTTIS, Spasmen der: *Magnes. phos.*
HINTERE NASENÖFFNUNGEN, Tröpfeln aus den: *Natr. phos., Magnes. phos.*
HITZE im Rachen: *Ferr. phos.*
KLOSS, Gefühl eines, beim Schlucken: *Natr. sulph., Natr. phos.*
KONGESTION im Rachen: *Ferr. phos.*
KRÄMPFE DER STIMMRITZE: *Magnes. phos.*
KROPF: *Calc. phos., Calc. fluor., Silicea, Natr. phos.*
mit wässriger Absonderung: *Natr. chlor.*
KRUPP: *Ferr. phos., Kalium chlor., Calc. fluor., Calc. phos., Kalium phos.*
KRUSTEN im Rachen: *Kalium chlor.*
LÄHMUNG,
der Stimmbänder: *Kalium phos.*
des Gaumensegels: *Silicea* chronische: *Silicea*
postdiphtherische: *Natr. chlor.*

LARYNGISMUS STRIDULUS: *Magnes. phos.*
MALIGNE SYMPTOME im Hals: *Kalium chlor.*
MANDELN
  entzündet,
    mit Eiter: *Calc. sulph., Silicea*
    mit Schmerzen beim Öffnen des Mundes: *Calc. phos.*
    mit Schwerhörigkeit, starker Schwellung: *Kalium chlor.*
  gelber Belag auf den: *Natr. phos.*
  vergrößerte: *Calc. phos., Kalium phos., Natr. chlor.*
    entzündet: *Ferr. phos., Kalium phos.*
    in regelmäßigen Abständen: *Silicea*
    mit Schwerhörigkeit: *Calc. phos.*
  weiße Ablagerung auf den: *Kalium phos.*
  wund: *Kalium phos.*
MANDELENTZÜNDUNG,
  eiternde: *Calc. sulph.*
  regelmäßig wiederkehrende: *Silicea*
MUMPS mit
  Auswurf von salzigem Schleim: *Natr. chlor.*
  Schwellung der Ohrspeicheldrüsen: *Kalium chlor.*
  Speichelbildung: *Natr. chlor.*
PALATUM
  empfindlich: *Natr. sulph.*
  entzündet: *Ferr. phos.*
  gelber Belag am: *Natr. phos.*
PARALYSE,
  der Stimmbänder: *Kalium phos.*
  des Gaumensegels: *Silicea*
  chronische: *Silicea*
  postdiphtherische: *Natr. chlor.*
PHARYNGEALABSZESS: *Ferr. phos.*
PHARYNGITIS, follikuläre: *Kalium chlor., Natr. chlor.*
RACHEN,
  bedeckt mit
    durchsichtigem Schleim: *Natr. chlor.*
    zähem Schleim: *Kalium phos.*
  Brennen im: *Ferr. phos.*
  entzündet: *Ferr. phos., Natr. phos., Natr. sulph.*
  entzündet, bei Sängern: *Calc. phos., Ferr. phos.*

entzündet und steif: *Magnes. phos.*
gangränös: *Kalium phos.*
Gefühl
einer Kugel im, hysterisches: *Kalium phos.*
eines Pfropfen oder Kloßes im: *Natr. chlor., Natr. sulph., Natr. phos.*
geschwollener: *Kalium chlor.*
geschwüriger: *Ferr. phos., Kalium chlor., Natr. sulph., Natr. chlor.*
graue Flecken im: *Kalium chlor.*
Hitze im: *Ferr. phos.*
Kitzeln im: *Calc. fluor.*
Kongestion im: *Ferr. phos.*
maligne Symptome im: *Kalium phos.*
Pochen im: *Ferr. phos.*
rot: *Ferr. phos.*
schlaff: *Calc. phos., Calc. fluor.*
Schmerzen: *Calc. phos., Ferr. phos.*
spasmodische Verengung des: *Magnes. phos.*
Stiche im: *Natr. chlor.*
trocken: *Ferr. phos., Natr. phos., Natr. sulph., Kalium phos.*
vereiterter: *Calc. sulph., Silicea*
Verengung des: *Magnes. phos., Natr. chlor.*
zäher Schleim im: *Kalium sulph.*
RACHENABSZESS: *Ferr. phos.*
RACHENENTZÜNDUNG, follikuläre: *Kalium chlor., Natr. chlor.*
RACHENHÖHLE, haftende Krusten in der: *Kalium chlor.*
RÄUSPERT
salzigen Schleim herauf: *Kalium phos., Natr. sulph.*
übel riechende, käseartige Klumpen herauf: *Kalium chlor.*
ROTER SCHLUND: *Ferr. phos.*
SALZIGER Schleim steigt aus dem Rachen hoch: *Kalium phos.*
SCHILDDRÜSE vergrößert: *Silicea, Calc. phos., Calc. fluor., Natr. chlor.*
SCHLAFFHEIT
bei Halsentzündung: *Calc. phos., Calc. fluor.*
des Gaumenzäpfchens: *Natr. chlor.*
verursacht Husten: *Calc. fluor.*
SCHLEIM, zäher, im Hals: *Kalium sulph.*
SCHLEIMHAUTEXSUDATION im Rachen: *Kalium chlor.*

SCHLUCKEN
muss schlucken: *Magnes. phos.*
schmerzhaft: *Ferr. phos., Calc. phos.*
ständiges Bedürfnis zu: *Kalium phos.*
SCHLUND
entzündet: *Ferr. phos.*
geschwollen: *Calc. sulph.*
rot: *Ferr. phos.*
schmerzend: *Ferr. phos.*
SCHMERZEN
beim Schlucken: *Calc. phos., Ferr. phos., Kalium chlor.*
im Rachen: *Ferr. phos.*
im Schlund: *Ferr. phos.*
SCHWELLUNG des Rachens: *Natr. chlor.*
SCHWERHÖRIGKEIT bei Tonsillitis: *Calc. phos.*
SPASMEN DER STIMMRITZE: *Magnes. phos.*
SPRACHE nasal, langsam: *Kalium phos.*
STIMME, Verlust der: *Kalium phos.*
plötzlich und schrill: *Magnes. phos.*
STIMMLOSIGKEIT durch zu langes Reden: *Calc. phos.*
STIMMRITZE, Spasmen der: *Magnes. phos.*
STIMMRITZENKRAMPF: *Magnes. phos.*
SYPHILITISCHE HALSENTZÜNDUNG: *Kalium chlor.*
TROCKENER HALS: *Ferr. phos., Natr. chlor., Natr. sulph.*
TRÖPFELN aus den hinteren Nasenöffnungen: *Magnes. phos.*
UVULITIS: *Natr. chlor.*
VEREITERTER RACHEN: *Ferr. phos., Kalium chlor.*
VERENGUNG des Rachens, spasmodische: *Magnes. phos.*
ZÄPFCHEN
verlängertes: *Calc. fluor., Natr. chlor.*
verursacht Husten: *Calc. fluor.*
schlaffes: *Natr. chlor., Calc. fluor.*

Gastrische Symptome

ABNEIGUNG gegen
Alkohol: *Silicea*
Brot: *Natr. chlor.*
fettiges Essen: *Natr. phos., Kalium chlor.*

Fleisch: *Ferr. phos., Silicea*
heiße Getränke: *Kalium sulph.*
Hering: *Ferr. phos.*
Kaffee: *Ferr. phos., Magnes. phos.*
Milch: *Ferr. phos.*
Säuren: *Ferr. phos.*
saure Nahrung: *Ferr. phos.*
Süßigkeiten: *Kalium phos.*
warmes Essen: *Silicea, Ferr. phos.*

APPETIT,
gesteigerter: *Calc. phos., Calc. sulph., Kalium phos., Natr. chlor., Silicea*
Verlust des: *Ferr. phos., Kalium chlor., Natr. sulph., Natr. chlor., Natr. phos., Kalium sulph.*

ATEM übel riechend: *Kalium phos., Natr. chlor.*

AUFSTOSSEN,
bitteres: *Kalium phos.*
brennendes, ohne Geschmack: *Magnes. phos.*
durch heiße Getränke: *Kalium chlor.*
gasiges: *Kalium phos.*
öliges: *Ferr. phos.*
saures: *Natr. phos., Natr. sulph., Silicea, Kalium phos.*

BAND, um den Körper, Gefühl eines: *Magnes. phos.*

BILIÖSE KOLIK: *Natr. sulph.*

BLÄHUNGEN,
Auftreibung und Verstopfung: *Magnes. phos.*
bringen den Geruch des Essens wieder: *Ferr. phos.*
mit Beschwerden rund ums Herz: *Kalium phos.*
saures Aufstoßen: *Natr. phos., Natr. sulph., Calc. phos., Kalium phos.*
Schmerz, keine Erleichterung durch Rülpsen: *Magnes. phos.*
träge Leber: *Kalium chlor., Natr. sulph.*
übermäßige Gasansammlung im Magen: *Calc. phos.*

BRENNEND
Durst: *Kalium sulph.*
Hitze im Magen: *Kalium sulph., Calc. sulph.*

DRUCK im Magen: *Magnes. phos.*

DURST,
am Abend: *Natr. sulph.*
brennender: *Kalium sulph., Natr. chlor., Calc. sulph.*
nach kaltem Wasser: *Ferr. phos., Kalium phos.*

DURSTLOSIGKEIT: *Kalium sulph.*

DYSPEPSIE

- Blähungen: *Magnes. phos.*
- chronische: *Silicea*
- flatulente: *Magnes. phos.*
- mit
  - Druck wie von einem Gesicht im Magen: *Kalium sulph.*
  - gerötetem, heißem Gesicht: *Ferr. phos.*
  - Schmerz und Speichelfluss: *Natr. chlor.*
  - starken Blähungen: *Calc. phos.*
  - wässrigem Aufstoßen: *Natr. chlor.*
  - weißer, gräulicher Zunge: *Kalium chlor.*
- nervöse: *Kalium phos.*
- saure: *Natr. phos.*, *Silicea*
- Schmerz nach der Nahrungsaufnahme: *Ferr. phos.*, *Natr. sulph.*
- Sodbrennen und Frösteln: *Silicea*
- spasmodische: *Magnes. phos.*

ENGE KLEIDUNG um die Taille unerträglich: *Natr. sulph.*

EPIGASTRIUM

- berührungsempfindlich: *Ferr. phos.*
- Schmerzen im, permanente: *Kalium phos.*
- nach dem Essen: *Calc. phos.*

ERBRECHEN,

- bei Säuglingen: *Calc. phos.*
- bitter-saures: *Ferr. phos.*, *Natr. chlor.*, *Kalium phos.*, *Natr. sulph.*
- bittere Nahrung: *Kalium phos.*
- dicker, weißer Schleim: *Kalium chlor.*
- dunkles Blut: *Kalium chlor.*
- durchsichtiger Schleim: *Natr. chlor.*
- Galle: *Natr. sulph.*
- geklumptes Blut: *Kalium chlor.*
- geronnene Massen: *Natr. chlor.*, *Natr. phos.*
- grünliches Wasser: *Natr. sulph.*, *Kalium phos.*
- hellrotes Blut: *Ferr. phos.*
- Kaffeesatz: *Natr. chlor.*, *Natr. phos.*
- Morgendliches: *Silicea*
- nach Eiscreme: *Calc. phos.*
- nach kaltem Wasser: *Calc. phos.*
- saures: *Natr. chlor.*

sofort nach dem Stillen: *Silicea*
unverdaute Nahrung: *Ferr. phos., Calc. phos., Calc. fluor.*
visköses Blut: *Kalium chlor.*
vor dem Frühstück: *Ferr. phos., Silicea*
wässriger Schleim: *Natr. chlor.*
Wasser, salzig, grünlich: *Natr. sulph.*
zäher Schleim: *Natr. chlor.*
ERTRÄGT KEINE ENGE KLEIDUNG: *Ferr. phos., Natr. sulph.*
FETTIGE NAHRUNG verursacht Verdauungsstörungen
GALLENBESCHWERDEN: *Natr. sulph.*
mit grauer Zunge: *Kalium chlor.*
GASTRALGIE gelindert durch Wärme und Zusammenkrümmen: *Magnes. phos.*
GASTRISCHE/S
Abrasionen: *Natr. phos.*
Fieber: *Ferr. phos.*
Geschwürbildungen: *Natr. phos., Kalium phos.*
GASTRITIS: *Ferr. phos., Kalium chlor.*
chronische: *Kalium sulph.*
von zu heißen Getränken: *Kalium chlor.*
GELBSUCHT
aufgrund von Ärger: *Natr. sulph.*
mit bitterem Geschmack und Verstopfung: *Kalium chlor.*
mit Schläfrigkeit: *Natr. chlor.*
nach Gastritis: *Kalium sulph.*
GELÜSTE nach
Bitterem: *Natr. chlor.*
Eiern: *Calc. phos.*
Essiggurken, sauer-eingelegten: *Calc. phos.*
Salz: *Natr. chlor.*
Süßigkeiten: *Silicea*
GESCHWÜRBILDUNG im Magen: *Natr. phos.*
GRAUEN vor heißen Getränken: *Kalium sulph.*
HÄMORRHAGIE aus dem Magen: *Kalium chlor., Ferr. phos.*
HITZE im Magen: *Kalium sulph.*
HUNGER, übermäßiger: *Kalium phos., Silicea, Natr. chlor.*
INTOLERANZ von Stimulanzien: *Silicea*
KOLIKARTIGE SCHMERZEN: *Kalium sulph.*
LEEREGEFÜHL im Magen bzw. in der Magengrube: *Natr. phos., Kalium phos.*
gebessert durch Essen: *Kalium phos.*

MAGEN
  aufgetrieben: *Natr. sulph.*
  Aufsteigen von Schleim aus dem: *Natr. sulph.*
  brennende Hitze im: *Kalium sulph., Calc. sulph.*
  chronischer Katarrh des: *Kalium sulph.*
  druckempfindlich: *Ferr. phos.*
  Gas im, zu viel: *Calc. phos.*
  geschwollen: *Ferr. phos.*
  Geschwürbildung des: *Natr. phos., Kalium phos.*
  -grube, rote Flecken über der: *Natr. chlor.*
  Hämorrhagie aus dem: *Kalium chlor.*
  hartnäckiger, tief sitzender Schmerz im: *Kalium sulph.*
  Klopfen im: *Ferr. phos.*
  kolikartige Schmerzen im: *Kalium sulph.*, Magnes. sulph.
  Krämpfe im: *Magnes. phos.*
  leeres Gefühl im: *Natr. phos.*
  Rückfluss von Nahrung aus dem: *Magnes. phos.*
  schmerzt: *Ferr. phos.*
  Schwäche und flaues Gefühl im: *Natr. chlor.*
  Schwächegefühl im: *Kalium sulph., Natr. phos.*
  Schwer: *Natr. sulph.*
  Sodbrennen: *Natr. phos.*
  Vergrößerung: *Magnes. phos., Kalium phos.*
  Völlegefühl und Druck im: *Kalium sulph.*
MAGENPFÖRTNER, Verhärtung des: *Silicea*
MAGENSCHLEIMHAUTENTZÜNDUNG: *Ferr. phos., Kalium chlor.*
  chronische: *Kalium sulph.*
  von zu heißen Getränken: *Kalium chlor.*
MAGENSCHMERZEN
  durch Schreck und Aufregung: *Kalium phos.*
  durch Verkühlen: *Ferr. phos.*
  gelindert durch Essen: *Kalium phos.*
  gelindert durch Wärme und Zusammenkrümmen: *Magnes. phos.*
  mit Blähungen: *Magnes. phos., Natr. sulph.*
  mit Verstopfung: *Kalium chlor.*
  Schmerz und Speichelfluss: *Natr. chlor.*
  verschlimmert durch Druck: *Ferr. phos.*
  verschlimmert durch Nahrung: *Calc. phos.*
  verursacht durch Würmer: *Natr. phos.*

NACH DEM ESSEN, Rückfluss von Nahrung: *Magnes. phos.*
NICHT ERFOLGENDE ASSIMILATION der Nahrung: *Calc. phos.*
OBERBAUCH
berührungsempfindlich: *Ferr. phos.*
Schmerzen im, permanente: *Kalium phos.*
nach dem Essen: *Calc. phos.*
RÜCKFLUSS von Nahrung nach dem Essen: *Magnes. phos.*
Säuresymptome: *Natr. phos.*
SÄUGLING
erbricht, sobald er gestillt wird: *Silicea*
will die ganze Zeit gestillt werden: *Calc. phos.*
SÄUREN empfindlich gegenüber: *Magnes. phos.*
SÄURESYMPTOME: *Natr. phos.*
SCHLUCKAUF: *Magnes. phos.*, *Calc. fluor.*, *Natr. chlor.*
SCHMERZ
im Epigastrium, permanenter: *Kalium phos.*
im inneren Leistenring: *Natr. chlor.*
in der rechten Seite unter der Schulter: *Kalium chlor.*
nach der Nahrungsaufnahme: *Natr. phos.*, *Calc. phos.*, *Ferr. phos.*, *Natr. sulph.*
SCHWÄCHEGEFÜHL im Magen: *Kalium sulph.*
SODBRENNEN
nach dem Essen: *Natr. chlor.*, *Natr. sulph.*, *Silicea*, *Magnes. phos.*
und Blähungen: *Calc. phos.*
TÖDLICHE ÜBELKEIT im Magen: *Ferr. phos.*
ÜBELKEIT: *Kalium sulph.*, *Natr. phos.*, *Natr. sulph.*
und Erbrechen: *Magnes. phos.*
von saurer Nahrung oder Blut: *Kalium phos.*
nach fettigem Essen: *Kalium chlor.*
mit Schwindelgefühl: *Calc. sulph.*
ÜBERMÄSSIGER HUNGER: *Kalium phos.*, *Silicea*, *Calc. phos.*, *Natr. chlor.*
UNVERTRÄGLICHKEIT von Stimulanzien: *Silicea*
VERDAUUNGSBESCHWERDEN (siehe Dyspepsie)
VERHÄRTUNG des Magenpförtners: *Silicea*
VERLANGEN nach
Alkohol: *Ferr. phos.*
Bier: *Ferr. phos.*
bitteren Sachen: *Natr. chlor.*
geräuchertem Fleisch: *Calc. sulph.*, *Calc. phos.*
grünem und saurem Gemüse: *Calc. sulph.*

Obst: *Calc. sulph.*
Rotwein: *Calc. sulph.*
salzigem Essen: *Calc. phos., Natr. chlor.*
Schinken: *Calc. phos.*
Speck: *Calc. phos.*
Stimulanzien: *Ferr. phos.*
unverdaulichen Sachen: *Calc. phos.*
Zucker: *Magnes. phos.*

VERLUST DES APPETITS: *Ferr. phos., Kalium chlor., Natr. phos., Natr. chlor., Kalium phos., Natr. sulph.*
mit Verlangen nach Rauchen: *Natr. chlor.*

VÖLLEGEFÜHL: *Kalium sulph.*

WÄSSRIGES AUFSTOSSEN: *Natr. phos., Natr. chlor., Kalium phos.*

Abdomen und Stuhl

ABDOMEN,
angespannt und aufgebläht: *Kalium sulph.*
eingefallen: *Calc. phos.*
empfindlich: *Kalium chlor.*
fühlt sich bei Berührung kalt an: *Kalium sulph.*
Gasansammlung: *Natr. sulph.*
geschwollen: *Kalium phos., Kalium chlor., Magnes. phos.*
Hängebauch: *Calc. fluor.*
hart: *Magnes. phos.*
Kolik: *Magnes. phos.*
Krämpfe: *Magnes. phos.*
schlaff: *Calc. phos.*
vergrößert, aufgetrieben bei Kindern: *Silicea*

AFTERVORFALL: *Calc. sulph., Kalium phos.*, Natr. Chlor., *Ferr. phos.*
Neigung zu: *Ferr. phos.*

ANUS,
Fisteln im: *Silicea, Calc. sulph., Calc. phos.*
herpetischer Ausschlag rund um den: *Natr. chlor.*
Juckreiz am: *Natr. phos., Calc. phos., Calc. fluor., Natr. sulph.*
Neuralgie des: *Calc. phos.*
Prolapsus des: *Calc. sulph., Kalium phos., Natr. chlor.*
Neigung zu: *Ferr. phos.*
rissig: *Silicea, Calc. phos., Natr. chlor., Calc. fluor.*

DURCHFALL

abwechselnd mit Verstopfung: *Natr. chlor.*
bei Kindern: *Silicea, Calc. phos., Natr. phos.*
biliöser: *Natr. sulph.*
drängender, spontaner, wässriger: *Kalium phos.*
dunkler, biliöser Stuhl: *Natr. sulph.*
eitriger: *Calc. sulph., Kalium sulph.*
flatulenter, stinkender: *Calc. phos., Kalium phos.*
gelber, schleimiger, wässriger, eitriger: *Kalium sulph.*
grüner Stuhl: *Natr. phos., Calc. phos., Natr. sulph.*
mit Depression: *Kalium phos.*
mit Erschöpfung: *Kalium phos., Calc. phos.*
mit Gelbsucht: *Natr. phos.*
mit Wadenkrämpfen: *Magnes. phos.*
nach
Ahornzucker bzw. Ahornsirup: *Calc. sulph.*
fettem Essen: *Kalium chlor.*
feuchtem Wetter: *Natr. sulph., Calc. phos.*
Impfung: *Silicea, Kalium chlor.*
reiswasserartiger: *Kalium phos.*
sauer riechender: *Natr. sulph.*
schaumiger: *Natr. chlor.*
schleimiger Stuhl: *Calc. phos., Kalium chlor., Natr. chlor., Kalium sulph., Calc. sulph.*
schmerzloser: *Kalium phos.*
schmutzige, faulige Färbung: *Kalium phos., Silicea*
unfreiwilliger: *Natr. chlor.*
unverdauter: *Ferr. phos., Calc. phos.*
verschlimmert durch Obst: *Calc. phos.*
verursacht durch
Angst: *Kalium phos.*
schlaffe Darmzotten: *Ferr. phos.*
Verkühlen: *Ferr. phos.*
Wetterwechsel: *Calc. sulph., Calc. phos.*
zu viel Säure: *Natr. phos.*
wässriger: *Natr. chlor., Ferr. phos., Natr. sulph., Calc. sulph., Magnes. phos., Kalium sulph., Calc. phos., Kalium phos.*
weißer Stuhl: *Natr. phos., Kalium chlor.*
wund machender: *Natr. chlor.*

DYSENTERIE
fiebriges Stadium: *Ferr. phos.*
mit Darmentleerung, heftiger: *Kalium chlor.*
mit spasmodischer Harnretention: *Magnes. phos.*
Stuhl
aus purem Blut: *Kalium phos.*
eitrig: *Calc. sulph.*
jauchig: *Calc. sulph.*
schleimig: *Kalium chlor.*
sehr schmerzhaft: *Magnes. phos.*
ENDDARM
brennt: *Kalium phos.*
Prolaps des: *Calc. sulph., Kalium phos., Natr. chlor.*
Schmerz im, bei jedem Stuhlgang: *Magnes. phos., Natr. chlor.*
Stiche im: *Natr. chlor.*
ENTERALGIE,
gelindert durch Wärme: *Magnes. phos.*
Zusammenkrümmen oder Vornüberbeugen: *Magnes. phos.*
ENTERISCHES FIEBER: *Ferr. phos., Kalium chlor., Calc. phos., Kalium sulph., Kalium phos.*
ENTERITIS: *Ferr. phos., Kalium phos.*
ERBLICH BEDINGTER WEICHER STUHL bei alten Frauen: *Natr. sulph.*
FISSUREN im Anus: *Silicea, Calc. sulph., Calc. phos.*
FISTELN IM ANUS (siehe Anusfisteln)
FLAUES GEFÜHL in der Magengrube und um den Nabel: *Calc. phos.*
GALLENSTEINE,
Krämpfe aufgrund von: *Magnes. phos.*
um die Neubildung zu verhindern: *Calc. phos.*
GELBSUCHT mit Durchfall: *Natr. phos.*
nach Verärgerung: *Natr. sulph.*
verursacht durch
eine Erkältung: *Kalium chlor.*
einen Magenkatarrh: *Kalium sulph.*
einen Magen- und Zwölffingerdarm-Katarrh: *Kalium chlor., Natr. chlor.*
GESCHWÜRE im Darm: *Calc. sulph.*
GROSSE HEFTIGKEIT BEIM AUSSTOSSEN des Stuhls: *Magnes. phos.*
HÄMORRHOIDEN,
äußere: *Kalium sulph.*
äußerst schmerzhafte: *Silicea, Kalium phos.*

blinde: *Kalium sulph., Calc. fluor.*
blutende: *Kalium chlor., Ferr. phos., Calc. fluor.*
brennende und stechende: *Natr. chlor.*
chronische: *Calc. phos.*
entzündete: *Ferr. phos.*
innerliche: *Kalium sulph., Calc. fluor.*
juckende: *Kalium phos.*
nässende: *Calc. phos.*
Pochen in den: *Natr. chlor.*
schneidende, blitzartige Schmerzen in den: *Magnes. phos.*
stechende: *Natr. chlor.*

HERNIE
Abdominal-: *Calc. phos.*
eingeklemmte und entzündete: *Ferr. phos.*

HERPES im Bereich des Anus: *Natr. chlor.*

HITZE IM UNTEREN DARMBEREICH: *Natr. sulph.*

INEFFEKTIVER Stuhldrang: *Kalium sulph.*

JUCKREIZ IM ANUS nachts verschlimmert: *Natr. phos.*

KATARRH DES ZWÖLFFINGERDARMS: *Kalium chlor.*

KINDER
großer Abdomen bei: *Silicea*
ziehen die Beine an bei Koliken: *Magnes. phos.*

KOLIKEN
beginnen in der rechten Leiste: *Natr. sulph.*
begleitet von Rülpsen: *Magnes. phos.*
bei jedem Versuch zu essen: *Calc. phos.*
bei Kindern: *Calc. phos., Magnes. phos., Natr. phos.*
Bleikoliken: *Natr. sulph.*
durch Würmer: *Natr. phos., Silicea*
flatulente: *Natr. phos., Magnes. phos., Kalium sulph., Natr. sulph.*
gebessert durch
Reiben und Wärme: *Magnes. phos.*
Zusammenkrümmen, Vornüberbeugen: *Kalium phos.*
im Hypogastrium: *Kalium phos.*
krampfartige: *Magnes. phos.*
Rülpsen verschafft keine Erleichterung bei: *Magnes. phos.*
Schmerzen strahlen vom Bauchnabel aus: *Magnes. phos.*
zeitweilig abklingend: *Magnes. phos.*
zwingen den Patienten sich vornüber zu beugen, zu krümmen: *Magnes. phos.*

KONGESTION der Leber: *Natr. sulph.*
KRÄFTEVERFALL bei zahnenden Kindern: *Calc. phos.*
KRÄMPFE: *Magnes. phos., Kalium sulph.*
KREUZBEIN, Schmerzen im, nach dem Stuhlgang: *Calc. phos.*
LAUTE, übel riechende Blähungen: *Kalium phos., Calc. phos.*
LEBER,
  Bereich der, schmerzhaft: *Calc. sulph.*
  Kongestion der: *Natr. sulph.*
  Reiz-: *Natr. sulph.*
  scharfe, stechende Schmerzen in der: *Natr. sulph.*
  schmerzempfindlich bei Berührung: *Natr. sulph.*
  Sklerose der: *Natr. phos.*
  Trägheit der: *Kalium chlor.*
  vollständige Trägheit der: *Kalium chlor.*
LEBERSTAUUNG: *Natr. sulph.*
MARASMUS bei zahnenden Kindern: *Calc. phos.*
MESENTERIALDRÜSEN vergrößert: *Calc. phos.*
MILZ, Schmerzen in der: *Natr. chlor., Kalium phos.*
MILZBESCHWERDEN: *Kalium phos.*
NABEL, Leeregefühl um den: *Calc. phos.*
NACH DEM STUHLGANG,
  eingerissen, blutet, brennendes Gefühl: *Natr. chlor.*
  Impfung, Durchfall: *Silicea, Kalium chlor.*
NEURALGIE des Anus: *Calc. phos.*
PARETISCHE VERFASSUNG des Enddarms: *Kalium phos.*
PERITONITIS: *Ferr. phos., Kalium chlor., Kalium sulph.*
PERITYPHLITIS: *Kalium chlor., Ferr. phos.*
PROKTALGIE: *Natr. chlor.*
REKTUM
  brennt: *Kalium phos.*
  Prolaps des: *Calc. sulph., Kalium phos., Natr. chlor.*
  Schmerz im, bei jedem Stuhlgang: *Magnes. phos., Natr. chlor.*
  Stiche im: *Natr. chlor.*
RÜLPSEN BRINGT KEINE LINDERUNG bei Koliken: *Magnes. phos.*
RUHR (siehe Dysenterie)
SAKRUM, Schmerzen im, nach dem Stuhlgang: *Calc. phos.*
SCHMERZEN
  durch die rechte Leiste: *Natr. phos.*
  im Darm: *Natr. phos., Magnes. phos.*

im unteren Bereich des Kreuzbeins: *Calc. phos.*
in Leber und Milz: *Natr. chlor., Kalium phos.*
um den Abdominalring: *Natr. chlor.*
um den Nabel, die zum Weinen bringen: *Calc. phos., Magnes. phos.*
SCHMERZHAFTER ABSZESS
im Bereich der Leber: *Calc. sulph.*
im Bereich des Anus: *Calc. sulph.*
SCHMERZHAFTER STUHLGANG: *Natr. phos.*
SCHWÄCHE im Epigastrium: *Kalium phos.*
SCHWÄCHEGEFÜHL in der Magengrube und um den Nabel: *Calc. phos.*
STICHE im Rektum: *Natr. chlor.*
STUHL
ausgestoßen mit viel Kraft: *Magnes. phos.*
biliös: *Natr. sulph.*
blassgelb: *Kalium chlor.*
blutig: *Kalium chlor., Calc. sulph., Kalium phos., Ferr. phos.*
bröckelnd: *Natr. chlor.*
dünnflüssig, am Morgen: *Natr. chlor., Natr. sulph.*
dunkel: *Natr. sulph., Kalium phos.*
durchzogen mit Blut: *Natr. sulph., Calc. sulph.*
eitrig: *Calc. sulph., Calc. phos.*
Fäulnisgeruch: *Kalium phos.*
flockig: *Kalium chlor.*
gelb: *Kalium sulph.*
geleeartige Massen: *Natr. phos.*
geräuschvoll: *Calc. phos.*
geronnenes Kasein: *Natr. phos.*
große Mengen: *Ferr. phos., Calc. phos.*
grün: *Natr. phos., Natr. sulph., Calc. phos.*
häufig: *Natr. phos.*
hart: *Natr. chlor., Natr. sulph., Calc. phos.*
heiß, spritzend: *Calc. phos.*
hell gefärbt: *Kalium chlor.*
Kadavergeruch: *Silicea*
knollig: *Natr. sulph.*
laut: *Calc. phos.*
lehmfarben: *Kalium chlor.*
plötzlich: *Ferr. phos., Natr. phos.*
purulent: *Calc. sulph., Calc. phos.*

Reiswasser: *Kalium phos.*
sämig, cremig: *Natr. phos.*
sauer riechend: *Natr. phos.*
schaumig und eiklarartig: *Natr. chlor.*
schleimig: *Kalium chlor., Natr. chlor., Kalium sulph., Calc. sulph., Calc. phos.*
schmerzhaft: *Ferr. phos.*
schwarz: *Kalium sulph.*
schwer
auszustoßen: *Natr. chlor., Natr. sulph.* (weich)
zu halten: *Natr. phos.*
spärlich: *Natr. phos.*
spritzend: *Calc. phos.*
stinkend und faulig: *Kalium phos.*
trocken: *Natr. chlor.*
übel riechend: *Kalium phos., Calc. phos., Silicea, Kalium sulph.*
übermäßig: *Calc. phos.*
Unfähigkeit, den Stuhl auszutreiben: *Calc. fluor.*
unfreiwillig: *Natr. chlor.*
unverdaute Nahrung: *Ferr. phos., Calc. phos.*
während des Essens: *Kalium phos.*
wässrig: *Ferr. phos., Natr. chlor., Natr. sulph., Calc. sulph., Magnes. phos., Kalium sulph., Calc. phos.*
weiß: *Kalium chlor., Natr. chlor., Natr. phos.*
zieht sich zurück, wenn er schon teilweise ausgetrieben wurde: *Silicea*
TABES MESENTERICA: *Calc. phos.*
TAILLE, erträgt keine enge Kleidung um die: *Natr. sulph.*
TENESMUS: *Kalium phos.*
TRÄGHEIT, völlige, der Leber: *Kalium chlor.*
TYMPANIE: *Kalium sulph., Kalium phos., Magnes. phos.*
bei biliösem Fieber: *Natr. sulph.*
TYPHLITIS: *Ferr. phos., Kalium chlor., Natr. sulph.*
TYPHUS mit Verstopfung: *Kalium chlor.*
UNVERDAUTER STUHL: *Ferr. phos., Calc. phos.*
VERSTOPFUNG
abwechselnd mit Durchfall: *Natr. chlor., Natr. phos.*
bei Kindern: *Magnes. phos.*
durch Mangel an Feuchtigkeit: *Natr. chlor.*
habituelle: *Kalium sulph.*
hämorrhoidale: *Natr. chlor.*

harter Stuhl bei alten Menschen: *Calc. phos.*
hartnäckige: *Kalium sulph., Natr. phos.*
hektisches Fieber: *Calc. sulph.*
Hitze im unteren Darmbereich: *Ferr. phos.*
Inaktivität des Darms: *Natr. chlor.*
mit Beschwerden an der Wirbelsäule: *Silicea*
mit Schwäche des Darms: *Natr. chlor.*
pelzige Zunge: *Kalium chlor.*
Risse verursachende: *Natr. chlor.*
Stuhl
dunkelbraun: *Kalium phos.*
hell gefärbt: *Kalium chlor.*
unfähig, Kot auszustoßen: *Calc. fluor.*
WARZENÄHNLICHER AUSSCHLAG um den Anus: *Natr. sulph.*
WÜRMER,
Darm-: *Natr. phos., Ferr. phos., Calc. phos.*
Faden-: *Natr. phos., Kalium chlor., Ferr. phos.*
lange: *Natr. phos.*
WUNDE HAUT am Anus: *Natr. phos.*
ZWÖLFFINGERDARMKATARRH: *Kalium chlor.*

Symptome der Harnwege

ABSONDERUNG von Urin, übermäßige: *Ferr. phos., Natr. sulph., Natr. phos.*
ATONIE der Blase: *Natr. phos.*
BETTNÄSSEN bei Kindern: *Calc. phos., Natr. phos., Ferr. phos., Magnes. phos.*
BLASE,
Blasenhals, schneidender Schmerz im: *Calc. phos., Kalium phos., Ferr. phos.*
Blasenkatarrh: *Natr. chlor., Kalium chlor., Calc. sulph.*
Blasenkrämpfe: *Magnes. phos.*
Blasenlähmung: *Kalium phos., Natr. sulph.*
Blasenstein: *Calc. phos.*
BLASENENTZÜNDUNG,
akute Fälle: *Ferr. phos., Kalium chlor.*
chronische: *Kalium chlor.*
eitrige: *Calc. sulph.*
mit Asthenie: *Kalium sulph., Kalium phos.*
BLUTUNG AUS DER HARNRÖHRE: *Kalium phos.*

BRENNEN
  nach dem Wasserlassen: *Natr. chlor.*
  während des Wasserlassens: *Natr. sulph.*
BRIGHTSCHE KRANKHEIT,
  gegen das Eiweiß: *Calc. phos., Kalium phos.*
  gegen fiebrige Beschwerden: *Ferr. phos.*
DIABETES MELLITUS: *Calc. phos., Ferr. phos., Kalium chlor., Natr. phos., Natr. sulph., Kalium phos.*
DRANG Wasser zu lassen, häufiger: *Ferr. phos., Natr. phos., Calc. phos., Natr. sulph.*
EIWEISSWERT im Urin erhöht: *Kalium chlor., Kalium phos., Kalium sulph.*
ENURESE
  bei alten Menschen: *Calc. phos.*
  bei Kindern: *Silicea, Calc. phos.*
  nächtliche: *Magnes. phos., Kalium phos.*
  Tageseinnässen (Enuresis diurna): *Ferr. phos.*
  Wurmerkrankungen: *Natr. phos.*
ERHÖHTER EIWEISSWERT im Urin: *Kalium chlor., Kalium phos., Kalium sulph.*
HÄMATURIE (Blut im Urin): *Ferr. phos.*
  durch Skorbut: *Natr. chlor.*
HÄUFIGER HARNDRANG: *Calc. phos., Natr. phos., Ferr. phos., Natr. sulph.*
HÄUFIGES WASSERLASSEN: *Kalium phos., Natr. phos.*
HARNGRIES: *Calc. phos., Natr. sulph., Magnes. phos., Silicea*
HARNINKONTINENZ: *Calc. phos.*
  aufgrund
    nervöser Schwäche: *Kalium phos.*
    Lähmung des Schließmuskels: *Kalium phos.*
    Schwäche des Schließmuskels: *Ferr. phos.*
  bei Kindern mit Säuresymptomen: *Natr. phos.*
  während des Laufens, Hustens etc.: *Natr. chlor., Ferr. phos.*
HARNRÖHRE,
  Bluten aus der: *Kalium phos.*
  Juckreiz in der: *Kalium phos.*
  schneidende Schmerzen in der: *Kalium phos.*
HARNVERHALTUNG, ISCHURIE: *Ferr. phos.*
ALKHALTIGE PHOSPHATE im Urin: *Calc. phos.*
NÄCHTLICHES EINNÄSSEN: *Magnes. phos., Kalium phos.*
NEPHRITIS
  chronische: *Natr. sulph.*
  nach Scharlach: *Calc. sulph., Kalium sulph.*

NEURALGIE DER HARNBLASE: *Magnes. phos.*
NIEREN
  Entzündung, Auswirkungen einer: *Kalium chlor.*
  schmerzende: *Ferr. phos.*
  Vereiterung der: *Silicea*
PARETISCHE SYMPTOME: *Kalium phos.*
POLYURIA,
  mit wässrigem Aufstoßen: *Natr. chlor.*
  simplex: *Natr. chlor., Ferr. phos.*, Natr. Sulph., Natr. Phos., *Calc. phos., Magnes. phos.*
REIZUNG DES BALSENHALSES: *Ferr. phos.*
SCHMERZEN, schneidende
  im Blasenhals: *Calc. phos., Kalium phos.*
  in der Harnröhre: *Calc. phos., Kalium phos.*
SCHNEIDENDER SCHMERZ
  in Harnröhre und Blasenhals: *Calc. phos.*
  nach dem Wasserlassen: *Natr. chlor.*
SPASMODISCHES VERHALTEN des Harns: *Magnes. phos., Natr. phos.*
STEIN in der Blase: *Calc. phos.*
STEINABLAGERUNGEN im Urin: *Natr. sulph.*
UNTERBROCHENER HARNFLUSS: *Natr. phos.*
UNTERDRÜCKEN des Harns: *Ferr. phos.*
URIN,
  Absonderung übermäßig: *Ferr. phos., Natr. phos., Natr. sulph.*
  angereichert mit
    Galle: *Natr. sulph.*
    Schleim und Eiter: *Silicea*
  blutig: *Natr. chlor., Kalium phos.*
  dunkel gefärbt: *Kalium chlor., Natr. phos.*
  Eiter und Schleim, mit: *Natr. sulph.*
  eiweißhaltig: *Kalium sulph., Kalium chlor.*
  flockiges Sediment im: *Calc. phos.*
  gelb wie Safran: *Kalium phos.*
  gelblich-grün: *Natr. sulph.*
  Gries im: *Calc. phos., Magnes. phos., Natr. sulph., Silicea*
  große Mengen: *Calc. fluor., Calc. phos., Natr. chlor.*
  Harnsäure, Überschuss an: *Kalium chlor., Silicea*
  Inkontinenz: *Natr. chlor., Kalium phos.*
  kalkhaltige Phosphate im: *Calc. phos.*

Phosphate: *Calc. phos.*
rot und hektisch: *Calc. sulph.*
sandiges Sediment im: *Natr. sulph.*
sondert beißenden Geruch ab: *Calc. fluor.*
spärlich: *Calc. fluor.*
spasmodisch verhalten: *Magnes. phos.*
spritzt bei jedem Husten heraus: *Ferr. phos., Natr. chlor.*
Steinablagerungen im: *Natr. sulph.*
unfreiwillig abgegebener: *Ferr. phos., Natr. chlor.*
Urate: *Calc. sulph., Silicea*
vermehrter: *Calc. phos., Natr. chlor.*
Ziegelmehlsediment im: *Natr. sulph., Silicea*
Zucker: *Natr. sulph.*
VERHALTEN des Harns: *Magnes. phos.*
VERMEHRTER URIN: *Calc. phos., Ferr. phos., Natr. chlor., Natr. sulph.*
WASSERLASSEN
Brennen beim: *Kalium phos., Natr. sulph.*
schmerzhafter Drang: *Magnes. phos.*
unterbrochen, mit Anstrengung verbunden: *Natr. phos.*
ZYSTITIS (siehe Blasenentzündung)

Männliche Sexualorgane

ABSONDERUNG von Prostataflüssigkeit: *Natr. chlor.*
AUSFALLEN DER SCHAMHAARE: *Natr. chlor.*
BALANITIS: *Kalium sulph., Kalium phos.*
BUBO: *Calc. sulph., Kalium chlor.*, Ferr. Phos., *Kalium phos., Silicea*
CHRONIOSCHE SYPHILIS: *Silicea, Natr. chlor., Kalium chlor.*
EICHELENTZÜNDUNG: *Kalium sulph., Kalium phos.*
EITRIGE PROSTATITIS: *Silicea*
EPIDIDYMITIS: *Ferr. phos.*
EREKTIONEN: *Kalium phos.*
ERETHISMUS, sexueller: *Silicea, Natr. phos.*
FEIGWARZEN,
schneidender Schmerz in Blase und Harnröhre: *Kalium phos., Natr. chlor.*
syphilitische: *Natr. sulph.*
GENITALIEN, Jucken der: *Natr. sulph.*

GONORRHÖ,
Absonderung
blutig: *Kalium phos., Ferr. phos.*
cremig, sämig, goldgelb: *Natr. phos.*
durchsichtig: *Natr. chlor.*
eitrig und jauchig: *Calc. sulph.*
gelb: *Kalium sulph.*
grünlich: *Kalium sulph., Natr. sulph.*
schleimig: *Kalium sulph., Natr. chlor.*
wässrig: *Natr. chlor.*
Brennen bei: *Natr. chlor.*
chronische: *Natr. chlor., Natr. sulph., Kalium phos., Calc. phos., Silicea*
entzündliches Stadium: *Ferr. phos.*
erstes Mittel: *Natr. phos.*
interstitielles Exsudat bei der: *Kalium chlor.*
juckende: *Calc. phos.*
mit Anämie: *Calc. phos.*
nach Injektionen mit Silbernitrat: *Natr. chlor.*
Schwellung bei der: *Kalium chlor.*
subkutane Exsudation: *Kalium chlor.*
unterdrückte: *Natr. sulph.*
HAARE, Ausfallen der, Scham-: *Natr. chlor.*
HARNRÖHRE,
Druckschmerz: *Natr. chlor.*
schneidender Schmerz in der, nach dem Wasserlassen: *Natr. chlor.*
HODEN,
Schmerzen in den: *Natr. chlor.*
Schwellung der: *Calc. phos., Natr. chlor.*
verhärtet: *Calc. fluor.*
HODENENTZÜNDUNG: *Calc. phos., Ferr. phos., Kalium chlor.*
durch unterdrückte Gonorrhö: *Kalium chlor., Kalium sulph.*
HODENSACK;
Jucken des: *Silicea, Natr. phos., Calc. phos., Natr. chlor.*
Schwitzen des: *Silicea*
HYDROZELE: *Silicea, Calc. fluor., Calc. phos.*
IMPOTENZ: *Kalium phos., Natr. chlor.*
JUCKREIZ
der Harnröhre: *Kalium phos.*
des Hodensacks: *Silicea, Calc. phos., Natr. phos., Natr. chlor., Natr. sulph.*

KARIES, syphilitisch: *Silicea*
KNOTEN bei tertiärer Syphilis: *Silicea*
KOITUS, Erschöpfung nach dem: *Kalium phos.*
KONDYLOM,
 schneidender Schmerz in Blase und Harnröhre: *Kalium phos., Natr. chlor.*
 syphilitisch: *Natr. sulph.*
MASTURBATION: *Calc. phos.*
NEBENHODENENTZÜNDUNG: *Ferr. phos.*
NEKROSE, syphilitische: *Silicea*
ÖDEM,
 der Vorhaut: *Natr. sulph.*
 des Hodensacks: *Natr. sulph., Natr. chlor.*
ORCHITIS: *Calc. phos., Ferr. phos., Kalium chlor.*
 durch unterdrückte Gonorrhö: *Kalium chlor., Kalium sulph.*
PENISDEVIATION: *Magnes. phos., Natr. phos.*
PERMANENTE sexuelle Gedanken: *Silicea*
PHAGEDÄNISCHER SCHANKER: *Kalium phos.*
POSTGONORRHOISCHER KATARRH: *Natr. chlor., Kalium sulph., Calc. phos.*
 in Verbindung mit einem Ekzem: *Kalium chlor.*
PROSTATA,
 Abszess der: *Calc. sulph.*
 Entzündung, Vereiterung: *Silicea*
 vergrößert: *Natr. sulph.*
SAMENERGÜSSE,
 mit Frösteln: *Natr. chlor.*
 nächtliche: *Natr. phos., Kalium phos., Silicea*
 ohne Träume: *Natr. phos., Ferr. phos., Silicea*
 während des Stuhlgangs: *Natr. chlor.*
SAMENSTRÄNGE schmerzen: *Natr. chlor.*
SCHAMHAARE fallen aus: *Natr. chlor.*
SCHANKER,
 harter: *Calc. fluor.*
 phagedänischer: *Kalium phos.*
 weicher (Ulcus molle): *Kalium chlor.*
SCHWACHES SEHVERMÖGEN nach dem Koitus: *Kalium phos.*
SCHWEISS AM SKROTUM: *Silicea*
SEXUELLER ERETHISMUS: *Silicea, Calc. phos.*
SEXUELLES VERLANGEN
 erhöht: *Kalium phos., Magnes. phos., Natr. phos., Natr. chlor.*

nicht mehr vorhanden: *Natr. phos., Kalium phos.*

SKROTALÖDEM: *Natr. sulph., Natr. chlor., Calc. phos.*

SPERMA dünn und wässrig: *Natr. phos.*

SPERMATORRHÖ: *Calc. sulph., Natr. phos., Kalium phos., Natr. chlor., Silicea*

SYKOSIS: *Natr. sulph.*

SYPHILIS,

abends verschlimmert bei: *Kalium sulph.*

chronische: *Silicea, Kalium chlor., Calc. fluor.*

eitriges Stadium: *Calc. sulph.*

Knoten bei tertiärer: *Silicea*

TESTIKEL (siehe Hoden)

TRIPPER,

Absonderung

blutig: *Kalium phos., Ferr. phos.*

cremig, sämig, goldgelb: *Natr. phos.*

durchsichtig: *Natr. chlor.*

eitrig und jauchig: *Calc. sulph.*

gelb: *Kalium sulph.*

grünlich: *Kalium sulph., Natr. sulph.*

schleimig: *Kalium sulph., Natr. chlor.*

wässrig: *Natr. chlor.*

Brennen bei: *Natr. chlor.*

chronischer: *Natr. chlor., Natr. sulph., Kalium phos., Calc. phos., Silicea*

entzündliches Stadium: *Ferr. phos.*

erstes Mittel: *Natr. phos.*

interstitielles Exsudat bei: *Kalium chlor.*

juckender: *Calc. phos.*

mit Anämie: *Calc. phos.*

nach Injektionen mit Silbernitrat: *Natr. chlor.*

Schwellung bei: *Kalium chlor.*

subkutane Exsudation: *Kalium chlor.*

unterdrückter: *Natr. sulph.*

VARIKOZELE, Schmerzen in den Hoden: *Ferr. phos.*

VERHÄRTUNG der Hoden: *Calc. fluor.*

VERLANGEN, sexuelles, nicht mehr vorhanden: *Natr. phos.*

VORHAUTÖDEM: *Natr. sulph.*

WASSERBRUCH: *Silicea, Calc. fluor., Calc. phos.*

WOLLÜSTIGE GEFÜHLE in den Genitalien: *Calc. phos.*

ZIEHEN in Hoden und Samensträngen: *Natr. phos.*

Weibliche Organe

ABORT: *Kalium phos.*
ÄUSSERE GESCHLECHTSORGANE
geschwollen: *Magnes. phos.*
kribbeln: *Calc. phos.*
AMENORRHÖ: *Kalium chlor., Kalium phos., Kalium sulph., Natr. chlor., Calc. phos.*
durch Anämie: *Calc. phos., Natr. chlor.*
durch Klimawechsel: *Silicea, Calc. phos.*
durch seelischen Schock: *Kalium phos.*
AUSFALLEN DER SCHAMHAARE: *Natr. chlor.*
BLEICHSUCHT: *Calc. phos., Ferr. phos., Natr. chlor.*
BRENNEN
in der Gebärmutter: *Natr. chlor.*
in der Vagina nach dem Wasserlassen: *Natr. chlor.*
BRÜSTE,
harte Knoten in den: *Calc. fluor.*
Verhärtung der: *Calc. fluor., Calc. phos.*
CHRONISCHE KONGESTION der Gebärmutter: *Kalium chlor., Calc. fluor.*
DRUCK in Richtung der Genitalien am Morgen: *Natr. chlor.*
DYSMENORRHÖ: *Calc. phos., Kalium phos., Magnes. phos., Natr. chlor., Ferr. phos.*
als vorbeugendes Mittel: *Ferr. phos.*
häufiger Harndrang: *Ferr. phos.*
membranacea (schmerzhafter Abgang von Gebärmutterschleimhaut während der Regelblutung): *Magnes. phos.*
mit eisiger Kälte: *Silicea*
mit Erbrechen von unverdauter Nahrung: *Ferr. phos.*
EIERSTOCKENTZÜNDUNG: *Ferr. phos., Magnes. phos.*
EIERSTOCKNEURALGIE gebessert durch Liegen auf der schmerzenden Seite: *Kalium sulph., Magnes. phos., Natr. sulph.*
EISESKÄLTE zu Beginn der Blutung: *Silicea*
EMPFINDLICHE VAGINA: *Silicea, Ferr. phos.*
ENDOKARDITIS: *Ferr. phos., Kalium chlor.*
chronische: *Calc. phos., Calc. sulph.*
ENTEROPTOSE: *Calc. fluor., Silicea*
FEHLGEBURT: *Kalium phos.*
GEBÄRMUTTERBLUTUNG: *Calc. fluor.*
GEBÄRMUTTERVERLAGERUNGEN mit rheumatischen Schmerzen: *Natr. phos., Calc. phos.*

GEBÄRMUTTERVORFALL: *Calc. fluor., Calc. phos., Natr. phos.*
gelindert durch Sitzen: *Natr. chlor.*
mit Senkungsgefühl: *Calc. phos., Natr. phos.*
GEFÜHL einer Kugel, die im Hals aufsteigt: *Kalium phos.*
GENITALIEN entzündet und geschwollen: *Natr. sulph.*
GESCHWÜRBILDUNG an Gebärmuttermund und Gebärmutterhals: *Kalium chlor., Silicea*
GLÉNARDSCHE KRANKHEIT: *Calc. fluor., Silicea*
GROSSE TROCKENHEIT DER VAGINA: *Natr. chlor., Ferr. phos.*
HYPERTROPHIE der Gebärmutter: *Kalium chlor.*
HYSTERIE: *Kalium phos.*
JUCKREIZ AN DER VULVA: *Natr. chlor., Silicea*
KONGESTION, übermäßige, während der Regelblutungen: *Ferr. phos.*
LEUKORRHÖ,
ätzende: *Silicea, Kalium phos., Natr. sulph.*
brennende: *Kalium phos., Natr. chlor.*
dicke: *Kalium chlor.*
eiweißartiger Schleim: *Calc. phos.*
gelbe: *Kalium sulph., Kalium phos.*
grünliche: *Kalium sulph.*
honigfarbene: *Natr. phos.*
juckend: *Silicea, Natr. chlor.*
mild und milchig: *Kalium chlor.*
orangefarben: *Kalium phos.*
profus: *Silicea*
reizend: *Natr. chlor.*
sämige, cremeartige: *Natr. phos., Calc. phos.*
sauer riechende: *Natr. phos.*
saure: *Natr. phos.*
schleimige: *Kalium phos.*
schlimmer am Morgen: *Calc. phos.*
schmerzhaft brennende: *Natr. chlor.*
wässrige: *Natr. chlor., Natr. phos., Kalium sulph.*
weiße: *Kalium chlor.*
wie das Weiße vom Ei: *Calc. phos.*
zersetzende: *Natr. chlor., Natr. sulph.*
MAMMAE,
harte Knoten in den: *Calc. fluor.*
Verhärtung der: *Calc. fluor., Calc. phos.*

MASTURBATION bei Kindern: *Calc. phos.*
MENSES,
ätzend: *Natr. phos., Natr. sulph.*
alle drei Wochen: *Ferr. phos.*
alle zwei Wochen: *Calc. phos.*
blass, hell: *Natr. phos., Natr. chlor.*
dauert zu lange: *Kalium chlor., Calc. sulph.*
dünn: *Kalium phos., Natr. chlor.*
dunkelrote: *Kalium phos., Calc. sulph., Kalium sulph.*
dunkle: *Kalium chlor., Calc. phos., Magnes. phos.*
Faden ziehende: *Magnes. phos.*
fibröse: *Magnes. phos.*
Frösteln während der: *Natr. sulph., Silicea*
große Mengen: *Natr. chlor.*
hellrot: *Calc. phos., Ferr. phos.*
in Verbindung mit
Druck- oder Völlegefühl im Abdomen: *Kalium sulph.*
Eierstockschmerzen: *Ferr. phos.*
Erregung und Schlaflosigkeit: *Natr. phos.*
großer Schwäche: *Calc. sulph.*
Kälte wie Eis: *Silicea*
Koliken: *Magnes. phos., Natr. sulph.*
Kongestion: *Ferr. phos.*
Kopfschmerzen: *Kalium sulph., Calc. sulph., Kalium phos.*
morgendlichem Durchfall: *Natr. sulph.*
rheumatischen Schmerzen: *Calc. phos.*
schrecklicher Traurigkeit: *Natr. chlor.*
Schwellung der Schamlippen: *Magnes. phos.*
seelischer Depression: *Natr. chlor.*
stinkendem Fußschweiß: *Silicea*
verkürzten Kniebändern: *Natr. phos.*
Verstopfung: *Silicea, Natr. sulph.*
Zucken: *Calc. sulph., Natr. chlor.*
klumpig: *Kalium chlor.*
nach Kopfschmerzen: *Natr. chlor.*
nach starker sexueller Begierde: *Kalium phos.*
nicht geronnen: *Kalium phos.*
Retention der: *Kalium phos.*
schwarz: *Kalium chlor.*

schwarzrot: *Kalium phos.*
starker Geruch: *Kalium phos.*
übel riechende: *Kalium phos.*
übermäßige: *Kalium chlor., Calc. fluor., Natr. sulph., Ferr. sulph., Kalium phos.*
unregelmäßige: *Kalium phos.*
unterbrochene: *Kalium chlor.*
unterdrückte: *Kalium chlor., Kalium phos., Kalium sulph., Natr. chlor., Calc. phos.*
verspätet, mit Kopfschmerzen: *Natr. chlor.*
vorausgehend
Nasenbluten: *Natr. sulph.*
Schmerzen: *Magnes. phos., Ferr. phos., Kalium chlor.*
sexuelle Erregung: *Calc. phos.*
Traurigkeit: *Natr. chlor.*
wehenähnlichen Schmerzen: *Calc. phos.*
vorzeitige: *Kalium phos., Calc. phos.*
während der Stillphase: *Calc. phos., Silicea*
während Koliken: *Magnes. phos., Kalium phos., Natr. sulph., Ferr. phos.*
während Kopfschmerzen: *Natr. chlor.*
während Wehenschmerzen: *Calc. fluor., Calc. phos.*
wässrige: *Natr. chlor.*
wehenähnliche Schmerzen während der: *Calc. phos.*
zähe Absonderung: *Kalium chlor.*
zersetzende: *Natr. sulph.*
zu früh: *Kalium chlor., Natr. phos., Magnes. phos., Silicea, Calc. phos.*
zu häufig: *Kalium chlor.*
zu lang andauernd: *Kalium chlor., Calc. sulph.*
zu schwach: *Kalium phos., Kalium sulph., Natr. chlor., Silicea*
zu spät: *Kalium chlor., Kalium phos., Kalium sulph., Calc. sulph., Calc. phos., Natr. chlor.*
zu stark: *Kalium phos., Natr. sulph., Ferr. phos., Natr. chlor., Calc. fluor., Kalium chlor.*
MENSTRUATION (siehe Menses)
METRITIS: *Ferr. phos., Kalium chlor.*
METRORRHAGIE: *Silicea, Kalium sulph.*
NYMPHOMANIE: *Silicea, Calc. fluor., Calc. phos.*
OOPHORITIS: *Ferr. phos., Magnes. phos.*
chronische: *Calc. phos., Kalium phos.*
mit Gonorrhö: *Natr. phos., Kalium chlor.*
POCHEN in den Genitalien: *Calc. phos.*

PULSIEREN in den Geschlechtsorganen: *Calc. phos.*
RÜCKENSCHMERZEN mit Gebärmutterschmerzen: *Calc. phos.*
SCHAMHAARE fallen aus: *Natr. chlor.*
SCHAMLIPPEN, Abszess der: *Silicea*
SCHMERZEN um das Kreuzbein,
  dumpf und permanent: *Ferr. phos.*
  starke: *Kalium phos.*
SCHWÄCHE IN DER UNTERUSREGION: *Calc. phos., Natr. phos.*
SERÖSE ZYSTEN IN DER VAGINA: *Silicea*
STARKE TROCKENHEIT DER VAGINA: *Natr. chlor., Ferr. phos.*
SCHEIDENKRAMPF: *Ferr. phos., Magnes. phos.*
SCHNEIDENDER SCHMERZ im Uterus: *Natr. chlor.*
TROCKENHEIT der Vagina: *Natr. chlor., Ferr. phos.*
ÜBELKEIT während des und nach dem Geschlechtsverkehr: *Silicea*
UNFRUCHTBARKEIT: *Silicea, Natr. phos.*
UTERUS, Schwäche und Schmerzen im: *Natr. phos.*
UTERUSVERLAGERUNG: *Calc. fluor.*
  mit rheumatischen Schmerzen: *Calc. phos.*
VAGINA
  Brennen und Wundschmerz in der, nach dem Wasserlassen: *Natr. chlor.*
  empfindlich: *Silicea, Ferr. phos.*
  Entzündung: *Ferr. phos.*
  starke Trockenheit: *Natr. chlor.*
  trocken und heiß: *Ferr. phos.*
VAGINALE SERÖSE ZYSTEN: *Silicea*
VAGINALER PRURITUS, Juckreiz, bei alten Frauen: *Kalium phos.*
VAGINISMUS: *Ferr. phos., Magnes. phos.*
VERHÄRTUNGEN DER BRÜSTE: *Calc. phos.*
VOR DER MENSTRUATION,
  Nasenbluten: *Natr. sulph.*
  Schmerzen: *Magnes. phos., Ferr. phos.*
  Schwermut: *Natr. chlor.*
  wehenähnliche Schmerzen: *Calc. phos.*
VULVA,
  Jucken der: *Natr. chlor., Silicea*
  vesikuläre Entzündung der: *Natr. sulph.*
WÄHREND DER MONATSBLUTUNG,
  Kopfschmerzen: *Natr. chlor., Kalium phos.*
  wehenähnliche Schmerzen: *Calc. phos.*

WEHENSCHMERZEN: *Calc. fluor., Ferr. phos., Natr. chlor.*
WEISSFLUS,
ätzender: *Silicea, Kalium phos., Natr. sulph.*
brennender: *Kalium phos., Natr. chlor.*
dicker: *Kalium chlor.*
eiweißartiger Schleim: *Calc. phos.*
gelber: *Kalium sulph., Kalium phos.*
grünlicher: *Kalium sulph.*
honigfarbener: *Natr. phos.*
juckend: *Silicea, Natr. chlor.*
mild und milchig: *Kalium chlor.*
orangefarben: *Kalium phos.*
profus: *Silicea*
reizend: *Natr. chlor.*
sämiger cremeartiger: *Natr. phos., Calc. phos.*
sauer riechender: *Natr. phos.*
saurer: *Natr. phos.*
schleimiger: *Kalium phos.*
schlimmer am Morgen: *Calc. phos.*
schmerzhaft brennender: *Natr. chlor.*
wässriger: *Natr. chlor., Natr. phos., Kalium sulph.*
weißer: *Kalium chlor.*
wie das Weiße vom Ei: *Calc. phos.*
zersetzender: *Natr. chlor., Natr. sulph.*
WOLLLÜSTIGE GEFÜHLE: *Calc. phos.*
ZIEHEN IN DER REGION DER GEBÄRMUTTER: *Calc. fluor.*

Schwangerschaft und Wehen

ALAKTIE: *Calc. phos., Natr. chlor.*
BRENNEN in den Mammae: *Calc. phos.*
BRUSTWARZEN reißen ein und eitern leicht: *Silicea*
DROHENDER ABORT: *Kalium phos., Magnes. phos.*
ERBRECHEN mit bitterem Geschmack: *Natr. sulph.*
FEHLGEBURT, drohende: *Kalium phos., Magnes. phos.*
FIEBER, Kindbett: *Kalium chlor., Kalium phos.*
FÜSSE, Wundschmerz und Lähmungserscheinungen an den: *Silicea*
GESCHWÜRE der Mammae, fistelartige: *Silicea*
HAARAUSFALL bei der Geburt und in der Stillperiode: *Natr. chlor.*

KINDBETTFIEBER: *Kalium phos., Kalium chlor.*
KINDBETTKRÄMPFE: *Magnes. phos.*
KINDBETTPSYCHOSE: *Kalium phos.*
KNOTEN, harte, in den Brüsten: *Calc. fluor.*
KRÄMPFE,
in den Beinen: *Magnes. phos.*
Kindbett-: *Magnes. phos.*
MAMMAE
fistelartige Geschwüre in den: *Silicea*
fühlen sich vergrößert an: *Calc. phos.*
harte Klumpen in den: *Calc. fluor., Silicea*
MASTITIS: *Silicea, Calc. sulph., Kalium chlor., Ferr. phos., Calc. fluor.*
Absonderung von braunem, übel riechendem Eiter: *Kalium phos.*
MATTIGKEIT in allen Gliedmaßen während der Schwangerschaft: *Calc. phos.*
MORGENDLICHE ÜBELKEIT, Erbrechen von
Sauren Massen: *Natr. phos.*
schaumigem, wässrigem Schleim: *Natr. chlor.*
unverdauter Nahrung: *Ferr. phos.*
weißem Schleim: *Kalium chlor.*
MUTTERMILCH salzig und bläulich: *Calc. fluor., Calc. phos.*
NACHWEHEN: *Kalium phos., Magnes. phos.*
schwach aufgrund kraftloser Kontraktionen: *Calc. fluor., Ferr. phos.*
PHLEGMASIA ALBA DOLENS: *Natr. sulph.*
PSYCHOSE, Kindbett-: *Kalium phos.*
SCHMERZEN in den Füßen während der Schwangerschaft: *Silicea*
SZIRRHUS der Mammae: *Silicea*
ÜBERMÄSSIGE AUSTREIBUNGSANSTRENGUNGEN: *Magnes. phos.*
VERFALL
bei lang anhaltender Stillphase: *Calc. phos.*
nach der Geburt: *Calc. phos.*
während der Schwangerschaft: *Calc. phos.*
WEHEN
falsche, wirkungslose und mühsame: *Kalium phos.*
kraftlose: *Kalium phos.*
spasmodische: *Magnes. phos.*

Atmungsorgane

ABSZESSE der Lungen: *Silicea*
ASTHMA,
- bei Kindern: *Natr. sulph.*
- Bronchial-: *Kalium sulph., Kalium chlor.*
- durch die geringste Nahrungsaufnahme: *Kalium phos.*
- durch Feuchtigkeit: *Natr. sulph.*
- durch Gräser und Pollen: *Kalium phos.*
- erwacht nachts mit Anfällen von: *Natr. sulph.*
- in Verbindung mit
  - gelbem, klumpigem Auswurf: *Calc. fluor.*
  - hektischem Fieber: *Calc. sulph.*
  - Magenbeschwerden: *Kalium chlor., Natr. sulph.*
  - reichlich wässrigem Schleim: *Natr. chlor.*
  - spasmodischen Zuckungen: *Natr. chlor.*
- nervöses: *Magnes. phos.*
- schlimmer in der warmen Jahreszeit: *Kalium sulph.*
- verschlimmert bei feuchter Witterung: *Natr. sulph.*
- wenn Blähungen plagen: *Magnes. phos.*

ATEM ANHALTEN: *Ferr. phos.*
ATEMBEKLEMMUNG: *Ferr. phos., Calc. fluor.*
ATMUNG
- hastig und flach: *Ferr. phos., Calc. fluor.*
- kurz: *Ferr. phos., Kalium phos., Calc. phos., Kalium sulph., Natr. chlor.*

AUSWURF
- dicker: *Natr. sulph., Silicea, Kalium chlor., Kalium phos.*
- durchsichtig: *Natr. chlor.*
- eitriger: *Natr. sulph., Calc. sulph., Silicea*
- faseriger: *Natr. sulph.*
- gelb, zäh, klumpig: *Calc. fluor.*
- gelblich: *Calc. fluor., Kalium sulph., Silicea, Calc. phos., Kalium phos.*
- goldgelber: *Natr. phos.*
- granulärer: *Silicea*
- grau-weißer: *Kalium chlor.*
- große Mengen: *Silicea, Kalium sulph.*
- grünlicher: *Natr. sulph., Kalium sulph., Silicea*
- heraufgehustet mit großen Schwierigkeiten: *Natr. chlor., Calc. phos., Kalium chlor.*
- jauchiger: *Calc. sulph.*

- klarer: *Natr. chlor.*
- klebriger: *Kalium sulph.*
- klumpiger: *Calc. fluor.*
- lockerer: *Natr. chlor., Kalium sulph., Silicea*
- milchiger: *Kalium chlor.*
- ohne: *Ferr. phos., Magnes. phos.*
- purulenter: *Natr. sulph., Calc. sulph., Silicea*
- rasselnder: *Natr. chlor., Silicea*
- reichlich: *Kalium sulph., Silicea*
- sämig, cremig: *Natr. phos.*
- salziger: *Kalium phos.*
- schaumig: *Natr. chlor., Kalium phos.*
- schleimartiger: *Calc. fluor., Calc. phos.*
- schleimiger: *Kalium sulph.*
- seröser: *Natr. chlor., Kalium phos.*
- spärlich, mit Blut durchzogen: *Ferr. phos.*
- Sputum rutscht zurück: *Kalium sulph.*
- stinkender: *Kalium phos.*
- übel riechender: *Silicea*
- visköser und weißlicher: *Kalium chlor.*
- wässriger: *Natr. chlor., Kalium sulph.*
- weißer: *Calc. phos.*

AUSZEHRUNG bei Lungentuberkulose: *Calc. phos.*

BRENNENDER WUNDSCHMERZ in der Brust: *Ferr. phos.*

BRONCHIALKATARH: *Kalium chlor.* (siehe Auswurf)

BRONCHITIS: *Ferr. phos., Calc. sulph., Kalium chlor., Natr. sulph.*

- Auswurf, gelb: *Kalium sulph.*
- chronische: *Natr. chlor., Silicea*

BRUST

- rasselnder Schleim in der: *Kalium sulph., Natr. sulph., Natr. chlor., Kalium chlor.*
- Schmerzen schlimmer durch
  - Druck: *Natr. phos.*
  - tiefes Atmen: *Natr. phos.*
- Schmerzen
  - mitten durch und über die ganze: *Calc. sulph.*
  - tief sitzend, hartnäckig: *Silicea*
  - wie von einem Pfeil: *Magnes. phos., Natr. sulph.*
- schmerzhaft bei Berührung: *Calc. phos., Kalium phos.*
- Schwäche in der: *Silicea*

Verengung in der: *Calc. phos.*
Wundschmerz, gebessert durch Druck: *Natr. sulph.*
Zusammenziehen der: *Calc. phos.*
BRUSTFELLENTZÜNDUNG: *Ferr. phos., Natr. chlor., Kalium chlor.*
DYSPNOE: *Ferr. phos., Natr. chlor., Kalium sulph., Calc. phos., Kalium phos.*
während feuchtem Wetter: *Natr. sulph.*
EMPYEM: *Calc. sulph., Silicea*
EPIGLOTTIS fühlt sich an wie zu: *Calc. fluor.*
ERKÄLTET SICH LEICHT: *Ferr. phos., Natr. chlor.*
ERSCHÖPFUNGSGEFÜHL im Rachen: *Kalium sulph.*
ERSTICKENDER Husten bei Kindern: *Calc. phos.*
ERSTICKUNGSGEFÜHL: *Kalium sulph.*
FISTELAM ANUS in Verbindung mit Beschwerden in der Brust: *Calc. phos., Silicea*
GLOTTIS, Krämpfe der: *Calc. phos., Magnes. phos.*
HÄLT SICH DIE BRUST beim Husten: *Natr. sulph.*
HÄMOPTYSIS nach Erschütterung oder Sturz: *Ferr. phos.*
HÄUFIGES RÄUSPERN: *Calc. phos.*
HEISERKEIT: *Kalium phos., Natr. chlor., Calc. sulph., Silicea, Calc. fluor., Natr. phos., Natr. sulph., Calc. phos.*
durch Kälte: *Kalium sulph., Kalium chlor., Ferr. phos.*
nach dem Singen oder Sprechen: *Ferr. phos.*
HEKTISCHES FIEBER: *Calc. sulph., Silicea, Calc. phos.*
HEUFIEBER: *Kalium phos., Natr. chlor.*
HEUSCHNUPFEN: *Kalium phos.*
HITZE IN DER BRUST: *Ferr. phos.*
HUSTEN
akuter: *Kalium chlor., Ferr. phos.*
beim Hinlegen: *Magnes. phos., Calc. fluor., Silicea*
bellender: *Kalium chlor.*
besser durch Hinlegen: *Calc. phos.*
chronischer, bei Schwindsüchtigen: *Calc. phos., Silicea*
durch kalte Getränke: *Silicea*
erstickender, bei Kindern, gebessert durch Hinlegen: *Calc. phos.*
harter: *Ferr. phos., Kalium sulph.*
heiserer: *Kalium sulph.*
Hüsteln: *Calc. fluor.*
in Verbindung mit
Kopfschmerzen, als wolle der Kopf zerspringen: *Natr. chlor.*
Leeregefühl, Schwächegefühl in der Brust: *Natr. sulph.*

Nachtschweiß: *Silicea*
unfreiwilliger Abgabe von Urin: *Ferr. phos., Natr. chlor.*
Keuch-: *Ferr. phos., Magnes. phos., Kalium sulph., Kalium phos.*
Kitzeln
hinterm Brustbein: *Natr. chlor.*
im Kehlkopf: *Calc. fluor.*
im Rachen: *Calc. fluor.*
in der Fossa suprasternalis (Drosselgrube): *Silicea*
in der Luftröhre: *Ferr. phos., Kalium phos., Silicea*
kitzelnder: *Ferr. phos., Magnes. phos., Calc. fluor.*
konvulsiver: *Magnes. phos.*
krampfartiger: *Magnes. phos.*
kruppartiger: *Kalium chlor.*
kurzer: *Ferr. phos., Kalium chlor., Natr. chlor.*
laut und geräuschvoll: *Kalium chlor.*
lockeres Rasseln: *Kalium sulph., Silicea, Natr. chlor.*
nervöser: *Magnes. phos.*
paroxysmaler: *Magnes. phos.*
periodisch wiederkehrender: *Natr. chlor.*
rauer: *Kalium chlor.*
Reiz-: *Silicea*
schlimmer am
Abend: *Kalium sulph.*
Morgen: *Natr. sulph.*
schmerzhafter: *Ferr. phos.*
spasmodischer: *Magnes. phos., Kalium chlor., Kalium phos., Natr. chlor., Ferr. phos.*
trockener: *Ferr. phos., Magnes. phos., Natr. chlor.*
verursacht Kopfschmerzen: *Natr. chlor.*
JÄHE, SCHRILLE STIMME: *Magnes. phos.*
KALTE FÜSSE in Verbindung mit Beschwerden der Brust: *Calc. phos.*
KEHLKOPF
gereizt: *Ferr. phos., Calc. fluor.*
schmerzt: *Ferr. phos.*
wund: *Ferr. phos.*
KEHLKOPFENTZÜNDUNG: *Ferr. phos., Kalium chlor., Natr. chlor.*
KEUCHHUSTEN: *Ferr. phos., Natr. chlor., Magnes. phos., Kalium sulph., Calc. phos., Kalium chlor., Kalium phos.*
KRAMPF DER STIMMRITZE: *Calc. phos.*

KRUPP: *Ferr. phos., Kalium chlor., Calc. sulph., Calc. fluor., Calc. phos., Natr. chlor., Kalium phos.*

KRUPPARTIGE Heiserkeit: *Kalium sulph.*

KURZATMIGKEIT: *Ferr. phos., Kalium phos., Natr. chlor., Kalium sulph., Calc. phos.*

Beim Treppensteigen: *Kalium phos.*

LARYNGITIS: *Ferr. phos., Kalium chlor., Natr. chlor.*

LUFTRÖHRE, gereizt und wund: *Kalium phos.*

LUFTRÖHRENENTZÜDNUNG: *Ferr. phos.*

LUNGEN, Kongestion der: *Ferr. phos.*

LUNGENENTZÜNDUNG (siehe Pneumonia)

LUNGENTUBERKULOSE: *Calc. sulph., Silicea, Ferr. phos., Kalium chlor., Calc. phos., Natr. phos., Natr. sulph.*

galoppierende Schwindsucht: *Natr. phos., Ferr. phos.*

NACHTSCHWEISS, starker: *Silicea, Calc. phos.*

ÖDEME der Lungen: *Natr. chlor., Kalium phos.*

PFEIFENDES RASSELN: *Kalium chlor.*

PNEUMONIA: *Ferr. phos., Kalium chlor., Calc. sulph., Kalium sulph., Silicea, Natr. chlor.*

RASSELNDER Schleim in der Brust: *Natr. sulph., Kalium sulph., Kalium chlor., Ferr. phos., Natr. chlor.*

SCHLEIM rutscht zurück und wird geschluckt: *Kalium sulph.*

SCHMERZEN IN DER BRUST,

Druck: *Natr. phos.*

linke Seite, durchbohrend: *Natr. sulph.*

mitten hindurch und über die ganze: *Calc. sulph.*

verschlimmert durchs Atmen: *Natr. phos.*

SCHWEISS,

Nacht-: *Calc. phos., Silicea*

Starke Bildung von, an Kopf und Nacken: *Calc. phos., Magnes. phos.*

SCHWINDSUCHT: *Calc. sulph., Silicea, Ferr. phos., Kalium chlor., Calc. phos., Natr. phos., Natr. sulph.*

galoppierende: *Natr. phos., Ferr. phos.*

SEITENSTECHEN: *Ferr. phos.*

SEUFZEN, NEIGUNG ZUM: *Natr. phos., Calc. phos.*

SPASMODISCHER Verschluss der Luftröhre

SPRECHEN ermüdet: *Kalium sulph.*

STARKER Nachtschweiß: *Calc. phos., Silicea*

STAUUNG der Lungen: *Ferr. phos.*

STIMME,
  jäh und schrill: *Magnes. phos.*
  Verlust der: *Ferr. phos., Kalium chlor.*
    durch Lähmung der Stimmbänder: *Kalium phos.*
STIMMRITZE, Krämpfe der: *Calc. phos., Magnes. phos.*
TRACHEITIS: *Ferr. phos.*
UNFREIWILLIGES Wasserlassen beim Husten: *Ferr. phos., Natr. chlor.*
WUNDSCHMERZ IN DER BRUST,
  bei Berührung: *Calc. phos.*
  gelindert durch Druck: *Natr. sulph.*
  Lungen: *Ferr. phos.*
  Zwischenrippenmuskeln: *Natr. phos.*
WUNDSCHMERZ über dem Brustbein: *Calc. phos.*
ZWISCHENRIPPENMUSKELN schmerzhaft: *Natr. phos.*

Herz-Kreislauf-System

ANÄMISCHE Zustände in Verbindung mit Herzproblemen: *Kalium phos.*
ANEURYSMA: *Ferr. phos., Calc. fluor.*
ANGINA PECTORIS: *Magnes. phos., Ferr. phos., Kalium phos.*
ARTERITIS: *Ferr. phos.*
BLUTGEFÄSSE, Vergrößerung der: *Calc. fluor.*
CHRONISCHE Herzerkrankung: *Silicea*
DILATATION der Blutgefäße: *Calc. fluor.* des Herzens: *Ferr. phos., Calc. fluor.*
EMBOLIE: *Kalium chlor.*
ENDOKARDITIS: *Ferr. phos.*
EXTREMITÄTEN taub: *Natr. chlor.*
HÄNDE kalt: *Natr. chlor.*
HAUTKAPILLARERWEITERUNGEN: *Ferr. phos.*
HERZ,
  Beklemmungsgefühl um das: *Natr. chlor.*
  Dilatation des: *Ferr. phos., Calc. fluor.*
  Flattern um das: *Natr. chlor., Natr. phos.*
  Hypertrophie: *Natr. chlor.*
  Schmerz
    an der Herzbasis: *Natr. phos.*
    um das, während des Einatmens: *Calc. phos.*
HERZENTZÜNDUNG: *Ferr. phos.*

HERZKLOPFEN
durch mentale Gemütsregungen oder durch Treppensteigen: *Kalium phos.*
durch zu starken Blutfluss: *Kalium chlor.*
fühlt den Puls in verschiedenen Körperteilen: *Natr. phos.*
mit Furcht: *Calc. phos., Natr. chlor.*
nach heftiger Bewegung: *Silicea, Ferr. phos.*
nach rheumatischem Fieber: *Kalium phos.*
nervöses und spasmodisches: *Magnes. phos.*
Schlaflosigkeit: *Kalium phos.*
HERZTÄTIGKEIT zeitweise aussetzend: *Kalium phos., Natr. chlor.*
INTERMITTIERENDE Tätigkeit des Herzens: *Kalium phos., Natr. chlor.*
KARDITIS: *Ferr. phos.*
KREISLAUF träge: *Kalium phos.*
LYMPHANGITIS: *Ferr. phos.*
MATTIGKEIT durch Schreck oder Erschöpfung: *Kalium phos.*
NÄVI: *Ferr. phos., Calc. fluor.*
OFFENES Foramen ovale: *Calc. phos.*
PERIKARDITIS: *Ferr. phos., Kalium chlor., Calc. sulph.*
PHLEBITIS: *Ferr. phos.*
PULS,
intermittierend: *Natr. chlor., Kalium phos.*
kaum wahrnehmbar: *Kalium sulph.*
rasend: *Natr. chlor., Ferr. phos., Silicea*
schnell: *Kalium sulph., Ferr. phos.*
unregelmäßig: *Kalium phos.*
voll, kräftig, nicht in Wellen: *Ferr. phos.*
wird am ganzen Körper gefühlt: *Natr. chlor., Natr. phos.*
SCHMERZEN
an der Herzbasis: *Natr. phos.*
um die Herzbasis beim Einatmen: *Calc. phos.*
SCHWINDELGEFÜHL durch schwache Herztätigkeit: *Kalium phos.*
TELEANGIEKTASIEN: *Ferr. phos.*
TUMORE, vaskuläre: *Calc. fluor.*
VENENENTZÜNDUNG: *Ferr. phos.*
ZITTERN um die Herzgegend: *Natr. phos.*

Rücken und Gliedmaßen

ABGEMAGERTER Nacken bei Kindern: *Natr. chlor., Calc. phos.*
ABGESPANNTHEIT: *Natr. chlor.*
ANÄMIE, spinal: *Kalium phos., Natr. phos.*
ANKYLOSE der Knie: *Silicea*
ARME fühlen sich
  müde an: *Natr. phos.*
  schwer an: *Silicea*
ARTHRITISCHE Schwellungen: *Natr. chlor.*
ARTHRITISCHER Rheumatismus: *Natr. phos.*
BEINE geben beim Laufen nach: *Natr. phos.*
BEWEGUNG
  bessert die Schmerzen: *Kalium sulph., Kalium phos.*
  verschlimmert die Schmerzen: *Kalium chlor., Ferr. phos.*
BLASENBILDENDE EITERGESCHWÜRE an den Fingern: *Natr. chlor.*
BRENNENDE FUSSSOHLEN: *Calc. sulph., Kalium phos., Natr. chlor.*
CHRONISCHE SCHWELLUNG der Beine: *Kalium chlor.*
DRÜSEN, Zervikal-
  vergrößert: *Kalium chlor., Natr. phos.*
  verhärtet: *Calc. fluor.*
EINGEWACHSENE ZEHNÄGEL: *Silicea, Kalium chlor.*
ELLBOGENGELENK geschwollen: *Calc. fluor.*
ENTSETZLICHE SCHMERZEN in den Gelenken: *Magnes. phos.*
ENTZÜNDETE FUSSBALLEN: *Kalium chlor.*
ENTZÜNDUNG
  der Gelenke: *Ferr. phos., Kalium sulph., Magnes. phos., Natr. phos., Kalium chlor.*
  der Kniegelenke: *Calc. fluor.*
  fungoide: *Kalium sulph.*
EPIPHYSEN geschwollen: *Calc. phos.*
EXOSTOSEN an den Fingern: *Calc. fluor.*
EXTREMITÄTEN taub: *Natr. chlor., Calc. phos., Kalium phos.*
FINGERGELENKE
  entzündet: *Natr. phos., Ferr. phos.*
  juckende Bläschen an den: *Natr. chlor.*
  steif: *Calc. sulph., Natr. sulph.*
  vergrößert: *Calc. fluor.*
FISTELARTIGE GESCHWÜRE: *Silicea*
  um die Füße herum: *Calc. phos.*

FROSTBEULEN: *Kalium chlor., Kalium phos.*
FÜSSE,
brennende: *Kalium phos.*
geschwollen: *Kalium chlor.*
juckende Fußsohlen: *Calc. sulph.*
kalt tagsüber, warm nachts: *Natr. phos.*
schlafen ein: *Natr. chlor.*
schmerzempfindlich, müde: *Silicea*
tonische Krämpfe der: *Silicea*
Trägheit und Ödeme der: *Natr. sulph.*
zart, empfindlich: *Magnes. phos.*
FUNGOIDE Entzündung der Gelenke: *Kalium sulph.*
FUSSSOHLEN
brennen: *Calc. sulph., Natr. sulph., Kalium phos.*
jucken: *Calc. sulph., Kalium phos.*
Ziehen in den: *Kalium phos., Natr. phos.*
GANG schwankend: *Natr. phos.*
GANGLION an der Rückseite des Handgelenks: *Calc. fluor.*
GEFÜHL VON
Ameisen, die über die Körperteile krabbeln: *Calc. phos.*
Insektenbissen: *Natr. phos.*
GELENKE,
chronischer Rheumatismus der: *Natr. chlor., Calc. phos.*
gichtartige Vergrößerungen der: *Calc. fluor.*
Knacken in den: *Calc. fluor., Natr. chlor., Natr. sulph.*
schwammige Entzündung der: *Kalium sulph.*
Schwellung in den: *Kalium chlor.*
Wundschmerz in den: *Natr. phos.*
GENICK,
Schmerzen im: *Kalium sulph., Magnes. phos.*
Ziehen im: *Natr. sulph.*
GENU VARUM (O-Beine) bei Kindern: *Calc. phos.*
GESÄSS eingeschlafen: *Calc. phos.*
GESCHWÜRE DER EXTREMITÄTEN: *Kalium chlor.*
schmerzlose: *Silicea, Calc. phos.*
syphilitische: *Calc. phos., Silicea*
GICHT,
akute: *Natr. sulph., Ferr. phos., Natr. phos.*
chronische: *Natr. sulph., Natr. phos.*

regelmäßige Anfälle von: *Natr. chlor.*
rheumatische, nachts verschlimmert: *Calc. phos.*
Schmerzen bei: *Kalium chlor., Natr. chlor., Calc. phos.*
vergrößerte Gelenke bei: *Calc. fluor.*

GLIEDMASSEN
fühlen sich müde an: *Silicea*
jucken: *Kalium chlor.*
neuralgische Schmerzen in den: *Magnes. phos., Kalium sulph.*
schlafen ein: *Natr. chlor.*
Taubheits- und Kältegefühl in den: *Calc. phos.*
zitternde: *Calc. phos.*
zuckende: *Natr. chlor.*

HÄNDE
fühlen sich schwer an: *Silicea*
geschwollen und schmerzhaft: *Ferr. phos.*
Handflächen
hart und schmerzhaft: *Natr. sulph.*
Haut an den, trocken und eingerissen: *Natr. sulph.*
heiß: *Ferr. phos.*
kalt: *Natr. chlor.*
Krämpfe der: *Silicea*
schlafen ein: *Calc. phos.*
ungewolltes Zittern und Schütteln der: *Magnes. phos.*
Warzen an den Handflächen: *Kalium chlor., Natr. chlor., Natr. sulph.*
werden steif beim Schreiben: *Calc. phos., Kalium chlor., Natr. phos.*
zittern: *Natr. sulph.*

HALSDRÜSEN
vergrößert: *Kalium chlor.*
verhärtet: *Calc. fluor.*

HANDFLÄCHEN
heiß: *Ferr. phos.*
jucken: *Kalium phos.*
rau und wund: *Natr. sulph.*

HANDEGELENKE schmerzen: *Natr. phos., Ferr. phos., Calc. phos.*

HEXENSCHUSS durch Überanstrengung: *Calc. fluor., Calc. phos., Ferr. phos.*

HINTERE OBERSCHENKELMUSKELN („hamstrings")
schmerzen: *Natr. phos.*
schmerzhafte Kontraktionen der: *Natr. chlor.*

HÜFTEN,
links, Stiche: *Natr. sulph.*
Schmerzen in den: *Kalium phos., Natr. chlor.*
HÜFTGELENKKRANKHEIT: *Calc. sulph., Kalium chlor., Ferr. phos., Silicea, Calc. phos.*
IDIOPATHISCHE ERWEICHUNG des Rückenmarks: *Kalium phos.*
ILIOSAKRAL-SYNCHONDROSEN, Schmerzen in den: *Calc. phos.*
ISCHIAS: *Kalium phos., Magnes. phos., Natr. sulph., Calc. sulph., Natr. chlor., Ferr. phos.*
ISCHICRURALE MUSKULATUR („hamstrings")
schmerzen: *Natr. phos.*
schmerzhafte Kontraktionen der: *Natr. chlor.*
JUCKEN
der Beine: *Kalium chlor., Kalium phos.*
der Fußsohlen: *Calc. sulph., Kalium phos.*
der Handflächen: *Kalium phos.*
der Zehen: *Natr. sulph.*
wie Insektenstiche: *Natr. phos.*
KÄLTEGEFÜHL
im Rücken und den Extremitäten: *Natr. chlor.*
in den Gliedmaßen: *Calc. phos.*
KARBUNKEL am Rücken: *Calc. sulph., Silicea*
KNACKEN
der Gelenke: *Calc. fluor., Natr. chlor., Natr. sulph.*
der Sehnen: *Kalium chlor., Ferr. phos.*
KNIE,
chronische Synovitis der: *Silicea*
entzündet: *Calc. fluor.*
Herpes in der Kniebeuge: *Natr. chlor.*
Schmerzen: *Natr. phos., Ferr. phos., Calc. phos.*
Schwäche in den: *Natr. chlor.*
KNOCHENENDEN geschwollen: *Calc. phos.*
KNOCHENKARIES der Extremitäten: *Silicea*
KNOCHENTUMORE: *Calc. fluor.*
KNÖCHEL
fühlen sich an wie ausgerenkt: *Calc. phos.*
schmerzen: *Natr. chlor., Silicea, Ferr. phos.*
schwach: *Natr. phos., Natr. chlor., Silicea*
KONTRAKTION der Streckmuskeln: *Natr. phos.*
KOXALGIE: *Natr. chlor.*

KRÄMPFE in den
  Extremitäten: *Kalium sulph.*
  Händen beim Schreiben: *Calc. phos., Natr. phos., Magnes. phos.*
  Waden: *Calc. phos., Magnes. phos.*
KREUZDARMBEINGELENKE, Schmerzen in den: *Calc. phos.*
KRIECHENDES, KRIBBELNDES Gefühl in den Gliedmaßen: *Calc. phos.*
KROPF: *Calc. fluor., Natr. chlor., Calc. phos., Natr. phos.*
LAHMES GEFÜHL, durch Kälte: *Ferr. phos.*
  paralytisch und rheumatisch: *Kalium phos.*
LANGSAMES LAUFENLERNEN: *Calc. phos.*
LOKOMOTORISCHE ATAXIE: *Natr. sulph., Silicea*
LUMBAGO durch Überanstrengung: *Calc. fluor., Calc. phos., Ferr. phos.*
MENINGITS, Spinal-: *Natr. sulph.*
MÜDIGKEITSGEFÜHL im Rücken: *Calc. fluor.*
MUSKELSCHWÄCHE: *Kalium phos.*
NACKEN,
  abgemagert bei Kindern: *Calc. phos., Natr. chlor.*
  steif durch Kälte: *Ferr. phos., Calc. phos., Natr. phos.*
NÄGEL
  verformt und brüchig: *Silicea, Kalium sulph.*
  Schmerzen an den Wurzeln der: *Calc. phos.*
NAGELBETTENTZÜNDUNG: *Calc. sulph., Ferr. phos., Silicea, Natr. sulph.*
NEURALGISCHE Schmerzen in den Gliedmaßen: *Kalium sulph., Magnes. phos.*
NIEDNÄGEL: *Natr. chlor.*
OBERSCHENKEL, Innenseite der, Ziehen: *Natr. phos.*
ÖDEME an den Füßen: *Natr. chlor., Natr. sulph.*
PANARITIUM: *Calc. sulph., Ferr. phos., Natr. sulph., Silicea*
PARALYTISCHE
  Lahmheit: *Kalium phos., Natr. phos.*
  Neigung: *Kalium phos.*
PARKINSON'SCHE KRANKHEIT: *Magnes. phos.*
PHALANGEN (Finger- und Zehenknochen) leicht verschiebbar: *Calc. fluor.*
POTT'SCHE KRANKHEIT: *Calc. phos.*
PSOASABSZESS: *Silicea*
PUTZFRAUENKNIE (Bursitis praepatellaris): *Calc. phos., Silicea*
RHEUMATISCHES Fieber: *Ferr. phos., Kalium chlor.*
  gichtartige Schmerzen: *Kalium chlor., Natr. phos.*
  lahmes Gefühl: *Kalium phos.*
  steifer Nacken: *Calc. phos.*

RHEUMATISMUS,

akuter: *Calc. phos., Calc. sulph., Ferr. phos., Kalium phos., Kalium chlor.*

chronischer: *Calc. phos., Kalium chlor., Kalium phos., Natr. chlor., Natr. sulph., Natr. phos., Kalium sulph., Silicea, Calc. sulph.*

der Gelenke, sehr starke Schmerzen: *Kalium sulph., Magnes. phos., Calc. phos., Natr. chlor.*

gebessert durch

leichte Bewegung: *Kalium phos.*

Wärme: *Ferr. phos.*

Gelenk-: *Ferr. phos., Kalium chlor., Calc. phos., Natr. phos.*

im Körper umherwandernder: *Calc. phos., Kalium sulph.*

Muskel-: *Ferr. phos.*

schlimmer

am Morgen: *Kalium phos.*

in der Nacht:v*Calc. phos.*

subakuter: *Ferr. phos.*

verschlimmert durch

Anstrengung: *Kalium phos.*

Bettwärme: *Kalium chlor.*

Bewegung: *Ferr. phos.*

Erschöpfung: *Kalium phos.*

Hitze oder Kälte: *Calc. phos.*

Wetterwechsel: *Calc. phos.*

verspürt bei Bewegung: *Ferr. phos., Kalium chlor.*

RÜCKEN

akuter, bohrender Schmerz im: *Magnes. phos.*

eingeschlafen: *Calc. phos.*

kalt: *Natr. chlor., Calc. phos., Silicea*

Karbunkel am: *Calc. sulph., Silicea*

Krämpfe im: *Natr. sulph.*

Lähmungsgefühl im: *Natr. chlor.*

neuralgische Schmerzen im: *Kalium sulph.*, Magnes., phos.

pfeilähnlicher Schmerz im: *Magnes. phos.*

rheumatische Schmerzen: *Kalium sulph.*

Schmerzen im,

gelindert durch Bewegung: *Kalium phos.*

tief unten: *Calc. fluor.*

zwischen den Schulterblättern: *Calc. phos.*

Schwächegefühl im: *Natr. phos.*

steifer: *Ferr. phos., Calc. sulph.*
Wundschmerz im: *Natr. sulph.*
RÜCKENMARK,
Erweichung des: *Kalium phos.*
Reizung des: *Calc. phos., Silicea*
Überempfindlichkeit des: *Natr. chlor., Silicea*
RÜCKENMARKSHÄUTE, verminderte Durchblutung der: *Kalium phos., Natr. phos., Natr. chlor.*
RÜCKENSCHMERZEN,
ähneln einer Rückenmarkreizung: *Calc. fluor.*
durch Bewegung: *Silicea*
gebessert
an der frischen Luft: *Kalium sulph.*
durch Bewegung: *Calc. fluor.*
durch Liegen auf hartem Untergrund: *Natr. chlor.*
in der Lendenregion am Morgen: *Calc. phos.*
schlimmer am Abend: *Kalium sulph.*
schlimmer in warmen Räumen: *Kalium sulph.*
strahlen bis in den Nacken aus: *Silicea*
SCHIESSENDE SCHMERZEN durch die Ellbogen: *Calc. phos.*
SCHLEIMBEUTELENZÜNDUNG: *Calc. phos., Calc. fluor.*
SCHMERZEN IM RÜCKEN ODER IN DEN EXTREMITÄTEN,
akute: *Magnes. phos.*
blitzartige: *Kalium chlor., Magnes. phos.*
bohrende: *Magnes. phos.*
durch die Füße: *Silicea*
ganz unten im Rücken: *Calc. fluor.*
gebessert
an der frischen Luft: *Kalium sulph.*
durch leichte Bewegung: *Kalium phos.*
im Handgelenk: *Natr. phos.*
im Steißbein: *Calc. phos., Calc. sulph.*
in den Fingernagelwurzeln: *Calc. phos.*
in den Fußsohlen: *Kalium phos., Natr. phos.*
in den Knien: *Calc. phos., Natr. phos.*
in den Kreuzdarmbeingelenken: *Calc. phos.*
in den Schienbeinen: *Calc. phos., Natr. phos.*
in den Schultern: *Silicea, Ferr. phos.*
neuralgische: *Kalium sulph., Magnes. phos.*

periodisch wiederkehrende: *Kalium sulph.*
pfeilartige: *Magnes. phos.*
plötzlich Richtung Herz ziehend: *Natr. phos.*
rheumatische: *Kalium sulph.*
spasmodische: *Magnes. phos.*
verschlimmert
am Abend: *Kalium sulph.*
beim Aufstehen: *Kalium phos., Natr. chlor.*
durch Bettwärme: *Kalium chlor.*
durch Bewegung: *Ferr. phos., Kalium chlor.*
durch Erschöpfung, akut: *Kalium phos.*
durch körperliche Anstrengung: *Ferr. phos., Kalium chlor.*
durch warmes Wetter: *Kalium sulph.*
ziehen von einer Stelle zur anderen: *Kalium sulph., Magnes. phos., Calc. phos.*
zwischen den Schulterblättern: *Calc. phos.*
SCHMERZEN IN DEN GLIEDMASSEN: *Calc. phos.*
Schultern: *Calc. phos.*
zwischen den Schulterblättern: *Kalium phos.*
SCHÜTTELLÄHMUNG: *Magnes. phos.*
SCHWÄCHE, allgemeine: *Natr. chlor., Natr. phos.*
SCHWEISS in Achseln oder an den Füßen übel riechend: *Silicea*
SCHWELLUNG der Beine, chronische: *Kalium chlor.*
SPINA BIFIDA: *Calc. phos., Ferr. phos., Calc. fluor., Silicea*
SPINA VENTOSA: *Calc. fluor.*
SPINALMENINGITIS: *Natr. sulph.*
STEIFER Nacken: *Natr. phos.*
durch Kälte: *Ferr. phos., Calc. phos.*
STEIFER Rücken: *Ferr. phos., Calc. sulph.*
STEIFIGKEIT DES KÖRPERS: *Kalium phos., Natr. chlor.*
nach Kälte: *Ferr. phos.*
nach Ruhe: *Kalium phos.*
STEISSBEIN SCHMERZT nach dem Reiten: *Silicea*
STOLPERT leicht: *Kalium phos.*
STRECKMUSKELN, Kontraktion der: *Natr. phos.*
SYNOVITIS, chronische: *Silicea, Calc. fluor., Calc. phos.*
TAUBHEIT der Gliedmaßen: *Calc. phos., Kalium phos.*
TENALGIA CREPITANS: *Ferr. phos., Kalium chlor., Natr. phos., Calc. fluor.*
TONISCHER MUSKELKRAMPF in Händen, Füßen oder Zehen: *Silicea*
ÜBEL RIECHENDENDER FUSSSCHWEISS: *Silicea*

ÜBEREMPFINDLICHKEIT der Wirbelsäule: *Natr. chlor., Silicea*
UNFREIWILLIGES
  Zittern und Schütteln der Hände: *Magnes. phos.*
  Zucken im Schlaf: *Natr. chlor.*
URTIKARIA um die Gelenke: *Natr. chlor.*
VERHÄRTETE Halsdrüsen: *Calc. fluor.*
VERMINDERTE DURCHBLUTUNG der Rückenmarkshäute: *Kalium phos., Natr. phos., Natr. chlor.*
VERSPANNTE Bänder oder Sehnen: *Ferr. phos.*
WADEN,
  Krämpfe in den: *Calc. phos., Magnes. phos.*
  Schwäche in den: *Natr. chlor.*
WANDERNDE SCHMERZEN im Rücken: *Kalium sulph., Magnes. phos.*
WARZEN in den Handflächen: *Kalium chlor., Natr. sulph., Natr. chlor.*
WILDES FLEISCH: *Kalium chlor., Silicea*
WINDDORNARTIGE AUFTREIBUNG der Mittelhand-, Mittelfuß, Finger- und Zehenknochen durch tuberkulöse Entzündung: *Calc. fluor.*
WIRBELSÄULE,
  berührungsempfindlich: *Magnes. phos., Natr. chlor.*
  Überempfindlichkeit der: *Natr. chlor., Silicea*
WIRBELSÄULENKRÜMMUNG: *Calc. phos., Silicea*
WUNDEN, EITERNDE: *Calc. sulph., Silicea*
WUNDSCHMERZ in den Oberschenkeln: *Calc. phos.*
ZWISCHEN DEN SCHULTERN: *Silicea*
ZAPPELIGES GEFÜHL, UNRUHE in den Füßen: *Kalium phos.*
ZEHEN, jucken: *Natr. sulph.*
ZEHNÄGEL wachsen ein: *Silicea, Kalium chlor.*
ZERSCHLAGENES GEFÜHL
  im schmerzenden Rücken: *Natr. sulph.*
  überall: *Kalium phos.*
ZIEHEN NACH UNTEN im Rücken: *Calc. fluor.*

Nervenbeschwerden

ADYNAMIE: *Kalium phos., Natr. chlor.*
ALKOHOLISMUS: *Magnes. phos.*
ATROPHISCHE LÄHMUNG: *Kalium phos.*
BLASE, Lähmung der: *Kalium phos.*
BLITZARTIGE Schmerzen: *Magnes. phos.*

CHOREA: *Natr. chlor., Magnes. phos., Kalium sulph.*
durch Würmer: *Silicea*
mit verlangsamtem Stuhlgang: *Natr. sulph.*
DAUMEN EINGEZOGEN: *Magnes. phos.*
DEPRESSION, nervöse: *Kalium phos.*
EMPFINDLICH reagierend auf
kalte Luft: *Silicea*
Lärm und Licht: *Kalium phos., Silicea*
ENTZÜNDLICHE Neuralgie: *Ferr. phos.*
EPILEPSIE
durch lasterhafte Angewohnheiten: *Magnes. phos.*
durch Schreck und Angst: *Kalium phos.*
mit Blutandrang Richtung Kopf: *Ferr. phos.*
nachts auftretende: *Silicea*
nach unterdrückten Ausschlägen: *Kalium chlor., Calc. phos.*
ERMÜDUNGSGEFÜHL: *Natr. sulph., Calc. phos., Kalium phos., Natr. chlor., Natr. phos., Calc. sulph., Ferr. phos.*
ERSCHÖPFUNG,
mit Erethismus: *Silicea*
mit Koliken: *Natr. sulph.*
nervöse: *Kalium phos., Magnes. phos.*
FINGER ZUR FAUST GEBALLT: *Magnes. phos.*
FÜRCHTET SICH vor Einbrechern: *Kalium phos.*
GANG SCHWANKEND, wie gelähmt: *Natr. phos.*
GEFÜHL
als ob man zittern: *Kalium phos.*
eines Kloßes im Hals: *Kalium phos.*
Kribbeln in allen Körperteilen: *Calc. phos.*
Taubheits-: *Natr. chlor.*
GESICHTSLÄHMUNG: *Kalium phos.*
GLOBUS HYSTERICUS, Globussyndrom: *Kalium phos.*
HÄNDE ZITTERN beim Schreiben: *Natr. sulph., Magnes. phos.*
HALBSEITENLÄHMUNG: *Kalium sulph.*
HYSTERIE
durch plötzliche Emotionen: *Kalium phos.*
hartnäckige: *Silicea*
mit Schwäche: *Natr. chlor.*
ISCHIAS: *Kalium phos., Magnes. phos., Ferr. phos., Natr. sulph.*
KIEFERSPERRE: *Magnes. phos.*

KINDERLÄHMUNG: *Kalium phos.*
KLOSS, Gefühl eines, im Hals: *Kalium phos.*
KÖRPERLICHE Schmerzen fühlen sich zu stark an: *Kalium phos.*
KONGESTIVE NEURALGIE: *Ferr. phos.*
KONVULSIONEN
  bei zahnenden Kindern: *Ferr. phos., Calc. phos.*
  mit Steifigkeit: *Magnes. phos.*
  während der Entwicklung: *Calc. phos.*
KRÄMPFE, Schreibkrampf oder Geigenspielerkrampf: *Magnes. phos., Calc. phos.*
KRAFTLOSIGKEIT: *Calc. sulph., Calc. fluor., Kalium phos., Calc. phos., Ferr. phos.*
KRIBBELNDES GEFÜHL, wie von Ameisen: *Calc. phos.*
KRIECHENDES Gefühl, Lähmung: *Kalium phos.*
LÄHMUNG,
  atrophische: *Kalium phos.*
  der Blase: *Kalium phos.*
  durch Tabes dorsalis: *Silicea*
  Gesichts-: *Kalium phos.*
  jeglicher Körperteile: *Kalium phos., Natr. chlor.*
  Kinder-: *Kalium phos.*
  kriechende: *Kalium phos.*
  lokomotorische: *Kalium phos.*
  plötzlich auftretende: *Kalium phos.*
  rheumatische: *Calc. phos., Ferr. phos., Kalium phos.*
  Schüttel-: *Magnes. phos.*
MATTIGKEIT: *Calc. sulph., Magnes. phos., Calc. phos.*
MÜDIGKEITSGEFÜHL: *Natr. sulph., Natr. phos., Magnes. phos., Kalium phos., Natr. chlor.*
NACHTANGST bei Kindern: *Kalium phos.*
NERVÖSE ERSCHÖPFUNG: *Kalium phos., Natr. phos.*
  durch sexuelle Exzesse: *Kalium phos.*
NERVOSITÄT in der Nacht: *Ferr. phos.*
NEURALGIE,
  des Anus: *Calc. phos.*
  entzündliche: *Ferr. phos.*
  hartnäckige: *Silicea*
  hyperämisch gestaute: *Ferr. phos.*
  Interkostal-: *Magnes. phos.*
  nachts auftretende: *Calc. phos., Magnes. phos.*
  schlimmer durch Wetterwechsel: *Calc. phos.*

wandernde: *Kalium phos.*, *Magnes. phos.*
wiederkehrende: *Natr. chlor.*, *Calc. phos.*
wie elektrische Schocks: *Calc. phos.*, *Magnes. phos.*
PARESE: *Kalium phos.*
RÜCKENMARKREIZUNG: *Kalium phos.*, *Natr. chlor.*, *Silicea*
RÜCKENMARKSHÄUTE, verminderte Durchblutung der: *Kalium phos.*, *Natr. phos.*, *Natr. chlor.*
RUHELOS, Bedürfnis sich zu bewegen: *Natr. sulph.*
SCHIELEN aufgrund von Würmern: *Natr. phos.*
SCHIESSENDE Schmerzen entlang der Nervenbahnen: *Natr. chlor.*, *Magnes. phos.*
SCHLUCKAUF: *Natr. chlor.*, *Magnes. phos.*
SCHNELL erschöpft: *Kalium phos.*, *Natr. chlor.*, *Ferr. phos.*
SCHRECKT bei dem kleinsten Geräusch auf: *Kalium chlor.*, *Kalium phos.*
SCHREIBKRAMPF: *Magnes. phos.*, *Calc. phos.*, *Natr. phos.*
SCHWÄCHE
hysterische: *Natr. chlor.*
nach akuten Krankheiten: *Calc. phos.*
nervöse: *Kalium phos.*
SINGULTUS: *Natr. chlor.*, *Magnes. phos.*
SPASMEN
der Stimmritze: *Calc. phos.*, *Magnes. phos.*
durch den leisesten Anlass: *Silicea*
sich vom Solarplexus ausbreitende: *Silicea*
tetanische: *Magnes. phos.*, *Calc. phos.*, *Natr. chlor.*
SPASMODISCHER VERSCHLUSS des Schließmuskels: *Silicea*
STEIFIGKEIT: *Kalium phos.*, *Magnes. phos.*
STOTTERN, spasmodisches. *Magnes. phos.*
TABES DORSALIS: *Kalium chlor.*, *Silicea*
TETANISCHE Krämpfe: *Magnes. phos.*
TRIGEMINUSNEURALGIE: *Ferr. phos.*, *Magnes. phos.*
UNWILLKÜRLICHE BEWEGUNGEN: *Magnes. phos.*
VERDREHTE Gliedmaßen: *Magnes. phos.*
VERKRAMPFTE FINGER oder geballte Fäuste: *Magnes. phos.*
VERLUST DER MOTORISCHEN KRAFT: *Kalium phos.*
VERLUST des Tastsinns: *Kalium phos.*
VERMINDERTE DURCHBLUTUNG der Rückenmarkshäute: *Kalium phos.*, *Natr. phos.*, *Natr. chlor.*
VERSAGEN der Kraft: *Kalium phos.*
WEINKRÄMPFE, krampfartiges Schluchzen: *Magnes. phos.*

ZÄHNE ZUSAMMENGEBISSEN: *Magnes. phos.*
ZAPPELIGES Gefühl, Unruhe: *Kalium phos.*
ZITTERN
der Gliedmaßen: *Calc. phos., Silicea*
des Körpers: *Natr. phos., Natr. sulph., Calc. phos., Kalium phos.*
ZUCKUNGEN: *Calc. sulph., Magnes. phos., Natr. chlor.*
der Gesichtsmuskeln aufgrund von Würmern: *Natr. phos.*
der Hände im Schlaf: *Natr. sulph., Magnes. phos.*

Schlaf und Träume

AUFGEWECKT durch Blähungsschmerzen: *Natr. sulph.*
BEDÜRFNIS ZU SCHLAFEN,
am Morgen: *Kalium phos.*
permanentes: *Natr. chlor.*
ERWACHT schreiend: *Kalium phos.*
FÜHLT SICH MÜDE am Morgen: *Natr. chlor.*
GÄHNEN, hysterisches: *Kalium phos.*
spasmodisches: *Magnes. phos., Calc. phos.*
INSOMNIE: *Natr. chlor.*
durch Erschöpfung: *Magnes. phos.*
KINDER SCHREIEN AUF im Schlaf: *Calc. phos.*
MÜDE AM MORGEN nach dem Aufwachen: *Natr. chlor.*
MÜDE am Tage, nachts schlaflos: *Calc. sulph.*
MUSKELZUCKEN beim Einschlafen: *Kalium phos.*
PERMANENTES Strecken und Gähnen: *Calc. phos., Kalium phos.*
SCHLÄFRIGKEIT: *Natr. sulph., Natr. phos., Magnes. phos.*
am Nachmittag: *Ferr. phos.*
bei alten Menschen: *Calc. phos.*
SCHLÄFT EIN im Sitzen: *Natr. phos.*
SCHLAF,
unerfrischender: *Natr. chlor.*
unruhiger: *Natr. phos., Kalium chlor., Natr. chlor.*
zu viel: *Natr. chlor.*
SCHLAFLOS, nachts: *Calc. sulph.*
SCHLAFLOSIGKEIT
durch Blutwallungen: *Silicea*
durch Erschöpfung: *Magnes. phos.*
durch Hyperämie: *Ferr. phos.*

durch nervöse Überreizung: *Natr. chlor.*
nach Aufregung: *Kalium phos.*
nach Sorgen: *Kalium phos.*
wegen beruflicher Sorgen: *Kalium phos.*
wegen Juckreiz: *Natr. phos.*
SCHRECKT beim dem geringsten Geräusch auf: *Kalium chlor.*
SCHWER AUFZUWECKEN am Morgen: *Calc. phos.*
SOMNAMBULISMUS: *Kalium phos., Natr. chlor.*
SPASMODISCHES Gähnen: *Magnes. phos.*
STRECKEN: *Kalium phos., Calc. phos.*
TRÄUME,
ängstliche: *Natr. chlor., Ferr. phos., Natr. sulph.*
lebhafte: *Kalium sulph.*
lüsterne: *Kalium phos.*
mit einem Gefühl von bevorstehender Gefahr: *Calc. fluor.*
mit einem Gefühl von Gefahr: *Calc. fluor., Magnes. phos.*
schwere: *Natr. sulph.*
sexuelle: *Natr. phos.*
vom Fallen: *Kalium phos.*
vom Feuer: *Kalium phos.*
vom Zusammenzucken wegen Furcht: *Calc. sulph.*
von Geistern: *Kalium phos.*
von neuen Szenerien und Plätzen: *Calc. fluor.*
von Räubern: *Natr. chlor., Kalium phos.*
UNERFRISCHENDER SCHLAF: *Natr. chlor.*
UNRUHIGER SCHLAF: *Natr. phos., Ferr. phos., Natr. sulph., Kalium phos.*
WÄHREND DES SCHLAFS
Kinder schreien auf: *Calc. phos.*
Zucken der Gliedmaßen: *Silicea, Magnes. phos.*
ZUCKEN der Gliedmaßen im Schlaf: *Silicea, Natr. chlor., Natr. sulph.*
ZUSAMMENZUCKEN während des Schlafens: *Natr. chlor., Natr. sulph.*
ZU VIEL Schlaf: *Natr. chlor.*

Fiebersymptome

BLÄSCHEN, Fieber-, auf den Lippen: *Natr. chlor.*
EMPFINDLICH gegenüber kalter Luft: *Silicea*
ENTERISCHES FIEBER: *Kalium sulph., Kalium chlor., Ferr. phos., Kalium phos., Natr. chlor.*

- FIEBER,
  - durch Blutvergiftung: *Kalium sulph.*
  - enterisches: *Kalium sulph., Kalium chlor., Ferr. phos., Kalium phos., Natr. chlor.*
  - entzündliches: *Ferr. phos.*
  - Fleck-: *Kalium phos.*
  - Gallen-: *Natr. sulph., Natr. phos., Magnes. phos.*
  - gastrisches: *Kalium sulph., Kalium chlor., Ferr. phos., Kalium phos.*
  - Gelb-: *Natr. sulph.*
  - hektisches: *Silicea, Calc. sulph.*
  - Heu-: *Natr. chlor., Kalium phos., Silicea*
  - Hirnhautentzündung: *Kalium phos.*
  - intermittierendes: *Magnes. phos., Kalium chlor., Natr. chlor., Natr. phos., Ferr. phos., Kalium phos., Natr. sulph., Calc. phos., Kalium sulph.*
  - katarrhalisches: *Ferr. phos., Kalium chlor.*
  - Kindbett-: *Kalium chlor.*
  - malignes Fieber und Faulfieber: *Kalium phos.*
  - nervöses: *Kalium phos.*
  - remittierendes: *Natr. sulph.*
  - rheumatisches: *Kalium chlor., Natr. chlor., Ferr. phos.*
  - Scharlach-: *Kalium sulph., Kalium chlor., Natr. chlor., Ferr. phos. Kalium phos.*
  - Typhus-: *Kalium sulph., Kalium chlor., Natr. chlor., Ferr. phos., Kalium phos.*
- FIEBERANFALL: *Natr. chlor.*
- FLECKFIEBER: *Kalium phos.*
- FRÖSTELN: *Silicea, Calc. phos., Kalium chlor.*
  - nach dem Abendessen, um ca. 19 Uhr: *Magnes. phos.*
- FÜSSE
  - brennen nachts: *Natr. phos., Silicea*
  - eiskalt: *Natr. phos.*
- GALLENFIEBER: *Natr. phos., Magnes. phos., Natr. sulph.*
- GELBFIEBER: *Natr. sulph., Ferr. phos., Kalium phos.*
- HIRNHAUTENTZÜNDUNG: *Kalium phos.*
- INTERMITTIERENDES FIEBER (siehe oben)
  - chronisch: *Calc. phos.*
  - mit
    - entkräftender Schweißsekretion: *Kalium phos.*
    - Erbrechen von Nahrung: *Ferr. phos.*
    - gelber schleimig belegter Zunge: *Kalium sulph.*
    - Krämpfen: *Magnes. phos.*
    - saurem Erbrechen: *Natr. phos.*

nach Chinin: *Natr. chlor.*
KÄLTEGEFÜHL
täglich um 13 Uhr: *Ferr. phos.*
vom Morgen bis zum Nachmittag: *Natr. chlor.*
KALTER SCHWEISS: *Kalium sulph., Calc. phos.*
KATARRHALISCHES FIEBER: *Ferr. phos., Kalium chlor.*
NACHTSCHWEISS,
starker: *Natr. chlor., Calc. phos., Silicea, Natr. sulph., Calc. sulph., Ferr. phos.*
PETECHIEN: *Kalium phos.*
SCHARLACHFIEBER: *Kalium sulph., Kalium chlor., Ferr. phos., Natr. chlor., Kalium phos., Natr. sulph.*
vorbeugend: *Kalium chlor.*
SCHAUER laufen den Rücken hinauf und hinab: *Magnes. phos.*
SCHÜTTELFROST: *Ferr. phos.*
SCHWEISSBILDUNG
am Kopf: *Silicea, Calc. phos.*
beim Essen: *Kalium phos.*
herbe und saure: *Natr. phos.*
kalte: *Kalium sulph., Natr. sulph., Ferr. phos.*
kräftezehrende: *Kalium phos.*
nachts, starke: *Natr. chlor., Calc. phos., Silicea, Calc. sulph.*
ohne Durst: *Natr. sulph.*
saure und schwächende: *Natr. phos., Natr. chlor.*
starke: *Kalium phos., Magnes. phos., Calc. phos.*
übel riechende: *Kalium phos.*
TEMPERATUR STEIGT im Laufe des Abends: *Kalium sulph.*
TYPHUSFIEBER: *Calc. sulph., Kalium chlor., Natr. chlor., Ferr. phos., Kalium phos.*

Haut

ABSZESS: *Kalium chlor., Silicea, Calc. sulph., Calc. fluor., Ferr. phos., Kalium phos.*
fistelartiger: *Silicea, Natr. sulph.*
AKNE: *Ferr. phos., Kalium chlor., Silicea*
rosacea: *Calc. phos., Silicea, Natr. phos.*
ALOPECIA
areata: *Kalium phos.*
senilis: *Silicea*
ANÄMISCHE AUSSCHLÄGE: *Calc. phos.*

AUSSCHLÄGE
- an Oberfläche von Beugemuskeln: *Natr. chlor.*
- anämische und gichtartige: *Calc. phos.*
- brennende und juckende: *Kalium sulph., Kalium phos.*
- herpetische: *Calc. sulph.*
- im Zusammenhang mit Magenbeschwerden und Menstruationsproblemen; *Kalium chlor.*
- Miliar-, Miliaria: *Natr. chlor.*
- plötzliche zurückgehende: *Kalium sulph.*
- schuppige: *Kalium sulph.*
- skrofulöse: *Calc. phos., Silicea*

BARTFLECHTE: *Magnes. phos.*
BARTHAARE FALLEN AUS: *Natr. chlor.*
BLÄSCHEN auf der Haut: *Natr. sulph., Kalium phos., Natr. chlor.*
BLASEN auf der Haut: *Kalium phos., Natr. chlor., Kalium chlor.*
BURSITIS: *Calc. phos., Silicea*
CHRONISCHE HAUTKRANKHEITEN: *Natr. chlor.*
CRUSTA LACTEA: *Natr. phos., Kalium chlor., Calc. sulph., Silicea*
DESQUAMATION, um diese zu unterstützen: *Kalium sulph.*
EINGERISSENE HAUT: *Calc. fluor.*
EINGEWACHSENE ZEHNÄGEL: *Kalium chlor., Silicea*
EKZEME
- Augenbrauen: *Natr. chlor.*
- durch übermäßigen Verzehr von Salz: *Natr. chlor.*
- Ekzema squamosum (schuppiges Ekzem): *Silicea*
  - mit
    - feinen Schuppen: *Natr. chlor.*
    - gelblich-grünem Sekret: *Kalium sulph.*
    - Säuresymptome: *Natr. phos.*
    - Überempfindlichkeit: *Kalium phos.*
    - Vesikeln, weißlichen: *Kalium chlor.*
    - wässrigen Vesikeln: *Natr. sulph.*
    - weißen Schuppen: *Calc. phos.*
    - plötzlich unterdrückt: *Kalium sulph.*
- in Gelenkbeugen: *Natr. chlor.*
- nach Impfung: *Kalium chlor.*

ENTZÜNDUNGEN der Haut: *Ferr. phos.*
EPITHELKARZINOM: *Kalium sulph.*

ERYSIPEL
Blasen bildendes: *Kalium sulph.*
gelegentlich auftretendes: *Calc. fluor.*
phlegmonöses: *Silicea*
tief sitzendes: *Silicea*
vesikuläres: *Kalium chlor.*
weich, rot und glänzend: *Natr. sulph., Ferr. phos.*
ERYTHEM: *Natr. phos., Kalium chlor.*
EXKORIATION: *Calc. phos.*
EXSUDATION (siehe unter Gewebe)
FEUCHTE HAUTLEIDEN: *Natr. sulph.*
FISSUREN
der Haut: *Calc. fluor., Silicea*
des Anus: *Calc. fluor.*
FROSTBEULEN: *Kalium phos., Kalium chlor., Calc. sulph., Silicea*
FURUNKEL: *Magnes. phos., Calc. sulph., Silicea, Ferr. phos., Kalium chlor.*
Neigung zu: *Silicea*
FUSSBALLEN, ENTZÜNDETER: *Kalium chlor.*
GELB
Schorf: *Calc. phos.*
Vesikel: *Calc. phos., Natr. sulph.*
GELBSÜCHTIGE HAUT: *Natr. sulph., Kalium chlor.*
GESCHWÜRE,
eiternde: *Calc. sulph., Silicea*
entzündete: *Ferr. phos.*
fistelartige: *Calc. fluor., Silicea*
schmerzlose: *Calc. fluor.*
skrofulöse: *Calc. phos.*
wildes Fleisch: *Silicea, Kalium chlor.*
GÜRTELROSE: *Natr. chlor., Kalium chlor.*
HAARAUSFALL
altersbedingter: *Silicea*
kreisrunder: *Kalium phos.*
HAARE fallen aus: *Kalium sulph., Natr. chlor.*
HÄMANGIOM: *Natr. chlor.*
HANDFLÄCHEN
rau und wund: *Natr. sulph.*
rissig: *Calc. fluor.*
schuppige Flechten in den: *Kalium sulph.*

HAUT
aufgerieben: *Calc. phos., Natr. phos., Natr. sulph., Kalium sulph., Kalium phos., Natr. chlor., Kalium chlor.*
Bläschen auf der: *Natr. sulph., Kalium phos., Natr. chlor.*
Blasen auf der: *Kalium phos., Natr. chlor.*
blutet durch Kratzen: *Calc. sulph.*
brennt: *Silicea*
empfindliche: *Silicea*
entzündete: *Ferr. phos.*
faltige, runzlige: *Kalium phos., Calc. phos.*
fettige: *Natr. chlor., Kalium phos.*
goldgelber Schorf auf der: *Natr. phos.*
heilt nur schwer: *Silicea*
juckt: *Calc. phos., Natr. sulph., Kalium phos., Silicea*
Papeln auf der: *Silicea*
Pickel auf der: *Ferr. phos., Kalium chlor., Calc. sulph., Natr. sulph., Calc. phos.*
Quaddeln: *Natr. sulph., Natr. chlor.*
raue: *Kalium sulph.*
Risse in der: *Calc. fluor.*
rissige: *Calc. fluor.*
schält sich: *Kalium sulph.*
schlaffe: *Natr. chlor.*
schmutzige: *Natr. chlor.*
Schorf auf der: *Calc. phos., Kalium phos.*
Schuppen auf der: *Natr. sulph., Natr. chlor., Kalium chlor., Kalium sulph.*
trockene: *Kalium sulph., Calc. phos.*
Tuberkel auf der: *Calc. phos.*
Vesikel auf der: *Calc. phos., Natr. sulph.*
wässrige Vesikel: *Natr. chlor.*
wunde: *Natr. chlor.*
HAUTABSCHÜRFUNGEN: *Calc. phos.*
HAUTENTZÜNDUNG durch Kontakt mit Giftefeu (Rhus tox.): *Kalium sulph.*
HAUTREIZENDE SEKRETIONEN: *Kalium phos.*
HERPES
akuter: *Calc. phos., Natr. chlor., Calc. sulph.*
chronischer: *Calc. phos.*
in den Ellenbeugen: *Natr. chlor.*
in den Handflächen: *Kalium sulph.*
in den Kniebeugen: *Natr. chlor.*

ringförmiger: *Natr. chlor.*
Zoster: *Natr. chlor., Kalium chlor., Silicea*
INSEKTENSTICHE: *Natr. chlor.*
wie Hautausschlag, um Knie und Knöchel: *Magnes. phos.*
INTERTRIGO: *Natr. chlor., Kalium sulph.*
JUCKENDER HAUTAUSSCHLAG: *Natr. phos., Natr. sulph., Ferr. phos., Kalium phos.*
JUCKREIZ
am ganzen Körper: *Natr. phos., Magnes. phos.*
bei alten Leuten: *Calc. phos.*
beim Entkleiden: *Natr. sulph.*
der Fußsohlen: *Calc. sulph., Kalium phos.*
der Haut: *Calc. phos., Kalium sulph., Kalium phos., Silicea*
Hände und Füße: *Kalium phos.*
heftiger: *Natr. chlor.*
mit Kribbeln: *Kalium phos.*
nach sehr großer Anstrengung: *Natr. chlor.*
KNOTEN: *Silicea*
KOPFSCHUPPEN: *Natr. chlor., Kalium sulph., Kalium chlor.*
KRIBBELN DER HAUT: *Kalium sulph.*
KRIBBELNDES, KRIECHENDES GEFÜHL auf der Haut: *Kalium phos.*
KUPFERROTE PUNKTE: *Silicea*
LEPRA: *Silicea*
LUPUS: *Calc. phos., Kalium chlor.*
MASERN: *Ferr. phos., Kalium chlor., Kalium sulph., Silicea*
MILCHSCHORF: *Natr. phos., Kalium chlor., Calc. sulph., Silicea*
MILIARIA: *Natr. chlor.*
NÄGEL
erkrankt: *Kalium sulph., Silicea*
verformt und brüchig: *Kalium sulph., Silicea*
Wachstum unterbrochen: *Kalium sulph.*
NÄVUS: *Ferr. phos.*
NAGELBETTENTZÜNDUNGEN: *Calc. fluor., Ferr. phos., Natr. sulph., Silicea*
NESSELAUSSCHLAG: *Kalium sulph.*
NIEDNAGEL: *Natr. chlor.*
ÖDEMARTIGE Entzündungen: *Natr. sulph.*
PANARITIUM: *Calc. fluor., Silicea, Natr. sulph., Natr. phos.*
PEMPHIGUS: *Natr. chlor., Silicea, Natr. sulph.*
malignus: *Kalium phos.*
PICKEL auf der Haut: *Ferr. phos., Kalium chlor., Calc. sulph., Natr. sulph., Calc. phos.*

POCKEN: *Kalium phos., Ferr. phos., Kalium chlor., Calc. sulph., Kalium sulph., Silicea*
PRURIGO: *Calc. phos.*
PRURITUS: *Calc. phos., Kalium phos.*
 Vaginal-: *Calc. phos.*
PUSTELN: *Calc. sulph., Silicea*
 maligne: *Kalium phos., Silicea*
QUADDELN: *Natr. sulph., Natr. chlor.*
REIBEN ist angenehm: *Kalium phos.*
RHAGADEN: *Calc. fluor., Silicea*
RISSIGE Haut: *Calc. fluor.*
 zwischen den Zehen: *Natr. chlor.*
ROSEOLA: *Natr. phos.*
ROSAZEA: *Calc. phos., Silicea, Natr. phos.*
RUNZLIGE HAUT: *Calc. phos.*
RUPIA: *Natr. chlor.*
SCHARLACHFIEBER: *Ferr. phos., Kalium sulph., Kalium chlor., Natr. chlor., Natr. sulph., Kalium phos.*
SCHLEIMBEUTELENTZÜNDUNG: *Calc. phos., Silicea*
SCHWELLUNG DER HAUT: *Natr. sulph.*
SKROFULÖSE Ausschläge: *Calc. phos., Silicea*
 Geschwürbildung: *Calc. phos.*
SOMMERSPROSSEN: *Calc. phos.*
SUPPRESSION von Ausschlägen: *Kalium sulph.*
SYKOSE: *Natr. chlor., Kalium chlor.*
 Hautauswüchse bei: *Natr. sulph.*
TINEA BARBAE: *Magnes. phos.*
TINEA CAPITIS (Kopfpilz): *Kalium sulph.*
TOXICODENDRON-DERMATITIS: *Kalium sulph.*
TUBERKEL auf der Haut: *Calc. phos.*
URTIKARIA: *Natr. chlor., Natr. sulph., Natr. phos.*
VAGINALPRURITUS: *Calc. phos., Kalium phos., Natr. sulph.*
VERBRENNUNGEN: *Kalium chlor., Calc. sulph., Natr. sulph.*
WÄSSRIGE Sekretion: *Natr. sulph., Natr. chlor.*
WARZEN an den Handflächen: *Natr. chlor., Kalium chlor., Natr. sulph.*
WEISS
 Schorf: *Calc. phos.*
 Schuppen auf dem Kopf: *Natr. chlor., Kalium chlor.*
 Vesikel: *Calc. phos.*
WINDPOCKEN: *Ferr. phos., Natr. sulph., Kalium chlor., Silicea*

WUCHERUNGEN, sykotische: *Natr. sulph.*
WUNDE HAUT: *Calc. phos., Natr. sulph., Natr. phos., Kalium sulph.*
  durch Reibung: *Kalium phos., Natr. chlor.*

Gewebe

ABSONDERUNGEN (siehe Exsudationen)
ABSZESS
  adynamische Symptome: *Kalium phos.*
  bei Alkoholismus: *Kalium phos., Natr. chlor.*
    mit Magenbeschwerden: *Natr. phos.*
  chronischer: *Calc. phos., Silicea*
  des Beckens: *Calc. fluor.*
  des Zahnfleisches: *Calc. fluor., Silicea, Calc. sulph.*
  entzündlicher: *Ferr. phos.*
  im Bereich des Anus: *Calc. sulph.*
  mit fistelartigen Öffnungen: *Silicea*
  mit Schwellung: *Kalium chlor.*
  phlegmonöse Entzündung: *Natr. phos., Silicea*
  um den Eiterungsprozess abzukürzen: *Calc. sulph.*
  um die Eiterbildung zu verhindern: *Calc. sulph.* (hoch)
  um die Eiterbildung zu fördern: *Silicea* (niedrig)
ADDISONSCHE KRANKHEIT: *Natr. chlor., Natr. sulph.*
ABMAGERUNG: *Calc. phos., Kalium phos.*
  trotz guter Lebensweise: *Natr. chlor.*
ADYNAMISCHE Verfassung: *Natr. chlor., Kalium phos.*
ANÄMIE: *Calc. fluor., Calc. phos., Ferr. phos., Natr. chlor., Kalium phos., Kalium chlor.*
  bei Kindern: *Silicea*
  Spinal-: *Natr. phos.*
ANASARKA: *Natr. chlor.*
ARTERIOSKLEROSE: *Natr. phos., Silicea, Natr. sulph.*
ATROPHIE: *Calc. phos., Kalium phos.*
AUSWÜCHSE der Knochen: *Calc. fluor.*
AUSZEHRENDE KRANKHEITEN: *Kalium phos., Calc. phos.*
BASEDOWSCHE KRANKHEIT: *Natr. chlor.*
BAUCHSPEICHELDRÜSENERKRANKUNGEN: *Calc. phos.*
BLEICHSUCHT: *Natr. chlor., Calc. phos.*
BLEIVERGIFTUNG: *Natr. sulph.* C2
BLUTSCHWÄMMCHEN, leicht blutende: *Silicea*

BRÜSTE,
  fistelartige Sinusgänge in den: *Calc. fluor.*
  Knoten in den: *Calc. fluor.*
  Tumore in den: *Calc. fluor.*
BRONCHIZELE: *Calc. phos.*
DEKUBITALGESCHWÜRE: *Kalium phos.*
DIATHESE,
  phosphatische: *Calc. phos.*
  skrofulöse: *Silicea, Calc. phos.*
DRÜSEN,
  eiternde: *Calc. sulph., Silicea*
  entzündete: *Ferr. phos.*
  Geschwürbildung der: *Ferr. phos., Calc. sulph.*
  Schwellung der: *Kalium chlor., Natr. phos., Silicea*
  skrofulöse Infiltration der: *Kalium chlor.*
  steinhart: *Calc. fluor.*
  Talgdrüsen, eitern: *Silicea*
  verhärtete: *Calc. fluor.*
EKCHYMOSEN: *Kalium chlor.*
ELASTISCHE Fasern erschlafft: *Calc. fluor.*
ENCHONDROM: *Silicea*
ENTZÜNDUNGEN,
  erstes Stadium: *Ferr. phos.*
  gangränöse: *Silicea, Kalium phos.*
  maligne: *Silicea*
  septische: *Natr. phos.*
  sero-purulente Exsudationen: *Kalium sulph.*
  Stadium mit Exsudation: *Kalium chlor.*
  zweites Stadium: *Kalium chlor.*
EPISTAXIS bei Kindern: *Ferr. phos.*
EPITHELIOM: *Kalium sulph.*
ERSCHÖPFUNG: *Kalium phos.*
EXSUDATIONEN,
  eiweißartige: *Calc. phos.*
  eiternde: *Kalium sulph., Calc. sulph.*
  fibrinöse: *Kalium chlor.*
  gelbe: *Natr. sulph., Natr. phos., Kalium sulph.*
  honigfarbene: *Natr. phos.*
  jauchige: *Calc. sulph.*

Lymphflüssigkeit: *Kalium chlor.*
reizende: *Kalium phos.*
sämige: *Natr. phos.*
seröse: *Kalium sulph., Natr. chlor., Calc. phos.*
übel riechende: *Silicea, Kalium phos.*
verhärtete: *Calc. fluor.*
verursachen wunde, abgeschürfte Haut: *Natr. phos., Natr. chlor.*
wässrige: *Kalium sulph., Natr. chlor., Natr. sulph.*
FAULIGE ZUSTÄNDE: *Kalium phos.*
FOLLIKULÄRE INFILTRATIONEN: *Kalium chlor.*
FURUNKEL: *Silicea, Calc. sulph., Kalium chlor., Ferr. phos.*
Neigung zu: *Silicea*
GANGLION: *Calc. fluor., Calc. phos.*
GANGRÄNÖSE Leiden: *Kalium phos.*
GESCHWÜRBILDUNG,
der Knochen: *Silicea*
eiternde: *Silicea*
fistelartige: *Silicea, Calc. fluor.*
mit wildem Fleisch: *Silicea, Calc. sulph., Kalium chlor.*
schmerzlose: *Calc. fluor.*
GEWEBE ungesund: *Calc. sulph.*
GICHT: *Natr. chlor., Natr. phos., Natr. sulph.*
GRANULATIONEN, überschießende: *Calc. sulph.*
HÄMORRHAGIEN
dunkle: *Kalium chlor.*
hellrote: *Ferr. phos.*
klumpige, geronnene: *Kalium chlor., Ferr. phos.*
nicht gerinnende: *Kalium phos.*
schwarze: *Kalium chlor.*
septische und dünne: *Kalium phos.*
HAUTKAPILLARERWEITERUNG: *Ferr. phos., Calc. fluor.*
HEUFIEBER: *Magnes. phos.*
HYDROGENOIDE Konstitution: *Natr. sulph.*
IMPFUNG, negative Auswirkungen durch: *Kalium chlor., Silicea*
KACHEXIE durch Fieberanfälle plus Chinin: *Natr. chlor.*
KARBUNKELN: *Silicea, Calc. fluor., Kalium chlor., Kalium phos.*
KATARRH: *Natr. chlor., Kalium sulph., Kalium chlor.*
Ozaena: *Magnes. phos., Natr. phos.*

KNOCHEN,
rau, uneben: *Calc. fluor.*
Brüche: *Calc. phos., Ferr. phos.*
brüchig und dünn: *Calc. phos.*
Eitern der: *Calc. fluor., Calc. sulph., Silicea*
Entzündung der Weichteile um die: *Ferr. phos.*
Exostosen an den: *Calc. phos.*
Geschwürbildung der: *Silicea, Calc. fluor.*
Kephalhämatom: *Calc. fluor., Silicea*
Nekrose der: *Silicea*
Osteophyten: *Ferr. phos.*
Quetschungen an den: *Calc. fluor.*
Rachitis: *Calc. phos.*
Schwellungen der Knochenhaut: *Calc. fluor.*
um das Anreichern von Kalzium zu fördern in den: *Natr. phos., Calc. phos.*
KNOCHENENTZÜNDUNG: *Ferr. phos.*
KNOCHENNEKROSE: *Silicea*
KNOCHENVERWACHSUNGEN: *Calc. fluor.*
KNÖTCHEN und Knoten in der Brust: *Calc. fluor.*
KNOTEN auf dem Schienbein: *Calc. fluor.*
KNORPELGESCHWULST: *Silicea*
KONDYLEN geschwollen: *Calc. phos.*
KRAMPFADERN: *Calc. fluor., Natr. chlor.*
bei jungen Menschen: *Ferr. phos.*
KREBS: *Kalium phos., Calc. phos., Kalium sulph., Calc. fluor., Silicea*
KROPF: *Calc. phos., Natr. chlor., Calc. fluor., Natr. phos.*
KRUPPÖSE Exsudationen: *Kalium chlor.*
LEUKÄMIE: *Natr. phos., Calc. phos., Natr. sulph., Kalium phos.*
LEUKOSYKOSE: *Natr. phos.*
LUPUS: *Kalium sulph., Silicea*
MARASMUS: *Calc. phos., Natr. phos., Kalium phos.*
MÖLLER-BARLOW-KRANKHEIT: *Kalium phos., Silicea*
MORPHIUMABHÄNGIGKEIT: *Natr. phos.*
NÄHRSTOFFVERSORGUNG GESTÖRT: *Calc. phos.*
NEKROSE: *Kalium phos.*
NOMA (Wangenbrand): *Kalium phos.*
ÖDEME: *Natr. sulph.*
ONYCHIA (Nagelbettvereiterung): *Calc. fluor., Silicea*
OSTITIS: *Ferr. phos.*

OXALURIE: *Kalium sulph.*
PANARITIUM: *Calc. sulph., Ferr. phos., Silicea, Natr. sulph., Calc. fluor., Kalium phos.*
PHOSPHATISCHE DIATHESE: *Calc. phos.*
POLYPEN: *Calc. phos.*
  weiche: *Kalium sulph.*
PUSTULA MALIGNA (MILZBRAND): *Silicea, Kalium phos.*
PYÄMIE: *Natr. sulph., Kalium phos.*
QUETSCHUNGEN: *Calc. sulph., Kalium chlor.*
RACHITIS: *Silicea, Calc. phos., Kalium phos.*
RANULA: *Natr. chlor.*
RAYNAUD-SYNDROM: *Ferr. phos., Calc. phos., Natr. chlor.*
RÜCKENMARKSHÄUTE, verminderte Durchblutung der: *Natr. phos.*
SATURNISMUS: *Natr. sulph.* C2
SCHLEIMBEUTELENTZÜNDUNG: *Calc. phos., Calc. fluor., Silicea*
SCHWÄCHEZUSTÄNDE: *Kalium phos.*
SCHWÄMME, leicht blutende: *Silicea*
SEEKRANKHEIT: *Kalium phos., Natr. phos.*
SEKRETE,
  blutende, eiternde: *Calc. sulph.*
  eiternde: *Kalium sulph., Calc. sulph.*
  eiweißartigte: *Calc. phos.*
  fibrinöse: *Kalium chlor.*
  gelbe: *Kalium sulph.*
  grünliche: *Kalium sulph.*
  hautreizende: *Kalium phos., Natr. chlor., Natr. sulph.*
  honigfarbene: *Natr. phos.*
  jauchige: *Calc. sulph.*
  klebrige: *Kalium sulph.*
  klumpige: *Calc. fluor.*
  milde: *Calc. phos.*
  septische: *Kalium phos.*
  seröse: *Natr. chlor.*
  stinkende, zersetzende: *Calc. fluor., Silicea, Kalium chlor.*
  übel riechende: *Kalium phos.*
  wässrige: *Natr. chlor., Natr. sulph.*
SEPTIKÄMIE: *Kalium phos.*
SERÖSE Schwellungen: *Calc. sulph.*
SKORBUT: *Kalium chlor., Kalium phos.*
SKROFULÖS: *Natr. phos., Silicea, Calc. phos.*

SPINA BIFIDA: *Calc. phos., Calc. fluor.*
STEINE (Blasen-, Gallen-, Nieren-): *Magnes. phos., Calc. phos., Kalium chlor.*
STÖSSE, Auswirkungen von: *Kalium chlor., Ferr. phos.*
STRUMAARTIGE Zustände: *Kalium chlor.*
SYKOSE: *Natr. sulph.*
SYPHILIS: *Kalium chlor.*
TELEANGIEKTASIE: *Ferr. phos., Calc. fluor.*
TUBERKULOSE: *Natr. phos., Silicea, Calc. phos.*
 hektisches Schwitzen und Nachtschweiß: *Calc. sulph., Silicea*
 Schwellungen der Drüsen: *Kalium chlor., Natr. phos.*
TUMORE:
 Blut-: *Calc. fluor.*
 Brust-: *Calc. fluor.*
 Gelenktuberkulose: *Silicea, Calc. phos.*
 verkapselte: *Calc. fluor., Calc. sulph.*
ÜBELRIECHENDE ABSONDERUNGEN: *Silicea, Kalium phos.*
VARIZEN: *Calc. fluor., Natr. chlor.*
VERBRENNUNGEN: *Calc. sulph., Kalium chlor.*
VERBRÜHUNGEN: *Calc. sulph., Kalium chlor.*
VEREITERUNGEN, Hauptmittel: *Natr. phos.*
 der Drüsen: *Silicea*
 der Knochen: *Calc. fluor.*
 im Allgemeinen: *Calc. sulph., Silicea*
 mit kallösen Rändern: *Calc. fluor.*
 schmutzig, faulig: *Kalium phos.*
VERHÄRTUNGEN: *Calc. fluor.*
VERKAPSELTE Tumore: *Calc. fluor.*
VERLETZUNGEN,
 mechanische: *Ferr. phos.*
 vernachlässigte Fälle: *Calc. sulph.*
VERMINDERTE DURCHBLUTUNG der Rückenmarkshäute: *Natr. phos.*
VERSTAUCHUNGEN: *Ferr. phos.*
WASSERSUCHT: *Silicea, Natr. chlor., Calc. phos.*
 durch Obstruktion der Gallengänge: *Kalium chlor.*
 durch Blutverlust: *Ferr. phos., Calc. phos.*
 durch Herzerkrankung: *Calc. fluor., Kalium chlor.*
 durch Herzschwäche: *Kalium chlor.*
 einfache: *Natr. sulph.*
WILDES FLEISCH: *Kalium chlor., Silicea, Calc. sulph.*

WUNDEN EITERN: *Calc. sulph.*
WUNDGELEGENE STELLEN: *Kalium phos.*
ZELLULÄRE Vereiterung: *Silicea, Calc. sulph.*
ZYSTEN: *Calc. phos., Calc. sulph.*

Modalitäten

BESSERUNG
an der frischen Luft, im Freien: *Kalium sulph.*
bei warmem, trockenen Wetter: *Natr. sulph.*
durch Abreiben: *Calc. fluor.*
durch Druck: *Magnes. phos.*
durch Einwickeln des Kopfes: *Silicea*
durch Erregung: *Kalium phos.*
durch Essen: *Kalium phos.*
durch feuchte Wärme: *Silicea*
durch Gesellschaft: *Kalium phos.*
durch Hinlegen: *Calc. phos.*
durch Kälte: *Ferr. phos., Calc. fluor.*
durch leichte Bewegung: *Kalium phos.*
durch Liegen auf hartem Untergrund: *Natr. chlor.*
durch Reibung: *Magnes. phos.*
durch Vornüberbeugen, Zusammenkrümmen: *Magnes. phos.*
durch Wärme: *Silicea, Magnes. phos.*
durch warme, feuchte Umschläge: *Calc. fluor.*
durch Wetterwechsel: *Natr. sulph.*
in warmen Räumen: *Silicea*
VERSCHLIMMERUNG
abends: *Kalium sulph., Natr. phos.*
am Abend: *Kalium phos.*
am Morgen: *Natr. chlor., Natr. sulph.*
am Nachmittag: *Natr. chlor.* (Menstruation), *Natr. phos.*
an der frischen Luft: *Silicea*
an der Meeresküste: *Natr. chlor.*
aufgrund von Chinin: *Natr. chlor.*
bei feuchtem Wetter: *Calc. fluor., Natr. sulph.*
bei Gewitter: *Natr. phos.*
bei kaltem Wetter: *Natr. chlor.*
bei Vollmond: *Silicea*

durch andauernde Bewegung: *Kalium phos.*
durch andauernde körperliche Anstrengung: *Kalium phos.*
durch Aufstehen vom Sitzen: *Kalium phos.*
durch Baden im Meer: *Kalium chlor.*
durch Berührung: *Magnes. phos.*
durch Bewegung: *Ferr. phos., Kalium chlor.*
durch Gebäck: *Kalium chlor.*
durch Insektenbisse: *Natr. chlor.*
durch Kälte: *Silicea, Calc. phos., Magnes. phos.*
durch kühle Luft: *Kalium phos., Magnes. phos.*
durch kühles Wetter: *Kalium chlor., Silicea*
durch Lärm: *Kalium phos.*
durch Liegen auf der linken Seite: *Natr. sulph.*
durch Nasswerden: *Calc. phos.*
durch Silbernitrat: *Natr. chlor.*
durch Strapazen: *Kalium phos.*
durch unterdrückten Fußschweiß: *Silicea*
durch Verkühlen der Füße: *Silicea*
durch Waschen und Arbeit im Wasser: *Calc. sulph., Natr. sulph.*
durch Wasser: *Natr. sulph.*
durch Wetterwechsel: *Calc. phos.*
durchs Alleinsein: *Kalium sulph., Kalium phos.*
in geheizten Räumen: *Kalium sulph.*
mit Schmerzen und Juckreiz, 14 bis 17 Uhr nachmittags: *Kalium phos.*
nach Bewegung: *Kalium chlor., Ferr. phos., Calc. phos.*
nach Ruhe: *Kalium phos.*
nach Verzehr
    fettiger Speisen: *Kalium chlor.*
    von fettem, reichhaltigem Essen: *Kalium chlor.*
    von Fisch: *Natr. sulph.*
    von gesalzenem Gemüse oder Salat: *Natr. sulph.*
    von Obst (Durchfall): *Calc. phos.*
    nachts: *Silicea*
    periodisch wiederkehrend: *Natr. chlor., Natr. sulph.*
    rechtsseitig: *Magnes. phos.*

Index

Klinische Fälle